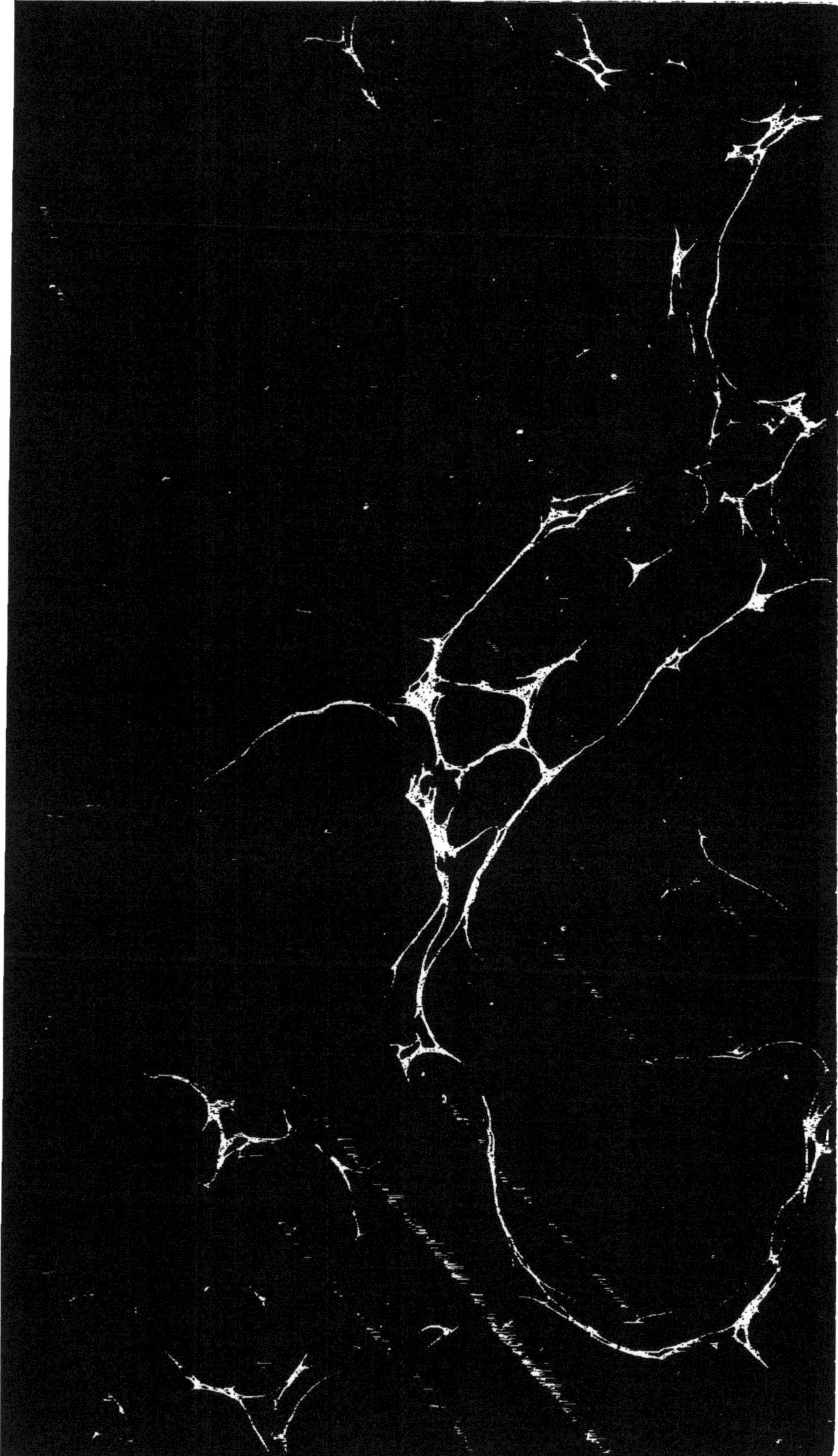

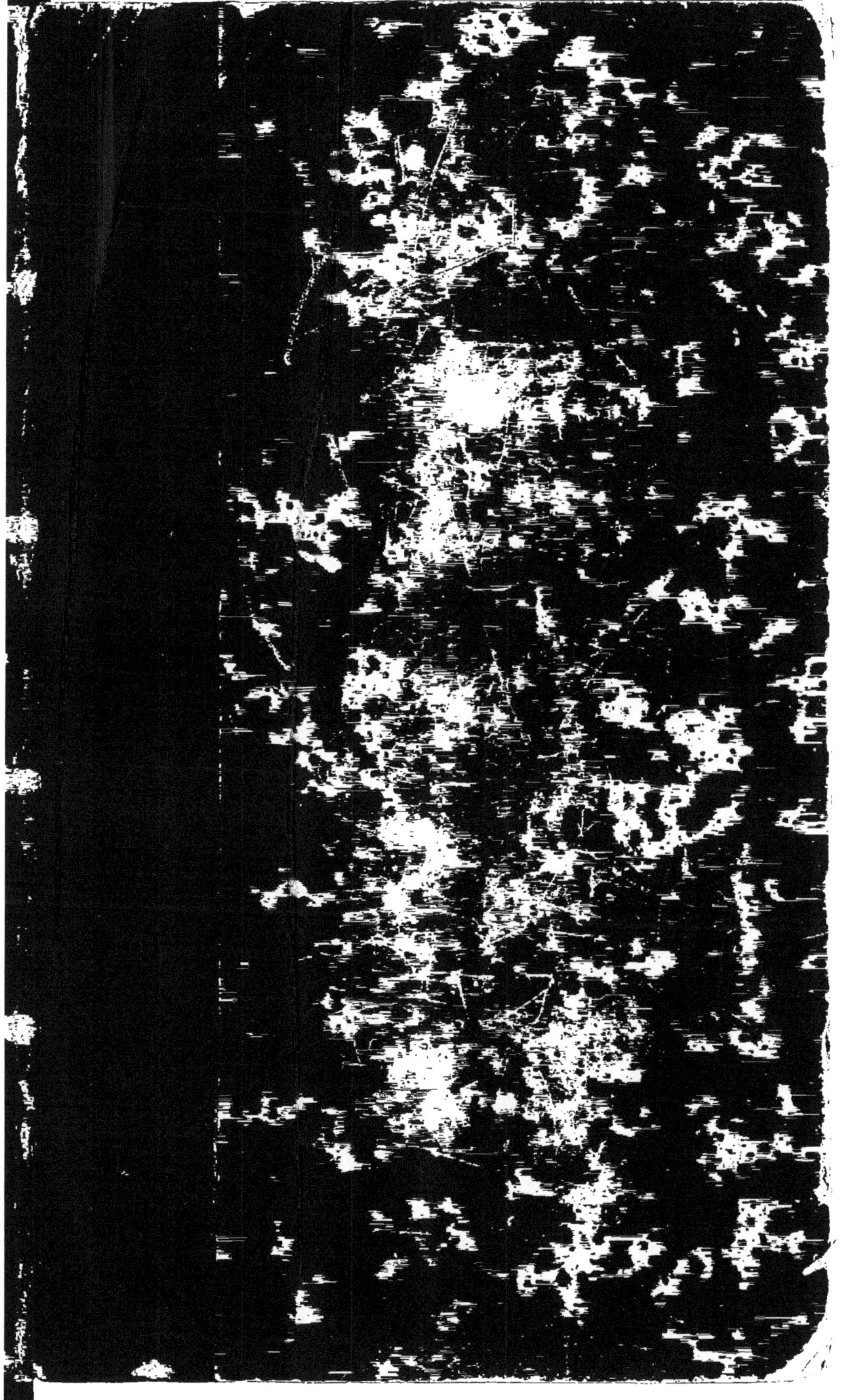

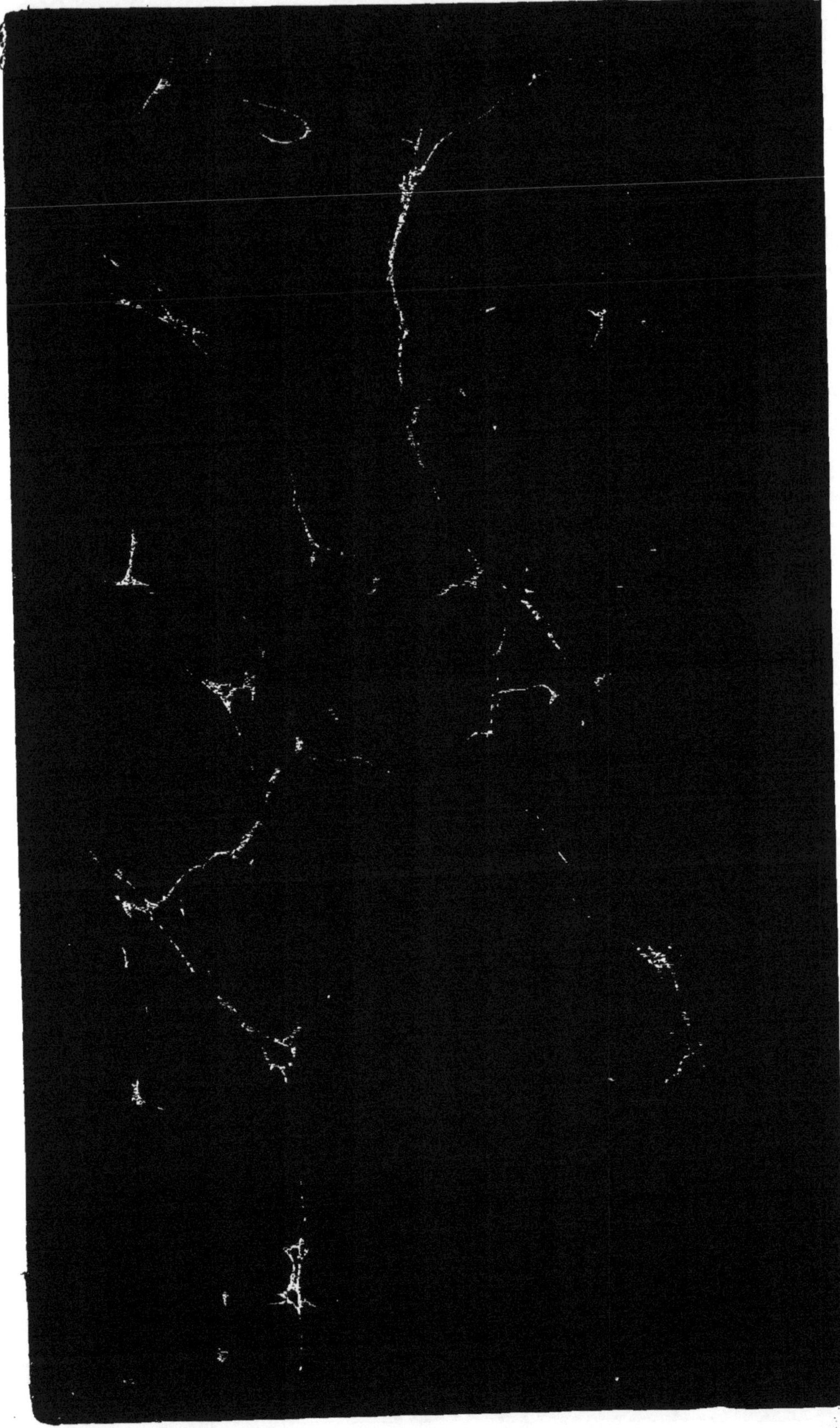

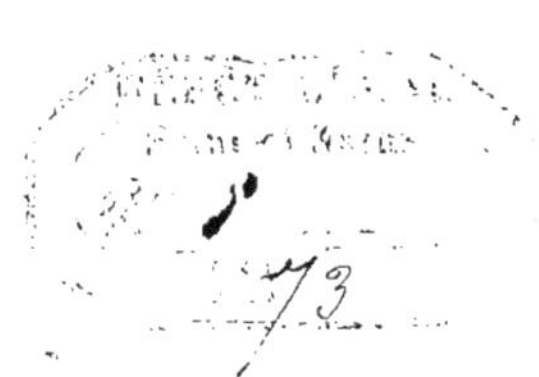

HISTOIRE

DE

LA MÉDECINE

ET DES

DOCTRINES MÉDICALES

OUVRAGES DU MÊME AUTEUR :

1° **Hygiène de la première enfance**, comprenant les règles de l'allaitement, du sevrage et des soins à donner aux enfants nouveau-nés. *Cinquième édition.* Paris. Un vol. in-12, de 496 pages. 1866.

2° **Traité des maladies des nouveau-nés, des enfants à la mamelle et de la seconde enfance.** *Cinquième édition.* Paris 1866. Un volume in-8 de 1024 pages. *Couronné par l'Institut de France.*

3° **Traité de Pathologie générale et de séméiotique**, avec figures d'anatomie pathologique générale. Paris, 1868. *Deuxième édition.* Un volume in-8° de 1312 pages.

4° **Traité des signes de la mort**, et des moyens de prévenir les enterrements prématurés. Paris, 1849. Un volume in-18, de 408 pages. *Couronné par l'Institut de France.*

5° **De la vie et de ses attributs** dans leurs rapports avec la philosophie et la médecine. Paris, 1862. Un volume in-18.

6° **De l'état nerveux ou nervosisme.** Paris, 1860. Un volume in-8° de 345 pages.

7° **Du diagnostic des maladies du système nerveux par l'ophthalmoscope.** Paris, 1865. Un volume in-8° avec 10 figures et un Atlas de 24 figures chromo-lithographiées par l'auteur. *Couronné par l'Institut de France.* . . . . 9 fr.

8° **Dictionnaire de Thérapeutique médicale et chirurgicale**, comprenant le résumé de la médecine et de la chirurgie, — les indications thérapeutiques, — la médecine opératoire, — les accouchements, — l'oculistique, — l'odontechnie, — les maladies des oreilles, — l'électrisation, — la matière médicale, — les eaux minérales, — et un formulaire pour chaque maladie. Ouvrage en collaboration avec A. Desprès. Paris. *Deuxième édition.* 1873. Un volume grand in-8° sur deux colonnes, de 1600 pages, avec 614 figures intercalées dans le texte. . . . . 25 fr.

Coulommiers. — Typ. A. Moussin

HISTOIRE

DE

LA MÉDECINE

ET DES

DOCTRINES MÉDICALES

PAR

E. BOUCHUT

PROFESSEUR AGRÉGÉ DE LA FACULTÉ DE MÉDECINE DE PARIS
MÉDECIN DE L'HOPITAL DES ENFANTS MALADES
OFFICIER DE LA LÉGION D'HONNEUR; CHEVALIER DE SS. MAURICE ET LAZARE
CHEVALIER D'ISABELLE LA CATHOLIQUE
COMMANDEUR DE CHARLES III

TOME PREMIER

PARIS
LIBRAIRIE GERMER-BAILLIÈRE
17, RUE DE L'ÉCOLE-DE-MÉDECINE

1873

PRÉFACE

Ce livre est destiné à consacrer le souvenir de mon enseignement d'*Histoire de la médecine et des doctrines médicales* à l'École pratique. Il résume tout mon cours, et j'espère que ceux dont les idées sympathisent avec les miennes, qui n'ont pas entendu ces leçons, ou qui les ont écoutées sans fatigue, les liront avec plaisir.

Je dois le dire immédiatement, je n'ai aucune prétention de faire l'histoire de la médecine d'après les procédés ordinaires de philologie, de linguistique et de chronologie généralement employés par les historiens qui font autorité dans la science. Loin de là, car si j'apprécie, comme ils le méritent, les travaux de ceux que l'étude familière des langues anciennes place au premier rang des hellénistes et des latinistes; si j'admire le travail ingrat de nos chronologies médicales, ou enfin si j'honore jusqu'aux commentaires hasardés des érudits qui se contredisent sans cesse dans leurs interprétations, j'essayerai de faire autrement, et je suivrai une voie différente. Ma méthode sera celle de Bordeu, de Dezeimeris et de Broussais. En fait d'histoire, celle des événements et des dates de l'enfance des sociétés est tellement problématique que je ne crois guère à sa précision. Comment pourrions-nous prétendre sérieusement refaire l'histoire du passé, nous qui pouvons à peine écrire avec exactitude celle des temps où nous vivons et qui ne pouvons souvent savoir les détails d'un fait important qui s'accomplit à quelques pas de nous, si nous sommes absents du lieu où il s'est produit. En histoire, il n'y a de véritablement utile que celle des idées par lesquelles se conduisent les hommes. Celle-là, au moins, se laisse lire, car elle fait comprendre l'esprit et l'enchaînement des choses. En médecine surtout, l'histoire des variations de la pensée, c'est-à-dire des systèmes suivis d'âge en âge, me semble préférable, pour le médecin qui veut connaître la philosophie de la science, à l'énumération de dates incertaines et à l'histoire de la succession des hommes et de leurs œuvres. Énumérer les doctrines fondamentales, indiquer leurs principes, les transformations qu'elles ont subies dans le cours des siècles; mentionner les découvertes utiles qui s'y rattachent, raconter la vie et les travaux des principaux doctrinaires, voilà le but de mon enseignement et de ce livre. Dans mon opinion, c'est là l'histoire philosophique de la médecine.

Il ne faut pas se le dissimuler, ce procédé historique est plus difficile à employer que l'autre. Il renferme de dangereux écueils d'appréciation, et il exige des connaissances spéciales d'anatomie, de physiologie et de médecine pratique, que ne possèdent généralement pas les chronologistes, les philologues et les érudits. Il ne peut être employé ou compris que par les médecins, et il n'y a qu'un esprit bien nourri des connaissances médicales qui puisse apprécier convenablement les hommes et leurs doctrines, découvrir la pensée d'une époque ensevelie sous le nombre croissant des faits et comparer le présent à ce qui n'est plus. Je ne sais si j'ai préjugé de mes forces en commençant un travail de ce genre, mais j'ai pensé que mes travaux et mes études cliniques me donnaient l'autorité nécessaire pour ces recherches, et je les ai entreprises autant pour me rendre compte des anciennes traditions médicales que pour découvrir celles d'où relève *ma doctrine de la Vie, et de la Nature de l'homme.*

Aux médecins donc, plutôt qu'aux philologues, s'adresse cette étude des doctrines médicales. S'il en est encore parmi nous qui préfèrent l'histoire chronologique des événements de la science, je les prie de ne pas aller plus loin, ce livre ne pourra leur plaire. Ils trouveront dans les traités d'histoire de la médecine de Leclerc, de Freind, d'Éloy, de Sprengel, de Renouard, etc., tout ce qu'ils aiment et désirent connaître. Mon travail est un complément de mon *Traité de pathologie générale,* et je réclame pour lui la bienveillance qui m'a été accordée par mes auditeurs de l'École pratique. Il ne contiendra que l'histoire des doctrines médicales et des principaux chefs d'école, avec des extraits choisis de leurs œuvres, de façon à ce que le médecin puisse juger par lui-même du mérite des doctrines dont je transmets les principes.

On y trouvera : 1° l'exposé du *Mysticisme* et de la *Théurgie médicale*, avec l'histoire de la démonomanie, de la sorcellerie, du magnétisme, de l'homœopathie, de l'hypnotisme, des tables tournantes, etc., dont une partie a été publiée dans la *Revue des cours scientifiques*. Viendra ensuite, 2° l'exposé du *Naturisme,* de ses principes, de ses transformations dans le *Pneumatisme*, dans l'*Archéisme*; dans l'*Animisme* et un extrait *des œuvres des principaux Naturistes*. C'est là que je placerai l'analyse critique des ouvrages d'Hippocrate, d'Athénée, de Galien; de Rhazès, d'Avicenne et des principaux médecins arabes, de Jean le Milanais et de l'École de Salerne; de Paracelse, de Van Helmont, de Stahl, de Bordeu, enfin de Barthez, à propos duquel j'ai cru pouvoir exposer *mes idées sur la vie* et *sur le Vitalisme séminal*. D. Leclerc, Éloy, Sprengel, Andral, Littré, Bordes-Pagès, Malgaigne, Renouard, etc., ont été mes auxiliaires, et si je n'ai pas suivi leur méthode historique, je dois leur rendre ici cet hommage que leurs recherches ont beaucoup favorisé les miennes. La fin du premier volume est consacrée à l'étude de l'*Empirisme ancien et moderne;* aux principaux Empiriques tels que Philinus, de Cos; Héraclite;

Dioscoride ; Bacon ; Talbot ; Werlhoff ; Lieutaud ; Zimmermann, etc., aux nombreuses découvertes nosographiques et thérapeutiques de l'Empirisme telles que la variole et la rougeole, la suette, la coqueluche, la syphilis, le rachitisme, la plique, le camphre, le musc, l'antimoine, l'ipécacuanha, le café, le thé, le tabac, le chloroforme, la vaccine, etc., et enfin à la doctrine du *Positivisme.*

Le second volume comprend l'*Humorisme ancien* d'Hippocrate et de Galien ; — l'*Humorisme moderne* de Fernel, de Baillou, avec la *Chimiatrie* d'Albert-le-Grand, de Basile Valentin, de Paracelse, de Van-Helmont, de Sylvius de le Boë, de Willis, de Stahl, de Huxham, de Stoll, etc. ; — le *Solidisme;* — le *Méthodisme*, auquel se rapportent les œuvres de Thémison, de Cœlius Aurelianus, de Frédéric Hoffmann, de Cullen, de Brown et de Broussais dont je donne de nombreux extraits ; — l'*Iatromécanisme* avec les travaux de Sanctorius, de Borelli, de Descartes, de Bellini, de Baglivi, de Boerrhaave, etc. ; — l'*Anatomisme,* d'où proviennent la *physiologie moderne*, et les découvertes de la circulation sanguine et lymphatique, celles de l'absorption et de l'irritabilité, puis la *chirurgie moderne* avec toutes ses découvertes; l'anatomie normale ou pathologique ; le *Cellularisme* et les travaux de Virchow ; — le *Transformisme* ou *Darwinisme ;* — l'*Organographie* comprenant tous les moyens d'exploration, tels que la percussion, l'auscultation, le spéculum et l'ophthalmoscope, si utiles aux progrès de la science et enfin, — l'*Eclectisme*, qui détruit tous les systèmes sans pouvoir rien édifier.

HISTOIRE

DE

LA MÉDECINE

ET DES

DOCTRINES MÉDICALES

PROLOGUE

IMPORTANCE D'UNE HISTOIRE PHILOSOPHIQUE DE LA MÉDECINE

L'histoire est la mémoire des sciences. Celles qui n'en ont pas encore ou qui n'en ont plus, sont à l'état d'enfance ou arrivées à cette période de décrépitude et de décadence qui sont l'indice d'une fin prochaine. C'est par l'histoire qu'on se souvient et qu'on retrace les exemples de ce qu'il est bon de reproduire et de ce qu'il faut éviter. Pour les uns, c'est une *tradition*; pour les autres une *gloire;* pour tous c'est l'*expérience*.

Par la *tradition* s'établit l'autorité des idées qui survivent à la destruction opérée par les découvertes et par les progrès de l'intelligence humaine.

L'histoire est une *gloire* pour ceux dont elle transmet les idées. Aussi est-ce avec juste raison que la Grèce moderne, quoique bien tombée, peut s'enorgueillir d'avoir été le berceau des connaissances humaines. De ce beau pays, en effet, nous viennent les germes de la poésie, de la philosophie et de la médecine.

Elle a vu naître Hippocrate, le plus grand des médecins; celui dont les ouvrages renferment un premier aperçu de toutes les grandes vérités qui font encore aujourd'hui l'honneur de la science.

C'est près d'elle que Galien a vu le jour, et c'est pour s'être nourri de ses idées qu'il s'est élevé au rang que lui a assigné la postérité.

L'ancienne Égypte est célèbre par son école d'Alexandrie, où ont paru Hérophile et Érasistrate, ces immortels fondateurs de l'anatomie.

L'Angleterre, en surnommant Sydenham l'Hippocrate anglais, montre toute la gloire qu'elle attache à cet homme illustre.

L'Allemagne s'enorgueillit d'avoir vu naître Paracelse, Van Helmont, Boerhaave, Stoll, etc.

La France est fière de citer, entre beaucoup d'autres, Fernel, Ambroise Paré, Boissier de Sauvages, Bordeu, Barthez, et surtout l'immortel Laennec, dont les ouvrages et la découverte de l'auscultation ont inauguré une ère nouvelle dans l'exploration des maladies de poitrine.

L'histoire enfin est pour tous l'*expérience*, car, lorsqu'un fait nouveau vient à se produire, on peut remonter à sa cause et apprécier ce qu'il a de vraiment original en fouillant les archives du passé.

Toute science a son histoire, ne fût-ce que celle de la veille, et c'est par elle que l'homme se dirige dans les voies de l'avenir. Tous, plus ou moins, nous interrogeons les souvenirs du passé et nous les cherchons même sans le vouloir.

La médecine n'échappe point à cette règle générale ; ce n'est ni une bâtarde ni une enfant trouvée ; elle a d'illustres parents, compte de glorieuses alliances, et il n'est pas une seule des parties dont elle se compose, telles que l'hygiène, l'anatomie, la chirurgie, la thérapeutique et la philosophie, qui n'ait une histoire déjà très-ancienne. Ces sciences rentrent par leur histoire dans celle des peuples où elles ont pris naissance, et ainsi constituées dans leur ensemble, tout médecin doit en étudier les développements s'il veut éviter les erreurs ou le plagiat du passé. Malheureusement d'importantes lacunes existent dans nos archives historiques. Les révolutions des empires et les différentes invasions barbares survenues à diverses époques ont détruit de précieux monuments qui nous auraient été, sans aucun doute, d'une grande utilité pour ce genre d'étude. Et sans les œuvres de Galien, échappées par miracle à la ruine de la bibliothèque d'Alexandrie, nous serions très-pauvres en documents historiques.

L'histoire de la médecine peut se faire de plusieurs manières et à différents points de vue qui ont tous leur importance. Elle peut être *chronologique*, *philologique* ou *doctrinale*.

Dans tous les cas elle doit être impartiale, non pas que l'histoire doive s'abstenir de tout système et renoncer à toute opinion, comme le veut l'éclectique Sprengel. Ce qu'on peut exiger d'elle, c'est l'impartialité de la vérité honnête, et un jugement motivé sur les opinions qu'elle a la mission de transmettre.

L'*histoire chronologique* a été faite par D. Leclerc, J. Freind, Sprengel, Tourtelle, Casté, Paul Renouard, et par M. Andral qui, dans son *Cours de pathologie générale*, a voulu inaugurer ce nouveau genre d'étude à la Faculté de médecine de Paris où il n'existait pas.

Mais si l'on se rend compte de l'aridité que doit présenter une simple énumération de faits avec leurs dates en regard comme dans un calendrier; si l'on songe à la difficulté que présente l'histoire d'une science qui tient à tout; lorsqu'il s'agit de suivre ses progrès d'un peuple à un autre, de la Grèce tombée à Rome florissante, des Romains chez les Arabes, des Arabes dans les Gaules et dans les différentes contrées de l'Europe, au moment de la Renaissance et dans les temps modernes, au XIXe siècle; de suivre, en un mot, d'année en année, les faits importants qui se sont produits jusqu'au point où nous en sommes, on reconnaît l'impossibilité d'une telle étude. Autant vaudrait faire l'histoire chronologique de la civilisation.

Et puis, quelle longueur dans l'exposition des faits! Être obligé de s'occuper d'hommes réputés grands à leur époque, et qui, plus tard, ont été classés par la postérité au rang d'hommes secondaires! Mentionner, par cela seul qu'ils ont existé, une foule de faits stériles et inutiles à la science? Non! quelle que soit l'autorité qui s'attache à la chronologie historique, elle a des inconvénients que je veux essayer d'éviter. D'ailleurs, l'histoire chronologique est étroitement unie à la *philologie*, ce qui est un grave inconvénient pour le médecin.

Il est très-important, sans doute, de pouvoir lire les anciens médecins dans leurs textes grecs, mais, en raison des interpolations et des suppressions faites dans les manuscrits, des fautes d'orthographe et d'accentuation, faites par les copistes, cette recherche excellente dans un livre, entraîne à des discussions et à des commentaires interminables, dignes de l'Académie des inscriptions, mais fastidieuses dans un ouvrage adressé à des élèves et à des médecins. D'ailleurs cette manière de procéder offre les plus grandes incertitudes relativement au but qu'on se propose d'atteindre. Les traducteurs et les commentateurs se combattent par des interprétations contraires, et cela se comprend facilement, si l'on songe que beaucoup de livres originaux sont détruits, qu'il faut remonter à des transcriptions plus ou moins exactes, à des traductions de latin en français et de grec en latin, enfin à la foule des commentaires qui obscurcissent souvent les questions plutôt qu'ils ne les éclairent. De tout cela résulte un embarras considérable, et, comme on va le voir, il devient quelquefois difficile d'attribuer à un homme ce qui lui appartient réellement.

Ainsi pour ne citer que les œuvres d'Hippocrate, il y a parmi elles un livre très-remarquable, ayant pour titre : DE L'ANCIENNE MÉDECINE, que M. Littré, en sa qualité de philologue, prétend attribuer à cet auteur, tandis que M. Malgaigne et d'autres philologues s'y opposent, en déclarant qu'il date d'une époque antérieure. Lequel de ces savants faut-il croire et quelle opinion devons-nous choisir? Je vais citer un autre exemple. Il y a dans LE SERMENT la phrase suivante : Οὐ δώσω δὲ οὐδὲ φάρμακον οὐδενὶ αἰτηθεὶς θανάσιμον (*Je ne donnerai pas de poison à personne*).

Le mot poison est la traduction du mot grec φάρμακον, que les uns ont traduit par *poison*, les autres par *remède ;* de là deux sens différents, vis-à-vis desquels le lecteur reste embarrassé sans pouvoir choisir entre ces deux traductions.

Il résulte de tout cela que le médecin ne pouvant pas faire une étude spéciale de philologie, doit accepter les textes les plus autorisés, pris dans les livres les plus recommandables. Tant pis si, pour des détails qui ne touchent pas au fond même des doctrines, il est obligé d'en croire les autres sur parole. Dans tous les cas, se tromper avec les hellénistes les plus justement considérés, avec un philologue tel que M. Littré, c'est se tromper en bonne compagnie. En résumé, remonter dans les siècles passés pour y étudier les différentes doctrines et les transformations qu'elles ont subies pour entrer au fond de ces doctrines et s'attacher à leur idée fondamentale sans se préoccuper de leur auteur, voilà le véritable point de vue de l'histoire; c'est là la philosophie de la science.

Cette manière d'envisager l'histoire permet d'ajouter à l'*histoire des doctrines*, celle des *doctrinaires* et de la *littérature médicale*.

C'est ainsi que Broussais et Dezeimeris ont compris l'histoire de notre science : le premier, dans son *Examen des doctrines médicales ;* l'autre, dans ses lettres sur l'*Histoire de la médecine*. C'est aussi de cette manière que je me propose de l'étudier.

Mais avant d'aborder l'étude particulière de chaque doctrine, il n'est peut-être pas inutile de jeter un coup d'œil rapide sur leur ensemble pour les classer d'après leurs principes philosophiques, de façon à en former un tableau qui, au premier abord, présente à l'esprit leur évolution depuis l'antiquité jusqu'à nos jours.

Si l'on considère attentivement toutes les doctrines médicales qui ont tour à tour occupé les esprits, on ne tarde pas à voir qu'on peut toutes les ramener à six groupes principaux qui, ayant pris racine dans l'antiquité, ont fourni le germe de toutes les doctrines modernes.

1° En première ligne se trouve le *mysticisme* ou la *théurgie*, doctrine de tous les temps et de tous les lieux, et d'après laquelle les dieux ou les esprits et les puissances occultes sont considérés comme cause de la maladie ou de la santé. On peut rapprocher de cette doctrine le fétichisme médical, la thaumaturgie, le supernaturalisme, la magie, la sorcellerie, la démonologie, le magnétisme, l'homœopathie, etc.

2° Vient ensuite le *naturisme*, qui admet chez l'homme un principe, la *nature*, laquelle régit la matière, s'oppose à l'invasion des maladies et lutte contre celles-ci lorsqu'elles ont envahi l'organisme. C'est la doctrine d'Hippocrate, également connue sous le nom de *dogmatisme*. Par la suite elle a changé plusieurs fois de nom, et après s'être appelée *pneumatisme* avec Athénée de Cilicie, *archéisme* avec Van Helmont, *animisme* avec Stahl, elle a, en subissant quelques modifications, pris le nom de *vitalisme*, auquel s'attache le nom de Barthez.

3° Une troisième doctrine, aussi ancienne que la théurgie, qui est en opposition directe avec le naturisme, c'est l'*empirisme*. Elle a pour fondateurs Philinus de Cos et Serapion qui, fatigués des vaines discussions spéculatives, prétendirent qu'il fallait, en laissant de côté tout raisonnement, s'en tenir exclusivement à l'observation et à l'expérience, pour en faire les seules bases de la médecine.

4° Une autre doctrine qui a rendu les plus grands services à la science, et qui l'a fait sortir du chaos des abstractions inutiles, c'est l'*anatomisme*. Quand l'ordre d'idées sur lequel repose cette doctrine n'est pas considéré comme l'unique base de la science et que l'étude du corps sain ou malade ne vient qu'à son rang dans la recherche des maladies, l'anatomisme mérite la plus sérieuse attention. Hérophile et Érasistrate en ont jeté les fondements que devait consolider Galien, et qui plus tard devaient être l'appui du grand édifice anatomique de Mondini, de Vésale, d'Harvey, d'Aselli, d'Eustache, etc. C'est l'anatomisme qui, par ses transformations, est le point de départ de tout le *solidisme*, de la *chimiatrie* de Sylvius de le Boé, de l'*anatomie pathologique* de Bonnet, de Morgagni, de Cruveilhier, de Lebert, de Ch. Robin, de Wirchow, etc., de la *physiologie* de Harvey, de Haller, de Magendie, de Flourens, de Cl. Bernard, de Longet, etc., de l'*iatro-mécanique* de Boerhaave; de l'*organographie*, à laquelle nous devons la percussion, l'auscultation, le spéculum, l'ophthalmoscope, le laryngoscope, etc., et l'emploi de tous les procédés physiques d'exploration indispensables au diagnostic; enfin de l'*organicisme*, qui utilise toutes ces données pour en faire un seul et grand corps de doctrine.

5° La cinquième doctrine qui ait pris naissance dans l'antiquité est le *méthodisme*. Son auteur, Asclépiade de Bithynie, ne vit dans l'homme qu'un être purement passif dont les tissus sont formés par un lacis de pores à travers lesquels circulent des corpuscules, ou atomes, et du *relâchement* ou du *resserrement* de ces pores, il fit naître les maladies. Quelques années plus tard, Thémison, à Rome, reprit ces idées, dont il fit un corps de doctrine, et de même qu'Asclépiade, il déduisit la maladie du *strictum* ou du *laxum* des tissus, faisant obstacle à l'exercice régulier des fonctions.

Cette théorie, bien vite oubliée, a cependant reparu dans les temps modernes, mais sous d'autres noms; le *spasme* et l'*atonie* avec Frédéric Hoffmann et Cullen; l'*état sthénique et asthénique* avec Brown; le *stimulus* avec Rasori; l'*irritation* avec Broussais, etc.

6° Enfin la sixième doctrine que nous a léguée l'antiquité, est l'*éclectisme*, dont on attribue la fondation à Agathinus de Sparte. Ce n'est pas, à proprement parler, une doctrine, car elle se contente de prendre dans toutes les autres ce qui lui paraît juste et admissible ; aussi, agissant sans principes, n'ayant pas de lois, elle ne peut former un tout homogène et devient un véritable autocratisme individuel. Mais, si ce n'est pas là ce qu'on peut appeler une doctrine philosophique, c'est un excellent moyen de polémique et de démolition. Par lui, l'on attaque tout ce qu'il y a de trop absolu dans les systèmes, et c'est ainsi que l'on a vu la doctrine de Broussais être anéantie sous les coups de l'éclectisme.

Telles sont, en résumé, les principales doctrines qui, tour à tour, ont régné avec plus ou moins de gloire, et qui, tour à tour, sont tombées pour se relever plus tard sous des noms nouveaux, mais en réalité avec les mêmes idées fondamentales. C'est du reste ce qu'il sera facile de voir en reprenant une à une chacune de ces doctrines et les étudiant dans toutes leurs phases.

Remontant donc dans cette étude aux premières époques, je vais commencer par analyser le mysticisme médical et la théurgie qui, avec l'empirisme, se retrouvent partout et toujours à l'origine de notre science.

LIVRE PREMIER

DU MYSTICISME MÉDICAL ET DE LA THÉURGIE

SOMMAIRE. — Du mysticisme médical et de la théurgie. — Leur raison d'être dans l'humanité. — Mysticisme médical chez les sauvages, — chez les Chaldéens, les Perses et les Égyptiens. — Du mysticisme et de la théurgie dans la Grèce. — De la médecine dans les temples grecs. — De la théurgie médicale dans la Rome païenne. — De la théurgie, de la démonomanie et de la sorcellerie dans les Gaules et au moyen âge. — Du magnétisme animal. — Gassner, Mesmer et Cagliostro. — De l'homœopathie. — Du somnambulisme artificiel. — De l'hypnotisme. — Du mysticisme médical en Amérique chez les Peaux rouges du XIXe siècle. — De la démonomanie en Savoie, en 1862. — De l'origine démoniaque attribuée aux maladies nerveuses et mentales. — Du mysticisme et de la théurgie dans leurs rapports avec l'étiologie et la thérapeutique. — Des songes. — De l'imagination. — De l'imitation dans ses rapports avec la production et la guérison des maladies. — Conclusions.

Qu'est-ce que le mysticisme médical?

Qu'est-ce que la théurgie?

C'est la croyance à l'intervention des dieux ou des esprits, des démons et des qualités occultes de la matière, dans la production et la guérison des maladies. Cette doctrine, essentiellement primitive, universelle, s'est amoindrie, il est vrai, par les progrès de la science; mais elle est toujours vivante, et conserve encore, au milieu de nous, quelques représentants célèbres.

Elle est en rapport constant avec la cosmogonie des peuples, l'état peu avancé des civilisations, la théocratie et l'amour du merveilleux.

Les rapports les plus intimes rapprochent la théurgie du système adopté par les philosophes dans l'explication de l'univers, c'est-à-dire de la cosmogonie. Dès qu'il découvre que la matière est asservie à la puissance de l'éternel et invisible esprit qui a créé l'univers, soit qu'il multiplie les dieux à l'infini, comme dans les cosmogonies anciennes, soit qu'il arrive à l'idée d'un Dieu unique, l'homme éprouvé par le malheur, tourmenté par la crainte ou la superstition, ne tarde pas à se jeter dans le mysticisme. Il attribue à la divinité une incessante action sur les choses de la terre, même les plus infimes, et, l'associant même à ses plus mauvaises passions, il lui fait jouer un rôle dans tous les phénomènes de sa vie matérielle et morale. Le temps, les saisons, la vie, la santé, la fortune, les maladies et la mort, il attribue tout aux divinités, à ses bons ou mauvais génies ou, plus tard, à ses démons. Quelle différence avec la pensée des philosophes tels que Leucippe et Démocrite, dont la cosmogonie consiste à envisager le monde, la nature vivante et l'homme comme le résultat des propriétés éternelles et naturelles de la matière, dont les atomes invisibles se réunissent selon leur affinité particulière pour constituer cette immense harmonie du ciel qu'on appelle l'univers.

C'est surtout dans l'enfance des peuples et chez les nations peu civilisées ou encore sauvages, mais ayant le sentiment de la divinité, que la théurgie est en honneur comme doctrine médicale, soit dans la production des maladies, soit dans leur guérison. Colère des dieux et châtiment de l'homme coupable, action des génies malfaisants qui font le mal par instinct, intervention du diable, tel est le fond de cette pathogénie mystique qui se détruit peu à peu à mesure que la science et la civilisation, dans leur progrès, touchent au terme de leur entier développement.

Bien qu'il soit évident que la théurgie ait pu se développer et fleurir chez les peuples libres, à demi sauvages, en monarchie ou en république, témoin le mysticisme médical des peuples de l'Inde, de l'Égypte, de la Grèce et de la république romaine, il est cependant certain qu'elle est surtout en honneur chez les peuples gouvernés par les prêtres ou dans les monarchies théocratiques. La science des Chaldéens a été le privilége des *mages* qui, seuls, connaissaient l'astrologie et attribuaient aux astres et aux étoiles une influence particulière sur la vie, sur la santé et sur les maladies. Eux seuls étaient instruits des progrès de la science dont ils avaient le dépôt sacré, et leurs actes, tenant du prodige, étant toujours accomplis au nom des astres et des dieux, prirent le nom de *magie*.

Partout, dans l'antiquité, c'est au nom de la religion, et dans les temples, que les prêtres ont accompli leurs miracles de santé. De nos jours encore, c'est par la foi religieuse et au moyen du respect des choses saintes, que s'exercent une foule de pratiques morales destinées au soulagement et à la guérison des maladies. La foi produira toujours des miracles, en raison de l'influence de ce sentiment sur l'organisation ; mais il est rare de voir une foi profane atteindre les proportions d'enthousiasme de la foi religieuse, et ce sera toujours cette dernière qui sera le principal appui du mysticisme médical.

Foi religieuse sincère et soumission aveugle à la théocratie, crédulité profane, telles ont été et telles seront les bases de la théurgie et du mysticisme.

La théurgie place l'homme sous l'influence des astres, des dieux incarnés dans les animaux ou dans les êtres de la nature ; sous l'influence des démons et de fluides imaginaires émanés de la terre ou corps humain, enfin sous la puissance des propriétés occultes et illusoires de la matière.

Crédulité, superstition, telle est l'étiologie de cette doctrine. En effet, croire que quelque chose qui n'est pas en nous produit la maladie, mène fatalement au mysticisme thérapeutique le plus étrange.

De là l'intervention des prêtres dans les temples antiques, des mages, des magiciens, des astrologues, des devins, des oracles, des pythonisses, des sybilles, des sorciers, des thaumaturges, des magnétiseurs, des pèlerins et des pèlerinages aux lieux profanes et sacrés, des religieuses, des amulettes, des somnambules, des magnétiseurs, des homœopathes, des hydrologues, des charlatans et des imposteurs de toute nature.

Si la théurgie n'eût eu d'autres bases que le mensonge et la crédulité, l'expérience en eût promptement fait justice; il n'y aurait pas à en parler ; mais de même que la magie et toutes les pratiques capables de créer des phénomènes en apparence surnaturels, elle a eu pour instruments les opérations peu connues ou ignorées de la sensibilité organique ou *impressibilité* (Bouchut; *Des attributs de la vie*, page 22), capables d'agir sur l'organisation pour produire ou guérir un certain nombre de maux.

De même que l'état moral produit des maladies, de même il produit des guérisons, et c'est faute d'avoir suffisamment étudié les rapports du moral sur le physique et du physique sur le moral, que les faits merveilleux de la théurgie et de la magie ont été rapportés à un surnaturalisme qui n'existe pas dans les choses physiques de la vie habituelle.

A côté de la magie ordinaire ancienne qui doit aboutir à la physique et à la chimie modernes, il y a une magie pathologique, pour employer le langage de M. A Maury (*De la magie dans l'antiquité*, page 228), qui devait conduire au magnétisme animal et à l'étude scientifique de la folie ; et si des charlatans, des imposteurs, ont exploité la crédulité publique par des phénomènes morbides qu'ils faisaient naître et disparaître à volonté, il y a d'éminents philosophes, de saints prêtres et des savants honorables, qui, dans une foi sincère et désintéressée, ont signalé les mêmes phénomènes et les mêmes merveilles. Tout n'est donc pas mensonge dans le merveilleux des prodiges qui ont été observés depuis l'antiquité jusqu'à notre époque, et qui s'opèrent encore tous les jours sous nos yeux. L'erreur n'a été que dans l'interprétation, et c'est à une fausse théorie et aux écarts de la raison, qu'il faut s'en prendre, plutôt qu'à la réalité des faits qui, pour la plupart, sont incontestables. Si l'on eût observé sans prévention, les choses eussent été bien différentes ; mais est-il possible de demander à l'homme de faire taire ses préventions ? Quoi qu'il en soit, les faits sont vrais. Pourquoi sont-ils vrais ? C'est à nous de le dire. Ils sont la conséquence de la *religiosité*, de l'*imagination* et de l'*état moral* sur la sensibilité organique et sur l'organisation. Ils se perpétuent par la même influence et au moyen de l'*imitation*.

J'aurai donc : 1° à exposer les faits qui servent de base à la théurgie, au mysticisme médical, à la magie pathogénique et thérapeutique, et 2° je prouverai, par l'étude de l'homme sain et malade, l'influence de la religiosité, de l'imagination et de l'imitation sur la production des maladies, tant du système nerveux que des autres organes.

La religiosité est l'attribut distinctif de l'homme. Linné a dit : « Le minéral croît ; — le végétal croît et vit ; — l'animal croît, vit et sent ; — l'homme *croît, vit, sent, et pense :* moi j'ajouterai : *divinise.*

Quant à l'imagination et à l'imitation, leurs effets sont connus, mais ils ne sont pas assez étudiés, et c'est par ces sentiments humains qu'on doit comprendre tout ce qui est relatif à la théurgie et au mysticisme médical.

La théurgie a été, est et sera, parce qu'elle a sa raison d'être dans l'esprit et dans la nature de l'homme.

En voici des preuves dans l'histoire de l'humanité.

CHAPITRE PREMIER

DU MYSTICISME MÉDICAL, DE LA THÉURGIE ET DE LA MAGIE DANS L'ANTIQUITÉ

§ 1er. — DU MYSTICISME MÉDICAL CHEZ LES SAUVAGES.

Dans l'enfance des peuples, l'homme est le jouet d'un naturalisme superstitieux et d'un fétichisme dans lequel tous les phénomènes de la nature, tous les êtres de la création, deviennent des objets d'adoration. Partout il explique les phénomènes qui l'environnent, par des esprits personnels conçus à son image, séparés de ces objets ou confondus avec eux. Telle a été la croyance qui servit de base au polythéisme des Chinois, des Égyptiens, des Grecs, des Latins, et qu'on retrouve chez toutes les peuplades sauvages.

Le brahmanisme des Indous, le boudhisme des Tartares, l'islamisme des Arabes, des Persans et des Africains, le Judaïsme des descendants dispersés des Hébreux, etc., sont remplis de pratiques en rapport avec le fétichisme que ces religions ont remplacé.

Comme les autres phénomènes de la nature, la maladie fut attribuée à une influence surnaturelle, et c'est alors que la magie prit naissance. Elle eut surtout pour objet de conjurer les esprits malfaisants et de guérir les maux faits par eux. Ayant déterminé la demeure des mauvais esprits, on répétait des incantations en touchant des amulettes, et l'on s'adressait à ceux qui, croyait-on, avaient le pouvoir de les chasser. Suivant les lieux et selon les peuples, le nom de l'amulette change, mais l'idée reste la même ; ce sont des *grigris* chez les nègres, des *mariris* chez les Caraïbes, des *sacs à médecine* chez d'autres, et les prêtres sont seuls chargés de consacrer toutes les amulettes.

Ces prêtres cumulent les fonctions de devin, de prophète, d'exorciste, de thaumaturge et de médecin. Parfois, ce sont des femmes. Tous ont une grande autorité, et ils sont très-redoutés, tant on a peur de leur puissance surnaturelle. Partout il en est de même ; le nom et la forme des choses changent, mais le principe est immuable et ne changera jamais ; il est éternel car c'est celui de la crédulité.

§ II. — DU MYSTICISME MÉDICAL CHEZ LES CHALDÉENS, LES PERSES LES ÉGYPTIENS.

Dans le berceau de la civilisation, voisin des bords du Tigre et de l'Euphrate, dans les empires de Ninive et de Babylone, chez les Assyriens s'est développée la plus ancienne cosmogonie connue. La sérénité du ciel disposait ces peuples aux observations astronomiques, et ils crurent voir dans les astres autant de divinités douées d'influences bienfaisantes ou malfaisantes, comme ils l'avaient déjà fait pour le soleil et pour la lune. — Les Kaldins ou Chaldéens, descendus des montagnes du Kurdistan à Babylone, finirent par constituer une caste savante sacerdotale, et ils s'occupèrent assez de la contemplation du firmament pour découvrir quelques-unes des lois qui régissent le monde céleste. Leurs temples étaient aussi des observatoires, ce dont on a la preuve par la tour de Babylone.

La science des Chaldéens, qui devint plus tard, chez les Grecs, l'astrologie, se composait de physique, de chimie, de médecine, de magie, de théologie et d'astronomie. Babylone avait déjà ses sorciers aussi bien que ses devins et ses astrologues. D'après Diodore de Sicile (voyez Guignaut, *Religions de l'antiquité*, t. II, part. II, p. 895), les Chaldéens et les Assyriens plaçaient, à la tête des dieux, le soleil et la lune, dont ils avaient noté le cours et les positions respectives, par rapport aux constellations du Zodiaque.

Ce Zodiaque, imaginé par eux, était l'ensemble des douze demeures dans lesquelles le soleil entrait successivement dans l'année. Chacun des signes dépendait d'un dieu qui avait son influence sur le mois correspondant, et chaque mois, divisé en trois, formait trois décans sur chacun desquels régnait une étoile nommée le *dieu conseiller*. Cela faisait en tout trente-six dieux décadaires, dont une moitié veillait les choses supérieures à la terre, et l'autre celles du sol. Le soleil, la lune et les cinq planètes, portant le nom de dieux interprètes, occupaient le rang le plus élevé dans la hiérarchie divine, et leur cours régulier indiquait la succession des événements.

On consultait le rapport des planètes — désignées par les noms de *Bel* (Jupiter), *Mérodoch* (Mars), *Hebo* (Mercure), *Sin* (la lune), *Mylitta* (Vénus) — aux constellations zodiacales (appelées *maîtres des dieux*). Et de telle ou telle conjonction céleste au moment de la naissance d'un homme, les Chaldéens tiraient des prédictions que plus tard les Grecs ont appelé des *horoscopes*. Les Chaldéens supposaient une relation étroite entre chacune des planètes et les phénomènes météorologiques; de là à l'influence bienfaisante ou malfaisante des astres sur la nature, aux prédictions, à l'interprétation des songes et aux pratiques superstitieuses, il n'y avait qu'un pas et il fut vite franchi.

C'est plus tard, après la destruction de l'empire de Babylone, lorsque la religion des Perses entre dans les pays qu'arrose l'Euphrate, que la science des Chaldéens se dénature entre les mains des prêtres du *mazdéisme*. Sous l'influence aussi des *vedas*, livres sacrés de l'Inde, la croyance de ces peuples devient un peu plus spiritualiste. La notion d'esprits célestes ou d'êtres intelligents mais cachés se substitue à l'adoration des forces et des objets de la nature. Le soleil et les astres ne sont plus regardés que comme les manifestations de puissances intelligentes et matérielles. L'idée de Dieu unique se dégage et on l'appelle *ormudz* (sage vivant), en même temps la cause du mal est attribuée à *Ahriman* ou le *malintentionné*. Autour de ces deux divinités les Perses en plaçaient une foule d'autres comme assesseurs : les *Amschaspands* (saints immortels), personnification des formes solaires, les *Izeds*, personnification des phénomènes naturels, et les *ferouers*, génies des forces vivantes de la nature. Les serviteurs d'Ahriman étaient les *Dews*, esprits pervers qui aidaient ce dieu dans l'œuvre du mal, mais ce dieu devait toujours succomber.

Avec ces idées, les Perses s'occupèrent de s'assurer la protection des génies, et de conjurer l'influence des Dews. De là des prières, des pratiques et des cérémonies, dont les prêtres ou mages étaient les instruments, et de là le nom de magie.

Dans leur liturgie, ils employaient beaucoup le *Hom*, plante sacrée, réputée magique par les Grecs, et qui était le symbole de la nourriture céleste. Le *Hom* éloigne la mort, donne la santé, la vie, la beauté, chasse les mauvais esprits et conduit au ciel. C'est une divinité cachée sous une apparence sensible, se laissant manger de ses adorateurs pour entretenir dans leur cœur la pureté et la vertu.

En Égypte, la religion avait des caractères un peu différents que dans l'Assyrie. On y adorait les animaux comme des incarnations d'autant de divinités. Mais, ici, l'évocation prétendait contraindre le dieu d'obéir aux désirs des fidèles et de manifester sa présence à leurs yeux, tandis que les Perses n'évoquaient seulement que des esprits.

Chez eux l'astrologie était fort cultivée, et ses principes étaient consignés dans le livre du dieu *Thoth*, identifié par les Grecs avec *Hermès*.

Ainsi s'explique l'action qu'ils attribuaient aux astres sur les différentes parties du corps. Le soleil ou le dieu *Ra* agissait sur la tête, *Cinubis* sur le nez et les lèvres, *Hathor* sur les yeux, *Selk* sur les dents, *Moon* sur la chevelure, *Rieth* sur les genoux, *Phtha* sur les pieds, etc. Et quand telle partie du corps était affectée, on invoquait pour la guérison la divinité à laquelle en était confiée la garde (Al. Maury, *loc. cit.*, p. 45). Dans ce même livre se trouvent aussi les préceptes sacrés de la religion et de la médecine. Mais si l'on compare les connaissances de cette époque avec les principes et les lois qui sont exposés dans le livre de Thoth, on est tenté de douter de son existence à cette époque, et il semble plus rationnel d'admettre qu'il est l'œuvre d'une époque postérieure.

Quoi qu'il en soit, voici comment s'exprime M. Houdart : « Afin que le lecteur juge, dit-il, de l'immensité des connaissances des savants de l'ancienne Égypte, je vais mettre sous les yeux le titre des quarante-deux volumes du recueil hermétique. Les deux premiers contenaient, l'un des hymnes aux dieux, l'autre les devoirs des rois. Les quatre suivants traitaient de l'ordre des étoiles errantes, de la lumière, du lever et du coucher du soleil et de la lune. Dans dix autres on donnait la clef des hiéroglyphes, la description du

Nil, des ornements sacrés, des lieux saints; puis on y enseignait l'astronomie, la cosmographie, la géographie et la topographie de l'Égypte. Dix autres volumes concernaient le choix des victimes, le culte divin, les cérémonies de la religion, les fêtes, les pompes publiques, etc.

Un pareil nombre de volumes, qui étaient appelés sacrés, était consacré aux lois, aux dieux et à toute la discipline des prêtres. Enfin les six derniers regardaient la médecine.

Nous laissons au lecteur le soin de déduire toutes les conséquences d'une pareille encyclopédie; mais ce que nous ferons remarquer, c'est que les six volumes qui regardaient la médecine renfermaient un corps de doctrine complet et des mieux ordonnés. Le premier traitait de l'anatomie; le second, des maladies; le troisième, des instruments; le quatrième, des médicaments; le cinquième, des maladies des yeux; et le dernier, des maladies des femmes.

Assurément on ne peut nier que cette distribution ne fût très-méthodique. On donnait d'abord la description du corps humain, montrant par là qu'il fallait commencer par les connaissances du sujet sur lequel on devait opérer; ensuite on passait à l'étude des maladies, puis à celle des médicaments et des instruments nécessaires pour les guérir; et comme les affections des yeux et les maladies des femmes sont en très-grand nombre, et qu'elles demandent une attention particulière, on avait soin de les examiner à part et d'en faire une étude spéciale. N'est-ce pas là un corps de doctrine médicale aussi complet que bien ordonné? (Houdart, *Etudes historiques et critiques sur la vie et la doctrine d'Hippocrate, et sur l'état de la médecine avant lui*, p. 135.)

§ III. — DU MYSTICISME ET DE LA THÉURGIE CHEZ LES GRECS.

Le courant des connaissances humaines, qui, dès les premiers temps, s'est fait jour en Perse, en Chaldée, en Égypte, ne tarda pas à s'étendre en Grèce.

Déjà, à l'époque de la guerre de Troie, on voit combien est grande l'influence des dieux; il ne surgit pas d'événement qui ne leur soit attribué, on les invoque pour remporter la victoire, on les supplie de mettre fin aux calamités publiques; et de même qu'on suppose que c'est grâce à l'intervention des dieux que la flotte ou l'armée ennemie est arrêtée dans sa marche, de même admet-on que c'est par leur influence que la santé s'altère, et que la guérison des maladies s'obtient. Aussi que de prières, que de sacrifices, pour rendre les dieux favorables à l'accomplissement d'une expédition ou au rétablissement de la santé !

En Grèce, le culte était rempli des pratiques superstitieuses de la magie des premiers âges. Des prêtres, des devins, faisaient les cérémonies du temple, préparaient les charmes et les sacrifices. On avait recours à eux contre la fascination, pour évoquer les dieux, guérir les maladies, cicatriser les plaies ; ils charmaient les serpents, conjuraient les vents et pouvaient, croyait-on, changer les hommes en animaux, témoin la fable de Médée et celle de Circé, dans laquelle, au moyen d'un breuvage, les compagnons d'Ulysse sont changés en loups, en ours, etc. Tout cela nous prouve jusqu'à quel point peut en arriver la crédulité humaine. Néanmoins, jusqu'alors la théurgie n'avait pas existé en Grèce à l'état de doctrine, ce ne fut que quelques années après la prise de Troie, qu'elle prit un corps et commença à s'exercer dans les temples consacrés aux dieux de la médecine.

1° De la médecine dans les temples grecs.

Le premier temple à Esculape fut élevé à Titane, dans le Péloponèse, cinquante ans après la prise de Troie, et il s'en éleva une foule d'autres en Grèce, puis en Asie, en Afrique et en Italie. Les plus célèbres furent ceux d'Epidaure dans le Péloponèse, celui de Pergame en Asie Mineure, celui de Cos et celui de Cyrée en Libye.

Dans le temple d'Epidaure existait une statue du dieu de la médecine, assis sur son trône, un bâton dans une main, et sous l'autre la tête d'un serpent. Un chien reposait à ses pieds. Des prêtres étaient attachés à son culte, et comme, d'après M. Malgaigne, les plus célèbres appartenaient à la famille d'un Asclépiade, le nom leur en est resté dans l'histoire, qui les appelle tous des Asclépiades, faisant ainsi d'un nom propre une désignation générale. Ils formaient une caste obéissant à des engagements secrets, notamment de n'instruire des choses saintes que les élus admis à cette connaissance après les épreuves de l'initiation.

Ces temples étaient situés dans des lieux agréables, près de sources thermales ou de cours d'eau, entourés de jardins, pour que les malades pussent se distraire, et la foi qui les attirait, non moins que les cures merveilleuses dont ils étaient témoins, favorisait la révolution organique susceptible de les guérir.

Les prêtres conseillaient des remèdes appropriés à chaque maladie, des vomitifs, des purgations, des bains de mer, des frictions, des eaux minérales, et au besoin pratiquaient la saignée. Mais avant d'en arriver là, il fallait que les malades fussent préparés par l'abstinence, le jeûne, les prières, les offrandes, les sacrifices, et quelquefois par la retraite d'une ou de plusieurs nuits dans l'intérieur du temple. Des serpents inoffensifs, élevés par les prêtres, se promenaient sur l'autel ou étaient dans leurs mains, et remplissaient de terreur l'âme des profanes. Puis, le dieu se faisait entendre mystérieusement, et une voix cachée expliquait les songes et rendait, sous forme d'oracle, les arrêts de sa thérapeutique.

Ainsi excitée par la terreur et la foi, l'imagination des pauvres malades venait en aide à la nature, réagissait sur l'organisme souffrant, et quelques-uns se trouvaient immédiatement guéris, tandis que d'autres devaient attendre plus longtemps le réel effet des remèdes.

Ceux qui étaient guéris s'en retournaient heureux, bénissant le ciel de sa clémence, et laissant des témoignages de leur gratitude. Ceux qui n'avaient pu être soulagés partaient encore avec l'espérance de l'avenir, remplis de la crainte de n'avoir pas fait assez pour satisfaire la colère divine, ils se purifiaient de nouveau, et faisant un second pèlerinage, ils redoublaient de libéralité.

En outre de la pratique, les prêtres enseignaient les adeptes, faisaient école à Rhodes, antérieurement à Hippocrate ; à Gnide, où parurent les *Sentences gnidiennes*, et à Cos. Dans tous ces temples on suivait l'usage importé d'Égypte, qui consistait à suspendre aux murs des *tables votives* avec le nom du malade et de la maladie, avec le traitement mis en usage.

Plusieurs de ces tables ont été retrouvées, et l'on peut voir, par l'extrait suivant, comment se pratiquait la science : « Julien rejetait le sang par la bouche et paraissait perdu sans ressources.

« L'oracle lui ordonna de prendre, sur l'autel, des graines de pin et d'en manger, avec du miel, pendant trois jours ; il le fit et fut guéri. Ayant donc remercié Dieu, il s'en alla. »

Cependant il y avait déjà des esprits sceptiques qui, raillant la puissance du ciel, méprisaient les actes de ses ministres, et sortaient du saint lieu la colère dans l'âme et le blasphème sur les lèvres.

On en peut juger par le discours suivant qu'Aristophane place dans la bouche d'un personnage de comédie : « Le sacrificateur du temple d'Esculape, après avoir éteint toutes les lumières, nous dit de dormir, ajoutant que, si quelqu'un entendait le signal de l'arrivée du dieu, il ne bougeât en aucune manière. En conséquence, nous nous tînmes tous couchés sans faire de bruit.

« Pour moi, je ne pouvais trouver le sommeil, parce que l'odeur d'un pot plein d'un excellent potage, qu'une vieille tenait assez près de moi, me chatouillait furieusement l'odorat. Souhaitant donc passionnément me glisser jusqu'à lui, je levai doucement la tête, et je vis le sacristain qui enlevait les gâteaux et les figues de dessus la table sacrée, et qui, faisant le tour des autels, l'un après l'autre, mettait dans un sac tout ce qu'il trouvait; je crus qu'il y avait beaucoup de mérite à suivre son exemple, et je me levai pour aller quérir le pot de la vieille. »

Comme on le voit, dès cette époque reculée, l'esprit de scepticisme et d'incrédulité existait à un très-haut degré, et se traduisait en ridiculisant les cérémonies et les choses sacrées ; mais ce n'est pas tout. Déjà se glissait également la fourberie au milieu de ces pratiques médicales, et les devins avaient quelquefois recours aux plus singulières ruses pour conserver leur pouvoir sur la foule imbécile. En voici la preuve dans la manière dont se pratiquait la *lécanomancie* ou divination par le moyen des bassins.

Les magiciens, dans une chambre close, peinte en bleu, plaçaient à terre un bassin plein d'eau réfléchissant le bleu du plafond. Dans ce plancher est une ouverture cachée, et le bassin de pierre a un fond en verre, au-dessous de la chambre est une pièce secrète où sont les compères déguisés en dieux, en démons, et quand le magicien les fait voir au fond du bassin, la dupe effrayée ajoute entière confiance à tout ce qu'on lui annonce.

Dans d'autres circonstances ils faisaient paraître le démon dans la flamme ; pour cela ils dessinaient sur le mur la figure à évoquer, qu'on enduisait secrètement d'une composition d'asphalte et de bitume, et, au moment de l'évocation, on approchait une lampe du mur de façon à mettre le feu aux matières inflammables.

Ailleurs pour faire voltiger Hécate sous la forme d'un feu aérien, un compère, caché dans la chambre obscure, attendait la fin de l'évocation magique, et lâchait un milan ou un hibou, auquel était attaché de l'étoupe enflammée. Aussitôt la dupe, prévenue d'avoir à se prosterner lors de l'apparition du feu, devait se cacher la face contre terre jusqu'à ce que le magicien lui ordonnât de se lever, ce qu'il ne faisait qu'après avoir repris l'oiseau et lorsque le feu était éteint.

Ainsi, le mensonge, la fraude et l'imposture avaient déjà leurs adeptes qui exploitaient, comme aujourd'hui, la crédulité humaine; et, de même que ceux qui agissaient avec la plus entière bonne foi, ces médicastres éhontés cherchaient à frapper l'imagination pour s'emparer d'elle; et souvent, les uns et les autres arrivaient au même résultat, c'est-à-dire à la guérison des maladies.

Déjà cependant aussi la médecine semble vouloir sortir du rôle que lui faisaient le mysticisme et la théurgie. Environ deux cents ou trois cents ans avant Jésus-Christ, on voit, sous l'impulsion des idées philosophiques de Thalès, de Pythagore, de Démocrite et de leurs disciples, la médecine se séparer peu à peu de la religion, et son enseignement devenir plus séculier. Les sentences gnidiennes et les œuvres des Asclépiades sont les premiers monuments de la science, qui parurent aux yeux du public. On y trouve bien encore quelques vestiges et quelques traces de théurgie médicale, mais un nouveau courant d'idées s'est fait jour, et il va bientôt entraîner l'esprit humain dans une nouvelle voie, celle de l'observation et de l'expérience.

§ IV. — DU MYSTICISME ET DE LA THÉURGIE DANS LA ROME PAIENNE.

De la Grèce, où elle fut d'abord si florissante, la théurgie médicale ne tarda pas à s'étendre à Rome, en Asie, en Afrique, en Espagne et dans les Gaules. Partout elle se manifesta avec les mêmes caractères que dans la Grèce. Elle avait pour but la pénétration de l'avenir et la guérison des maladies. C'est environ deux cents ans avant Jésus-Christ qu'elle s'introduisit à Rome ; et là elle fut pratiquée par les prêtres, les astrologues, les devins et les fabricants de charmes, de philtres et d'enchantements.

Au temps des Étrusques, c'étaient les aruspices qui, en examinant les entrailles des victimes, prédisaient les événements futurs. Plus tard, ce furent les augures romains qui se chargeaient de l'inspection et de l'interprétation du vol des oiseaux.

Néanmoins la théurgie n'eut pas à Rome le même éclat que dans la Grèce, elle se dissipa vite au souffle de la science médicale sérieuse importée de chez les Grecs, et elle resta presque exclusivement l'œuvre d'obscurs adeptes.

§ V. — DU MYSTICISME ET DE LA THÉURGIE DANS LES GAULES AU MOYEN AGE ET JUSQUES DANS LES TEMPS MODERNES.

Dans les Gaules, la théurgie eut pour représentants les druides, qui eux aussi s'attribuaient le pouvoir de commander aux esprits et d'opérer des cures merveilleuses.

C'est alors qu'on vit se produire cette grande révolution morale qui opéra des changements si profonds dans les idées de cette époque. Le christianisme venait de naître et s'étendait avec rapidité, renversant les faux dieux, leurs temples et toutes les pratiques qui s'y faisaient ; il avait établi le culte d'un Dieu unique et engagé la lutte au nom de la foi contre les superstitions païennes.

En son nom, les évêques combattent la magie, poursuivent la divination et défendent la sorcellerie.

Les empereurs chrétiens publient des décrets d'après lesquels on punit de peines très-sévères quiconque prétend connaître l'avenir, ou être en communication avec les esprits. Mais rien ne peut déraciner cet instinct du merveilleux, qui a tant d'empire sur l'esprit de l'homme et qui sut envahir jusqu'au christianisme lui-même, d'où l'on ne pourra jamais l'expulser. Les chrétiens, en effet, changèrent l'objet du culte, mais ils ne surent pas en bannir l'idolâtrie. Ils établirent, en l'honneur des saints, les mêmes rites païens, les mêmes fêtes par lesquelles on avait célébré les divinités antiques.

Et de même que les saints sont substitués aux dieux du paganisme, de même le démon, cet éternel esprit du mal, remplace les mauvais génies. La magie païenne des dieux de l'Olympe est remplacée par la magie diabolique. L'Église en combattait les excès, mais au fond elle croyait à l'influence démoniaque. Les sorciers, les magiciens, les astrologues étaient, selon la nouvelle foi, sous l'empire du démon dont ils étaient les agents, et en les poursuivant c'était le diable qu'elle croyait terrasser.

Malheureusement l'ignorance, l'ardeur de la foi, le fanatisme et l'esprit de prosélytisme prenant des proportions de plus en plus grandes, on en arriva à employer la terreur et la torture pour combattre l'influence imaginaire du démon, à qui l'on attribuait, sous le nom de possession, la plupart des délires et des maladies nerveuses observés chez l'homme. C'est à ce point que, si un malheureux malade dans son délire venait à prononcer le nom d'un autre homme, celui-ci pouvait être immédiatement emprisonné et accusé d'avoir jeté un maléfice sur son prochain. La chose était grave, car on l'interrogeait pour lui faire avouer ses communications avec le diable. Naturellement l'infortuné niait tout, mais on le mettait à la question et on lui arrachait des aveux qu'il ne faisait que pour se soustraire aux tortures les plus affreuses. C'était peine inutile, car aussitôt les aveux obtenus, on dressait un bûcher sur lequel on brûlait le prétendu sorcier.

La guerre fut terrible, car en passant ainsi de l'exorcisme simple à la torture et ensuite au bûcher, l'Église voulut anéantir ce qu'il n'était pas en son pouvoir de vaincre. Ainsi périrent dans les flammes des milliers d'individus qui n'étaient autres que des malades, tels qu'on en voit tous les jours, et qu'un traitement rationnel aurait pu guérir.

La croyance aux sorcières et à leurs sortiléges était si générale au moyen âge, que laïques et religieux à la fois se mettaient à les poursuivre pour les détruire au moyen des plus grands supplices, comme si la société avait en face d'elle de ces grands coupables qui ne méritent aucune pitié. On sait quel a été le sort de Jeanne d'Arc, accusée de possession et de sorcellerie. Mais ce qu'on ignore, c'est que le supplice de la pucelle d'Orléans sembla faire naître une épidémie d'héroïnes. Deux jeunes filles des environs de Paris se déclarèrent inspirées de Dieu pour continuer sa mission. Elles furent jetées en prison, l'une se rétracta heureusement pour elle et obtint la liberté ; mais l'autre ayant persisté dans ses déclarations fut condamnée à périr par le feu.

En 1436, à peine les cendres de Jeanne d'Arc avaient-elles eu le temps de refroidir, que dans le pays de Vaud on signale une épidémie de lycanthropie, où des hommes se croient changés en loup, mangent de la chair humaine et dévorent même leurs propres enfants. Des centaines d'individus avouent ce crime imaginaire aujourd'hui connu sous le nom de *folie;* on les croit possédés du démon et ils sont brûlés.

En 1459 surgit en Artois une autre épidémie de possession démoniaque. Ce sont des femmes qui prétendent et avouent qu'elles ont la nuit un commerce intime avec le diable. Pour les guérir on les envoie aussi au bûcher.

Des faits analogues se produisent à Cologne, à Mayence, à Trèves, à Salzbourg, mais là, il s'y joint une illusion anthropophagique, et partout les flammes sont le remède apporté contre cette prétendue anthropophagie, qui n'est qu'une véritable illusion sensoriale. Dans ces villes, quarante-cinq femmes furent brûlées en un an, les unes pour avoir dit qu'elles avaient mangé des enfants, les autres parce qu'elles avaient avoué avoir un commerce intime avec le diable. On observa les mêmes choses à Constance et à Raweinsburg, où, en cinq ans, quarante-huit sorcières furent brûlées.

Un peu plus tard, en 1491, c'est dans le couvent de Cambrai que règne la possession démoniaque ; ici, ce sont les *tempestières ;* elles provoquaieut des orages avec le concours du diable, et l'on vit même une femme s'accuser d'avoir soulevé une tempête en soufflant sur un verre d'eau.

Tous ces faits se renouvelèrent durant le XVIe siècle. Mais c'est surtout en Espagne que le nombre des malades et par conséquent des victimes fut considérable. Des milliers de pauvres malades, considérés comme sorciers, sous l'influence occulte du démon, furent brûlés vifs.

Dans la première moitié du XVIIe siècle, ces supplices continuaient encore, et, chose douloureuse à dire, en 1620, l'immortel Kepler eut à défendre deux fois sa mère accusée de magie. Devant les juges,

Kepler dit qu'il croyait aux sorciers, mais il déclarait sa mère innocente.

Ainsi, on le voit, c'est la démonomanie, aujourd'hui considérée comme une forme d'aliénation mentale, qui allume tous ces bûchers. Un individu est soupçonné d'avoir des relations avec le diable, on l'emprisonne, on lui fait avouer des crimes imaginaires et on l'envoie au supplice. On a peine à croire jusqu'à quel point l'esprit humain est susceptible de s'égarer. Mais si l'on veut prendre la peine de lire la *Magie* de Bodin, on y verra consignés les faits les plus extraordinaires qui se puissent imaginer en fait d'hallucinations étranges et d'illusions sensoriales variées.

Au reste, pour donner une idée de la démonomanie à cette époque, voici comment le conseiller Delancre résume les actes des démonolâtres : « Ils ont trouvé moyen de ravir les femmes d'entre les bras de leurs époux, et faisant force et violence à ce saint et sacré lien de mariage, ils ont adultéré et joui d'elles en présence de leurs maris, lesquels, comme statues et spectateurs immobiles et déshonorés, voyaient ravir leur honneur sans pouvoir y mettre ordre : la femme, muette, ensevelie dans un silence forcé, invoquant en vain le secours du mari, et l'appelant inutilement à son aide, lui-même contraint de subir sa honte à yeux ouverts et à bras croisés.

» Danser indécemment, festiner ordement, s'accoupler diaboliquement, blasphémer scandaleusement, se venger insidieusement, courir après tous les désirs horribles, sales et dénaturés brutalement, tenir les crapauds et vipères, les lézards et toutes sortes de poisons précieusement, aimer un bouc puant ardemment, le caresser amoureusement. » (*Tableau de l'inconstance au moyen âge*, p. 13.)

Ainsi, voilà de malheureuses nymphomanes qu'on cherche d'abord à exorciser simplement, mais qui bientôt montent sur le bûcher après avoir avoué elles-mêmes leurs crimes. Aujourd'hui elles seraient simplement envoyées à l'hospice de la Salpêtrière, dans des salles spéciales, et traitées comme de véritables aliénées.

Mais, ce qui paraît surprenant, c'est de voir se reproduire ces événements jusqu'à une époque très-rapprochée de nous. Ainsi, sous Louis XIV, alors que Voltaire et Bayle se révoltaient contre la continuation de tels supplices, des magistrats de Rouen osèrent encore, en plein parlement, réclamer le sang des sorciers et demander qu'on rallumât les bûchers. Est-il rien de plus significatif de la part d'esprits éclairés, et comment ne pas voir dans ces funestes aberrations la preuve de cette crédulité inhérente à l'esprit humain et dont j'ai parlé précédemment? — Ces faits se produisaient cependant à une époque et dans un pays où le *Tartuffe* et le *Misanthrope* avaient déjà paru sur la scène française!

A ce moment, néanmoins, la démonomanie commence à disparaître et à changer de forme, pour faire place à d'autres manifestations, cette fois plus innocentes, du mysticisme médical et de la crédulité publique. Les *jansénistes* et les *molinistes* étaient aux prises; ceux-ci ayant fait des guérisons miraculeuses sur lesquelles l'attention publique s'était fixée, les jansénistes voulurent les imiter.

Jacques II, mort en exil à Saint-Germain, avait, dit-on, reçu du ciel le don d'opérer des miracles. Comme ses prédécesseurs et comme les rois de France, il guérissait les scrofuleux en les touchant du doigt. C'était sa distraction à Saint-Germain. En outre, dit Salgues (*Erreurs et Préjugés du* XVIIIe *siècle*, t. I), il faisait marcher les boiteux, dégourdissait la jambe des goutteux, redressait les louches, faisait parler les bègues et les muets. Pour répondre à ces guérisons extraordinaires, on répandit le bruit que monseigneur de Vialart, janséniste, avait, pendant sa vie, rendu la vue à des aveugles par sa bénédiction. Et comme il était enterré à Châlons-sur-Marne, on vit aussitôt une foule de malades accourir dans cette ville, espérant trouver la santé en visitant le tombeau du saint. Mais comme la ville de Châlons était assez éloignée de Paris, les moyens de transport difficiles, on devait songer à opérer des miracles dans la capitale même de la France.

L'occasion se présenta bientôt. Un diacre janséniste, nommé Pâris, connu par sa grande piété, vint à mourir et fut inhumé au cimetière de Saint-Médard. Sa dépouille fut considérée comme ayant la puissance d'accomplir des guérisons miraculeuses. Tout aussitôt quelques malades furent envoyés près de son tombeau, et là, dans le cimetière, la nuit, on les fit coucher sur la sépulture. Chacun devine la terreur et la foi qui s'emparèrent de l'esprit de ces pauvres malades. Leur effroi se traduisit bientôt par des convulsions, et quelques-uns revinrent guéris. C'était ce qu'on appelle si faussement un miracle. Le bruit s'en répandit aussitôt, et, au bout de quelques jours, on venait en pèlerinage au tombeau du diacre Pâris. Les aveugles y venaient chercher la lumière, les muets la parole, les paralytiques le mouvement; ils eussent été aux eaux minérales, à la tombe de Mahomet ou de sainte Geneviève, etc., qu'ils y auraient trouvé la guérison aussi bien qu'au cimetière de Saint-Médard. La condition de ces merveilles, c'est que les malades aient la foi. La foi! tout est là dans ce genre de merveilles. Avec elle s'opèreront toujours des miracles de la nature de ceux dont il est question ici.

C'est aussi vers cette époque qu'on vit paraître dans le même lieu l'*épidémie des flagellants*. Là, des femmes nerveuses qui venaient demander à ce tombeau la guérison de maux peut-être imaginaires, tombaient tout à coup dans un état d'insensibilité complète; elles se roulaient par terre; on leur mettait une planche sur le corps, et plusieurs hommes marchaient dessus, sans qu'elles éprouvassent la moindre douleur; bien plus, on ajoute qu'elles éprouvaient une certaine jouissance à être torturées de cette manière, et lorsqu'on les frappaient à coups de barre de fer, elles criaient avec force : « Continuez, frères, continuez! »

Est-il rien de plus incroyable en apparence, et de plus étrange que cette théurgie? Cependant ces faits sont exacts, et il importe au médecin de les connaître pour les apprécier comme ils le méritent sans y apporter ce scepticisme absolu et railleur qui ferme les yeux à la vérité.

Le bruit qui se fit autour de ces prétendus miracles, et le scandale de ces pratiques, où l'érotisme prenait une si grande part, furent tels, que la police, obligée d'intervenir, se mit en devoir d'arrêter les débordements de ces imaginations délirantes et de fermer le cimetière.

Tout le monde connaît la fameuse inscription :

De par le roi, défense à Dieu
De faire miracle en ce lieu.

Placé sur la porte du cimetière Saint-Médard, cet arrêt suffit pour mettre fin aux pèlerinages, aux convulsions, aux flagellations et aux miracles qui, pendant plusieurs années, servirent à la propagation du jansénisme.

D'un autre côté, l'influence des idées philosophiques émises par Voltaire et Bayle commençait à se faire sentir. Le clergé comprenait combien ces erreurs compromettaient la religion et l'engageaient dans une voie funeste. Les sciences faisaient de grands progrès. Tout, en un mot, contribuait à faire disparaître le mysticisme qui avait allumé les bûchers et produit les miracles médicaux.

Newton venait de découvrir l'attraction et la gravitation; le magnétisme terrestre entrait dans la science. C'est au moment où ces belles découvertes illustraient une époque, qu'on vit en Allemagne deux hommes , un prêtre, *Gassner*, et un médecin, *Mesmer*, originaires de la Souabe, qui crurent, en 1774, avoir trouvé dans le magnétisme animal la panacée de tous les maux de l'humanité.

Gassner, orné de son étole, pratiquait avec les formules ordinaires du rite chrétien, un véritable exorcisme sur les malades ayant la foi dans l'esprit et le diable dans le corps, et il abandonnait aux médecins les maladies auxquelles, après quelques opérations probatoires, il reconnaissait que l'esprit malin était étranger. C'était une application de la théurgie.

Mesmer croyait également aux esprits, non plus à ces esprits funestes qui s'emparent du corps des malades et qu'on doit expulser, mais à des esprits de vie et de salut qu'on peut appeler au moyen de pratiques attrayantes et de douces caresses. *Esprit du monde, âme de l'univers, aimant, fluide universel*, etc., tels étaient les noms du nouvel agent capable de guérir *immédiatement les maladies de nerfs* et *médiatement toutes les autres*. C'était le *magnétisme animal.*

§ VI. — MAGNÉTISME ANIMAL. GASSNER, MESMER ET CAGLIOSTRO.

Après avoir pratiqué quelque temps en Autriche, Gassner fut exilé dans un couvent, et Mesmer, auquel on avait interdit ses pratiques, vint à Paris. C'était en 1778. Il descendit à la place Vendôme et guérit quelques malades. Du bruit se fit autour de son nom. A Paris, c'en est assez, et l'hôtel des frères Bonnet, où il était descendu, ne désemplissait pas. La robe, l'armée, la finance, la noblesse fournissaient sa clientèle ; mais, chose importante à remarquer, les femmes étaient ses malades de prédilection.

Par son esprit, son élégance et sa beauté, Mesmer fascinait ses clientes. Il se mettait en rapport avec elles en les faisant asseoir en face de lui, le dos au nord, pied contre pied, genou contre genou. Portant alors doucement les deux pouces sur les plexus nerveux qui sont au creux de l'estomac, il mettait les doigts sur les hypochondres en les promenant pour effleurer les hypochondres sans bouger le pouce. C'étaient les *passes préliminaires*. Mesmer en augmentait peu à peu l'efficacité par la pénétration de son regard et par l'harmonie d'une musique suave. Alors, se produisait du froid, chez d'autres de la chaleur et de la douleur, et, d'après le siége du mal, les passes devaient aller sur la partie malade. Il fallait que le toucheur eût une main placée sur le côté opposé à celui où l'autre main agissait pour enlever, injecter le fluide vivifiant qu'il développait avec l'autre.

Si la maladie était générale, on l'attaquait par des passes plus larges qui couvraient le corps de la tête aux pieds, jusqu'à ce que le malade, saturé de fluide, se pâmât de douleur ou de plaisir.

Alors les attouchements n'étaient plus nécessaires, et à distance, au moyen d'une baguette de fer ou de verre en pointe mousse, Mesmer injectait le fluide dont il se disait rempli. Bientôt la scène s'animait, des éclats de rire, des hoquets, des cris de douleur se faisaient entendre et l'on observait des pâmoisons et des crises convulsives que l'on charmait au piano ou à l'*harmonica,* instrument que Mesmer avait importé d'Allemagne. Les malades reprenaient peu à peu leurs sens, mais à peine guéries la plupart demandaient à être replongées dans leur état primitif de somnolence, de bien-être et de langueur. Elles éprouvaient un attrait invincible pour le magnétiseur, et il leur était impossible, disaient-elles, de ne pas l'aimer.

De tout ce monde accouru à la place Vendôme, hommes et femmes, un quart seulement ressentait l'action de Mesmer, et les trois quarts y restaient insensibles. Mais qu'importe? celles que les passes magnétiques avaient charmées, et différentes cures heureuses chez des sujets nerveux, suffirent à faire la réputation du magnétiseur, en attendant que la persécution des corps savants et la vogue des gens du monde fissent le reste de sa fortune. C'est alors que Mesmer inventa son *baquet.*

Ne pouvant plus magnétiser chacun en particulier, il faisait des groupes de dix à quinze, auxquels il administrait collectivement son fluide. On se réunissait avec des amis; chacun voulait y aller et l'on disait : Serez-vous des nôtres ce soir, *j'ai mon baquet ?*

C'était une véritable épidémie, et voici comment se passaient les choses : Dans une cuve à demi remplie d'eau, se trouvait au fond : du verre pilé, de la limaille de fer et un lit de bouteilles remplies d'eau à goulots convergents, tandis qu'au-dessus il y avait un nouveau lit de bouteilles à goulots divergents. Le tout était couvert d'une table percée de trous, par où sortaient des baguettes de fer ou de verre coudées que chacun devait prendre, regarder et appliquer au siége du mal. On entourait la table en tenant les tiges de verre, une corde enlaçait d'un pli chaque malade pour faire communiquer le fluide de l'un à l'autre, et bientôt arrivaient l'ennui, le malaise, les frissons, les sueurs, le sommeil, les crises de rire ou les pertes de connaissance. C'étaient mille attitudes aussi diverses que grotesques et pénibles.

Mesmer, en habit lilas, avec jabot de malines, présidait à tout avec une assurance parfaite, aidant l'action de ses regards et de ses gestes, au son de l'harmonica et en touchant chacun de sa baguette ou de ses doigts. Si la crise convulsive avait lieu, Mesmer emportait la malade dans ses bras, le plus souvent c'était une femme, dans la salle des crises, soigneusement matelassée. Il les délaçait et les laissait se débattre dans ce sanctuaire, où personne ne devait entrer que lui. . . . .

. . . .

Je n'ai pas à en dire davantage, pour ne point compromettre la gravité de cette histoire. Mais ce qu'il faut remarquer c'est qu'il y a dans ces transformations du mysticisme, passant de la théurgie à la démonologie, de la démonologie à la magie et à la sorcellerie, de la sorcellerie au magnétisme animal, au somnambulisme et à l'homœopathie, quelque chose qui afflige profondément l'esprit humain et qui montre jusqu'à quel point peut aller sa crédulité.

Un peu plus tard, en 1785, le marquis de Puységur découvrit le *somnambulisme artificiel*, qui devait à son tour captiver l'opinion.

Mesmer abandonné, mais n'ayant pas encore quitté la France, n'avait produit que des crises ; mais voici de simples passes produisant le sommeil et remplaçant le fameux baquet. Dans ce sommeil, les facultés du magnétisé étant exaltées, le rendent docile à la volonté du magnétiseur. Le nombre des adeptes va bientôt en grossissant, et M. de Puységur, imitant Mesmer, qui avait magnétisé un arbre sur le boulevard du Temple, magnétise l'arbre de la place de Buzancy, auquel il communique ainsi les plus merveilleuses propriétés. L'engouement fut à son comble ; tout le monde veut toucher l'arbre, on l'entoure de cordes, dont on donne les bouts aux malades, qui font la chaîne, et reçoivent ainsi la bienheureuse influence du fluide renfermé sous son écorce. On obtint ainsi soixante-deux guérisons dans l'espace de deux mois. L'engouement devint universel, et l'on ne vit bientôt de tous côtés que des arbres magnétisés opérant des guérisons miraculeuses.

C'est alors qu'apparut le célèbre Cagliostro, qui remplaça les passes par de simples attouchements, produisant des effets semblables. Mais outre cela, ce nouveau magicien possédait un élixir de longue vie, et s'était fait le chef d'une nouvelle secte de franc-maçonnerie égyptienne. En peu de temps il arriva à avoir de nombreux adeptes dans la haute classe de la société. Les femmes elles-mêmes voulurent être initiées aux mystères de la nouvelle franc-maçonnerie, et il faut lire le récit des scènes impudiques qui avaient lieu dans ces initiations pour apprendre ce que peut inspirer la folie humaine et où peut conduire le mysticisme médical.

Cagliostro opéra quelques cures parmi les grands personnages de l'époque, notamment celle du prince de Soubise, ce qui lui attira une très-grande célébrité et la plus fructueuse clientèle.

Il était jeune, beau et généreux, ce qui ne gâte jamais rien ; il avait un regard fascinateur, et son influence sur les femmes était prodigieuse. Les carrosses envahissaient la rue Saint-Claude où il habitait, et sa personne excitait un tel enthousiasme, que son buste fut taillé en marbre, et au-dessous on lisait cet hommage poétique :

> De l'ami des humains reconnaissez les traits.
> Tous ses jours sont marqués par de nouveaux bienfaits.
> Il prolonge la vie, il secourt l'indigence ;
> Le plaisir d'être utile est seul sa récompense.

Ce qu'il y a de curieux dans toutes ces manifestations du mysticisme médical, c'est de voir la plus ridicule crédulité régner toujours, non pas dans la classe pauvre, ignorante, et par cela même facile à tromper ; mais parmi les nobles, les riches et les lettrés, qui sont à la tête d'un pays et qui aspirent à la réputation d'esprits distingués.

§ VII. — HOMŒOPATHIE.

VIII. HOMŒOPATHIE. — Au moment où les merveilles du magnétisme animal préoccupaient encore les esprits, lorsqu'on commençait à peine à se désabuser des supercheries de Mesmer et de Cagliostro, à l'aurore du somnambulisme, parut, en 1790, une nouvelle transformation du mysticisme médical. Dans cette nouvelle superstition, l'auteur crut devoir accorder à des propriétés occultes et fantastiques de la matière magnétisée des vertus thérapeutiques d'autant plus fortes qu'on emploie moins de substance, et que l'intention de l'expérimentateur est plus formelle. Ce mysticisme est celui d'Hahnemann, c'est l'*homœopathie*.

Il y a, dans cette folie allemande, deux choses à considérer : la doctrine et la thérapeutique. — Par sa doctrine *Similia similibus curantur*, empruntée à Paracelse, qui l'avait prise à l'antique médecine de Galien, l'homœopathie a une prétention philosophique élevée, et elle serait discutable dans l'erreur de sa formule ; mais, par le surnaturel de sa thérapeutique, elle sort des domaines de la science, et rentre dans ceux de la superstition médicale. Il n'y aurait même pas à en parler si elle n'avait conquis le suffrage de gens que leur intelligence devrait mettre plus à l'abri d'une pareille mystification. En effet, ce n'est pas dans les classes pauvres ou ignorantes de la société qu'elle trouve des adeptes : ses clients et ses patrons sont justement des personnes riches, éclairées, des ministres, des officiers supérieurs, des lettrés, des femmes nerveuses du plus haut monde, des gens qui, souvent, se vantent de leur incrédulité, des *esprits forts*, libres penseurs, ne croyant, ni aux miracles, ni au surnaturel, traitant assez mal les choses de la religion, et les considérant comme les restes d'une superstition destinée à s'éteindre. Ces personnes d'élite ne croient pas au surnaturel, mais elles croient, avec l'homœopathie, qu'un novemdécillionième de silice ou de charbon végétal, trituré d'une certaine façon, a des propriétés thérapeutiques plus puissantes qu'un caillou ou qu'un gros morceau de braise.

De toutes les inconséquences de l'esprit humain, c'est là, à mon sens au moins, une des plus fortes qu'il ait jamais été donné à l'histoire de faire connaître.

Pour Hahnemann, il n'y a pas de maladies, il n'y a que des malades et des symptômes ; il est inutile de faire un diagnostic, et il faut noter avec le plus grand soin tous les phénomènes que présente le patient, pour appliquer les remèdes propres à combattre chacun de ces accidents. Peu importe la pneumonie, la pleurésie ou la fièvre typhoïde, ce diagnostic local ne sert à rien ; ce qu'il faut rechercher, c'est ce qu'éprouve celui qui souffre, constater un mal de tête, le siége de la douleur, son caractère, l'heure de son retour ; constater la soif, reconnaître la couleur des crachats ; en un mot, faire ce qu'on appelle la médecine des symptômes.

Un malade vomit, par exemple, il faut combattre le vomissement. Mais ce phénomène se présente dans des affections souvent bien différentes ; n'importe, on combat le vomissement sans souci de sa cause.

C'est ainsi qu'un homme éminent, occupant, il y a quelques années, un poste élevé dans le gouvernement de son pays, a payé de la vie sa foi dans l'homœpathie. Cet illustre personnage, atteint de hernie étranglée, se mit tout à coup à vomir de la bile, puis des matières jaunes liquides stercorales ; il fit appeler un médecin homœopathe, qui administra des globules contre le vomisseent. Mais ces infiniment petits ne produisaient pas de soulagement, et, dans un état désespéré, le malade fit appeler un chirurgien. A peine celui-ci eut-il examiné les matières rendues, qu'il devina la nature du mal, et, portant son examen sur l'abdomen, il découvrit une hernie étranglée. Malheureusement l'étranglement avait duré si longtemps, que le mal en était arrivé à un point où toute opération était inutile. La mort fut la conséquence de cette erreur.

De plus, pour l'homœopathie il y a deux choses dans les remèdes : l'*effet primitif* et l'*effet secondaire*, celui-ci étant l'opposé du premier ; il s'ensuit que si l'on veut combattre un symptôme, il faut employer des agents dont l'effet primitif soit semblable au symptôme existant, pour produire l'effet secondaire, qui est la guérison. Ainsi la quinine ne guérit la fièvre que parce qu'elle provoque, dit Hahnemann, un mouvement fébrile primitif, suivi d'un effet inverse d'apyrexie. — Un bain chaud est suivi de froid ; le froid est suivi de chaleur, et les substances qui apaisent commencent par exciter : exemple, l'opium et l'alcool. C'est en vertu de ce principe que, ne voulant pas combattre un symptôme donné par des agents qui, physiologiquement, produisent un effet contraire, dans la crainte que la réaction de cet effet ne soit suivie de la réapparition du symptôme primitif, c'est-à-dire de l'augmentation du mal, il ordonne de choisir un remède produisant primitivement l'effet semblable au symptôme existant. C'est, pour lui, le meilleur moyen d'en déterminer la guérison. *Similia similibus curantur.*

Mais voici où commence l'incroyable folie du système. On ne doit agir qu'avec des doses très-faibles de médicament, car l'*action de la substance employée est en raison inverse de sa quantité.* Là est le principe thérapeutique fondamental de la doctrine. En effet, dans cette posologie infinitésimale, le point de départ est un grain dans une quantité centuple de sucre de lait, de sorte que chaque grain de poudre renferme un centième de grain de la substance (0,01). C'est ce qu'on appelle une *première atténuation.* A une *deuxième atténuation*, ce centième de grain mêlé à cent grains d'excipient donne, pour chaque grain, un dix-millième (0,0001). De même pour la *troisième atténuation*, et alors un grain de la substance représente la millionième partie de ce qui a été divisé (0,000001).

Hahnemann est allé ainsi jusqu'à la *trentième atténuation;* c'est-à-dire à la proportion d'un novemdécillionième, soit une fraction ayant pour numérateur l'unité et pour dénominateur 59 zéros (0, 000000000000000000000000000000000000000000000000000000 0000001). Un homœopathe de Saint-Pétersbourg, le docteur Korsakoff, est allé encore plus loin, et il a poussé la réduction des doses jusqu'à la *cent cinquantième atténuation*, c'est-à-dire à une fraction ayant, pour dénominateur, 3000 zéros. Lorsqu'il s'agit de substances liquides, la préparation est la même, mais porte un nom différent, celui de *dilution*, et les doses médicamenteuses sont ainsi réduites jusqu'à la trentième dilution.

Pourquoi ces atténuations et ces dilutions? C'est pour *dynamiser* le médicament, et les triturations ou les dilutions successives, faites d'une certaine manière, n'ont d'autre but que d'accroître la force du remède, qui est d'autant plus actif, qu'il est plus *dilué* ou plus *atténué.*

Ainsi la dilution trentième de la bryone est infiniment plus active que la première, et, bien qu'elle n'en renferme que la novemdécillionième partie, ses effets sont d'une énergie excessive, en rapport inverse avec la proportion décroissante de la substance.

C'est, comme on le voit, la magnétisation du médicament, semblable au magnétisme des arbres par le marquis de Puységur, des tables par les spirits, ou des carafes d'eau par les somnambules, que l'on considère comme pouvant donner à la substance employée les plus merveilleuses propriétés curatives. Quelle folie ! Est-il possible de pousser plus loin la crédulité, la superstition , ou, ce qui est plus pénible à dire, la supercherie ; car il est impossible qu'un homme encore doué de sens commun ait pu croire à de pareilles dérogations aux lois de la nature.

Mais, dira-t-on, cela guérit ! Oui, cela est quelquefois vrai. En effet, on peut ainsi guérir ceux qui, ayant une maladie aiguë, que dissipe tout naturellement la nature, aidée de la diète et du repos, n'ont besoin de prendre aucun remède. Cela guérit encore ceux qui croient à l'action miraculeuse des remèdes préparés par les soins d'une mystérieuse doctrine, car ici l'imagination excitée imprime à l'organisme un mouvement intime, de nature à dissiper certaines douleurs ou à guérir quelques névroses.

C'est ici un effet analogue à celui que produisent les incubations dans les temples, les charmes, les amulettes, certaines eaux minérales et la conviction d'une guérison prochaine. C'est l'analogue d'une purgation produite par une boulette de mie de pain, ou un chiffon de papier réputé devoir produire une action purgative.

Tout repose ici sur la crédulité de celui qu'on soigne, et l'incrédule ne tire aucun avantage de cette médication. Comment de rien pourrait-on produire quelque chose ? Et, en effet, les maladies chroniques qu'une dose infinitésimale ne guérit pas cèdent bien à une dose convenable du médicament approprié.

L'homœopathie ne peut guérir que les maux qui se guérissent par les seuls efforts de la nature, ou les affections nerveuses que calme et dissipe l'influence de l'imagination et de la volonté.

Je n'insisterai pas davantage sur cette aberration, qui fait la honte de notre époque médicale, et dont la vogue n'est pas près de cesser. Elle marche de compagnie avec le *somnambulisme artificiel*, qui lui dispute le suffrage des gens du monde, et par lequel on opère, disent les crédules, de si grandes merveilles thérapeutiques, avec les *médiums* et les *spirits*, qui prédisent l'avenir, et avec les *tables tournantes*, dont les oracles servent encore de guide médical à une foule de personnes.

Somnambulisme artificiel. — Spiritisme, médiums.

Depuis la découverte du somnambulisme artificiel, en 1785, par M. de Puységur, c'est-à-dire du sommeil nerveux avec exaltation des sens, produit par les passes du magnétisme animal, les thaumaturges, les médicastres, les magnétiseurs et les charlatans se sont emparés du phénomène pour créer une pratique médicale assez lucrative.

La prétention du somnambulisme artificiel est, comme on le sait, de créer une sorte de *seconde vue*, de divination de l'avenir, de vue à distances éloignées, de transposition des sens, et, au moyen de ces dispositions surnaturelles, de prédire les événements, de voir dans la pensée d'autrui, de le suivre dans ses actions, dans les contrées les plus lointaines, de distinguer la conformation normale ou pathologique des organes d'un malade, de dire sans aucune étude la cause des maladies et leur remède, enfin de voir par le dos ou par les talons, sans le secours des yeux ; d'entendre avec les oreilles bien closes, de sentir des odeurs ou des saveurs qui n'existent pas, qui ne frappent point le goût ni l'odorat, et cela uniquement par l'influence de la volonté des magnétiseurs, etc. Dans cette médecine, les amis d'un malade portent à la somnambule une mèche de cheveux, une chemise, un gilet de flanelle ou quelque chose de la personne qui consulte, et dans son sommeil la devineresse dit le mal et indique le remède.

C'est le plus souvent un remède insignifiant, car la police ne permettrait pas autre chose, les médicaments actifs ne pouvant être délivrés que par ordonnance de médecin.

Dans quelques cas les somnambules vont à domicile, mais les choses se passent là comme chez elles, et, après avoir touché le malade des mains, elles font une insignifiante prescription, généralement composée d'infusions végétales et d'applications extérieures sédatives.

De nos jours l'action mystérieuse occulte et fantastique de la matière sur l'homme se révèle par d'autres pratiques inspirées du même sentiment et des mêmes superstitions.

Il y a des êtres qu'il n'est plus nécessaire de magnétiser pour endormir et qui ont une telle exaltation cérébrale, qu'à leur volonté, pour ainsi dire, ils peuvent se mettre dans l'état de sommeil nerveux et du somnambulisme. Ici le magnétiseur n'est pas nécessaire ; ce sont les *mediums*. Ces êtres faibles, impressionnables et excitables au dernier degré, s'endorment quand il leur plaît, et, pendant ce sommeil, causent d'une façon singulière, pour amuser les oisifs de nos salons et les esprits crédules de la haute société. Ils prédisent l'avenir, indiquent la retraite des voleurs et des objets volés, distinguent les maladies et en font connaître les remèdes. Ce sont des magnétisés, moins les magnétiseurs, et il faut toute la crédulité du monde pour que leurs sottises obtiennent des auditeurs. Du reste, ils savent trouver le moyen de maintenir cette crédulité dans l'esprit de leurs spectateurs. Lorsqu'un médium fait son entrée dans un salon, il commence par examiner toutes les physionomies, et s'il en trouve de peu sympathiques, il a soin de les faire éloigner ; alors, ne conservant que des croyants, il se place dans une demi-obscurité, et peut en toute assurance se livrer à ses jongleries qui sont acceptées sans contestations.

Ailleurs ce sont les *tables tournantes* animées par des esprits invisibles, disant l'âge de celui qui les interroge, lui indiquant l'avenir, l'époque de sa mort, la nature de ses maladies et jusqu'aux remèdes à employer. Ces *esprits frappeurs*, que les *spirits* (c'est le nom que prennent aujourd'hui ceux qui croient aux manifestations des esprits) consultent et dont ils expliquent les oracles, tant sous le double rapport de la santé et de la maladie, que sous celui des intérêts ordinaires de l'existence.

Jamais peut-être l'esprit de crédulité n'est allé aussi loin depuis l'avénement du christianisme et la renaissance des lettres. On se croirait aux beaux jours d'un enfant séduit par les contes de fées, ou aux absurdes féeries du théâtre contemporain ; mais en réalité ce sont les idées de la civilisation naissante, de la barbarie et de l'ignorance qu'on essaye d'introduire de nouveau parmi nous.

§ VIII. — RÉACTION CONTRE LE MYSTICISME. DÉCOUVERTE DE L'HYPNOTISME.

Heureusement pour notre époque, le sentiment du merveilleux et le goût du surnaturel qui servent de base à ce mysticisme médical et à ce charlatanisme ne sont le partage que d'un petit nombre de personnes qui, pour la plupart, n'osent avouer leur participation à ces erreurs.

Tout ce qui pense avec maturité s'élève contre le progrès de ces superstitions religieuses ou médicales. La science est là d'ailleurs pour donner aujourd'hui l'explication de ces phénomènes réputés surnaturels, produits par des esprits ou par des influences occultes, démoniaques ; et l'imagination et l'innervation troublées, c'est-à-dire l'état nerveux des sujets surexcité par des influences toutes naturelles, sont la cause de ces phénomènes considérés comme la manifestation d'influences occultes ou spirites.

La science a aujourd'hui établi par l'organe de M. Chevreul, de M. Schiff, de M Babinet, etc., comment se fait la rotation de la baguette divinatoire des sources et des mines; comment s'accomplit le mouvement des tables tournantes ou du pendule explorateur tenu à un fil entre les doigts; comment se font les visions du miroir magique, le bruit des esprits frappeurs, etc. Elle a montré, après le P. Kircher, par les travaux de M. Braid, la raison du sommeil somnambulique, de l'extase, de l'exaltation des sens et de l'insensibilité qui s'observent dans le magnétisme animal et qu'on produit sans magnétisme.

Cette dernière découverte est la plus importante et constitue l'*hypnotisme*. On la doit à M. Braid, de Manchester. En 1841, ce médecin vit qu'il suffisait de regarder à une distance de quelques centimètres du nez, pendant vingt ou trente minutes, très-fixement, un corps brillant, pour s'endormir, devenir insensible, cataleptique, et pouvoir subir des opérations sans douleur.

C'était le sommeil magnétique produit sans magnétisme, uniquement sous l'influence d'un léger strabisme et de la fixité des yeux sur un objet rapproché; en d'autres termes, c'était le sommeil provoqué par action réflexe à l'occasion de la souffrance oculaire.

Dans ce fait se trouve l'explication d'une partie des merveilles du fluide magnétique, et celui qui s'endort les genoux contre les genoux de celui qui le magnétise et lui passe les mains à fleur de peau en lui regardant de près dans les yeux, s'endort par hypnotisme sans intervention d'un prétendu fluide animal.

La preuve, c'est que dans les Indes, le docteur Esdaile, longtemps avant que Braid ait publié ses recherches, endort ses malades sans les magnétiser, et en plaçant derrière eux, au-dessus de leur tête, lorsqu'ils sont couchés, la tête de son domestique nègre, qu'ils doivent regarder assez longtemps.

Dans un ouvrage publié à Londres en 1852 (*Sur la clairvoyance naturelle et mesmérique, avec l'application du mesmérisme à la pratique de la chirurgie et de la médecine*), le docteur Esdaile faisait connaître les résultats de deux cent soixante et une opérations très-diverses, exécutées sans douleur pour le patient, par un procédé qui n'est évidemment autre chose que le sommeil nerveux. Parmi ces opérations figurent deux cents ablations de tumeurs provenant de la maladie si commune dans les Indes, et que l'on désigne sous le nom d'*elephantiasis*. On sait que les tumeurs dites éléphantiasiques atteignent parfois des dimensions énormes; le poids des tumeurs enlevées par le docteur Esdaile, sous l'influence de ce qu'il appelle l'*état mesmérique*, variait depuis dix jusqu'à cent livres. Une commission, nommée par le gouvernement du Bengale, ayant révoqué ces faits en doute, M. Esdaile répéta ses opérations devant les commissaires, dans un hôpital mis à sa disposition par le gouvernement. Or, voici en quoi consistait le procédé suivi par M. Esdaile pour rendre ses malades insensibles à la douleur de l'opération.

Le patient étant couché sur un lit assez bas, dans une chambre un peu obscure, un individu quelconque du service, le plus souvent un serviteur nègre, se place debout à la tête du lit et s'incline en avant, jusqu'à ce que son visage soit placé immédiatement au-dessus du visage du malade. Il demeure dans cette attitude fixe pendant un quart d'heure ou une demi-heure, en faisant, par intervalles, avec les mains, des passes sur la tête ou sur la poitrine.

Le patient finit par tomber ainsi dans un état de catalepsie et d'insensibilité qui permet de pratiquer sur lui, sans douleur, les opérations les plus longues. M. Esdaile se servait aussi, pour arriver au même résultat, de ce qu'il nommait le *procédé européen*, qui consistait dans l'emploi des passes et manipulations diverses qui sont propres à nos magnétiseurs. L'auteur ajoute que ce dernier procédé réussit surtout chez les Européens, tandis que le premier s'applique mieux aux indigènes.

Quand on considère que le visage du nègre indien, qui fait fonction de *mesmériste*, se tient incliné et immobile un long espace de temps au-dessus du visage du patient, ses yeux étant fixés sur les yeux du malade, il devient évident que l'état physiologique provoqué par ce moyen de fascination n'est autre chose que le sommeil nerveux.

Un autre fait, que l'on peut invoquer à propos du même sujet, c'est celui que présentent les moines du mont Athos, qui se jettent dans de longues extases cataleptiques, prolongées par eux à volonté, en se regardant fixement l'ombilic. On ne peut attribuer qu'au sommeil nerveux l'état extatique provoqué chez ces moines par cette singulière contemplation.

« Les fakirs des grandes Indes tombent en catalepsie en se regardant pendant un quart d'heure le bout du nez. Au bout de ce temps une flamme bleuâtre semble leur apparaître, dit-on, à l'extrémité du nez, et bientôt la catalepsie se manifeste. C'est évidemment grâce au sommeil nerveux, que les fakirs indiens peuvent conserver pendant un temps si considérable ces attitudes et ces poses extraordinaires qui leur attirent le respect et l'admiration de la multitude. » (L. Figuier, *Histoire du merveilleux*, t. III, p. 371.)

Mais voici qui est encore plus curieux, et qui se rapproche encore davantage de l'hypnotisme : « Dans une lettre adressée du Caire, au mois de Février 1860, au rédacteur de la *Gazette médicale de Paris*, par le docteur Rossi, médecin du prince Halem-pacha, on trouve des détails précis sur les procédés que les sorciers d'Égypte emploient pour obtenir le sommeil accompagné d'insensibilité : « Dans cette contrée des traditions, écrit M. le docteur Rossi, dans ce pays où ce qu'on fait aujourd'hui s'y fait déjà depuis quarante siècles, se trouve une classe de personnes qui font leur profession du *mandeb*. Les effets qu'ils produisent, méprisés jusqu'à ce jour par le mot banal de charlatanisme, sont les mêmes que M. Braid a annoncés dernièrement. Bien plus, comme vous l'aviez pressenti par inductions scientifiques, dans leurs mains l'hypnotisme n'est que le premier anneau de la chaîne phénoménale qui se clôt par les phénomènes du somnambulisme magnétique.

» Voici comment ils opèrent :

» Ils font usage généralement d'une assiette de faïence et parfaitement blanche. C'est l'objet lumineux de M. Braid. Dans le centre de cette assiette ils dessinent, avec une plume et de l'encre, deux triangles croisés l'un dans l'autre, et remplissent le vide de ladite figure géométrique par des mots cabalistiques : c'est probablement pour concentrer le regard sur un point limité. Puis, pour augmenter la lucidité de la surface de l'assiette, ils y versent un peu d'huile.

» Ils choisissent en général un jeune sujet pour leurs expériences, et ils lui ordonnent de fixer le regard au centre du double triangle croisé. Quatre ou cinq minutes après, voici les effets qui se produisent. Le sujet commence à voir un point noir au milieu de l'assiette ; ce point noir grandit ; quelques instants après, change de forme, se transforme en différentes apparitions qui voltigent devant les yeux. Arrivé à ce point d'hallucination, le sujet acquiert souvent une lucidité somnambulique aussi extraordinaire que celle des magnétisés.

» Il y a pourtant des *cheks* (ceux qui produisent ces phénomènes sont vénérés comme cheks) qui, plus simples dans leurs apparats, sans recourir aux figures géométriques et aux mots cabalistiques, font tout bonnement de l'hypnotisme et du somnambulisme à la manière de M. Braid, en faisant fixer le regard du sujet dans une boule de cristal ; et comme ils n'ont pas un Charrière pour leur confectionner quelque joli appareil, ils emploient une de ces boules qui servent, dans certaines maisons, de lampes en y mettant de l'huile. » (L. Figuier, *Histoire du merveilleux*, t. III, p. 373.)

Pareil phénomène s'obtient chez les coqs, dont on tient le bec par terre à l'extrémité d'une ligne blanche qu'ils sont obligés de regarder pendant longtemps. Ces animaux perdent bientôt connaissance, deviennent insensibles, et on peut les manier ou les tourner comme on veut.

Si le sommeil, la catalepsie, l'extase et l'insensibilité ne se produisent pas chez tous ceux qu'on soumet à l'expérience, ils se produisent dans la moitié des cas, surtout chez les sujets nerveux, et particulièrement chez les femmes, comme dans le magnétisme animal. Cela suffit pour montrer l'analogie des phénomènes et presque leur identité. J'ajouterai qu'il n'en faut pas plus pour démontrer que le fluide magnétique n'existe pas ; que les merveilles de Mesmer, de Cagliostro, de M. de Puységur et de tous les magnétiseurs, que celles des tables tournantes, des médiums et des spiritistes sont des phénomènes vrais, quoique souvent mélangés de simulation, et que dans leur réalité ils n'ont rien que de naturel et d'explicable par les troubles du système nerveux.

La sympathie et les actions réflexes, telles sont les causes du sommeil cataleptique, anesthésique et extatique observé chez les démoniaques, chez les somnambules, chez les malades et chez les fous.

Quoi que fassent les spiritistes et les esprits amoureux de la superstition, enclins à voir le surnaturel et des prodiges là où un examen plus attentif fait découvrir l'exercice des forces ordinaires, si admirables, de la nature et de l'organisation, le merveilleux s'en va, et n'a plus d'asile que dans les âmes faibles et chez les peuples sauvages ou encore au début de la civilisation.

En effet, ce qui s'est passé, il y a deux mille ans, et ce qu'on a vu au moyen âge, se reproduit encore aujourd'hui de la même manière. La démonologie existe dans la Savoie du XIXe siècle, et nous retrouvons actuellement les prodiges de la théurgie antique chez les peuplades sauvages de l'Amérique, où la civilisation n'a point encore pénétré.

§ IX. — DU MYSTICISME MÉDICAL CHEZ LES PEAUX ROUGES DU XIXe SIÈCLE.

Chez les Indiens de l'Amérique, la médecine ne se sépare point de la religion. Elle consiste à prier, à chanter, à danser et à fumer pour la guérison des malades. D'après l'abbé Domenech (voy. *Gazette hebdomadaire*, 1862, n°s 26 et 28), qui, en 1862, a publié le récit de son voyage dans les déserts du nouveau monde, la médecine et la religion, filles du ciel, émanées du sein du grand esprit, ont été données aux hommes par *Monabodzo*, et s'exercent dans des temples, qui ne sont autre chose que de véritables cabanes, aussi appelées *loges de médecine*.

Chez les Pawnis, la loge de médecine est consacrée au culte d'un oiseau symbolique, fétiche représentant de l'étoile du matin, et qu'il faut invoquer dans les occasions importantes. Cet oiseau, ou plutôt ce fétiche est une sorte de boîte contenant des plantes aromatiques, dont le parfum est agréable au grand esprit, et qui possèdent le pouvoir de fermer les blessures, de soulager les maux. On le désigne sous le nom de *sac à médecine*. Indépendamment de ceux qui sont l'objet d'un culte public dans les loges, il en est d'autres que chacun porte avec soi en guise d'amulettes ou de talismans. On ne les a pas sans initiation, et celui qui perd le sien devient un objet de mépris. Pour se réhabiliter, il faut en prendre un autre sur le corps d'un ennemi tué de sa main.

Comme le sac à médecine ne préserve pas toujours de la blessure ni des maladies, il y a des *hommes médecines* qui se chargent du soin de les guérir. Ces hommes médecines sont des sortes de prêtres, de médecins, de magiciens, de sorciers, qui en même temps expliquent les augures et prédisent l'avenir. Ils pratiquent des pénitences très-rigoureuses, se mutilent, possèdent et vendent des charmes, et président à toutes cérémonies religieuses ; ils dirigent les danses, les chants et même font tomber l'eau du ciel.

Les épreuves d'admission à ce titre sont très-difficiles, et chez les Dacotas elles sont extrêmement barbares. Le candidat, auquel on a fait sur la poitrine deux incisions dans lesquelles on passe des brochettes de bois, est attaché par ces brochettes à une corde fixée à une perche de 8 à 10 mètres, et on le suspend un peu au-dessus du sol, les pieds touchant à peine la terre, depuis le lever jusqu'au coucher du soleil. Pendant tout ce temps, il tient son sac à médecine à la main, regarde le soleil et reçoit des cadeaux, tels que, hache, fusil, pipe, mocassins, qui sont mis à terre, et qu'il prend à la fin du jour, quand on le décroche. On les admire d'autant plus, qu'ils ont montré beaucoup de courage et de sang-froid. Quant à leurs connaissances, elles sont à peu près nulles, et ils ne savent qu'un peu d'anatomie apprise en disséquant des animaux. Quant à leur pathologie, elle se résume dans cet aphorisme : « La cause des maladies est due à l'esprit d'un animal malfaisant qui s'introduit dans le corps de l'homme. »

Pour visiter les malades ils ont un costume particulier, fait avec une peau d'ours jaune, qui les couvre presque entièrement. Ils s'attachent autour du cou, de la ceinture et des bras, une foule d'animaux empaillés et de serpents à sonnettes, crapauds, chauves-souris, chouettes, canards, etc. Dans leurs mains se trouvent le *tambour à médecine* et la *lance magique*, bâton à l'extrémité duquel sont suspendues des dépouilles de rats, de lézards et de couleuvres.

Si la maladie est légère, ils emploient les infusions et les décoctions de plantes, le sassafras, par exemple, contre la pleurésie. Ils purgent avec l'euphorbe et l'huile de ricin. Ils emploient les douches, les frictions, et quelquefois la saignée, qui est faite avec un couteau ou un silex aigu. Dans quelques cas ils ont recours à des passes qui ressemblent beaucoup à celles du magnétisme.

Quand le cas est grave, le médecin se livre à des gambades, des sauts, des contorsions et ces cris, en tournant autour du malade ou en le faisant tourner lui-même. *C'est la danse de la médecine.*

D'autres fois la danse est remplacée par des chants lugubres, que les assistants accompagnent au son du tambour. Ensuite le malade est étendu sur le dos, massé, frictionné, et l'on écrase sa poitrine pour faire sortir le mal par la bouche. C'est une espèce d'exorcisme pour chasser l'esprit malfaisant qui est dans le corps du malade et qui est la cause de tout le mal.

CHAPITRE II

ORIGINE DÉMONIAQUE ATTRIBUÉE AUX MALADIES NERVEUSES ET MENTALES

Ce n'est pas, ainsi qu'on est généralement disposé à le croire, le christianisme qui a imaginé l'influence démoniaque ou la présence du démon, pour expliquer les mauvaises actions de l'homme et la production de ses maux ou de ses infirmités. Non. C'est là une idée aussi ancienne que la civilisation.

En raison de leur cosmogonie, qui multipliait les esprits et les dieux à l'infini, les anciens furent conduits à expliquer les maladies et la mort par l'intervention surnaturelle de leurs divinités irritées. Sous ce rapport, les dieux de l'Olympe et ceux de l'enfer avaient un pouvoir égal. La mort était le coup porté par un être invisible ; les épidémies étaient le résultat de la vengeance des dieux ; et comme, dans la guerre, on avait vu les dieux répandre autour d'eux la désolation et la mort, on attribuait les maladies nerveuses, mentales et convulsives, à des êtres invisibles qui s'étaient introduits dans le corps : de là l'idée de la *possession* et de l'influence des *esprits infernaux* ou des *démons* sur l'homme. — Pythagore pensait que les maladies qui attaquent l'homme et les animaux étaient dues à des démons répandus dans l'air (Diogène Laerce, VIII, I, § 32). C'était alors la croyance générale.

D'après la plupart des philosophes grecs, chaque homme avait son démon particulier personnifiant son individualité morale ; et si le démon était en fureur, il en résultait une sorte de folie, état de *démoniaques* ou des *possédés de dieu.* Les dieux ou les démons, telles étaient les causes premières des désordres intellectuels et des autres troubles locaux de l'organisation.

Aussi chassait-on déjà les démons par des purifications, des sacrifices et certaines formules sacramentelles, des ablutions et des fumigations. Une fois guéri, le malade consacrait une offrande aux dieux (*Hipp.*, Littré, VIII, p. 468).

Bien que ces croyances fussent très-générales en Grèce, elles n'étaient pas universelles. Déjà Hippocrate, à propos de l'épilepsie, appelée le *mal sacré,* déclare que cette maladie, comme toutes les autres, n'a pas un caractère surnaturel. Plutarque, tout en admettant l'inspiration des fous, dit qu'il n'y a que les enfants, les vieilles femmes et les gens d'esprit faible qui croient être obsédés par un méchant démon (Plut., Dion., § 2). Plotin, en possession de notions plus justes sur la physique que beaucoup de sages de son temps, comprit tout ce qu'il y avait de chimérique dans l'idée de la possession, et l'un des chapitres de ses *Ennéades,* dirigé contre les gnostiques, a pour but de les réfuter. Il n'est pas inutile de rappeler ici ses paroles, elles achèveront de mettre en lumière la manière dont les anciens se représentaient l'introduction des démons dans le corps de l'homme. — Ils se glorifient encore, écrit le philosophe néo-platonicien, de chasser les maladies. Si c'était par la tempérance, par une vie bien réglée, comme les sages, ils auraient une prétention raisonnable ; mais il affirment que les maladies sont des démons, qu'ils peuvent les chasser par leurs paroles, et ils s'en vantent, afin de passer pour des hommes vénérables auprès du vulgaire, toujours porté à admirer la puissance de la magie. Ils ne sauraient persuader à des hommes raisonnables que nos maladies n'ont pas de causes appréciables, comme la fatigue, la plénitude, la vacuité, la corruption, en un mot, une altération qui a un principe intérieur ou extérieur. On le voit par la nature même des remèdes. Souvent on chasse la maladie en dégageant les intestins ou en donnant une potion ; souvent aussi on a recours à la diète et à une saignée. Est-ce parce que le démon a faim ou parce que la potion le fait dépérir ? Quand une personne est guérie immédiatement, le démon reste ou sort. S'il reste, comment sa présence n'empêche-t-elle pas la guérison ? S'il sort, pourquoi ? Que lui est-il arrivé ? Est-ce qu'il était nourri par la maladie ? En ce cas, la maladie était autre chose que le démon. S'il entre sans qu'il y ait de cause de maladie, pourquoi celui dans le corps duquel il pénètre n'est-il pas toujours malade? S'il entre dans un corps quand il y a déjà une cause naturelle de maladie, en quoi contribue-t-il à cette maladie? Cette cause suffit pour produire la fièvre. Il est ridicule d'admettre que la maladie ait une cause, et que, dès que cette cause agit, il y ait un démon tout prêt à venir la seconder. » (A. Maury, *Magie*, p. 271.)

La doctrine de la possession avait également cours en Égypte, et parmi beaucoup de preuves, on peut citer celle que fournit une thèse égyptienne de la bibliothèque impériale de Paris, relative à une princesse vivant au XIIIe siècle avant Jésus-Christ, et guérie de sa possession par l'opération du dieu Khons :

« Le pharaon Rhamsès Méri-Amoun s'était transporté jusque dans la Mésopotamie pour recevoir les tributs des princes soumis à son empire. Parmi eux, se trouvait le chef de Bakhtan ; celui-ci profita de la circonstance pour présenter sa fille au pharaon. Sa beauté attira les regards du monarque, qui la choisit pour épouse, et la ramena en Égypte, où elle reçut le nom de Néférou-Ra, c'est-à-dire beauté du soleil. Cette princesse avait une jeune sœur, Bint-Reschit, qui était atteinte d'un mal terrible. Le chef de Bakhtan envoya consulter sur l'état de la pauvre enfant ces médecins égyptiens dont l'antiquité a vanté la science profonde. Le pharaon, auquel le prince d'Asie avait adressé un messager, choisit un membre du collége sacré, qui consentit à aller au pays de Bakhtan. C'était Thot-Em-Hévi ; il trouva Bint-Reschit obsédée par un esprit.

« Le délire était si persistant, que ses efforts furent vains pour expulser le démon. Le chef de Bakhtan eut alors la pensée de recourir à quelque divinité. Il dépêcha un nouveau message à son royal gendre pour connaître le dieu à implorer.

« Rhamsès consulta le dieu Khons, surnommé *dieu tranquille dans sa perfection ;* il le supplia de tourner sa face vers Khons, le conseiller de Thèbes, le grand dieu qui chasse les rebelles, afin de lui communiquer sa vertu divine, et pour qu'il pût guérir la fille du prince de Bakhtan. »

Sans doute qu'il est ici question d'une image du même dieu Khons, adoré à Thèbes sous un attribut particulier, et qui, invoqué comme un pur esprit, recevait le nom de *tranquille dans sa perfection*, car la prière du pharaon ayant été exaucée, le texte égyptien nous dit que Khons communiqua par quatre fois sa vertu divine à l'idole révérée de Thèbes, laquelle fut envoyée en grande pompe au pays de Bakhtan, et placée dans une de ces chapelles portatives usitées en Égypte, et que les Grecs appelaient *naos*, suivie de barques sacrées portatives ou *baris*, et d'une nombreuse escorte. « Le chef de Bakhtan se prosterna respectueusement à l'arrivée de l'idole, en l'invoquant; elle fut portée à la demeure de Bint-Reschit, qui se trouva aussitôt guérie, et par reconnaissance, son père fit célébrer en l'honneur du dieu de Thèbes une fête solennelle, sur le conseil même de l'esprit dont la princesse était possédée, car le démon s'avoua lui-même vaincu. On fit, pour l'apaiser, une riche offrande à l'esprit, sur l'ordre du prophète qu'inspirait le dieu. Khons ordonna au démon de partir et d'aller où il voudrait. Saisi d'une vive dévotion pour une divinité puissante, le chef de Bakhtan retint près de quatre années l'idole bienfaisante.

» Mais, sur l'avis d'un songe dans lequel il avait vu Khons sortir de son *naos* sous la figure d'un épervier d'or, et s'élever au ciel dans la direction de l'Égypte, il consentit qu'on la ramenât dans sa patrie. La précieuse idole fut renvoyée à Thèbes, dans son temple, avec une nombreuse escorte et accompagnée de riches présents. » (A. Maury, *Magie*, p. 274.)

Les Assyriens et les Perses partageaient les mêmes idées. A Ceylan, au Tibet, en Chine, il en était de même, et ces idées sont encore aujourd'hui en faveur.

Il y a peu de peuples, écrit le missionnaire Huc (*Voyage au Tibet*, t. II, p. 140), qui soient plus crédules que les Chinois en matière de revenants et d'exorcismes. La moindre altération de la santé, le plus simple mal de tête, sont regardés comme un effet de l'influence démoniaque. C'est chez eux que les Tao-ssé (Stanislas Julien, *Recompenses et peines*) prétendent avoir le don de chasser les Tchoug-snée du corps des personnes possédées.

Partout, chez tous les peuples sauvages ou peu civilisés, chez les Mongols, les Samoyèdes, les Kirghises, les Tchouvaches, les tribus indiennes de l'Amérique, les Patagons; en Océanie, en Australie, à la Caroline; chez les peuples noirs d'Éthiopie et d'Abyssinie, chez les musulmans et les Arabes, a existé ou existe encore la même superstition (A. Maury, *De la Magie*, p. 277). Partout aussi ce sont les prières, les exorcismes, les incantations, les fumigations, les amulettes, les corrections, la musique, etc., qui sont mis en œuvre pour guérir les démoniaques.

DISPARITION DE LA POSSESSION.

Au milieu de cette superstition prolongée qui attribue toutes les maladies nerveuses et mentales à l'obsession démoniaque, on voit çà et là quelques médecins lutter de tout leur pouvoir contre cette idée, imitant en cela l'exemple d'Hippocrate. Ainsi, pour faire évacuer les démons qui agitent les malades, dit Celse (lib. III, c. XVIII), il faut les mettre au pain et à l'eau, et leur donner des coups de bâton.

Au IVe siècle, Posidonius niait la réalité de la possession, et disait qu'il n'y a pas de démons qui tourmentent les hommes, mais que les démoniaques sont simplement des malades (Philastorge, *Histoire ecclésiastique*, VIII, x).

Plus tard les Pères de l'Église se joignent aux médecins, et déclarent que la possession n'est qu'une maladie naturelle. Mais, malgré ce secours, les vieilles croyances démonologiques triomphaient des suggestions éclairées de la philosophie et de la médecine. On commença à admettre, avec P. Zacchias, médecin du pape Innocent X, que les possédés étaient des mélancoliques dont la maladie attirait le démon, et auquel elle servait d'instrument, mais que dans beaucoup de cas, des gens extravagants, des femmes mal réglées qu'on tenait pour possédées, n'avaient aucune communication avec l'esprit malin.

Cette opinion mixte et intermédiaire a longtemps régné. Ce fut celle de Sennert, de Frédéric Hoffmann au XVIIe siècle, mais elle fut vivement combattue par un grand nombre de médecins.

Guainerius de Pavie, en 1440, niait déjà toute espèce de possession (Friedreich, *op. cit.*, p. 103), et plus tard Poponat affirmait que puisque des purgations ou un autre traitement médical faisait cesser la possession, il n'y avait pas d'influence du démon, et que les phénomènes démoniaques devaient être simplement des maladies (*De incantatione*, p. 155, Basil., 1556). Ce fut l'opinion de Montaigne, de Charron, de Cyrano de Bergerac, de Bonet, de Riolan, qui manifesta son opinion à l'occasion du procès d'Urbain Grandier.

En lisant les ouvrages de Salomon Semler (*Commentatio de demoniacis quorum in Novo Testamento fit mentio*, Halx, 1770-1779, in-4°), de Gruner, de Farmer, de Lindinger (*Médecine des Hébreux*), de Domb (*Theologumenæ*, Heidelberg, 1806, p. 333), on voit le point de départ de la réforme introduite dans les doctrines de la possession, doctrines qui furent adoptées par les théologiens. Ainsi l'abbé Bergier (*Dictionnaire de théologie*), au mot ESPRIT, déclare que le nom d'*esprit mauvais* a été donné dans l'Écriture à des maladies simplement inconnues et regardées comme incurables.

Un trappiste, le père Debreyne, à la fois médecin et théologien, pense de même (*Essais de théologie morale*, chap. IV, p. 356); et faisant ses réserves sur les possessions rapportées dans l'Ancien

Testament qui sont articles *de foi*, il déclare que les autres possédés ne sont que des malades ou des charlatans.

CHAPITRE III

DU MYSTICISME ET DE LA THÉURGIE DANS LEURS RAPPORTS AVEC L'ÉTIOLOGIE ET LA THÉRAPEUTIQUE

Si, par l'apparition d'une maladie interne ou à l'occasion d'une épidémie, chacun, lorsque régnait le mysticisme médical, se croyait puni par les divinités outragées, ou sous le coup d'une attaque des génies du mal, démons ou esprits infernaux, on essayait de recouvrer la santé en se rendant les dieux favorables par des prières, des offrandes, des sacrifices, etc Mais il arriva que ces prières ne furent pas entendues des dieux, ce qui donna l'idée de les faire implorer par les hommes renommés par leur sagesse et leurs vertus. Ceux-ci formèrent des adeptes, et devinrent ainsi les intermédiaires entre la Divinité et les hommes; ils s'attribuèrent, en outre, la mission d'expliquer les songes.

Malade, victime de la colère des dieux ou des esprits infernaux, l'homme croyait que le rêve cachait un avertissement ou une menace pour l'avenir, et, soit qu'il ait eu naturellement son rêve ou que les prêtres l'eussent provoqué par des narcotiques, il attendait des ministres des dieux l'oracle qui devait le guérir ou le condamner à d'éternelles souffrances.

Chez tous les peuples primitifs, les songes ont été considérés comme des symptômes, et c'est de la théurgie ancienne que l'idée a passé en médecine, sans y rester, car la science moderne n'ajoute plus qu'une très-médiocre importance à ce phénomène.

§ Ier. — DES SONGES.

Toute l'antiquité, dit M. Renouard (*Histoire de la médecine*, t. I, p. 90), a eu foi dans les songes, et chacun pensait que la Divinité usait de ce moyen pour se mettre en rapport avec les mortels. Les prêtres y croyaient comme les philosophes ou comme les esprits les plus vulgaires, et ils voyaient là, outre la manifestation des volontés du ciel, des indications qu'ils ont exagérées, mais qui ont une certaine importance.

Le livre des songes qui se trouve dans la collection hippocratique, sans être d'Hippocrate, en est la preuve.

On pensait alors que, pendant le sommeil, l'âme, n'étant point distraite par les besoins du corps, qui partage son activité, pouvait avoir une pénétration plus grande, qu'elle voyait les choses de l'état physiologique et pathologique, qu'elle entendait celles qui sont du ressort de l'ouïe, qu'elle touchait, marchait, s'affligeait et s'irritait. De là l'idée d'ajouter foi aux songes, le soin de les expliquer, pour reconnaître ceux que les dieux envoient pour annoncer d'avance les biens et les maux dont sont menacés les villes et les particuliers; de là, enfin, la nécessité de recourir à la prière, aux sacrifices ou au régime, pour se défendre et échapper au danger en implorant la clémence du ciel.

C'est ainsi qu'on étudiait les rêves naturels ; ou bien on les faisait naître par des impressions provoquées dans la veille, par les lieux, les sensations, les vapeurs, substances et pommades narcotiques.

C'était souvent dans des grottes ténébreuses, des antres profonds remplis de vapeurs d'acide carbonique, d'hydrogène sulfuré, que l'on allait consulter les oracles. On y ajoutait l'influence d'un jeûne prolongé. Tout cela constituait ce qu'on appelait l'*incubation*.

Les malades avaient des visions représentant les divinités médicales, preuve évidente de la divinité des oracles, corroborée par les guérisons miraculeuses qu'on y voyait se réaliser. De là les pèlerinages aux temples d'Esculape, d'Isis, de Sérapis, qui se montraient quelquefois en songe à leurs adorateurs. On venait dormir dans le temple pour voir en songe le dieu qui devait vous guérir. « Ceux qui vont consulter en songe la déesse Isis, dit Diodore de Sicile (I, 25), recouvrent la santé contre toute attente. »

Plusieurs, dont la guérison était regardée par les médecins comme désespérée, à cause de la difficulté du traitement de la maladie, ont été sauvés de la sorte; et d'autres qui étaient privés tout à fait de l'usage de la vue ou de quelque autre partie du corps, en se réfugiant, pour ainsi dire, dans les bras de la déesse, furent rendus à la jouissance de leurs facultés (A. Maury, p. 237). Des inscriptions font foi de ces guérisons, et l'on en retrouve de pareilles en l'honneur d'Esculape et de Sérapis.

En Égypte, en Grèce, partout se faisait l'incubation, et l'on allait à d'immenses distances implorer les faveurs des dieux, soit de ceux que je viens de citer, soit des dieux Sotères, soit de la déesse Ino à Thalames, ou Demithée dans la Chersonèse.

En arrivant au temps d'Hippocrate, on peut voir, par le passage suivant, extrait de la collection hippocratique, toute l'importance qu'on ajoutait aux songes à cette époque :

« Voir les morts purs et vêtus de blanc est favorable, ainsi que recevoir d'eux quelque chose de pur; car cela dénote la santé du corps et la salubrité de ce qui y est introduit. En effet, c'est des morts que viennent les nourritures, les croissances et les semences; or, que cela entre pur dans le corps, c'est une idée de santé.

» Voir le contraire, c'est-à-dire les morts nus ou vêtus de noir, ou non purs, ou recevant quelque chose, ou emportant quelque chose de la maison, est défavorable ; car c'est annonce de maladie : ce qui entre impur dans le corps est nuisible. Il faut déterger par les courses au cerceau et les promenades, par le vomissement, et, à la suite, par une nourriture molle et légère qu'on accroîtra graduellement.

» Voir dans le sommeil des corps de forme étrange et être saisi de frayeur, indique une plénitude d'aliments inaccoutumés, une sécrétion, un flux bilieux et une maladie dangereuse. Dans ce cas on vomira, après quoi on suivra une progression graduelle pendant cinq jours par des aliments aussi légers que possible, qui ne seront ni abondants, ni âcres, ni desséchants, ni échauffants; quant aux exercices, on usera surtout des exercices naturels, si ce n'est des promenades après le dîner. On prendra des bains chauds; on se reposera; on se gardera du soleil et du froid. Si pendant le sommeil on croit prendre la nourriture ou la boisson habituelle, cela dénote le besoin d'aliments et l'appétit de l'âme : des viandes dont on rêve les plus fortes indiquent l'excès de besoin; des viandes plus faibles, indiquent un besoin moindre. Manger en rêve est bon comme manger en réalité. Il ne convient donc pas de diminuer les aliments ; car ce signe témoigne qu'il y a grand besoin de nourriture. La signification est la même quand on s'imagine, en dormant, manger des pains où entrent du fromage et du miel. Boire de l'eau limpide est bon signe; tout le reste est nuisible. Tous les objets habituels que l'on croit voir indiquent le désir de l'âme. Tout ce que l'on fait effrayé indique l'arrêt du sang par la sécheresse; il convient alors de refroidir et d'humecter le corps.

» Toutes les fois que l'on se bat, que l'on est piqué ou enchaîné par un autre, cela indique qu'il s'est fait dans le corps une sécrétion contrariant le mouvement circulatoire; il convient de vomir, d'atténuer et de se promener, d'user d'aliments légers, de vomir, et après le vomissement de se nourrir par progression, pendant cinq jours. S'égarer ou monter péniblement a la même signification. Passages de rivières, hoplites, ennemis, monstres à forme étrange, tout cela indique maladie ou délire. Il convient d'user d'aliments légers, mous, en petite quantité, de vomir, et après d'accroître doucement la nourriture pendant cinq jours. Exercices naturels et beaucoup, si ce n'est après le dîner; bains chauds; repas; se garder du froid, du soleil. En suivant les indications que j'ai tracées, on demeurera en santé pendant sa vie. Et par moi a été découvert le régime autant qu'un homme peut découvrir avec l'aide des dieux. » (Hippocrate, *Du régime*, livre IV, ou *Des songes*, traduction de Littré, t. VI, p. 661.)

Tout ce livre des songes repose sur l'idée que le rêve est l'indice de la bienveillance ou de la menace des dieux, qui donnent la santé ou la maladie, et si ce n'est plus la pensée des médecins, c'est encore, à peu de chose près, celle d'un grand nombre de personnes de notre temps. Dans l'envoi des rêves, Dieu est remplacé par la providence, le destin ou le hasard. Mais c'est toujours un phénomène réputé surnaturel dans lequel on cherche à trouver une signification.

Quand on avait, par l'incubation dans un temple (ce qui est de nos jours remplacé par des pèlerinages ou par les neuvaines) et par la prière accompagnée d'offrandes, interrogé les dieux par l'intermédiaire des prêtres et cherché à se les rendre favorables, il n'y avait plus qu'à attendre la voix de l'oracle.

Des pénitences, des sacrifices et des offrandes, accompagnés de prescriptions hygiéniques et médicamenteuses, étaient ordonnés aux malades, et quelques-uns se trouvaient guéris. Plus tard, la sorcellerie, la superstition et le charlatanisme aidant, vinrent les philtres, les charmes, les amulettes, les talismans, les arcanes, les eaux minérales, la musique, les attouchements, les corrections corporelles, etc. Alors, ce furent des grimoires, des paroles magiques, des exorcismes, la torture et le bûcher.

Quand, ainsi que cela s'observe souvent, l'épilepsie ou la folie venait à se transmettre par imitation, par une sorte de contagion morale, on supposait que le démon passait du corps des possédés dans celui des nouveaux malades. C'est de la sorte qu'on tenta de guérir le malheureux roi Charles VI, tenu pour possédé.

Juvénal des Ursins nous apprend qu'un prêtre, nommé Yves Gilemme, et trois autres personnes, accomplirent de vains efforts pour faire passer le démon dont était tourmenté le monarque dans le corps de douze hommes qu'on avait cru devoir enchaîner, par mesure de précaution. N'ayant pu y réussir, les exorcistes alléguèrent pour excuse que ces hommes s'étaient couverts du signe de la croix. D'autres moyens n'eurent pas plus d'effet, et chacun sait qu'on en fut réduit à user pour Charles VI d'un remède moins chrétien, celui d'Odette de Champdivers (A. Maury).

Il y eut aussi des saints qui avaient la vertu de guérir la possession. On institua des pèlerinages en leur honneur, et là l'acte de foi était associé à des pratiques médicales, telles que le jeûne et les purgations. On y entendait de la musique d'église. Ce moyen était ce qu'on recherchait au pèlerinage de saint Guy pour obtenir la guérison de la chorée.

La rage était guérie par l'attouchement de l'étole de saint Hubert, *aidée d'une forte cautérisation.*

Des immersions froides étaient ordonnées aux pèlerins atteints d'aliénation mentale et de folie.

Enfin, de nos jours, dans l'homœopathie, ce sont des vertus miraculeuses de la matière, et son énergie en raison inverse de sa quantité, c'est-à-dire de véritables propriétés occultes, qui sont considérées par quelques mystiques comme devant guérir toutes les maladies.

Ce n'est pas assez d'avoir fait connaître toutes les pratiques de la théurgie, de la démonomanie et du mysticisme médical, depuis les temps les plus reculés de l'histoire jusqu'au temps où nous vivons.

Leur persistance est un fait qui ne saurait exister sans cause, et dès qu'on y réfléchit, on voit qu'il y a ici un élément moral à découvrir, dont l'existence explique pourquoi les doctrines théurgiques et les causes occultes ont pris une si profonde racine dans la pensée de l'homme, pourquoi elles trouvent et trouveront toujours de nombreux disciples.

Dans cet assemblage de choses sacrées et profanes, respectables ou ridicules, innocentes ou cruelles, honorables ou deshonnêtes, dont le tableau constitue en quelque sorte l'histoire du merveilleux et du surnaturel en médecine, l'esprit humain trouve une leçon dont il doit savoir tirer parti.

Pour mon compte, je me reprocherais de passer sous silence cet enseignement de l'histoire, et je veux m'en servir pour démontrer les rapports de ce mysticisme avec la civilisation, avec la politique, avec les croyances religieuses, et plus encore, avec ces facultés personnelles de l'homme qu'on appelle la religiosité et l'imagination.

Je l'ai déjà dit, la magie des Chaldéens et des Égyptiens, la théurgie de la Grèce et de Rome, la théurgie chrétienne, la démonomanie et la sorcellerie du moyen âge, les puissances occultes du magnétisme, le somnambulisme médical, l'homœopathie, le spiritisme moderne, etc., représentent, avec le polythéisme antique, le christianisme devenu superstitieux, et la physique moderne, l'influence multiple de la théocratie, de la superstition païenne, du mysticisme scientifique, de l'ignorance populaire et de la science.

Mais la théocratie n'est possible, et le mysticisme religieux ou profane ne peuvent exister que par suite de cette disposition innée qu'on appelle l'*imagination*, et qui, en tous lieux, chez tous les peuples, est partout la source des créations poétiques. La forme et l'objet du merveilleux varient, mais non le merveilleux ; et, en médecine, si la théocratie favorise le développement de la théurgie et de la démonomanie, le merveilleux se retrouve sous forme de sorcellerie, de magie ou de magnétisme, dans les gouvernements libres de quelques républiques. Il existe même chez ceux qui, en dehors des influences religieuses ou sceptiques, n'en croient pas moins aux esprits et aux propriétés occultes de la matière, ainsi qu'à leur influence sur la santé.

A côté des premiers mages et des prêtres médecins, il y a le magicien, l'oracle, le sorcier, le devin, le somnambule, le magnétiseur, avec cette différence que la foi pure et désintéressée des premiers disparaît chez les autres, et est remplacée par le plus avide et le plus effronté charlatanisme. Partout c'est l'imagination et l'amour du merveilleux qui font les frais du culte et qui servent de base à la doctrine : sans elle, point de prosélytisme, point d'adeptes et point de succès ; par elle, au contraire, des fervents sectaires et des miracles pour entraîner la conviction des incrédules.

Qu'est-ce donc que l'imagination ? Quels sont ses rapports avec la religiosité innée de l'homme ? Comment peut-elle servir de base à certaines pratiques médicales ? Quelle est donc son influence sur la santé et la guérison des maladies ? Je vais le dire, et c'est là l'enseignement que fournit au médecin l'histoire de la théurgie et du mysticisme médical.

§ II. — DE L'IMAGINATION.

L'imagination (de *imago*, image) est cette admirable faculté de l'esprit humain en vertu de laquelle l'homme *découvre dans sa pensée des images particulières étrangères aux sensations présentes*.

L'animal raisonne, l'homme seul peut imaginer. Ce sont, chez les uns, des images coordonnées, réelles, comme elles le sont dans la nature ; chez les autres, des images abstraites ; ailleurs, enfin, des images bizarres et sans ordre, comme dans le délire et dans les songes. Mais partout c'est une réminiscence ou une création de l'esprit. Chose singulière, c'est par cette faculté que se révèlent à la fois le génie et la folie. Par elle, se soutient l'espérance, cette grande consolation des malheureux ; et sans elle, on peut dire sans rien exagérer, la vie n'est que la plus amère des déceptions. C'est elle qui dirige les premières pensées de l'enfant dans ses jeux, qui crée les plus nobles passions de l'homme, et qui, en même temps qu'elle lui ouvre la porte des maladies, lui fournit aussi le plus surprenant des moyens de guérison.

L'imagination, qui varie avec l'âge, est très-vive dans l'enfance. C'est à ce point que les anciens Grecs supposaient que les regards d'une personne étrangère avaient le funeste pouvoir de faire maigrir et dépérir les enfants à la mamelle, et qu'ils soustrayaient ceux-ci à l'*œil de l'envie* et à l'haleine des personnes qu'ils supposaient capables de les infecter. Ils essayaient même de prévenir ces dangers en mettant au cou des enfants une balle d'or ou d'argent pour attirer les regards et les détourner de la figure. (Virez, IMAGINATION, p. 24. *Dictionnaire des sciences médicales.*)

Sa vivacité est différente selon le sexe, selon le climat et selon le régime. Tout le monde sait que dans les pays de l'Orient, où règne une température élevée, où la nourriture est peu abondante et où le jeûne est facile, l'imagination s'exalte au plus haut degré, favorise les extases poétiques et engendre ces illusions sensoriales dont l'histoire nous conserve le souvenir.

L'imagination a un pouvoir immense, non-seulement sur la conservation de la santé, mais encore sur l'apparition des maladies et sur leur guérison. Charron l'a dit (*De la sagesse*, XVIII) : « L'imagination est une puissante chose... Ses effets sont merveilleux et étranges...; elle fait perdre le sens, la cognoissance, le jugement, fait devenir fol et insensé..., fait deviner les choses secrètes et à venir, et cause les enthousiasmes, les prédictions et merveilleuses intentions, et ravit en extase, réellement tue et fait mourir. Bref, c'est d'elle que viennent la plupart des choses que le vulgaire appelle *miracles*, *visions*, *enchantements*. Ce n'est pas le diable, ni l'esprit, comme il le pense, mais c'est l'effet de l'imagination, ou de celle de l'agent qui fait de telles choses, ou du patient et spectateur qui peut voir ce qu'il ne voit pas. »

On sait, en effet, que la frayeur des épidémies dispose tout particulièrement à l'apparition du mal ceux qui en redoutent vivement les atteintes, et que les médecins ne traversent si impunément les contagions que parce qu'ils n'en ont pas peur. L'appréhension d'une maladie la fait quelquefois apparaître par suite des effets de la concentration de la pensée sur l'organe qu'on suppose malade et qui ne l'est pas encore.

De cette disposition d'esprit résulte, dans cet organe, un afflux de sang suivi de la maladie analogue ou semblable à celle qu'on redoutait. C'est ainsi que les étudiants en médecine, qui craignent une maladie de cœur ou une carie vertébrale, ont des palpitations fort incommodes ou un notable affaiblissement des membres inférieurs, avec des fourmillements paraplégiques.

On cite le fait d'un Esquimau qui, ayant perdu sa femme, éprouva un si ferme désir d'allaiter son enfant, que du lait se forma dans ses mamelles et qu'il essaya de nourrir au sein (*Revue Britannique*, 4e série, t. XVI, p. 52). Ce fait, qu'il ne faut accepter qu'avec réserve, a été réellement observé chez la femme encore vierge. Il a été plusieurs fois constaté chez les jeunes filles qui ont essayé de se substituer à une mère qui venait de mourir. En donnant leur sein vide, la succion de l'enfant y faisait venir du lait.

Le mysticisme religieux produit des phénomènes analogues, sinon semblables, et parmi eux, les plus étranges sont ceux qui sont connus sous le nom de *stigmatisations*.

L'exemple le plus frappant est celui de saint François d'Assise. « Ce religieux était arrivé à la fin de sa carrière, après avoir vu réussir tous ses projets. Il avait obtenu du pape Honorius III la confirmation de l'ordre fondé par lui, pour les deux sexes; il avait inauguré une règle nouvelle, qui était regardée comme la conception la plus parfaite qu'on eût jamais eue de la vie monastique. Satisfait d'une tâche si glorieuse, il s'était démis du généralat entre les mains de Pierre de Catane, pour ne plus songer qu'à son salut. Il se retira, en conséquence, dans une solitude de l'Apennin, entre l'Arno et le Tibre, non loin de Camaldoli et de Vallombrosa, et fixa sa retraite sur une montagne appelée l'Alverne, que lui avait abandonnée le propriétaire, un seigneur du pays, nommé Orlando Cataneo : là, dégagé de tous les devoirs et de toutes les préoccupations de la vie pratique, il se livrait sans mesure aux rigueurs de l'ascétisme le plus sévère et méditait incessamment en Dieu.

Des extases s'emparaient de temps à autre de son esprit, et le rendaient de plus en plus indifférents aux objets de la terre. Les macérations, les abstinences se succédaient chez lui sans relâche. Parmi les carêmes surérogatoires qu'il s'était imposés, se trouvaient les quarante jours qui séparent la fête de l'Assomption de celle de saint Michel. Exténué par le jeûne et s'abîmant une fois dans les élans de la prière la plus ardente, il crut entendre Dieu qui lui ordonnait d'ouvrir l'Évangile, afin que ses yeux pussent y lire ce qui serait le plus agréable à son créateur. Frappé de cet avertissement divin, saint François remercia Dieu dans une nouvelle prière qui dépassait encore en ferveur celles auxquelles il se livrait depuis le commencement de ce carême. « Ouvre-moi le livre sacré », dit-il au frère Léon, qui l'avait suivi dans sa retraite. Trois fois cette épreuve fut faite, et trois fois le volume s'ouvrit à la passion de Jésus-Christ. Le saint crut reconnaître là un ordre de pousser son imitation de la vie du Sauveur plus loin qu'il ne l'avait encore fait. Sans doute, il avait imposé silence à la chair, par la mortification, et crucifié son esprit et ses désirs, mais il n'avait point encore soumis son corps au supplice de la passion, et c'était le supplice que Dieu lui prescrivait en lui montrant du doigt le récit de l'Évangile.

Après cette épreuve, le solitaire n'eut plus qu'une pensée : le crucifiement de son divin Maître. Il en passa et repassa en esprit les douloureuses phases, exaltant davantage son imagination à chaque raison. En même temps qu'il exténuait son corps par un jeûne prolongé, il travailla à évoquer en lui le tableau émouvant du Sauveur sur la croix.

Dans ses visions, il était tellement absorbé par la contemplation du Dieu souffrant, qu'il perdait conscience de lui-même, et se trouvait transporté dans un monde surhumain. Le jour de l'Exaltation de la croix, se livrant plus encore que de coutume, en raison de la solennité, à une de ces contemplations extatiques, il crut voir un séraphin ayant six ailes ardentes et lumineuses descendre rapidement de la voûte des cieux et s'approcher de lui. L'esprit évangélique soutenait entre ses ailes la figure d'un homme, les pieds et les mains attachés à une croix. Lorsque le saint assistait à ce spectacle miraculeux avec une onction et un étonnement profonds, la vision s'évanouissait tout à coup. Mais le pieux anachorète en avait ressenti un contre-coup étrange, et toute son économie était demeurée profondément troublée. Il éprouva surtout aux pieds et aux mains des sensations douloureuses qui firent bientôt place à des ulcérations, à des espèces de plaies qu'il considéra comme les stigmates de la passion du Christ.

Ce miracle eut un immense retentissement. Rien n'était plus fait pour frapper des imaginations avides du merveilleux, et fortifier la vénération profonde que ce saint personnage excitait par ses travaux et ses vertus. Le pape proclama les stigmates de saint François un don miraculeux de la grâce, et les chrétiens tinrent le prodige pour une démonstration péremptoire du mystère de la Rédemption, à raison surtout de cette circonstance que les stigmates avaient été imprimés au saint jour de l'Exaltation de la croix.

L'allégresse que causa le miracle fut surtout grande chez les franciscains. C'était le triomphe de leur ordre; ce prodige donnait une preuve éclatante de l'amour infini de Jésus-Christ pour leur fondateur, puisqu'il l'avait choisi pour offrir sur la terre une image visible de sa divinité. Il y eut donc désormais pour les religieux mendiants deux passions, celle de Jésus-Christ et celle de sain

François. On vit un gardien des cordeliers de Reims, le père Lanfranc, faire inscrire au fronton de son couvent : *Deo homini et beato Francisco, utrique crucifixo* : « A l'Homme-Dieu et à saint François, tous deux crucifiés. » (Maury, *Magie*, p. 349.)

D'autres moines, Philippe d'Acqueria, Benoît de Reggio, Charles de Saeta; Dodo, de l'ordre des Prémontrés; Angèle del Paz, de Perpignan; Nicolas de Ravenne, sainte Catherine de Sienne, etc., eurent le même avantage, et rêvant sans cesse aux souffrances de la passion, en virent les stigmates se montrer sur leurs corps. Une fois répandue, la nouvelle de ces stigmatisations en fit paraître d'autres dans les cloîtres du XVe siècle. Mais des variations se produisirent. Sainte Catherine de Raconisio et quelques autres eurent sur le front les stigmates de la couronne d'épines. D'autres éprouvèrent les douleurs de la flagellation et en conservèrent les marques, complétant ainsi dans leurs extases toutes les douloureuses circonstances de la passion. Ce fut une véritable épidémie, et pendant près d'un siècle on ne parlait que de semblables miracles. Ils se reproduisirent jusqu'au siècle dernier.

Des phénomènes semblables à ceux de la stigmatisation ont été obtenus en d'autres circonstances. Ainsi on a vu des individus s'imaginer en rêves recevoir des blessures, des coups, être frappés de maladies, et avoir au réveil, ou quelques jours après, les stigmates de ces contusions sur les parties qu'ils supposaient atteintes, ou les symptômes de la maladie rêvée. L'histoire nous apprend que les solitaires de la Thébaïde et quelques visionnaires faisaient voir sur leur peau les marques rougeâtres laissées par le fouet du démon ou de l'ange qui les avait châtiés. On sait aussi que les malades lutinés dans le sommeil par le succube montrent sur le corps des taches violacées que les auteurs de démonologie ont appelées *sugillationes,* stigmates qui, dans les procès de sorcellerie, servaient à établir le fait de la pression démoniaque.

Burdach dit qu'on a vu une tache bleue sur le corps d'un homme qui venait de rêver avoir reçu une contusion.

Le docteur Marmisse, de Bordeaux, rapportait, dans l'*Union médicale* de 1862, le fait curieux que voici : Une dame, souffrante déjà depuis quelque temps, eut besoin d'être saignée. Sa femme de chambre, qui lui était très-attachée et qui la soignait très-assidûment, assista à cette petite opération; elle en ressentit une émotion si profonde, qu'au moment où le praticien enfonçait sa lancette dans le bras de la malade, la servante éprouva au pli du coude le sentiment d'une piqûre, et vit, peu de temps après, apparaître une petite plaie dans cet endroit.

Le docteur Elliotson a recueilli un assez grand nombre de faits, dans lesquels l'attention concentrée sur une partie du corps y a fait naître de la douleur. Ainsi, les hystériques, dont les fonctions périodiques sont supprimées, ont souvent des hémorrhagies par les divers organes sur lesquels elles portent leur attention.

Un travail matériel dans l'économie peut donc s'opérer sous l'influence des préoccupations de l'âme, et, selon, le degré de cette influence, la chair en garde les traces apparentes. Ces faits sont de la plus haute importance, et ils justifient parfaitement la croyance populaire sur le rapport des préoccupations de la femme enceinte et des taches qui se produisent quelquefois sur le corps de l'enfant.

Si la pensée agit sur la matière, elle agit encore plus sur la sensation; de là les hallucinations de la vue, de l'ouïe, de l'odorat des extatiques dans leurs rapports avec Dieu, les sensations du toucher qui leur fait croire qu'elles sont enlevées de terre, et les ravissements qu'elles éprouvent de leur commerce avec Jésus-Christ. Cette influence de l'imagination sur la vitalité des organes, sur leurs fonctions et sur les sensations, est telle, qu'on a vu le trouble de cette faculté être suivi d'une mort immédiate. En voici un exemple. En 1784, dans un rapport de Bailly sur le magnétisme, ce philosophe attribue les crises nerveuses magnétiques à l'imagination. A ce sujet, il rapporte l'anedocte suivante. En 1750, à Copenhague, voulant éprouver les effets de l'imagination sur le corps, quelques médecins obtinrent qu'un criminel, condamné au supplice de la roue, périrait par un moyen plus doux, tel que l'hémorrhagie. Après l'avoir conduit, les yeux bandés, dans la pièce où il devait mourir, on piqua le patient aux bras et aux jambes et l'on simula un bruit d'écoulement de liquide. Bientôt le condamné fut pris de syncopes, de sueurs froides, de convulsions, et il mourut au bout de deux heures et demie... Or, il n'y avait pas eu de saignée; de simples piqûres, sans hémorrhagie, avaient été faites aux bras et aux jambes, et l'eau s'écoulant de quatre robinets ouverts simulait le bruit du sang tombant dans un vase. La mort de ce malheureux fut donc l'effet des troubles de son imagination. (L. Figuier, *Histoire du merveilleux,* t. III, p. 841.)

Les maux enfantés par les troubles de l'imagination ne sont rien en comparaison des bienfaits qu'elle procure; ses guérisons sont innombrables, et là où elle ne peut guérir, elle apporte du moins le bonheur, la joie et la douce espérance d'une amélioration prochaine.

Contentement passe richesse, dit avec raison le proverbe, et cela est bien vrai, car il suffit souvent d'avoir confiance en celui qui peut guérir, pour être soulagé ou guéri. En médecine, comme ailleurs, la foi est une force dont la puissance est sans limites et fait des miracles. Les incubations dans les temples, les paroles magiques, les charmes, les grimoires, les philtres, les arcanes, les talismans, les nombres, les amulettes, les terreurs morales, les attouchements royaux, ceux d'un prêtre, d'un oracle ou d'un médecin en sont la preuve; et les malades qui croient fermement à ces influences sont, dans beaucoup de cas, bien près d'être guéris.

Profanes ou sacrés, tous les pèlerinages et toutes les pratiques du mysticisme médical produisirent des merveilles.

C'est ainsi que le simple toucher du roi guérissait les scrofuleux; que les exorcismes faisaient disparaître les attaques convulsives chez les malheureux qui en étaient atteints.

C'est pour la même raison que la main d'un mort appliquée sur des écrouelles les a fait guérir (Van Helmont et Bayle); que Pyrrhus, roi des Épirotes, avec son pied, obtenait des guérisons miraculeuses (Tacite).

Hertwig (*Obs. médic.*) rapporte qu'un médecin ayant donné à un paysan une ordonnance écrite pour avoir une purgation, lui dit : *Vous prendrez cela.* Notre homme, rentré chez lui, se met au lit, avale le papier, qui le purge fortement, et peu après il revient dire au médecin que sa purgation l'a guéri.

Des guérisons ont même été obtenues par le simulacre des exorcismes.

Une prétendue possédée faisait beaucoup de dupes au temps d'Henri III. Amenée devant l'évêque d'Amiens, celui-ci ordonna à un laïque de se vêtir d'habits sacerdotaux, et de feindre de l'exorciser sur les Évangiles; mais on lut en place les épîtres de Cicéron. Ce diable, qui ne se doutait pas de la ruse et ne connaissait pas le latin, s'agita avec violence, comme s'il eût déjà ressenti les tourments de l'enfer. Le voilà donc conjuré par l'incrédule Cicéron, comme par les plus saints apôtres.

Les pèlerinages produisirent aussi des merveilles, et cela dans toutes les religions. Ainsi, à Cachemire, on conserve précieusement trois poils de la barbe de Mahomet qui accomplissent des cures miraculeuses chez les nombreux pèlerins qui viennent chaque année implorer la relique du grand prophète.

Moi-même, qui n'ai guère de prétention à passer pour sorcier, ni pour un envoyé céleste ou pour un prophète, j'ai fait des miracles, et il m'est arrivé de guérir des malades qui ont eu l'immense avantage d'avoir en moi une confiance illimitée.

En 1849, lorsque j'étais chef de clinique à l'Hôtel-Dieu, on m'apporta une petite fille de onze ans, nommée Louise Parquin, qu'une frayeur excessive, causée par une tentative de viol, avait rendue muette et paralytique des quatre membres. Cette enfant venait de la province. Pendant deux mois, tout avait été mis en œuvre par les médecins de la localité et des environs, mais tout était resté infructueux. Désespéré, le père voulut amener son enfant à Paris. Celle-ci, qui n'entendait parler de la grande ville, de ses grands médecins et de l'Hôtel-Dieu que d'une façon pompeuse, pour elle plus saisissante en raison de son âge, arriva pleine de foi à l'Hôtel-Dieu pour y chercher la guérison. Le soir, je la vis muette et paralytique, et fâché de trouver une infirme dans un hôpital, je ne fis aucune prescription. Elle était encore dans le même état le lendemain matin. J'ajournai tout traitement. Dans la journée, elle commença à parler ; le jour d'après, elle commençait à remuer les jambes ; et le troisième jour, elle marchait dans les salles, complètement guérie : sa foi l'avait sauvée. Une impression morale vive, de nature différente, lui avait, à quelques mois de distance, enlevé et rendu l'usage de la langue et des membres.

J'ai vu une fille hystérique et frappée depuis quelques mois d'une paralysie des membres inférieurs qui avait résisté à tout traitement. On lui annonça qu'on allait la guérir par la cautérisation du dos avec le fer rouge. Au jour fixé, assise nue devant le brasier où chauffaient les fers, on prit un *cautère froid* dont on se servit pour toucher la colonne vertébrale. Aussitôt la jeune fille, qui n'avait rien vu, pousse des cris de douleur comme si on l'avait brûlée, et, faisant des efforts pour échapper à cette cautérisation imaginaire, se lève, se sauve comme si elle avait du feu dans les reins.

A ces récits je veux en joindre un autre, non moins curieux, et dans lequel un simple effort d'imagination, l'espérance de guérir, a fait le miracle de la disparition subite d'une paralysie.

On le trouve dans la *Revue britannique* et dans le charmant livre du baron Feuchtersleben (*Hygiène de l'âme*, 1854, p. 33).

Un médecin anglais, le docteur Beddoës, croyait que l'oxyde nitreux était un spécifique certain contre la paralysie. Davy, Coleridge et lui se déterminèrent à tenter une expérience sur un paralytique de bonne maison, abandonné par les médecins. Le patient ne fut point averti du traitement auquel on allait le soumettre. Davy commença par placer sous la langue de ce malade un petit thermomètre de poche, dont il se servait dans ces occasions pour connaître le degré de chaleur du sang, degré que l'oxyde nitreux devait augmenter. A peine le paralytique eut-il senti le thermomètre entre ses dents, qu'il fut persuadé que la cure s'opérait et que l'instrument merveilleux qui devait le guérir n'était autre que le thermomètre : « Ah ! s'écria-t-il, je me sens mieux. » Davy adressa un regard expressif à Beddoës et à Coleridge. Au lieu du spécifique, on se contenta du thermomètre, qui, pendant quinze jours consécutifs, fut placé avec toute la solennité convenable sous la langue de ce pauvre homme, dont les membres se délièrent, et dont la santé renaquit, dont la cure fut complète, et auquel on ne fit subir aucun autre traitement. Si Davy n'eût pas entouré d'un certain mystère son expérience, s'il avait négligé la partie dramatique de son art, s'il avait dit au patient : Voici un thermomètre qui doit servir à tel usage, le malade serait resté paralytique, et le traitement par l'oxyde nitreux aurait peut-être entraîné la mort.

§ III. — DE L'IMITATION DANS SES RAPPORTS AVEC LA PRODUCTION ET LA GUÉRISON DES MALADIES.

A l'influence de l'imagination qui crée les maladies et qui les fait disparaître, il faut, pour bien comprendre tout ce qui est relatif à l'histoire de la théurgie et du mysticisme médical, et des qualités thérapeutiques occultes accordées à la matière, tenir compte d'une autre disposition de l'esprit, qui exerce une action tout aussi réelle tant sur la production des maladies que sur leur propagation et sur leur guérison : je veux parler de l'*imitation*. On ne tient pas, en toute chose, à faire comme son voisin, mais un sentiment irrésistible y pousse l'individu, et, en bien comme en mal, chacun, plus ou moins, fait instinctivement ce qu'il voit faire. L'imagination n'y est pour rien, et la pensée subjugée impose aux organes la reproduction involontaire des actes accomplis par un autre. Comme l'imagination, l'imitation est la source d'un grand nombre de maladies, surtout des névroses convulsives et mentales, mais il faut dire aussi qu'elle peut être l'instrument de leur guérison.

« La vue des angoisses d'aultrui m'angoisse matériellement, et a mon sentiment souvent usurpé le sentiment d'un tiers ; un tousseur continuel irrite mon poulmon et mon gosier. » (Montaigne.)

C'est dans l'humanité l'histoire de Panurge et de ses moutons : « Panurge, sans aultre chose dire, jecte en pleine mer son mouton criant et bellant. Tous les autres moutons, criant et bellant en pareille intonation, commencerent soy jecter et saulter en mer après à la file. La foule estoyt à qui premier y saulteroyt après leur compaignon. Possible n'estoyt de les en guarder. Comme vous scavez estre du mouton le naturel toujours suivre le premier quelque part qu'il aille. » (F. Rabelais, *Pantagruel*, liv. IV, chap. VIII.)

L'imitation produit toutes les névroses, et à ce titre il n'est pas surprenant qu'elle ait produit les épidémies de folie suicide, de convulsions, de démonomanie, de lycanthropie, etc., dont l'histoire a gardé le souvenir.

Ce n'est pas seulement de nos jours qu'on a constaté l'influence de l'imitation sur la production et la guérison des maladies.

En effet, deux cents ans avant la guerre de Troie, on vit les filles de Prœtus en proie à des attaques d'hystérie, qui erraient à travers les campagnes, se croyant changées en génisses; bientôt, la maladie se propageant, ce fut une véritable épidémie de lycanthropie parmi les femmes d'Argos. Le berger Mélampe parvint à guérir les filles du roi. Ayant remarqué que ses chèvres se purgeaient en mangeant de l'ellébore, il eut l'idée d'en faire prendre à ses malades.

Ensuite, pensant qu'une grande fatigue musculaire ne ferait que compléter la cure, il les fit poursuivre à outrance par de jeunes garçons.

Il obtint ainsi une guérison complète, et bientôt l'épidémie cessa d'elle-même. Prœtus, en récompense d'un si grand service, voulut lui donner une de ses filles en mariage, mais Mélampe n'accepta qu'à la condition que son frère aurait la même faveur et qu'il épouserait une des Prœtides.

Nous trouvons dans Plutarque le récit d'une épidémie de suicide qui régnait chez les filles de Milet.

Elles avaient adopté un lieu spécial où chaque jour un grand nombre d'entre elles venaient se pendre. Pour arrêter cette triste monomanie, il ne fallut rien moins qu'un édit de la république qui ordonnait d'exposer à nu, en public et la corde au cou, le corps des filles qui se seraient pendues. Les magistrats, en frappant l'imagination populaire de terreur par l'idée d'une profanation, réussirent ainsi à arrêter les suicides qui dépeuplaient leur ville.

A une époque beaucoup plus rapprochée de la nôtre, on a vu un fait du même genre se produire à Lyon ; de nombreuses jeunes filles se précipitèrent dans le Rhône, choisissant toujours le même lieu pour leur suicide.

Un autre fait analogue a existé en Artois. Une jeune fille s'étant noyée dans une mare, celle-ci devint bientôt un lieu de prédilection que choisirent plusieurs jeunes filles qui recherchaient la mort avec une sorte d'avidité.

Dernièrement, il y eut, à la maison de détention de la Roquette, une épidémie de suicide parmi les jeunes détenus. Un enfant, désespéré par la dureté de la discipline, eut l'idée de mettre fin à ses jours ; il parvint à s'échapper de son cachot et se précipita du haut d'un pont qui conduit à la chapelle. Peu de jours après, on constata un nouveau suicide dans le même endroit, puis un autre, jusqu'à ce qu'enfin on ait contruit une clôture capable de mettre fin à cette sorte de monomanie.

Tout le monde connaît l'histoire de cette fameuse guérite qu'on fut obligé de brûler; car depuis qu'un soldat s'y était brûlé la cervelle, plusieurs de ceux qui y montèrent la garde suivirent ce funeste exemple.

Il en est de même de cette porte des Invalides, où un grand nombre de vétérans mirent fin à leurs jours depuis que l'un d'entre eux s'y était pendu. On ne put arrêter cette folie suicide qu'en détruisant la porte.

De tous ces faits où l'imitation joue un si grand rôle, on peut rapprocher ceux qui se passaient au moyen âge. L'histoire du vampirisme et de la lycanthropie en offre des exemples curieux.

On voyait des hommes errer dans les forêts, se prétendant changés en loup, ou s'accuser de sucer le sang des enfants et de manger de la chair humaine.

Tous les faits que je viens d'indiquer se sont souvent reproduits, mais il en est de moins connus et qui n'en sont pas moins intéressants.

L'un d'eux, observé après la bataille de Lutzen, a été l'objet d'un curieux conflit entre l'autorité de Larrey et l'omnipotence de Napoléon Ier.

Le lendemain de la victoire, dans le compte rendu du chirurgien en chef Larrey, l'empereur s'aperçut que beaucoup de jeunes soldats, parmi les nouvelles recrues, avaient à la main des blessures qui n'étaient pas ordinaires et qu'il crut n'être pas le résultat du combat. Suspectant là des mutilations volontaires, épidémiques et contagieuses, accomplies dans le but d échapper au service militaire; encouragé d'ailleurs dans cette funeste pensée, par quelques-uns de ses généraux, il entre en colère, et, pour arrêter le mal á ses débuts par une vigoureuse intimidation, il ordonne de décimer les blessés en fusillant ceux que désignerait le sort. Aussi humain que courageux dans la circonstance, Larrey veut persuader à l'empereur qu'il se trompe, et il insiste avec une telle vigueur, que l'empereur le congédie presque en disgrâce en lui demandant un rapport pour le lendemain.

Larrey se retire et fait le rapport exigé. Il revient alors, sûr de lui-même, certain de faire cesser le mal que veut atteindre l'empereur, sans recourir à aucune violente extrémité. Il attribue à la maladresse et à l'inexpérience des armes ce que l'empereur croyait être un lâche effet de la préméditation, et il réussit à sauver la vie de ces malheureux soldats.

Le même phénomène de mutilation volontaire s'est reproduit de nos jours en Afrique. Un soldat s'étant fait sauter l'index, il est bientôt imité par un grand nombre de ses camarades. On fut obligé de disperser le régiment. Mais le bruit de ces mutilations s'étant répandu, on les vit, pendant quelque temps, se reproduire dans divers endroits. (*Gaz. méd.*, 1838.)

C'est à l'imitation qu'on doit rapporter aussi tous les phénomènes des convulsions qu'on a observés à Saint-Guy, dans les Cévennes, sur le tombeau du diacre Pâris, etc., de même que ceux qui se passaient autour du baquet de Mesmer.

J'ai également publié plusieurs faits très-intéressants de convulsions, dont la cause doit certainement être attribuée à l'imitation. En voici, du reste, quelques-uns que je reproduis ici :

Au mois de juin 1848, à l'époque de nos discordes civiles, lorsque tant d'ouvriers sans ouvrage étaient dans le besoin, le gourvernement provisoire eut l'idée de créer des ateliers nationaux de femmes, où l'on pourrait faire fabriquer les chemises de la troupe moyennant un modique salaire quotidien. Plusieurs ateliers furent ouverts : l'un d'eux fut installé au bout de la rue de Grenelle, dans le vaste manège de M. Hope.

Quatre cents femmes furent installées dans ce manège, dont la quantité d'air fut mesurée et fixée à 5000 mètres cubes, ce qui donnait environ 12 mètres cubes par ouvrière. De vastes fenêtres pratiquées dans la partie supérieure, près du toit, répandaient à profusion l'air et la lumière dans cette vaste enceinte.

La durée du travail était de dix heures, avec un repos de deux heures dans la matinée et un repos semblable après midi. Ce n'était pas là une règle bien pénible, et l'occupation n'était guère fatigante, ni exercée dans de mauvaises conditions de salubrité.

Malgré cela, au bout de quinze jours, on vint annoncer à la mairie que des accidents sérieux, alarmants pour la population, se manifestaient sur le personnel de l'atelier national du manège Hope.

Une des ouvrières perdit tout à coup connaissance, elle pâlit et eut des convulsions toniques et cloniques dans les membres, avec serrement des mâchoires. A l'autre bout du manège, une seconde ouvrière, qui n'avait pas vu la première, éprouva des accidents à peu près semblables; puis ce fut une troisième, successivement d'autres encore, prises çà et là dans cette immense assemblée; si bien qu'en deux heures il y eut trente de ces femmes, jeunes ou âgées, qu'on fut obligé d'emporter loin du manège. On allait les étendre en plein air, sur l'esplanade des Invalides, alors couverte de gazon ; et malgré l'ardeur du soleil et une atmosphère étouffante, sous l'influence d'un peu d'eau fraîche, tous ces accidents nerveux cessèrent en vingt ou trente minutes, d'après ce qui me fut raconté.

Le lendemain, les malades de la veille revinrent à l'atelier pour reprendre leur travail. Au bout de quelques heures, l'une d'elles fut de nouveau surprise par une perte de connaissance avec convulsions générales. Il y en eut une seconde, puis une troisième, et les mêmes phénomènes nerveux, à quelques nuances près, se montrèrent sur quarante-cinq personnes, qui furent portées à l'air et couchées sur le gazon de l'esplanade. De ce nombre, il y en eut beaucoup qui avaient été malades le jour précédent, mais l'affection nerveuse avait évidemment fait de nouvelles victimes.

Le troisième jour, mêmes accidents sur quarante ouvrières, et la population de ces quartiers ne put assister sans murmure à ce spectacle quotidien d'ouvrières accumulées dans ce vaste atelier de travail, et qui présentaient ainsi des accidents de syncope convulsive, pouvant, par la crainte de la mort, effrayer ceux qui ne sont pas familiarisés avec les malades. Ignorance ou malveillance, on entendit accuser le gouvernement provisoire de vouloir se débarrasser de ceux qu'il ne voulait pas avoir à nourrir; des menaces de vengeance se firent entendre et arrivèrent jusqu'à la mairie. Elle était alors dirigée par deux confrères, MM. Dujardin Beaumetz et Des Étangs, qui me donnèrent mission d'étudier ces accidents, pour en faire connaître les causes dans un rapport à M. le préfet de police. C'est ce que je fis aussitôt ; mais je revins pour observer la suite des événements et prendre des notes pécises sur les faits que j'avais signalés.

Je ne vis les malades qu'au troisième jour, lorsque cent quinze d'entre elles avaient déjà été affectées. Plusieurs avaient eu peu de chose. Au moment de ma visite, quelques-unes avaient repris l'usage des sens et ne ressentaient plus rien de leur attaque. Quinze étaient encore à peu près sans connaissance, étendues sur le gazon, au milieu d'une foule immense que ce spectacle avait profondément émue et passionnée. Toutes avaient le visage naturel ; quelques-unes étaient roides, immobiles, les yeux fermés, avec rigidité des membres, insensibles au bruit, aux odeurs, à la piqûre d'une épingle et le pouls très-ralenti. D'autres avaient des soubresauts du tronc, des secousses musculaires dans les membres, le même ralentissement du pouls et la même insensibilité des organes des sens. Je n'en ai pas vu qui eussent de vraies convulsions, ni les spasmes cyniques de certains cas d'hystérie; aucune n'eut de pleurs ni de suffocation véritable. Et quand, après avoir repris leurs sens, elles purent me raconter leurs sensations, elles me dirent qu'elles avaient été prises d'étouffement avec fourmillements des membres, de vertiges avec besoin d'air, crainte d'une mort prochaine, et alors qu'elles étaient tombées sans connaissance dans l'état convulsif que je viens de décrire.

Quelques-unes de ces femmes étaient antérieurement sujettes à des pertes de connaissance ou à des attaques d'hystérie, mais il y en eut un grand nombre, et j'ai le regret de n'avoir pu les compter, qui furent prises pour la première fois de ces accidents nerveux.

Ne trouvant rien dans le manège qui pût expliquer ces accidents; aucune mauvaise odeur, pas de chaleur excessive, le sol étant fréquemment arrosé, pas d'insuffisance d'air, puisqu'il y avait 12 mètres d'air par personne en plein jour ; pas d'accumulation d'acide carbonique, puisqu'une allumette brûlait à peu de distance de la terre, je pensai :

1° Que les accidents nerveux observés sur les ouvrières du manège Hope étaient des syncopes convulsives probablement de nature hystérique;

2° Qu'ils étaient le résultat d'une contagion nerveuse;

3° Qu'il fallait renvoyer les ouvrières malades pour empêcher la propagation du mal à d'autres personnes ;

4° Qu'il fallait faire ventiler le manège au moyen d'ouvertures pratiquées dans le bas de la muraille.

Ces conclusions furent adoptées, et la peur du renvoi de l'atelier, l'absence de tout principe contagieux hystérique, ou la ventilation plus complète, firent immédiatement cesser la manifestion des syncopes convulsives.

Des faits du même genre se sont produits en 1861, à l'église de Montmartre, le jour de la première communion, et les syncopes convulsives contractées ainsi sous l'influence d'une émotion morale ont été, pour une enfant, le point de départ d'une épilepsie fort grave. Ce récit a son importance, comme on va en juger.

Le 9 juin 1861, les enfants de la paroisse de Montmartre étaient rassemblés pour la retraite de la première communion, qui devait avoir lieu le jeudi suivant, 13 du même mois. Il y avait dans l'église cent cinquante garçons et à peu près cent cinquante filles, ce qui pouvait faire cinq cents personnes avec les assistants.

Dès le premier jour, le sanctuaire n'étant pas encombré et nul exercice de piété n'ayant encore surexcité l'imagination des enfants, trois filles furent prises de perte de connaissance et de mouvements convulsifs généraux qui durèrent quelques instants. C'était une syncope convulsive. Il en fut de même aux offices du lendemain, 10, le matin et le soir. Le jour d'après, 11, les mêmes accidents se reproduisirent sur trois ou quatre autres jeunes filles ; le mercredi 12, les convulsions apparurent encore sur quelques jeunes filles. Les ecclésiastiques, craignant alors de trop exalter l'imagination de ces enfants, prièrent le prédicateur, jusque-là toujours réservé, de ne pas se laisser aller à aucun entraînement de paroles capables d'exciter la terreur ; il n'y eut là, par conséquent, aucune de ces intimidations morales auxquelles on a l'habitude de se livrer pour inspirer l'horreur du vice en montrant les vengeances du ciel prêtes à punir le pécheur. Malgré ces précautions, le 13, jour de la première communion, au milieu d'une assistance nombreuse, évaluée à trois mille personnes, par une chaleur excessive, bien que toutes les fenêtres fussent ouvertes, douze ou treize jeunes filles furent prises de convulsions avec perte de connaissance; on fut obligé de les emporter hors de l'église. Prises çà et là dans l'assemblée sans se voir les unes les autres, elles poussaient un cri, tombaient en syncope, et se tordaient sur le sol. Chez quelques enfants, l'attaque dura peu ; mais il en est d'autres chez lesquelles la perte de connaissance dura une heure et demie, avec les apparences les plus graves.

Aux offices du soir, une vingtaine d'enfants furent prises comme le matin, avec les mêmes symptômes, durant de quelques minutes à une heure. On remarqua aussi que plusieurs de ces enfants étaient prises pour la deuxième ou troisième fois.

On amena à l'hôpital Sainte-Eugénie une de ces enfants, et dans mes salles j'ai pu l'observer avec soin.

Elle était prise trois ou quatre fois par jour, de céphalalgie, de vertige, de strabisme, suivis de syncope convulsive. Elle tombait n'importe où elle se trouvait, en se frappant avec violence sur le sol et en se faisant de très-fortes contusions. Le visage était rouge, la bouche tordue, écumeuse ; il y avait du strabisme, et quelquefois l'enfant se mordait profondément la langue. Elle se débattait avec violence et se roulait comme une possédée sans connaissance, insensible au bruit et à la douleur; ses membres roidis se dressaient et s'abaissaient avec violence, puis au bout de dix minutes les accidents se calmaient pour reparaître avec la même force ou cesser définitivement. Alors l'enfant revenait un peu à elle, restait abasourdie, étonnée, et comme endormie pendant une heure. Les yeux troublés ne voyaient que du feu, et, à la fin de chaque attaque, elle disait voir quelque temps devant elle un grand crucifix rouge. Il ne lui restait qu'un peu d'insensibilité aux avant-bras et aux mains.

A l'exception de ces accidents, elle mangeait bien et paraissait en très-bonne santé.

Ces attaques convulsives épileptiformes ont duré près de deux mois et ont été guéries par des *lavements de chloroforme* administrés trois fois par jour.

Je pourrais multiplier indéfiniment les exemples de névroses dues à l'imitation. Cela est inutile; mais disons, pour compléter le sujet, qu'il est aussi un grand nombre de phénomènes organiques qui sont sous l'influence de l'imagination.

Beaucoup de gens ne peuvent voir *vomir* devant eux sans avoir des nausées ou sans vomir; c'est ce qui arrive fréquemment à l'occasion du mal de mer dans les traversées pénibles. La *toux de coqueluche* est, comme sa cause, contagieuse au même degré, et j'ai vu plusieurs fois, dans mes salles de l'hôpital, des enfants malades, des enfants atteints de coqueluche tousser en même temps, dès que l'un d'eux avait donné le signal. Ce n'est cependant pas là une imitation vaniteuse, semblable à celle qui engendre un certain nombre de névroses mentales.

On ne peut voir *bâiller* quelqu'un sans bâiller soi-même. Le *rire* amène le rire.

On a vu le *hoquet* se reproduire par contagion, et, en 1698, à la Nouvelle-France, dans l'hôpital de Villamané, une fille entrée avec le hoquet et les convulsions transmit son mal, au bout de trois jours, à quatre autres filles affectées de maladies différentes.

Des cris, des *miaulements* se transmettent enfin de la même manière. On en verra la preuve dans le récit suivant.

« M. Nicolle a connu une maison religieuse où se sont produits des faits remarquables.

« C'était une communauté très-nombreuse de filles, lesquelles se trouvaient saisies tous les jours, à la même heure, d'un accès de vapeurs, le plus singulier et pour sa nature et pour son universalité, car tout le couvent y tombait à la fois ; on y entendait un miaulement général par toute la maison, qui durait pendant plusieurs heures, au grand scandale de la religion et du voisinage, qui entendait miauler toutes ces filles. On ne trouva pas de meilleur moyen, plus prompt ni plus efficace, pour arrêter ces imaginations blessées, qu'en les frappant d'une impression qui les retînt toutes et toutes à la fois. Ce fut de leur faire signifier, par ordre des magistrats, qu'il y aurait à la porte du couvent une compagnie de soldats qui, au premier miaulement, entrerait dans le couvent, et que sur-le-champ ces soldats fouetteraient chaque fille qui aurait miaulé.

« Il n'en fallut pas davantage pour faire cesser cette ridicule scène, car l'imagination de ces religieuses, frappée par la honte qu'elles auraient d'être fouettées par des soldats, les réduisit au parfait silence. » (*Naturalisme des convulsions*. Soleure, 1733, t. II, p. 30. Extrait de Tissot, t. III, p. 288.)

Des faits d'imitation donnant lieu à de véritables névroses s'observent même chez les animaux. Ainsi, tous les vétérinaires connaissent les faits relatifs à la contagion du *tic* chez le cheval, et de l'*avortement* chez les vaches.

Qu'un cheval prenne l'habitude de serrer convulsivement sa mangeoire et d'avoir des éructations, et les autres bêtes du voisinage prendront le même tic.

Il en est de même du *tic de l'ours*, car un cheval, habitué à remuer sa tête comme l'ours blanc, transmet sa mauvaise habitude à ses camarades d'écurie. — On sait, enfin, que dans une étable où plusieurs vaches sont pleines, celle qui avorte provoque quelquefois l'avortement sur toutes les autres places dans le voisinage.

Au reste, si l'imitation est quelquefois l'origine de certaines maladies et l'un des moyens de leur propagation, comme on le voit dans les épidémies de névroses convulsives et mentales, elle peut aussi être l'instrument de leur guérison.

C'est par l'imitation qu'on se guérit dans certains pèlerinages ; et sans contester la réalité des cures de l'épilepsie obtenues à Tain, dans la Drôme, au moyen du *galium-album* cueilli la nuit de la pleine lune de mai, il y a des cas où la guérison est le fait de l'imagination frappée par le récit de guérisons miraculeuses, et de l'imitation qui dispose à la répétition du même phénomène. Ces mots, *où guérit-on ?* accueillis avec enthousiasme par les malades, sont souvent pour eux un instrument de salut, et dans les névroses que propage l'imitation, c'est aussi l'imitation de la guérison qui peut faire cesser.

§ IV. — CONCLUSIONS.

Le mysticisme médical et la théurgie ont régné et règnent encore, comme doctrine thérapeutique, dans tous les pays. Ils vivront toujours.

C'est la médecine primitive des peuples encore au début de la civilisation, comme elle est celle de l'ignorance et de la superstition chez les peuplades sauvages qu'une science réelle n'a pas encore éclairés et on la retrouve chez tous les individus d'esprit faible et peu cultivé. Très-favorisée par le polythéisme et par la théocratie, elle fuit devant la lumière des sciences modernes, et si elle trouve des adeptes au milieu de pays civilisés comme le nôtre, c'est en secret et dans les bas-fonds de la société ignorante. Elle se mêle parfois aux saines doctrines, à petites doses, en quelque sorte, et la médecine, telle que nous la pratiquons, a encore sa petite part de merveilleux et d'influences occultes. Ici, seulement, le mysticisme est l'appoint de la doctrine, au lieu d'en être la base, et, sans croire qu'on puisse jamais le faire disparaître entièrement, il est certain que son influence diminuera de jour en jour, par le fait même des progrès de la science. Sous ce rapport, l'histoire du passé nous montre ce que doit être l'avenir.

LIVRE DEUXIÈME

DU NATURISME MÉDICAL

SOMMAIRE. — Circonstances qui ont précédé l'apparition du naturisme médical. — Apparition du naturisme avec Hippocrate. — Bases du naturisme sur la nature médicatrice. — Sur les crises. — Sur les sympathies et sur la révulsion. — Transformation du naturisme par Athénée. — Paracelse, Van Helmont, Stahl, Grimaud, Bordeu, Barthez.

Le *naturisme* représente en médecine l'idée de l'action presciente de la nature dans les actes physiologiques et morbides de l'organisation. C'est l'opposé de la doctrine du supernaturalisme qui attribue tous ces actes à des influences occultes surnaturelles, divines ou démoniaques. La nature envisagée dans ce qu'elle a d'intelligent et d'harmonieux, comme l'ont fait Virgile, Leibnitz, Lecat, Bonnet, Buffon, Kant, etc., est ici la puissance régulatrice des fonctions, soit qu'elle les maintienne dans leur exercice régulier, soit qu'elle veuille les y ramener quand une force supérieure en a modifié le cours.

Voici comme en parlait Virgile :

Dans les veines du monde, une âme répandue,
Partout de ce grand corps agitant l'étendue,
Remplit les champs de l'air, et la terre, et les eaux ;
Alimente l'éclat des célestes flambeaux ;
De son feu créateur à la fois elle anime
Les monstres bondissants sur les flots de l'abîme,
Et les peuples ailés, et les troupeaux nombreux,
Et l'homme, enfin, qui pense et qui règne sur eux.

(VIRGILE, *Énéide*, VI, p. 724, trad. Fontanes.)

Buffon n'est pas moins explicite ni moins grandiose dans l'expression poétique et philosophique de sa pensée :

« La nature est le système des lois établies par le Créateur pour l'existence des choses et pour la succession des êtres. La nature n'est point une chose, car cette chose serait tout ; la nature n'est point un être, car cet être serait Dieu ; mais on peut la considérer comme une puissance vive, immense, qui embrasse tout, et qui, subordonnée à celle du premier être, n'a commencé d'agir que par son ordre, et n'agit encore que par son concours ou son consentement. Cette puissance est de la puissance divine la partie qui se manifeste; c'est en même temps la cause et l'effet, le mode et la substance, le dessein et l'ouvrage; bien différent de l'art humain, dont les productions ne sont que des ouvrages morts, la nature est elle-même un ouvrage perpétuellement vivant, un ouvrier sans cesse actif, qui sait tout employer, qui, travaillant d'après soi-même, toujours sur le même fond, bien loin de l'épuiser, le rend inépuisable; le temps, l'espace et la matière sont les moyens; l'univers, son objet; le mouvement et la vie, son but. »

On voit ici que la nature n'est plus considérée comme une force occulte, ni comme une influence divine ou démoniaque. C'est tout simplement la puissance régulière des éléments donnant lieu à la série des phénomènes conçus par le divin Maître de l'univers.

Le naturisme ne s'est pas fait jour tout à coup, et il lui a fallu beaucoup de temps pour se reconnaître lui-même. Né de la philosophie spiritualiste des sages et des prêtres de l'Inde, de la Chaldée ou de la Grèce, il s'est révélé par ses actes avant d'être formulé dans le langage des médecins, et ce n'est que deux siècles plus tard, après la fondation de l'école d'Alexandrie, qu'on vit apparaître les sectes médicales ayant leurs principes et leurs règles aboutissant à un symbole déterminé.

Préparé en Grèce par la philosophie de Pythagore, il faut, pour bien comprendre l'importance et la profondeur du naturisme, l'étudier : 1° dans les circonstances qui ont précédé son apparition; 2° dans son premier développement, sous l'inspiration d'Hippocrate, et enfin 3° dans les transformations successives qu'il a subies jusqu'à notre époque, sous l'influence d'Athénée, de Galien, de Paracelse, de Van Helmont, de Stahl, de Grimaud, de Bordeu, de Barthez, et de tous ceux qui ont vu dans le vitalisme la base importante et la plus vraie des doctrines médicales.

CHAPITRE PREMIER

CIRCONSTANCES QUI ONT PRÉCÉDÉ L'APPARITION DU NATURISME

En Grèce, à l'époque d'Hippocrate, 400 ans avant J.-C., la médecine, pratiquée dans les temples et hors des temples par des prêtres ou par des magiciens, était, ou une œuvre désintéressée de la foi religieuse, ou une spéculation du charlatanisme le plus avide. C'était un acte de foi pour les uns, et pour les autres un acte d'empirisme profane, ou quelquefois d'indigne exploitation.

La science commençait à se former et à se montrer hors des temples avec son caractère essentiel de franchise et d'honnêteté. Sous l'influence de la philosophie qui la précédait pour en éclairer la marche et lui indiquer la direction à suivre, on la voit faire école à Cyrène, à Rhodes, à Gnide et à Cos.

Thalès, Zénon, Empédocle et Pythagore avaient publié leurs cosmogonies et expliquant les lois des corps organisés par les lois de l'univers, prétendaient éclairer la nature de l'homme par celle de la nature.

De là les premières applications de la philosophie à la médecine.

Le temps, qui nous a transmis les principes de la philosophie antique, n'a pas eu les mêmes égards pour les essais de nos premières écoles médicales; il a détruit la plupart des manuscrits de cette époque, et ne nous a rien laissé sur les écoles de Rhodes et de Cyrène; il ne nous a transmis que les *Sentences gnidiennes*, attribuées à Euryphon, dont parlent Hippocrate et Galien, et l'école de Cos, sa rivale, nous est représentée par les livres de la collection hippocratique.

M. Littré cependant croit qu'il reste encore quelque chose de l'école de Gnide, et que ces restes ne sont autres que les *deuxième* et *troisième livres des maladies*, intercalés dans les œuvres d'Hippocrate.

C'est dans ces livres qu'on trouve quelques faits relatifs à l'*auscultation*, notamment l'indication du frottement pleural, comme signe de pleurésie, et celle du bruit de gargouillement dans certains cas d'épanchement pleurétique (1).

Nous savons, en effet, aujourd'hui ce qu'a ignoré Laennec, que, dans certaines pleurésies avec épanchement, il y a du gargouillement thoracique qui peut faire croire à une excavation pulmonaire tuberculeuse ou autre, qui n'existe pas, ce qui explique comment on a publié des faits de guérison de phthisie pulmonaire avancée, qui n'avaient rien de ce qu'on appelle maintenant la phthisie.

Dès ce moment déjà, deux principes opposés de philosophie médicale sont aux prises, comme ils le sont encore aujourd'hui : l'un, prétendant localiser toutes les maladies pour n'y voir qu'une simple manifestation organique, c'est-à-dire un symptôme; l'autre, attri-

(1) « Si, appliquant l'oreille contre la poitrine, vous écoutez pendant longtemps, cela bout en dedans comme du vinaigre. » (§ 61, liv. II, *Des maladies*, Littré, p. 95, t. VII.)

buant les maladies à un trouble général de l'économie modifiée dans l'exercice de ses fonctions.

L'école de Gnide représente le premier de ces principes, celle de Cos représente le second.

A en juger par la critique que fait Hippocrate des *Sentences gnidiennes* (Hippocrate, t. II, *Du régime dans les maladies aiguës,* § 1), l'école de Gnide désignait toutes les maladies par leurs symptômes, et essayait de les classer, comme plus tard devait le faire l'illustre Boissier de Sauvages, en ne tenant compte que de leurs manifestations extérieures. « Ceux qui ont recueilli les sentences qu'on nomme *gnidiennes* ont bien tracé les symptômes morbides tels qu'ils se montrent, ainsi que la manière dont certaines affections se terminent, mais on en pourrait faire autant sans être médecin, en s'informant auprès des malades de ce qui leur arrive. On a négligé dans les *Gnidiennes* bien des choses que le médecin doit savoir sans les apprendre du malade, et qui sont essentielles pour l'appréciation exacte du mal... Quelques-uns n'ignoraient pas cependant les divers caractères des maladies et leurs différentes formes, mais ils se sont mépris quand ils ont voulu en faire une répartition bien ordonnée, car l'erreur dans le dénombrement est facile, si l'on distingue une maladie d'une autre par une simple nuance, et si l'on donne un nom différent à toutes celles qui ne sont pas identiques. (Hippocrate, *Du régime dans les maladies aiguës*, traduit de Gardeil, § 1.)

Tandis que l'école de Gnide ne voyait qu'une succession de symptômes dans chaque maladie, et s'appliquait à les subdiviser à l'infini, en surchargeant la science de détails inutiles, et en négligeant les signes qui font prévoir la fin des maladies, l'école de Cos suivait une direction opposée. Elle considérait la maladie comme un trouble général de l'économie, suivi de quelques localisations dans les organes, et elle en suivait la marche en cherchant les moyens d'en prévoir et d'en favoriser la fin. A l'école de Cos revient la gloire d'avoir fondé le pronostic, tandis que la diagnose fut surtout le mérite de l'école de Gnide.

Au sein de ces différentes écoles, la médecine déjà bien vieillie (1) faisait de continuels progrès.

La Grèce marchait à pas de géant vers la civilisation et allait prendre, à la tête des nations, une place qui, pour s'être amoindrie, n'en est pas moins des plus glorieuses pour l'esprit humain. Le mysticisme et la théurgie allaient céder le pouvoir à la philosophie,

(1) Hippocrate parlait déjà des époques éloignées de l'histoire. « Toute l'antiquité, dit-il, a foi dans les songes, etc. »

et les prêtres, gardant le dépôt exclusif des rites sacrés ou des cérémonies religieuses, allaient abondonner, en partie du moins, la culture des sciences aux philosophes et aux savants.

C'est alors que parut Pythagore, dont la philosophie eut une telle influence sur la médecine, qu'après avoir été l'inspiration de la médecine d'Hippocrate, elle se fait encore sentir aujourd'hui dans les doctrines de notre temps.

Jamais philosophie n'eut plus d'éclat ni plus d'importance, et, comme on va le voir, elle est le point de départ du *naturisme de l'école de Cos* et de son immortel promoteur, le grand Hippocrate.

Pythagore, né à Samos, d'abord athlète, ne se livra que plus tard exclusivement à l'étude de la philosophie. Disciple de Phérécide, il parcourut l'Égypte, la Phénicie, la Chaldée et l'Inde, pour en étudier les mœurs et coutumes, les cultes et les doctrines religieuses. Revenu dans le Péloponèse, il n'y séjourna que peu de temps et se rendit en Italie, à Crotone, où il fit connaissance de l'athlète Milon, et où il commença sa réforme philosophique. Son succès fut immense. Les disciples se pressaient en foule autour de lui. Il accepta de faire leur éducation, mais en les soumettant à un noviciat des plus sévères pendant deux à cinq ans. Pendant ce temps, ils devaient garder un silence presque absolu, prendre leurs repas en commun et vivre d'une nourriture des plus frugales, dans une soumission absolue aux ordres du maître.

C'est Pythagore qui a inventé le *théorème du carré de l'hypothénuse et la division de l'année en* 365 *jours* 6 *heures*, comme s'il avait soupçonné le mouvement de la terre et des planètes autour du soleil.

Sa cosmogonie est des plus curieuses, et c'est d'elle que la médecine a dû s'inspirer pour formuler la théorie des maladies telle que nous la trouvons dans Hippocrate. On en pourra juger par les extraits suivants que Lysis, pythagoricien, précepteur et ami d'Épaminondas, nous a laissés dans sa collection de sentences pythagoriciennes traduites de nos jours par Fabre d'Olivet.

Pythagore considérait l'univers comme un tout animé (κόσμος) dont les membres étaient des intelligences divines. De l'unité, principe de la nature, dérive le nom d'univers. L'unité est le principe de toutes choses, c'est Dieu, et à côté la matière représentée par 2 donne pour l'univers le nombre 12, qui résulte de la juxtaposition des nombres 1 et 2.

Cette application du nombre 12 à l'univers est, comme on le voit, la reproduction des vieilles idées chaldéennes qui ont présidé à l'institution du zodiaque.

Dans ce système, l'unité absolue ou Dieu représente l'âme spirituelle de l'univers, le principe de l'existence, et l'on admettait entre l'Être suprême et l'homme une série non interrompue d'êtres intermédiaires, dont les perfections décroissent en proportion de leur éloignement du principe créateur.

Tous les animaux, toutes les plantes, ne sont que des modifications d'un végétal originaire.......

L'homme seul est le nœud qui unit la divinité à la matière, qui rattache le ciel à la terre. Il a un corps, une âme et un esprit, se manifestant par trois facultés distinctes : la sensibilité, le sentiment et l'intelligence. — Selon Pythagore, « l'âme a un corps qui lui est donné suivant sa nature bonne ou mauvaise pour le travail intérieur de ses facultés ». Il appelait ce corps le char subtil de l'âme, et disait que le corps mortel n'en est que l'enveloppe grossière.

Avec Pythagore, et lorsque le vent de la persécution eut dissous la société pythagoricienne pour en disperser les membres dans les différentes parties de l'Italie et de la Grèce, commença l'ère de la pratique médicale sérieuse. Les disciples de ce philosophe introduisirent l'usage de visiter les malades à domicile ; ils allaient de ville en ville et de maison en maison, donner leurs conseils à qui en avait besoin, faisant ainsi concurrence aux asclépiades qui exerçaient la médecine dans les temples, aux gymnasiarques qui traitaient les athlètes et les malades dans leurs gymnases, et à l'empirisme des charlatans qui débitaient leurs drogues sur les places publiques et dans leurs boutiques particulières.

L'histoire les a désignés sous le nom de *médecins periodentes* ou ambulants. Alcméon de Crotone, qui a écrit sur l'anatomie des animaux et sur la physique, Empédocle d'Agrigente, furent les plus célèbres de ces médecins (1).

Tous préparaient l'avènement d'une science sérieuse, et il est évident que, par leur remarquable philosophie, ils ont favorisé la naissance d'une théorie médicale qui n'a jamais cessé d'être en honneur, et qui est la plus grande gloire d'Hippocrate. Je veux parler du *naturisme* inscrit en propositions évidentes dans les œu-

(1) C'est à cet auteur que l'on doit la première notion écrite de l'influence nuisible des eaux stagnantes. — Sélimonte était le siége d'une endémie qu'il attribuait aux eaux stagnantes d'un fleuve sans eau courante. Il fit détourner deux cours d'eau voisins pour amener leurs eaux dans le fleuve, et l'endémie disparut.

Sa ville natale était périodiquement ravagée par des fièvres pestilentielles qui coïncidaient chaque année avec le retour du siroco qui soufflait entre deux petites montagnes voisines. Il conseilla de fermer par un mur le passage par où soufflait ce vent si funeste, et lorsque le travail fut exécuté, la maladie cessa. — Deux pensées de ce genre suffisent à immortaliser un médecin, et ce n'est que justice.

vres attribuées à ce médecin, et dont la signification n'a été cependant bien comprise que beaucoup plus tard. C'était la manifestation d'un esprit judicieux, éminemment observateur, contre les pratiques contemporaines de la théurgie et de l'empirisme.

CHAPITRE II

DE L'APPARITION DU NATURISME

Le naturisme est, comme je l'ai dit, une doctrine dans laquelle le médecin accorde à l'action de la nature la direction de tous les actes physiologiques et morbides de l'organisation; c'est, malgré les affirmations contraires de Daremberg, qui a parlé d'Hippocrate sans le comprendre, le fond de la philosophie médicale du père de la médecine. Il a été assez longtemps après lui appelé *dogmatisme* par les partisans de la secte empirique, pour indiquer que le raisonnement venait s'ajouter à l'observation.

Mais si le mot *dogmatisme* appliqué aux doctrines d'Hippocrate et de ses successeurs immédiats, ne signifie rien de plus que l'usage de la raison en médecine, il n'a aucune valeur : car toutes les doctrines prétendent raisonner et dogmatiser, même l'empirisme qui, honteux de son origine, ne veut plus qu'on s'en tienne, comme le faisaient Acron, Philinus de Cos et Sérapion, ses fondateurs, à l'observation pure et simple des faits et au témoignage des sens privés du secours de la raison. Le mot de *naturisme*, introduit beaucoup plus tard dans la science, et adopté par un grand nombre de médecins, me paraît préférable. Il a l'avantage d'exprimer sans nulle équivoque le principe de la doctrine hippocratique, et la netteté de sa signification me le fait choisir de préférence à tout autre.

Νoῦσῶν φύσις ἰητὴρ. « La nature suffit seule aux animaux pour toutes ces choses; elle sait d'elle-même ce qui leur est nécessaire, sans avoir besoin qu'on le lui enseigne et sans l'avoir appris de personne..... Elle est le premier médecin des malades, et ce n'est qu'en favorisant ses efforts, que l'on obtient quelques succès. » (*Traité de l'aliment.*) Tel est le principe de la médecine hippocratique et du dogme de la *nature médicatrice*, corroboré par une foule d'aphorismes ayant la même signification.

Ainsi, l'homme est un être doué de la propriété caractéristique d'être impressionné ou troublé en totalité dès qu'une partie se trouve atteinte, bien différent sous ce rapport du minéral altéré sur un point, et qui reste intact partout ailleurs.

« Le corps vivant est un cercle dont on ne peut trouver le commencement ni la fin. » (Hipp.)

« Tout est commencement et fin. » (Hipp.)

« Dans le corps vivant, tout concourt, tout conspire, pour le même but. » (Hipp.)

« Le corps vivant est un tout harmonique dont les parties se tiennent dans une dépendance mutuelle, et dont tous les actes sont solidaires les uns des autres. » (Hipp.)

« Les différentes parties du corps, quel que soit le siège primitif du mal, se le communiquent de l'une à l'autre ; le ventre à la tête, la tête au ventre, aux chairs, et ainsi du reste. »

Ces principes sont ceux de la doctrine des *sympathies physiologiques et morbides*, doctrine qui est, comme l'on voit, l'un des plus fermes appuis donnés au naturisme par l'observation et par l'expérience.

Ce n'est pas tout. Si le corps vivant est un ensemble régi par une puissance qui préside à tout, qui sent tout et qui manifeste son action partout où il est besoin, quand la maladie est déclarée, la même puissance révèle son énergie en favorisant l'élaboration ou la coction du principe morbifique. Tantôt le phénomène a lieu sans effort, la maladie se termine naturellement par résolution (λυσις), tantôt le retour à l'état normal a lieu au moyen d'une manifestation particulière, la formation d'une humeur sécrétée par les voies naturelles ou déposée sur quelques parties du corps. C'est ce qu'il appelait les *crises*, dogme qui constate avec non moins de certitude que les précédents l'influence de la puissance régulatrice de l'organisation.

A ce dogme se rapporte l'idée des *jours critiques* ou *décrétoires* et celle des *métastases*, lorsque l'humeur fixée sur une partie malade se portait sur une autre partie, en débarrassant la première.

Enfin, en thérapeutique, la même idée fondamentale se montre. Cherchant les indications curatives, Hippocrate pose en principe que le médecin doit être « le ministre de la nature », que « là où tend la nature, il faut en aider le travail », et que, en vertu des sympathies qui unissent toutes les parties du corps vivant pour les rendre solidaires les unes des autres, on peut dans un but curatif provoquer sur un point un travail morbide qui en déplace un autre plus ancien et plus éloigné. *Duobus laboribus non in eodem loco fortior obscurat alterum*. C'est là le principe de la *révulsion*.

Ainsi, la *nature médicatrice*, les *sympathies* physiologiques et morbides, les *crises* et les *métastases*, la *révulsion* et la *dérivation*, telles sont les bases du naturisme indiqué plutôt que formulé par Hippocrate, développé par ses fils, amplifié par Galien et ses successeurs, modifié d'abord par Athénée, plus tard par Paracelse, par Van Helmont, par Stahl, par Bordeu, par Barthez et par un grand nombre de médecins dévoués à la défense du même principe. Malgré les changements et les additions qu'a pu subir la doctrine, malgré sa conversion en *pneumatisme*, en *animisme* et en *vitalisme*, malgré les *archées* de Van Helmont substituées à l'influence de la nature, le fond est resté, reste et restera le même comme une de ces variétés immuables que l'oubli ne peut jamais ensevelir.

Si nous voulons bien connaître le naturisme, et en approfondir les bases telles que l'observation les fournit, afin de savoir ce qu'il renferme de vérité ou d'erreur, il faut pénétrer plus avant dans l'analyse des faits que j'ai cités, et les justifier ou les combattre par les preuves que donne l'étude des malades. Je vais donc exposer les bases du naturisme, et cela terminé, je commencerai l'analyse des œuvres de tous les médecins illustres, tels qu'Hippocrate, Athénée, Galien, Oribase, Aétius, Alexandre Trallien, Paul d'Égine, Rhazès et les Arabes; Paracelse, Van Helmont, Stahl, Fernel, Grimaud, Bordeu, Barthez, etc., qui ont été les soutiens plus ou moins célèbres de cette remarquable doctrine.

§ Ier. — DE LA NATURE MÉDICATRICE ENVISAGÉE COMME PREMIÈRE BASE DU NATURISME.

Quand on examine la succession des êtres dans les espèces *hominale*, *végétale* et *animale*, on voit que dans leur court passage sur le globe, chacun d'eux est soumis à l'action d'une double loi de *destruction* et de *réparation*.

L'homme n'échappe point à cette loi de l'espèce et des individus. Il vient combler les vides produits par la disparition des générations antérieures, en attendant qu'il disparaisse à son tour. Chez lui tout est sujet à un continuel mouvement d'apport et de départ, et la substance se renouvelle sans cesse. Ce n'est pas seulement un être corporel régi par les seules propriétés de la matière, sa triple nature le sépare des corps inanimés en le rapprochant du monde des esprits. Doué, en tant que vivant, d'une force spéciale pour tous les êtres organisés, il en a de particulières à son espèce pour lui donner la pensée, pour maintenir la forme extérieure de son corps et celle de ses organes; pour régler les métamorphoses de ses tissus, l'exercice et la durée de ses fonctions, etc. — Cette force qui le fait vivre de la vie ordinaire et naturelle, l'assiste dans la souffrance, lorsque, troublé par une impression morbifique, il lui arrive d'être malade. Conservatrice de la forme et des fonctions normales, elle lutte pour rétablir la structure organique altérée par la maladie. Sa présence se révèle à chaque instant par le travail dynamique et organique qu'elle réalise au sein de son être pour éliminer un poison, un venin ou un corps étranger, pour isoler ou séparer un produit morbide des parties saines qui l'entourent, pour réunir des os fracturés, pour oblitérer une artère largement ouverte, pour absorber les matériaux solides ou liquides d'une inflammation des parenchymes ou des séreuses, pour limiter, par la pétrification, l'accroissement de certains produits morbides, etc. — Il n'est pas de maladie organique dans laquelle on ne découvre la preuve de son existence, soit par des résultats curatifs complets, soit, au contraire, par une simple ébauche, si une influence intempestive est venue l'arrêter dans son œuvre de réparation. (E. Bouchut, *Pathologie genérale*, p. 349.)

Cette puissance si active n'est autre que la *nature*, et dans l'état normal comme dans les troubles pathologiques, elle se révèle par les plus merveilleux résultats.

Dans les actions physiologiques si harmonieusement préméditées, le *consensus* et les sympathies ne sont pas autre chose qu'une manifestation impérieusement commandée par la puissance de conservation de l'être.

Les contractions du diaphragme et des muscles du ventre dans l'éternument produit par l'introduction d'un insecte dans les narines, sont bien l'effet d'une propriété des muscles, mais l'éternument ainsi provoqué est un acte réflexe conservateur de l'être, et nécessaire à l'expulsion d'un corps étranger.

L'aspect d'une table bien garnie de mets succulents inonde la bouche de salive. La vue de son enfant fait monter le lait dans le sein de la mère, et cela dans un but qu'il est à peine utile d'indiquer, et si c'est une propriété des glandes salivaires ou mammaires de faire du lait ou de la salive, c'est l'effet de la puissance conservatrice des êtres qui fait venir ces liquides, juste à propos, à l'instant précis où ils sont nécessaires.

Un froid modéré engourdit les hibernants, sans menacer leur existence et détruit leur faculté de produire de la chaleur, mais un froid très-rigoureux les réveille, ranime leur calorification pour un moment et les fait périr s'il se prolonge.

Le *consensus* qui maintient la matière des êtres vivants dans des combinaisons différentes de celle d'un cadavre et qui dirige l'ensemble des opérations organiques par la subordination des parties n'est pas contestable.

La force qui préside à leur formation et à leur accroissement ne l'est pas davantage.

Donc, il y a une puissance formatrice et conservatrice de l'être dans l'état de santé; mais si cette force révèle sa présence chez l'homme sain, il est difficile de croire qu'elle cesse d'agir dans l'état morbide. Comment nier son existence dans ce dernier état, lorsqu'on admet son influence dans le premier?

Les parties malades ne sont-elles pas vivantes comme les parties saines, et si elles sont vivantes, elles dépendent de l'ensemble : d'où la nécessité d'admettre que la force de conservation existe en elles comme dans toutes les autres parties du corps.

La plupart des maladies sont susceptibles de guérir sans traitement, et par la seule influence de la *nature*. Voilà ce que le médecin doit savoir dès le début de sa carrière, afin de ne pas se faire d'illusions sur la portée de son art, et s'il veut en apprécier exactement les limites. Il évitera de cette manière le double écueil de la crédulité et du scepticisme, si préjudiciable au perfectionnement de la science, si compromettant pour la dignité du médecin et si fâcheux pour la santé des malades.

Quand il devra intervenir, son action, motivée par des indications précises, n'en sera que plus sûre et d'une efficacité incontestable.

Ceux qui sont très-pressés d'agir disent, avec Asclépiade, que le dogme de la nature médicatrice n'est qu'*une méditation sur la mort.*

Le mot est vif, mais ce n'est par bonheur qu'un mot créé par l'ignorance, et auquel l'observation et l'expérience donnent le plus éclatant démenti.

« Si le sage, dit Fr. Bérard (*Doctrine médicale de Montpellier*, p. 205), faisait comparaître toutes les sectes devant son tribunal et qu'il écoutât avec impartialité les raisons de chacune d'elles, et surtout leurs accusations réciproques, les médecins mystiques (croyant à la colère du ciel dans la production des maladies et les abandonnant aux forces de la nature) auraient peut-être à se reprocher le plus de sottises, mais le moins de crimes; et si les malades étaient appelés comme témoins, ils s'élèveraient moins contre eux que contre les autres. »

Comme l'a dit Bordeu, « la médecine a pour principe une vérité de fait, bien consolante pour les malades et qui est aussi fort utile aux médecins : c'est qu'il est incontestable que sur dix maladies, il y en a les deux tiers qui guérissent d'elles-mêmes, et rentrent, par leurs progrès naturels, dans la classe des simples incommodités qui s'usent et se dissipent par les mouvements de la vie. »

L'homœopathie n'a de succès, ainsi que je l'ai démontré dans mon exposé des doctrines théurgiques (voyez plus haut, p. 30), que parce que la plupart des maladies aiguës guérissent par l'influence des seuls efforts de la nature : le malade, qui s'imagine prendre un remède lorsqu'il ne prend en réalité qu'une substance inerte décorée d'un nom pharmaceutique, attribue à ce remède illusoire et à la méthode une guérison dont l'honneur revient à la *nature*.

Il ne faut rien exagérer, ni croire que la nature médicatrice soit de force à contre-balancer l'effet des maladies. Non. Ce serait une erreur qui entraînerait le médecin à cette inaction systématique qu'Asclépiade a si durement qualifiée de *méditation sur la mort*, et ce n'est pas ainsi qu'il faut comprendre l'action de la force médicatrice. La conception de cette idée n'implique pas le moins du monde celle de la guérison spontanée de toutes les maladies sans l'intervention de l'art.

De ce que rien ne guérit sans l'influence bienfaisante de la nature, il ne s'ensuit pas qu'elle ait pour mission de rétablir toujours et partout l'ordre troublé par une maladie, ni qu'elle ait la force de se suffire à elle-même pour arriver à ce résultat.

Assez puissante dans un grand nombre de cas pour amener seule la transition de la maladie à la santé, la nature a souvent besoin d'aide et de direction dans ses efforts, et c'est à les découvrir que doit s'appliquer tout l'art du médecin.

Quo natura vergit, eo ducendum.

Ailleurs, son travail commencé, mais insuffisant, a été trop faible pour arrêter les progrès du mal et a été arrêté par la fin du malade. Jusque dans l'insuccès éclate sa puissance. La mort l'annonce aux vivants, et il est aussi impossible d'en méconnaître l'action que de nier la puissance qui modèle les contours de l'homme dans le sein maternel et les maintient dans son accroissement, malgré la rénovation de la substance.

Rien n'est mieux établi que l'action providentielle ordinairement heureuse de la nature médicatrice, et ce que je viens de dire sur les insuccès ne détruit pas le fait principal.

Les parties divisées ou coupées se réunissent ou se reproduisent en formant des tissus normaux ou des organes complets.

L'homme peut reproduire le cristallin enlevé sans sa capsule (Textor, Leroy); tous les os longs enlevés sans leur périoste (Flourens, Blandin, Ollier, etc.).

Il refait la peau divisée, ainsi que les canaux excréteurs de Stenon et de Warthon; il répare ses cordons nerveux (Schwan, Vulpian). Mais c'est surtout chez les animaux inférieurs que l'on voit les plus merveilleuses régénérations des tissus et des organes. Bonnet a montré que les *naïdes* coupées en vingt ou vingt-six morceaux reproduisaient en quelques jours vingt ou vingt-six nouvelles naïdes, et qu'on pourrait voir douze fois leur tête se reformer après sa section.

La planaire, coupée en deux, forme bientôt deux planaires, sa partie supérieure se reforme, l'estomac et l'anus, tandis que la portion qui n'avait plus que l'estomac refait sa tête.

Les crustacés régénèrent plusieurs fois leurs pattes arrachées.

La salamandre dont on enlève l'œil et dont on coupe le bras, refait un œil et reproduit son bras, avec les muscles, les nerfs, les vaisseaux et les vingt os qui en constituent le squelette.

Le limaçon reproduit ses cornes et même sa tête, etc.

Ailleurs ce sont les forces générales de la vie qui luttent contre les causes de la mort. Ainsi s'expliquent le réveil des hibernants par un froid excessif (Williams Edwards, *Des agents physiques sur la vie*, p. 247), la résistance des poumons à l'absorption de l'oxygène au delà des proportions, la guérison des maladies héréditaires, c'est-à-dire de l'hérédité par l'*innéité* (Prosper Lucas, *De l'hérédité naturelle et morbide*).

Dans les phlegmasies, à côté de l'obstruction des capillaires du tissu enflammé, il se forme dans l'exsudat fibrineux des vaisseaux de nouvelle formation qui aident à la résorption des produits inflammatoires ou au rétablissement de la circulation capillaire.

Quand un exsudat inflammatoire se change en pus, un travail nouveau le dirige à travers la profondeur des tissus pour l'évacuer au dehors, à travers la peau ou à la surface d'une membrane muqueuse; tandis qu'ailleurs la partie liquide du pus se résorbe en laissant un noyau solide qui se réduit de plus en plus avant de disparaître (E. Bouchut, *Mémoires de la Société de biologie*, 1857).

Une maladie qui produit l'engorgement du système circulatoire général ou local, donne souvent lieu à des *hémorrhagies supplémentaires* qui viennent rétablir l'équilibre.

Des obstacles formés à l'orifice des organes creux, comme l'estomac, le cœur, la vessie, etc., provoquent une hypertrophie compensatrice des parois de l'organe, dans le but de créer une force capable de lutter avantageusement contre le rétrécissement des ouvertures et de favoriser la sortie des liquides à mettre en mouvement.

Lorsque de gros vaisseaux s'oblitèrent et cessent d'être pénétrés par le sang, il s'organise dans le voisinage une circulation collatérale qui rétablit, avec le temps, les fonctions circulatoires dérangée de leur état normal.

Existe-il un corps étranger dans les tissus (balles, aiguilles, morceau de drap, etc.), de deux choses l'une : ou un travail naturel l'enveloppe de capillaires nouveaux qui s'oblitèrent plus tard, forment une membrane d'enveloppe ou un kyste destiné à l'isoler et à protéger les tissus contre lui jusque dans les parties les plus délicates, ou bien il provoque une phlegmasie qui le chasse au moyen de la suppuration.

Dans les maladies, l'œuvre de la réparation se voit partout, et si elle ne réussit pas toujours, quel qu'en soit le résultat, on trouve toujours la trace de son effort.

Dans les plaies que réunit d'une *manière immédiate* la lymphe plastique, et dans les *réunions secondaires* où le travail de cicatrisation, pour être moins rapide, n'en est pas moins curieux, quel est l'agent curatif, de la *nature* ou de l'emplâtre appliqué par le chirurgien ?

Une fracture vient d'avoir lieu, et voilà qu'un suc spécial, déposé entre les extrémités divisées de l'os, sert à leur consolidation avec ou sans le secours du chirurgien ; heureux si l'art intervient pour diriger le travail de la nature, mais la science ne saurait ici avoir d'autre prétention.

Dans tous les produits morbides, cancer, poches hydatiques, tubercules, etc., déposés au sein des tissus, malgré l'incurabilité de la diathèse qui engendre le mal, la *nature* entreprend encore autour de ces produits un travail de vascularisation destiné à leur enkystement et à leur pétrification. Cela s'observe dans les poumons remplis de tubercules (Natalis Guillot, *Des vaisseaux de nouvelle formation autour des tubercules*). Je l'ai constaté autour de tumeurs hydatiques du foie, et chacun sait que les tumeurs fibreuses de l'utérus se remplissent souvent de concrétions calcaires, de façon à suspendre leur développement et à se guérir par pétrification.

Tous les phlegmons aigus de l'ovaire, des annexes de l'utérus et de la fosse iliaque, cheminent à l'extérieur vers la peau, quelquefois dans la vessie ou dans l'intestin, et c'est ainsi qu'ils guérissent sans l'intervention du chirurgien qui ne peut toujours y porter son instrument.

Tous les tissus divisés se rapprochent et se séparent par la reproduction de tissus semblables, et il n'est pas jusqu'aux cordons nerveux divisés qui ne se reproduisent, car, dans certains cas, la paralysie consécutive à une section de nerf se guérit, et dans la cicatrice se retrouvent des éléments nerveux de nouvelle formation.

Il serait trop long d'énumérer toutes les preuves de l'action curative de la vie que révèle l'observation des malades. Ce que j'ai dit doit suffire. J'ai montré par un grand nombre d'exemples la réalité d'action d'une force conservatrice de la structure des tissus, de la forme des organes, de la régularité des fonctions, et cela par des actes naturels, ayant pour but de détruire, de chasser et d'isoler les produits matériels développés par la maladie. Tout dans ces actes représente la contre-partie des actes morbides; c'est une lutte de la *conservation contre la destruction*, et il est impossible de ne pas placer à côté de la *nature créatrice* de l'homme, la *nature médicatrice* qui le conserve, en rémédiant aux maladies qui troublent et abrégent son existence. Cette action bienfaisante de la nature contre les effets de la maladie est aussi évidente que ces effets eux-mêmes, et c'est presque une ingratitude que de vouloir la contester. Il n'est personne qui n'ait des grâces à lui rendre, et à qui elle n'ait rendu quelque bon office.

Les empiriques et les sceptiques, ceux qui font de la vie une simple propriété de la matière, nient énergiquement l'influence providentielle de la nature sur la terminaison des maladies.

Ils disent : Mais tout ne guérit pas par la nature médicatrice. Intelligente comme on l'a supposée, elle ne devrait pas laisser mourir autant de malades, elle ne devrait pas consolider une fracture de travers, ni laisser un membre fracturé se raccourcir, elle ne devrait pas faire ouvrir dans le péritoine un abcès qui entraîne la mort, ni produire l'étranglement d'une hernie, etc.

D'abord, parmi les philosophes qui ont admis le dogme de la *nature médicatrice*, personne n'a jamais dit, ou seulement insinué que l'influence de la nature fût de force à empêcher de mourir. La destinée humaine est fixée d'avance, et les lois de conservation de l'espèce n'ont d'autre pouvoir que de la préserver ou de la conserver pendant un temps très-court, mais défini. Cette action n'a rien de particulier à l'individu ; il ne faut pas se flatter à cet égard; elle n'est pas relative à la maladie en général, telle que nous la comprenons, comme une chose abstraite ; elle est spéciale à un désordre corporel contre lequel elle lutte, et, à ce titre, elle se révèle partout autour des lésions organiques.

Ainsi, un homme a un abcès de la fosse iliaque que la nature pousse à la fois vers l'extérieur et vers le péritoine ; il allait s'ouvrir au dehors, lorsqu'une secousse le fait crever dans le péritoine, en produisant une phlegmasie mortelle. Une femme est affectée d'anévrysme de l'aorte, avec une poche énorme qui use les côtes, s'ouvre à l'extérieur dans un effort et la fait périr en quelques secondes. Quelle a été dans ce cas la puissance de la nature médicatrice qui a laissé périr ces deux malades?

Je l'ai dit tout à l'heure, cette action de la nature n'est pas spéciale à l'individu, mais à la maladie et à la lésion. Non, sans doute, la nature médicatrice n'a pas préservé de la mort X... avec son abcès de la fosse iliaque, ni Z... avec son anévrysme, mais elle travaillait dans le but d'arrêter les progrès du mal. Qu'on ouvre le cadavre, et l'on verra si elle n'a pas fait preuve d'intelligence et de prévoyance.

Ici, elle avait établi des adhérences du foyer avec l'intestin pour faire cheminer sans danger le pus de la fosse iliaque dans le cœcum, et là elle avait fait une poche formée de couches sanguines concentriques, qui s'opposaient depuis plusieurs années à la rupture de l'anévrysme, en faisant tout ce qu'il fallait pour le guérir. De ce qu'elle n'a pas sauvé les malades, il ne s'ensuit pas qu'elle n'ait rien entrepris pour faciliter la terminaison favorable de leur mal ; au contraire, je viens d'établir les traces de son action bienfaisante.

Il en est ainsi partout, et, dès qu'on pénètre au fond des choses, on voit que les objections faites par l'empirisme à la réalité d'une nature médicatrice ne sont pas fondées.

§ II. — DES SYMPATHIES ENVISAGÉES COMME SECONDE BASE DU NATURISME.

Les sympathies sont des actes physiologiques ou morbides, dus à l'influence de certains organes les uns sur les autres et attestant la solidarité de toutes les parties du corps. Chez l'homme, *tout concourt, tout conspire* à sa conservation, a dit Hippocrate, dont les œuvres renferment en aphorismes le résumé de la doctrine des sympathies.

« Le corps vivant est un tout harmonique dont les parties se tiennent dans une dépendance mutuelle et dont tous les actes sont solidaires les uns des autres. » (Hipp.)

« Les différentes parties du corps, quel que soit le siége primitif du mal, se le communiquent de l'une à l'autre : le ventre à la tête, la tête au ventre, aux chairs, ainsi du reste. » (Hipp.)

Qui ne voit dans ce peu de mots le principe des sympathies physiologiques, morbides et curatives, auquel la science a depuis accordé de si longs développements en le considérant comme une des plus solides preuves du naturisme ?

La doctrine des sympathies morbides et curatives n'est pas plus contestable que ne l'est celle des sympathies physiologiques affirmée par tous les observateurs. L'étude de l'homme sain et malade fournit de trop nombreuses preuves en faveur de ces trois ordres de sympathies, pour que, malgré l'inconstance du phénomène, il y ait le moindre doute à concevoir sur sa réalité.

Bien qu'elles soient très-réelles, les sympathies ne sont pas constantes, et lors même qu'elles se sont une fois montrées chez une personne, elles peuvent bien ne pas se reproduire, alors que les conditions accessoires sont les mêmes. C'est un effet de l'idiosyncrasie qui peut changer d'un moment à l'autre.

Ainsi les vomissements sympathiques de la grossesse n'existent pas toujours, et, après avoir eu lieu pour un premier enfant, ils peuvent ne pas se produire dans une grossesse suivante. — Le froid de la peau, que l'on a vu suspendre une hémorrhagie, ne réussit pas toujours à déterminer ce résultat.

Les sympathies sont passagères, mais elles peuvent survivre à leur cause, et bien des fois, on a vu un phénomène morbide, né sous l'influence d'une cause accidentelle, devenir une maladie permanente, alors que la cause occasionnelle avait disparu. La folie puerpérale dure quelquefois toute la vie, et le strabisme ou l'épilepsie engendrée par des entozoaires, ne cessent pas, bien qu'on ait chassé tous les helminthes de l'intestin.

Leur intensité est très-variable et diffère avec l'âge et le sexe des individus. D'une autre part, elle est tantôt supérieure et tantôt inférieure à celle des maladies qui leur ont donné naissance Ainsi la fièvre, qui est le plus commun de tous les phénomènes sympathiques, est généralement plus vive chez les enfants que chez les vieillards, plus fréquente chez la femme que chez l'homme, et enfin très-variable dans sa violence, relativement au mal qui la produit. Si elle est ordinairement en rapport avec la gravité de la lésion primitive, elle est quelquefois plus violente qu'elle ne devrait être, tandis qu'ailleurs elle est au-dessous de ce que l'on pourrait supposer d'après le peu d'importance de la lésion. Elle peut même ne pas exister, et il en résulte alors ce qu'on appelle des *maladies latentes.* (E. Bouchut, *Pathol générale*, p. 262.)

C'est l'affaiblissement des sympathies qui est la cause des maladies chroniques. On sait en effet que le premier signe de la chronicité est l'absence de réaction ou la cessation de la fièvre, malgré la persistance de la lésion qui en a été le point de départ.

Les sympathies ne sont pas toujours réciproques ; et s'il est vrai de dire que celles de la peau sur les muqueuses se reproduisent des muqueuses sur la peau dans le scrofulisme ou dans l'herpétisme, on n'en pourrait dire autant de celles qui ont été signalées entre le cerveau et l'estomac.

Les sympathies sont d'autant plus nombreuses, que l'*excitabilité* (E. Bouchut, *De la vie et de ses attributs, de l'impressibilité*, p. 58), qui en est la source, est plus facilement mise en jeu. Cela explique pourquoi l'enfance est surtout l'époque de leur manifestation, et pourquoi toutes les maladies aiguës de cet âge sont si souvent précédées ou suivies de convulsions, de coma, de vomissements et de paralysies, qu'on n'observe pas à une époque plus avancée de la vie. Leur fréquence diminue chez l'adulte, en même temps que l'excitabilité, et elles deviennent de plus en plus rares, à ce point que chez les vieillards, les phlegmasies les plus graves peuvent exister sans fièvre. C'est là un phénomène essentiellement vital, qui prouve l'énergie de l'influence qui dirige ou maintient l'harmonie des parties constituantes de l'organisation humaine, et qui rend toutes ces parties solidaires les unes des autres. Rien de pareil n'existe dans les différentes parties d'un cadavre ou des corps inorganiques.

Comme l'a dit Barthez, les sympathies ne sont pas perpétuelles, ce qui devrait être si les causes de la sympathie étaient de nature mécanique, au lieu d'être en rapport avec le principe de la vie, et, dans leur manifestation inconstante ou intermittente, elles attestent le degré de sensibilité inconsciente des organes, qui avertit l'homme qu'un trouble s'est produit dans une partie de son corps.

Le nombre des sympathies a considérablement diminué depuis que, par suite des progrès de la science, on a pu attribuer à leur véritable cause des complications jusque-là expliquées par la sympathie.

On a pu, ou l'on pourra encore se tromper, en considérant comme sympathique un phénomène qui ne l'est pas ; mais du plus ou moins grand nombre de sympathies ne dépendent pas l'avenir ni la solidité de la doctrine, et il suffit que plusieurs de ces phénomènes soient incontestablement sympathiques, pour que la théorie conserve toute sa force. On ne croit plus, avec Bichat, que l'œdème des membres dans les maladies organiques du cœur, soit un phénomène sympathique, et l'on explique son apparition par l'obstacle à la circulation du sang, qui ne peut revenir dans le cœur. On sait à présent que les abcès du foie, dans les plaies de la tête, sont moins la conséquence d'un effet sympathique, que d'une phlébite des veines qui donne lieu à la résorption purulente et à la formation d'abcès dans le tissu hépatique.

Malgré ces réductions, et quelque nombreuses qu'elles soient, les sympathies sont des phénomènes vulgaires. Tantôt *physiologiques*, tantôt *morbides*, elles sont, dans ce dernier cas, ou des complications de la maladie principale, ou des *moyens curatifs* au service de la nature médicatrice.

Elles ont lieu : 1° entre les tissus et entre les organes de même nature ; ou 2° entre des organes et entre des tissus de nature différente.

1° Des sympathies entre tissus et entre organes de même nature.

Les phénomènes synpathiques se produisent souvent entre les diverses parties d'un même tissu, ce qu'on voit dans le tissu cellulaire pour l'obésité ; dans les muqueuses pour les phlegmasies multiples de ces membranes; dans les séreuses (1), dans les os (2), dans l'iris (3), dans le cristallin (4), dans le tissu fibreux (5), glandulaire (6), capillaire, etc.

Ailleurs, elles ont lieu d'un organe entier sur un organe entier, mais semblable. Exemples : L'action d'un œil malade sur l'autre, qui devient quelquefois malade à son tour, et qu'on sauve en enlevant le premier ; l'action de la carie dentaire qui se produit très-souvent des deux côtés sur la dent semblable, etc.

2° Des sympathies entre des tissus et entre des organes de structure différente.

Bien que la structure de toutes les parties du corps ne soit pas la même, la plus entière solidarité existe entre elles, et elles offrent des sympathies extrêmement fréquentes. On les observe entre la peau et les muqueuses, entre la peau et les séreuses, entre les muqueuses et les séreuses, enfin entre tous les organes, quelle que soit leur conformation.

Peau et séreuse. — Chacun sait que dans les hydropisies considérables des séreuses, notamment dans l'ascite, il y a diminution de la perspiration cutanée, ce qui forme une espèce de révulsion. Réciproquement, la perspiration de la peau supprimée amène de l'anasarque ; enfin le refroidissement de la peau produit le rhumatisme, la pleurésie, la péricardite, etc.

Muqueuses et séreuses. — Une étroite sympathie unit la muqueuse de l'urèthre atteint de blennorrhagie avec la séreuse du

(1) La péritonite entraîne souvent la pleurésie ou l'arachnoïdite. L'arthrite est souvent suivie de péricardite, d'endocardite, de pleurésie ou de méningite.

(2) La sortie des dents est toujours parallèle, et la carie d'une d'entre elles amène souvent la carie de sa pareille dans le côté opposé.

(3) La dilatation d'une pupille entraîne la dilatation de l'autre.

(4) Une cataracte produit presque toujours la même maladie de l'autre œil.

(5) Le rhumatisme fibreux des jointures se montre à l'intérieur sur le tissu breux des méninges, de l'intestin, de la peau, de la sclérotique, du périoste crânien, etc.

(6) La glande parotide malade rend quelquefois malade la glande mammaire, oreillons.

genou ou de l'épaule, qui offrent souvent de l'hydarthrose, et la même muqueuse irritée par le cathétérisme amène quelquefois la syncope, quelques accès de fièvre intermittente, ou un accès mortel de fièvre pernicieuse.

Sympathies d'un organe sur l'autre. — Les glandes salivaires occupées par des oreillons produisent quelquefois par sympathie une affection douloureuse de la mamelle et du testicule, constituant la mammite, et ici une véritable orchite. Tous les tissus enflammés amènent l'accélération des battements du cœur, et la réplétion des capillaires avec élévation de température, d'où la *fièvre*, considérée avec raison par tous les médecins comme le plus fréquent de tous les phénomènes sympathiques.

Les phlegmasies, quel qu'en soit le siége, occasionnent un état saburral de la langue, avec dégoût des aliments et inappétence. La fièvre amène toujours la courbature, c'est-à-dire l'amyosthénie, ou perte de l'influx nerveux qui soutient les forces musculaires. Avec la fièvre, existe une névrose salutaire, qui est la soif, ou polydipsie. De sorte qu'on voit ici des phénomènes sympathiques tout à fait en rapport avec les besoins de l'économie et la guérison des maux qui l'affligent. La nature ici met les malades à la diète, au repos, et leur inspire le besoin de prendre des boissons abondantes. C'est dans un but de conservation analogue qu'au début de certaines hémorrhagies elle produit le spasme des capillaires cutanés, la chair de poule et la syncope, qui ralentissent l'impulsion du cœur, arrête quelquefois l'écoulement de sang.

L'estomac et l'intestin dérangés dans leurs fonctions produisent souvent la céphalalgie, l'hypochondrie et l'aliénation mentale.

Toutes les maladies aiguës du cerveau troublent la digestion et provoquent des vomissements. Il en est quelquefois de même de la tuberculisation pulmonaire à ses débuts.

Un œil qui se détruit entraîne quelquefois par sympathie la perte de l'autre, et l'opération qui détruit le premier sauve quelquefois le second.

La dentition difficile détermine souvent la diarrhée.

La blennorrhagie amène quelquefois une pyélite qui détruit la presque totalité du rein.

La vessie, irritée par un calcul, excite très-souvent au méat urinaire un prurit qui indique la présence du corps étranger.

L'utérus malade, fluxionné par les règles ou par un commencement de grossesse, déterminent le gonflement des mamelles et l'érection douloureuse de son mamelon.

La menstruation provoque très-souvent l'apparition d'une pustule d'acné au visage, sur les épaules ou sur quelque autre partie du corps.

L'utérus malade engendre quelquefois autant que l'état de grossesse, les nausées et les vomituritions alimentaires.

La colique néphrétique, maladie bornée au rein, a pour principal symptôme un phénomène sympathique, qui est le vomissement.

Dans la première enfance, le travail de la dentition produit souvent des attaques d'éclampsie, tandis que dans la seconde, il s'accompagne plutôt de toux nerveuse ou de danse de Saint-Guy.

Les fièvres éruptives, comme les maladies aiguës de l'enfance, s'annoncent très-souvent par des phénomènes sympathiques, et avant toute autre chose se révèlent par des convulsions ou du délire, par des vomissements, par du frisson avec cette contraction des capillaires qui constitue la chair de poule.

La dyspepsie est souvent cause d'une migraine, qu'on guérit en faisant disparaître la maladie de l'estomac.

Les helminthes de l'intestin produisent souvent la toux nerveuse, l'éclampsie, la chorée et des paralysies partielles de la sensibilité et du mouvement.

Le tétanos a souvent pour point de départ une plaie exerçant la plus fâcheuse influence sur les troubles du système nerveux.

L'accouchement et l'état puerpéral qui suit, ainsi que l'apparition des règles, déterminent quelquefois chez certaines femmes des attaques de manie aiguë.

De nombreuses sympathies existent donc entre les différentes parties du corps, de façon à établir entre elles une solidarité qui prouve leur dépendance réciproque. Il n'en pourrait être différemment. Le principe qui dirige les opérations de la vie vers un but que nous ne connaissons guère, a besoin d'être instruit de tout ce qui se passe dans l'organisme, et il reçoit par les troubles de la sensibilité inconsciente, répartie dans tous les tissus, c'est-à-dire par des phénomènes sympathiques, l'avertissement du mal qui va se produire. Sous ce rapport, les sympathies aident à la conservation de l'individu ; elles peuvent être considérées comme le cri des organes souffrants indiquant la nature du mal, et elles contribuent beaucoup aux progrès du diagnostic.

Si quelques sympathies ne sont que des complications, il en est d'autres qui servent à la nature de moyen de guérison, et sous ce rapport, comme je l'ai déjà dit, elles se rattachent très-directement au dogme de la nature médicatrice. Ce sont les *sympathies curatives*. Il est bien évident que dans l'invasion des maladies aiguës, les sécrétions désagréables de la langue, l'amertume de la bouche et l'inappétence qui empêchent de prendre des aliments, sont des phénomènes sympathiques, très-utiles à la guérison du mal, et il en est de même de la soif ou de la courbature. Tous ces phénomènes font que l'homme fait diète, boit et se repose, remplissant ces trois indications fondamentales de la thérapeutique.

Les animaux n'ont pas d'autre médecine que celle-là, et ils ne s'en trouvent pas trop mal.

Je laisse après moi deux grands médecins, disait Chirac, la *diète* et l'*eau*. Cela est vrai, et dans les maladies aiguës, avant tout autre remède, ces deux moyens sont les plus utiles à la guérison.

Dans une hémorrhagie interne, la chair de poule, la contractilité des capillaires et la syncope qui se produisent, sont des phénomènes sympathiques capables d'arrêter l'écoulement de sang, et c'est ainsi que plus d'une fois chez l'homme, des hémorrhagies sont arrêtées au moment où par leur continuité elles auraient occasionné la mort.

Parmi les sympathies, il en est une enfin, la *fièvre*, à laquelle on a fait jouer un rôle conservateur, qui n'est pas reconnu tel par tous les médecins.

A côté de ceux qui disent que la fièvre est un effort de la nature pour débarrasser l'organisme d'un produit morbide (1), il en est d'autres qui la considèrent comme une complication des maladies.

Où est la vérité entre ces assertions contradictoires, et quelle est l'opinion qui se justifie le mieux par l'observation des malades?

Il est bien certain, quelle que soit l'idée qu'on se fasse de la fièvre, que ce phénomène indique la réaction de la vie contre les états morbides susceptibles d'occasionner la mort. Que la fièvre favorise ou non l'expulsion de la matière morbifique, peu importe, cette manière de voir n'étant qu'une hypothèse, mais ce qu'il y a d'incontestable pour tout le monde, c'est qu'elle est la réaction de la vie contre ce qui en trouble l'exercice.

Or, dans les maladies, la réaction est regardée avec raison par tous les médecins comme une chose utile ; tant qu'elle existe, le mal peut guérir, et dès qu'elle n'a plus lieu, on voit paraître l'état

(1) Stahl définit la fièvre une opération de la nature pour une fin salutaire, dont le but est l'expulsion des matières nuisibles. La définition est à peu de chose près la même : la fièvre est un mouvement salutaire imprimé au sang par la natur , dont les efforts tendent à débarrasser ce liquide des matières morbifiques qui l'altèrent, et à lui rendre sa pureté primitive. D'après Stahl, c'est une affection de la vie qui s'efforce d'écarter la mort.

chronique, entretenant un état maladif permanent plus ou moins grave suivant l'organe affecté.

La réaction peut être plus forte que le malade, mais elle n'en est pas moins l'agent naturel destiné à favoriser les opérations moléculaires qui éliminent certaines productions morbides, les isolent si l'élimination est impossible, et réparent les tissus altérés par ces productions. Dans l'état chronique même, comme la scrofule ou certaines phlegmasies très-anciennes sans réaction, la guérison ne s'obtient qu'en faisant naître au moyen du fer, du quinquina, de l'arsenic, de l'alimentation, de l'exercice et des excitants locaux, une fièvre artificielle qui, ranimant la vitalité générale et celle des parties malades, les replace progressivement dans leur état normal. C'est là un fait consacré par l'expérience et fondé sur l'analogie. Ainsi, l'observation établit qu'une affection fébrile survenue accidentellement fait disparaître des maladies chroniques qui avaient précédemment résisté à tous les moyens rationnels. (*Dictionn. des sciences médicales*, t. XV, p. 260.) Une fièvre intermittente rebelle peut disparaître par une fièvre continue intercurrente, par un violent exercice ou par une profonde ivresse. Le catarrhe pulmonaire chronique guérit quelquefois par le vin, par le punch et par d'autres liqueurs stimulantes. Toute fièvre peut guérir l'épilepsie, dit Galien, et il y a depuis lors un grand nombre d'observations qui prouvent qu'elle peut cesser sous l'influence d'un typhus. On trouve dans les *Actes des curieux de la nature*, t. V, obs. 64, des exemples de paralysie guérie par des fièvres continues survenues accidentellement. Il en est de même des névralgies, de quelques hydropisies asthéniques, etc.

Des faits pareils ne pouvaient pas être perdus pour l'observation, qu'éclaire le raisonnement ; ce que fait la nature doit être le guide du médecin, et c'est ainsi que la thérapeutique par les *stimulants*, par les *toniques*, par les *astringents*, par les *excitants* et par l'*hydrothérapie* a pu être proposée dans les maladies chroniques.

Elle a pour but de faire naître une sorte de fièvre accidentelle capable de faire disparaître d'anciens états morbides.

Sous certains rapports, donc, la fièvre peut être considérée comme un effort salutaire de la nature, et à cet égard elle rentre très-bien dans la catégorie *des sympathies curatives, naturelles*, qui attestent la réalité d'une nature médicatrice.

§ III. — DES CRISES ENVISAGÉES COMME TROISIÈME BASE DU NATURISME.

Un autre appui du dogme de la nature médicatrice et du naturisme, ce sont les *crises* observées dans les maladies aiguës et considérées comme la manifestation d'un effort de nature pour leur guérison.

Les crises sont en effet des phénomènes morbides qui, dans le cours des maladies aiguës, annoncent une terminaison favorable ou funeste. C'est le *jugement* de la maladie. Cependant les crises n'ont pas toujours lieu, et, dans un certain nombre de cas, il n'y en a point trace, la maladie se terminant d'une autre manière, par résolution, λύσις (*lysis*), ou par décroissement successif de tous les symptômes.

Le dogme des crises existait avant Hippocrate, qui n'en parle que sans prétention, comme lorsqu'il s'agit d'un fait ancien, dans le livre *Des maladies et des épidémies;* dans les *Aphorismes*, et enfin dans deux livres aprocryphes de compilation, ayant l'un pour titre : *Des crises*, et l'autre : *Des jours critiques*. Ce n'est que plus tard qu'on trouve dans Galien la première étude complète de la doctrine que nous connaissions, et c'est là l'ouvrage à consulter si l'on veut en prendre l'idée la plus exacte.

Pour bien comprendre la doctrine des crises, il faut se rappeler qu'Hippocrate, n'ayant pas fait d'anatomie pathologique, accordait peu d'importance aux lésions des solides, et considérait surtout les maladies comme un changement survenu dans la quantité, la qualité et la distribution des humeurs.

Tout en admettant le principe recteur de la vie dans les actes morbides, ce qui en fait un vitaliste (*ubi stimulus, vel dolor, ibi fluxus*), sa pathologie était essentiellement humorale. Il admettait que la santé résultait du mélange exact de quatre humeurs : le sang, la pituite, la bile et l'atrabile, qui devaient s'équilibrer dans leurs proportions. Si ce mélange cessait d'exister, il y avait maladie, ou, dans le langage du temps, une *intempérie* caractérisée par la surabondance d'une de ces humeurs, dite alors *intempérée*.

Si les humeurs élaborées, le sang dans le cœur, la pituite dans le cerveau, la bile dans le foie, l'atrabile et l'eau dans la rate, se portaient au loin sur un autre organe, elles y déterminaient une maladie ou *fluxion*. L'humeur intempérée qui produisait la fluxion, c'est-à-dire la maladie, était d'abord à l'état de *crudite*, et elle devait se retirer au moyen d'une élaboration naturelle qualifiée de *coction* ou de *maturation*, et dans ce travail lent et successif, s'il survenait un phénomène vital particulier, on lui donnait le nom de *crise*. Si le travail s'accomplissait sans rien offrir de spécial, la maladie réalisait, comme nous l'avons dit, la terminaison par *résolution*. Ces trois périodes de la maladie pour l'ancienne médecine, *fluxion*, *coction*, *crise* ou *résolution*, répondent aux trois périodes actuelles, dites *invasion* ou *accroissement*, état et *déclin* de l'état morbide.

La différence consiste en ce que les anciens, nos maîtres, mettant beaucoup de leur raison dans les choses, avaient cherché à comprendre le mécanisme de la maladie, tandis que notre époque, essentiellement empirique, ne voulant point raisonner sur la pathogénie, se borne à constater les actes de l'évolution morbide, en déclarant qu'une maladie s'accroît, augmente et disparaît. Entre ces deux opinions, la postérité dira où est la vraie grandeur et la vérité.

Quand elle a lieu, la crise consiste donc dans l'évacuation de l'humeur intempérée, ou dans la transformation de cette humeur qui doit être rejetée au dehors. On a un exemple de cette transformation dans la variole, dans le coryza, dans la bronchite, dans les abcès, etc.

C'est à favoriser les crises que devait s'appliquer le médecin, et il ne devait pas intervenir à la période de crudité des maladies, sous peine de nuire au malade; il devait attendre un peu que la maladie soit bien déterminée pour en diriger les actes : *Quo natura vergit eo ducendum.* C'est la condamnation des pratiques abortives au moyen desquelles l'empirisme a souvent prétendu *juguler* les différents états morbides.

L'expérience n'a pas sanctionné cette manière de voir, qui n'est vraie que pour un certain nombre de phlegmasies et de fièvres éruptives, et encore la question est-elle aujourd'hui fort contestée. Il est évident qu'il ne faut agir que lorsqu'on sait à quelle maladie on a affaire et pourquoi on agit; mais alors toute intervention à la période de crudité d'un mal se justifie, même au point de vue hippocratique, si la médication abortive amène la résolution d'un mal au lieu de le prolonger pour arriver à une crise formée par la maturation des humeurs

Imiter la nature dans ses efforts de *résolution* ou dans la production des *crises*, n'est-ce pas là le vrai principe d'Hippocrate, et l'on a tort de reprocher à la médecine hippocratique une inaction qui ne doit avoir rien d'absolu et qui consiste à dire : *N'intervenez que lorsque vous savez pourquoi vous agissez.*

Les phénomènes critiques signalés par Hippocrate sont en général des évacuations de matières morbides : 1° des pertes de sang ; épistaxis, hémorrhoïdes, etc. ; 2° des matières muqueuses ou puriformes de la bouche, du nez, des bronches, de l'intestin ou de la vessie : urines, excréments, ptyalisme, expectoration, etc. ; 3° des matières rejetées par la peau : les sueurs, des abcès, des éruptions cutanées, etc.

Dans les crises, dit Hippocrate, les humeurs, de ténues deviennent épaisses, les transparentes un peu troubles, et les aqueuses ou pituiteuses tout à fait purulentes.

Cela est vrai, et aujourd'hui encore, après vingt siècles, tous les médecins peuvent vérifier l'exactitude de ces assertions.

Hippocrate a aussi parlé de phénomènes non critiques qui précèdent ou annoncent les crises et peuvent faire prévoir le lieu de leur apparition ; d'où une attention toute particulière recommandée aux médecins pour découvrir des phénomènes de cette nature ayant une si grande importance thérapeutique.

Ces phénomènes sont de deux sortes : 1° des *phénomènes communs* annonçant l'imminence de la crise, sans détermination du lieu où elle doit s'opérer; 2° des *phénomènes propres* indiquant que la crise doit se faire, et le point où elle doit avoir lieu.

Malheureusement ces phénomènes ne sont pas très-clairement indiqués dans les livres hippocratiques, et il est difficile de savoir à quoi s'en tenir sur ces phénomènes indicateurs de la crise.

Les crises existaient surtout dans les maladies aiguës, du quatrième au soixantième jour, car passé ce terme, la maladie est devenue chronique, et sous cette nouvelle forme il n'y a plus de crise à attendre; elles se terminent sans phénomènes critiques, quelle qu'en doive être la fin, heureuse ou malheureuse.

Quand les crises devaient avoir lieu, on les observait à certains jours fixes compris entre le quatrième et le soixantième, que pour ce motif on nommait des *jours critiques*. Elles se montraient dans les jours pairs ou dans les jours impairs, mais ces derniers étaient regardés comme les plus favorables aux bonnes crises : de là l'importance du septième, du quinzième et du vingt et unième jour, où se produisaient les crises les plus favorables. C'était là un reflet de la philosophie de Pythagore, qui expliquait les phénomènes de l'univers par l'influence des nombres, et qui considérait les nombres impairs comme le symbole de tout ce qu'il y a d'heureux sur la terre : *Numero Deus impare gaudet*.

Telle est la part d'Hippocrate dans cette doctrine des crises, qui n'a été formulée que par Galien, et dont le triomphe et les vicissitudes attestent la grandeur. Si beaucoup de médecins ont admis cette doctrine, le plus grand nombre n'a voulu en prendre qu'une partie, les crises, par exemple, sans reconnaître aucune vérité dans la doctrine des jours critiques. Quelques médecins ont même condamné le tout ensemble. Asclépiade et les méthodistes la considérait comme dépourvue de toute base sérieuse. Ils accusèrent Hippocrate de s'être perdu dans les hypothèses en se laissant entraîner par les dogmes de Pythagore sur les nombres, et ils attaquèrent Galien qui était resté fidèle aux principes consignés dans les écrits du père de la médecine. Galien ne leur répondit qu'en montrant des preuves fournies par l'observation, et un jour, étant appelé auprès d'un malade avec deux disciples de Thémisson (l'un des chefs de l'école méthodiste), il s'approcha du lit, et ayant examiné les symptômes, il assura que ce jeune homme allait être délivré par une hémorrhagie. Les méthodistes tournèrent en ridicule ce pronostic, ils conseillèrent une saignée; mais ils sortirent bientôt couverts de confusion, lorsqu'ils se furent aperçus que le malade commençait une hémorrhagie nasale abondante.

Quoi qu'il en soit, existe-t-il des crises? A cette demande, l'observation des malades répond oui, et elle ne met en doute que la réalité des jours critiques. *Les crises sont des efforts de la nature produisant un changement bon ou mauvais qui annonce la fin des maladies.*

Il y a des crises *salutaires* et des crises *défavorables;* mais quand on emploie le mot de crise tout seul il signifie en général un événement heureux; c'est du moins ainsi qu'il a été ordinairement employé par Galien et par tous ceux qui ont adopté ses opinions.

Ces crises sont *complètes* ou *incomplètes*, et s'observent dans les appareils de sécrétion sur les muqueuses, à la peau, dans le tissu cellulaire ou séreux, enfin dans les glandes.

Ce sont des *fluxions*, comme dans les engorgements des glandes ou du tissu cellulaire des membres, des *hémorrhagies*, des *flux séreux*, des *flux muqueux* ou *purulents* sur les muqueuses, des *flux gazeux* ou pneumatoses, des *vomissements*, des *flux d'urine*, des *éruptions variées*, etc. Voici le tableau assez exact qu'en a donné Landré-Beauvais.

Les *crises par hémorrhagie* s'observent dans les fièvres inflammatoires, dans la phlegmasie ou dans la pléthore. Exemples : l'épistaxis, qu'annonce souvent de la céphalalgie, des étourdissements, et un pouls fort, quelquefois dicrote ; l'hémoptysie, l'hématémèse et l'hématurie complémentaires du flux menstruel supprimé, ou complication fâcheuse de quelques maladies graves ; le flux hémorrhoïdal dans les maladies de foie ou dans la pléthore; le flux menstruel, qui se montre dans le cours de certaines maladies aiguës.

Les *exhalations muqueuses* sont les crises des phlegmasies aiguës des muqueuses. Exemples : la sécrétion purulente épaisse qui succède au coryza et à la bronchite, les vomissements dans l'embarras gastrique ; la diarrhée dans les obstructions intestinales.

Les *sueurs* s'observent dans un grand nombre de maladies inflammatoires, et quelquefois une abondante transpiration améliore très-notablement l'état des malades.

Des *éruptions* très-variées : l'érythème, la miliaire, le pemphigus, l'érysipèle, l'impétigo, l'herpès, se montrent dans le cours de beaucoup de maladies aiguës, tantôt comme crise heureuse, tantôt comme crise défavorable.

Les *urines* changent beaucoup de composition dans le cours des maladies aiguës, et, vers la convalescence, elles présentent une sorte de modification qu'il est très-important de rechercher. Après avoir été rouges, épaisses, sédimenteuses, elles deviennent plus claires et renferment en suspension un nuage léger qu'on appelle *nuage critique*.

La *salivation* se montre dans la variole où, au moment de l'éruption, elle semble être une crise heureuse.

Les *parotides* des fièvres graves ont toujours été considérées comme le résultat des crises fâcheuses. Cela est vrai, en général, et presque tous les malades ainsi affectés succombent au bout de quelques jours.

Les *bubons*, considérés comme des phénomènes critiques, ne s'observent guère que dans la peste. Ils constituent de bonnes crises lorsque la suppuration est franche et rapide ; ce sont au contraire des crises défavorables lorsque l'inflammation est lente, ou lorsque, ayant commencé d'une manière assez vive, elle cesse tout à coup et amène l'affaissement subit de la tumeur.

D'autres crises salutaires ou funestes ont été indiquées par les partisans de la doctrine des crises, comme ayant leur siége dans le tissu cellulaire.

Ainsi, le gonflement du visage, des mains et des pieds dans la variole ; les furonches de certaines fièvres éphémères, de la variole et de l'hypochondrie ; les gangrènes des fièvres graves et des maladies charbonneuses; les abcès des viscères et de la profondeur des membres, etc. Ce sont des phénomènes dont on pourrait beaucoup augmenter le nombre, mais les exemples que je viens de citer peuvent suffire au but que je me proposais, et qui était d'établir cliniquement l'existence des crises.

Des jours critiques.

S'il est impossible au médecin de ne pas admettre l'existence des crises dans le cours des maladies aiguës, il est au contraire légitime de contester la réalité des jours critiques.

Hippocrate, qui avait reçu de ses devanciers la doctrine des crises et des jours critiques, nous l'a transmise très-brièvement avec toutes ses erreurs. Il a indiqué la présence des jours critiques, mais ce n'est que plus tard et sous la plume de Galien, que véritablement on voit se former la doctrine des jours critiques.

Les *jours critiques* étaient ceux où devaient se montrer les crises. On les divisait : 1° en *jours critiques décrétoires*, 2° en *jours critiques indicateurs*, et 3° en *jours intercalaires*.

1° Les jours critiques *décrétoires* étaient ceux où les crises avaient le plus ordinairement lieu : c'étaient les septième, quatorzième, vingtième, vingt-septième, trente-quatrième, quarantième, soixantième, quatre-vingtième, etc. Mais entre chacune de ces périodes de sept ou vingt jours, la crise pouvait également avoir lieu ou être indiquée pour le quaternaire suivant : c'étaient les jours *indicateurs* ou *contemplatifs*, les quatrième, onzième, dix-septième, vingt-quatrième, trente et unième, etc. Un aphorisme d'Hippocrate (tome IV, aphor. 23 sect. II, Littré) les signale ainsi : « Le quatre est l'indicateur du sept, le huit ouvre la semaine suivante. Observez le onzième, c'est le quatrième de cette seconde semaine. Observez encore le dix-septième, c'est le quatrième depuis le quatorzième et le septième depuis le onzième. »

Les jours *intercalaires* étaient ceux où la crise n'avait lieu qu'imparfaitement ou d'une manière irrégulière, souvent funeste : c'étaient les troisième, sixième, neuvième, seizième, etc.

Venaient ensuite des *jours vides* ou *non décrétoires*, les deuxième, huitième, dixième, douzième, treizième, quinzième, etc. On les nommait ainsi, parce qu'ils n'étaient ni indicateurs, ni décrétoires, ni intercalaires, et qu'il ne s'y faisait généralement pas de crises.

Malheureusement pour la doctrine, Hippocrate lui-même montre que les crises peuvent quelquefois apparaître la veille ou le lendemain du jour indiqué (*Épidémies*, liv. I, t. II, p. 661), ce qui revient à dire qu'elles peuvent avoir lieu à tout moment de la durée des maladies, et, en conséquence, qu'il n'y a rien de fondé dans la doctrine des jours critiques. C'est la solution à laquelle on arrive quand, sans avoir d'idée préconçue, on observe attentivement la marche des maladies aiguës, depuis leur début jusqu'à leur terminaison naturelle, en tenant compte de tous les phénomènes qu'elles présentent. Elles offrent des complications des crises, mais point de jours critiques, dans le sens de précision, jadis accordé à ce mot.

Comment d'ailleurs accepter cette doctrine, quand on sait les difficultés qu'on éprouve à préciser le moment d'invasion des maladies. Dans beaucoup de cas, leur début n'a rien d'instantané, et si, dans une pneumonie, le frisson initial annonce l'invasion du mal, dans la fièvre typhoïde, au contraire, dans la rougeole, dans la scarlatine, dans la pleurésie, dans la néphrite aiguë, dans la péricardite, dans l'encéphalite, etc., le moment et le jour de l'invasion sont très-souvent ignorés du malade. En admettant donc que des jours vraiment critiques puissent être observés dans les maladies, lorsque la date de leur invasion a été rigoureusement déterminée, dans le plus grand nombre des cas, toute recherche de ce genre est inutile, impossible et fautive.

Il faut prendre garde, à propos des crises, de prendre comme telles certaines complications des maladies. Ainsi, l'hémorrhagie intestinale d'une fièvre typhoïde, l'expectoration de fausses membranes ramifiées dans la pneumonie, les perforations de l'intestin ulcéré par un effort du malade, le dépôt phosphatique des urines ayant séjourné dans la vessie, etc., ne sont pas des crises. Ce sont des actions chimiques et physiques produites dans le corps en dehors de l'action vitale, tandis que la crise est un effort naturel de la matière vivante, conduisant à une terminaison favorable ou funeste des maladies.

Reste à savoir si la crise ou jugement des maladies est bien un effort de la nature agissant sur les humeurs pour le ramener à l'état normal, ainsi que les organes où elles se sont accidentellement déposées, ou bien, au contraire, si elles ne sont pas un simple travail nécessaire d'évolution morbide. Ce sont là des questions controversées par les détracteurs de la doctrine des crises, questions oiseuses, si l'on pense que dans l'idée qu'ils se faisaient des crises, les anciens ne songeaient qu'à placer dans la nature la puissance de production et de guérison des maladies. Peu importe qu'on voie dans les crises un phénomène d'évolution semblable à celui des plantes ou un acte chimique comme celui de la digestion, il reste acquis à la science que l'observation montre çà et là dans les maladies des phénomènes spontanés, dont l'apparition ou l'absence indique la guérison ou la mort. C'est là une vérité contre laquelle se brisent tous les mauvais vouloirs de l'empirisme, et par cela même qu'il se fait naturellement des crises, le médecin a le droit d'en conclure que la nature travaille selon ses forces à la guérison des maladies.

§ IV. — DE LA RÉVULSION ENVISAGÉE COMME QUATRIÈME BASE DU NATURISME.

Le naturisme trouve dans le fait thérapeutique de la *révulsion*, que chacun peut reproduire à volonté, une nouvelle preuve de la réalité du principe. Si je démontre à mon tour qu'on peut utiliser la force vitale d'un organe sain pour en exagérer l'action dans le but de débarrasser ceux qui sont malades, et que cette vérité soit rendue incontestable, il sera évident que la nature de l'homme, qui spontanément le guérit de ses maladies, pourra encore, lorsqu'elle est sollicitée par les pratiques de l'art, produire de semblables résultats. Or, la démonstration est des plus simples.

L'étude des sympathies physiologiques, morbides et curatives, montre que les organes agissent les uns sur les autres, et qu'ils ont entre eux des *antagonismes* dont la vie seule peut rendre compte.

L'utérus qui est malade ou que fluxionne la menstruation, rend les mamelles plus grosses et souvent très-douloureuses. Le cerveau qui s'enflamme trouble les fonctions de l'estomac et provoque des vomissements. La peau a pour antagoniste la muqueuse de l'intestin, et une grande brûlure produit toujours de la diarrhée.

Enfin, il y a des *métastases* c'est-à-dire des maladies qui spontanément quittent un organe et se portent sur un autre, ce dont on a une preuve dans l'orchite qui remplace quelquefois les oreillons.

Il n'y a donc rien d'impossible à ce que l'art puisse provoquer l'état morbide d'une partie pour amoindrir ou guérir un autre état morbide. C'est l'imitation de la nature. On comprend qu'une excitation ou une fluxion substituée à une autre, crée un antagonisme susceptible de rétablir l'équilibre dérangé en produisant *une métastase artificielle* analogue aux métastases spontanées de l'état morbide.

Ce que cet exposé laisse comprendre est depuis longtemps accepté comme une vérité indiscutable par un grand nombre de médecins les plus justement célèbres. C'est une des bases de la thérapeutique d'Hippocrate et de ses disciples. C'est la doctrine de la révulsion introduisant dans la médecine pratique les conséquences de cette vérité, que si la nature travaille par ses moyens à la guérison des maladies, l'art peut abréger et faciliter son travail en l'imitant et en le dirigeant là où il semble se porter. La médecine hippocratique avait déjà constaté les antagonismes physiologiques et morbides qui produisent l'activité vitale d'une partie aux dépens d'une autre, faits qu'Hippocrate a résumés dans un aphorisme célèbre : Δύο πόνων ἅμα γινομένων μὴ κατὰ τὸν αὐτὸν τόπον, ὁ σφοδρότερος ἀμαυροῖ τὸν ἕτερον. Que je traduirai en disant : « Lorsque deux maladies différentes se développent au même moment sur des parties éloignées, la plus considérable amoindrit l'autre. » Pour Hippocrate, ce travail est *révulsif* (ἀντίσπασις), lorsqu'il a lieu dans des parties éloignées l'une de l'autre, et *dérivatif* (παροχέτευσις), au contraire, lorsqu'il se produit dans une région voisine du premier siége du mal.

Ἀντίσπασις ἐπὶ τοῖσιν ἄνω, κάτω· ἄνω, ἐπὶ τοῖσιν κάτω. « La *révulsion* a lieu dans les affections du haut vers le bas, et dans les affections du bas vers le haut. »

Παροχέτευσις ἢ ἐς τὴν κεφαλὴν, ἢ ἐς τὰ πλάγια, ᾗ μάλιστα ῥέπει. « La *dérivation* se fait par la tête, ou sur les côtes, là où les humeurs tendent le plus. » (Hippocr., *Œuvres*, édit. Littré, t. V, p. 477.)

Sur ces aphorismes repose l'antique doctrine de la révulsion et de la dérivation exposée dans les œuvres d'Hippocrate, formulée plus longuement par Galien, et venue jusqu'à nous à travers d'innombrables controverses. Qu'est-ce donc que la révulsion? La révulsion est l'art de diminuer ou de guérir les maladies par la création d'un autre état morbide sur quelque partie voisine ou éloignée du mal qu'on veut détruire. Exemples : une purgation dans la congestion cérébrale, ou bien un vésicatoire au bras dans une bronchite chronique.

Au temps d'Hippocrate, la révulsion et la dérivation étaient des choses distinctes.

Dans la première, on agissait loin du siége du mal, sur une partie éloignée de la partie malade, « du haut vers le bas ou du bas vers le haut, » pour arracher le mal, *revellere ;* dans la seconde, au contraire, on provoquait le phénomène morbide dans les parties voisines du mal pour le détourner, *derivare*, là où les humeurs tendent le plus. Exemples : des sangsues autour d'un phlegmon, ou des cautères sur le dos, dans le voisinage d'une carie vertébrale. C'est là une distinction secondaire qui ne touche en rien au principe de la doctrine. Il est évident que la dérivation n'est qu'un procédé de la révulsion, et que le fait reste le même en ce qui touche la nécessité de faire naître, dans un but curatif, une manifestation morbide capable de faire diversion à un mal plus ancien.

Révulsion et dérivation sont donc des choses distinctes dans l'application, quoique semblables dans leur principe. Elles ne diffèrent que par le mode extérieur, aussi sont-elles aujourd'hui généralement confondues dans l'esprit de ceux qui, n'attachant pas une grande importance à la doctrine, ne font guère attention aux mots qui la représentent.

La révulsion et la dérivation en thérapeutique sont nées de l'observation qui a montré le fait des révulsions spontanées. La constatation des unes devait inévitablement conduire à l'institution des autres. Quand on eut observé l'action sympathique d'un organe sur l'autre, les crises des maladies et les antagonismes morbides, quand on eut enregistré l'influence de la grossesse sur la phthisie pulmonaire dont elle suspend momentanément les progrès, on dut croire à la possibilité du déplacement des maladies et aux bons effets de la révulsion. Ces exemples ne sont pas les seuls et l'on pourrait les multiplier à l'infini. Ainsi, j'ai vu plusieurs fois la grossesse suspendre momentanément l'*acne rosacea* ou *couperose* qui revenait après l'accouchement. La lactation des nourrices suspend et retarde le travail de l'ovulation et l'apparition des règles. Une maladie aiguë chez une personne qui a une suppuration d'ulcère ou un vésicatoire tarit momentanément la suppuration, qui recommence dès que la phlegmasie tend à disparaître. Un érysipèle fait souvent disparaître une bronchite. Un grand écoulement d'urine a quelquefois guéri l'ascite. Il en est de même de la diarrhée, et cela est si vrai, qu'on peut, à l'aide de violents drastiques, guérir pour plusieurs mois et pour plusieurs années, des anasarques symptomatiques d'une maladie du cœur. Si ces faits ne sont pas constants, leur fréquence est du moins assez grande pour servir de base sérieuse à une méthode thérapeutique, et pour autoriser la conduite du médecin qui prend la nature pour guide, en cherchant à déplacer les maladies. Chez les animaux, le fait de la révulsion est encore plus facile à démontrer, car on peut multiplier les expériences d'une façon qu'il serait impossible d'imiter chez l'homme.

Des sétons de 50 centimètres, appliqués à des chevaux, peuvent donner, d'après M. Bouley, 48 grammes de pus en vingt-quatre heures. On en met, suivant les cas, cinq ou six à la fois pendant six jours, ce qui fait une spoliation de 2000 grammes de liquide dans un assez court espace de temps. De pareils moyens ne peuvent être sans énergie, et, en réalité, leur puissance curative est très-grande.

Quand on étudie ce qui concerne la révulsion et la dérivation, il y a deux choses à approfondir :

1° La nature des agents de révulsion;
2° Le mode d'action des agents révulsifs.

1° *Agents de révulsion.* — Les agents révulsifs sont des moyens susceptibles : 1° de détourner l'afflux sanguin d'une partie enflammée; 2° de développer dans un organe une activité fonctionnelle plus grande; et enfin, 3° de produire sur des parties saines une hypérémie ou une sécrétion humorale abondante.

Tout ce qui augmente la vitalité des parties, attire les humeurs ou détourne le sang, peut devenir un agent de révulsion.

Ces moyens sont *hygiéniques*, *chirurgicaux* et *pharmaceutiques*.

A. Les *agents hygiéniques de la révulsion* sont : le calorique, l'air, l'eau, les bains chauds et froids, l'hydrothérapie, les frictions de toute nature, les vêtements de laine, l'alimentation, l'exercice qui excite la vitalité des organes locomoteurs, les influences morales, le mariage, la grossesse qui suspend la marche de la phthisie, l'allaitement, etc.

B. Les *agents chirurgicaux de la révulsion* sont : la saignée du bras et du pied, les sangsues en petit nombre, les ventouses sèches et scarifiées, les ventouses Junod, le séton, les moxas, les cautères.

C. Les *agents pharmaceutiques de la révulsion* sont : les cataplasmes, l'ortie, les acides, la moutarde, l'huile de croton, le tartre stibié, l'ammoniaque, les vésicants, la potasse, la poudre de Vienne, agissant sur la peau et sur le tissu cellulaire ; ceux qui agissent sur les muqueuses et sur les organes sécréteurs sont : les sudorifiques, les diurétiques, les sialagogues, les vomitifs, les purgatifs salins ou drastiques dont l'action est évidente, les dépuratifs, les fondants et les résolutifs, dont l'action, moins appréciable, n'est pas moins certaine, et qui agissent sur la vitalité des tissus.

2° *Mode d'action des révulsifs.* — Quelques médecins n'ont jamais voulu voir dans la révulsion que la sortie des humeurs occasionnelles de la maladie. C'est une erreur. La révulsion produit aussi une modification de la vitalité des tissus. En effet, quand on examine le genre d'action des révulsifs, on voit qu'il n'est pas toujours le même et qu'il faut l'étudier, tantôt dans l'organe impressionné par le révulsif, et tantôt dans ceux qui en ressentent les effets indirects ou secondaires.

1° Les révulsifs produisent la *déviation du cours du sang* et l'anémie d'un tissu (saignée locale, bains de pied très-chauds pouvant amener la syncope) ; la congestion (cataplasmes ou bains) ; les hypersécrétions (sialagogues, diurétiques et purgatifs) ; l'hyperesthésie (plantes âcres, ortie piquante, sinapisme, etc.) ; l'excitation sans douleurs (stimulants, antimoniaux, tartre stibié) ; la phlegmasie (érythème, vésicules, bulles, pustules) ; les phlegmasies purulentes (cautères, feu, etc.) Dans ces cas, l'action révulsive est une suractivité vasculaire, nerveuse, véritable action vitale dont les effets ne peuvent être contestés.

2° La révulsion produit des phénomènes indirects variables.

Parfois elle excite tout l'organisme et même l'organe malade. C'est un effet de la sympathie, mais le fait est rare. Dans les cas ordinaires, elle apaise les désordres occasionnés par l'état morbide et provoque un salutaire antagonisme, d'où le nom de *méthode antagonistique* qui lui a été donné par Hufeland.

Le tartre stibié à haute dose, la digitale, etc., sont des controstimulants, dont l'usage apaise beaucoup les maladies imflammatoires et diminue notablement la fréquence du pouls.

Si la révulsion ne produit pas toujours l'effet qu'on en attend, c'est qu'on ne sait pas assez quelles sont les causes de la variabilité du phénomène, et qu'on n'a pas appris à neutraliser ou à éviter les motifs de cette inconstance. Pour obtenir de bons effets au moyen de la révulsion, il faut tenir compte des dispositions de l'organe malade, de l'état général de l'organisme, de l'espèce du révulsif à employer, et du lieu où l'on croit devoir agir, conditions que M. Guérin (de Mamers) a étudiées avec un rare talent d'observation.

Circonstances relatives à l'organe malade. — Quand un organe est très-malade, les révulsifs risquent d'augmenter sympathiquement l'état morbide, et il faut commencer par les sédatifs. Ainsi, on ne commence pas le traitement d'une pneumonie ou d'une pleurésie par l'application d'un vésicatoire. C'est un moyen à réserver pour la fin de la maladie, lorsque la résolution ne se fait pas assez rapidement.

A ses débuts, une irritation faible peut être arrêtée par les révulsifs, c'est là le cas de certaines maladies héréditaires qu'on prévient par des exutoires.

Quand une maladie, ayant perdu son intensité, passe à l'état chronique, c'est le cas d'employer les révulsifs pour prévenir les dégénérescences organiques. Exemples : un vésicatoire sur une hydarthrose ancienne, sur une sciatique rhumatismale, sur la poitrine occupée par une pleurésie, etc.

Circonstances relatives à l'état général de l'organisme. — Un état fébrile très-violent, une grande pléthore et une vive sensibilité excluent l'emploi des révulsifs énergiques, et demandent de grands ménagements dans leur usage.

Quand, au contraire, les forces sont abattues, c'est le moment de recourir à la révulsion la plus active.

Du choix des révulsifs. — On doit toujours choisir le révulsif dont l'effet est en rapport avec l'accident à détruire. Exemples : la congestion par la saignée, et un flux par une sécrétion antagoniste.

Il faut toujours choisir le révulsif dont l'énergie soit proportionnée à celle du mal qu'on veut détruire : cataplasmes, bains, vésicatoires, cautères, feu, etc.

L'action du révulsif doit être assez forte pour détruire le mal auquel on l'oppose, mais il faut prendre garde qu'elle soit assez violente pour provoquer sympathiquement une réaction nuisible ou dangereuse.

Les révulsifs n'ont pas besoin de produire sur la partie où on les applique, une action aussi forte que celle du mal pour lequel on les emploie.

La persistance d'action des révulsifs est nécessaire à leur efficacité.

Pour agir avec efficacité, les révulsifs doivent être étendus s'ils sont superficiels, et profonds, au contraire, quand ils sont étroits.

Les révulsifs destinés à produire une hypersécrétion cutanée, n'ont de bons effets que s'ils donnent des produits suffisants et de convenable qualité.

Circonstances relatives au lieu d'application des révulsifs. — Les parties où l'on met les révulsifs doivent avoir une vitalité suffisante.

Les révulsifs ne doivent être appliqués que sur des parties saines et exemptes de maladie antérieure.

Plus la vitalité d'une partie est grande, plus la révulsion produite par son excitement est puissante.

Quand on veut rappeler une maladie extérieure dont la suppression donne lieu à des accidents graves, c'est sur le siége primitif de l'affection que l'on doit appliquer le révulsif.

Quand une affection est récente et intense, les révulsifs doivent être appliqués à une grande distance du lieu malade.

Quand les affections légères, sans réaction générale ou ayant pris la forme chronique, menacent de désorganiser les tissus et qu'elles ont résisté aux révulsifs éloignés, c'est près du siége de l'affection locale qu'il faut agir.

Enfin, si la nature dirige ses efforts dans un sens utile au malade, il faut que la révulsion ne nuise pas à ce travail favorable et le serve si cela est possible. « *Quo natura vergit eo ducendum.* »

Tels sont les principes de l'emploi des révulsifs, ce que l'on pourrait appeler aussi les lois de la révulsion parfaitement exposées de nos jours par M. Gintrac. Il y a encore beaucoup à faire à cet égard. Il faudrait, par exemple, déterminer le rapport qui existe entre l'impulsion révulsive et l'acte curatif. Mais c'est là une chose difficile, car entre l'effet produit et le moyen employé, il y a pour intermédiaire, la *nature vivante*, qui engendre toujours un effet individuel sous l'influence d'une cause générale. Sans prétendre aller aussi loin, on peut se borner à étendre les recherches cliniques à la détermination des circonstances propices ou défavorables à la révulsion, et, dans ces limites, l'observation peut encore beaucoup pour les progrès de la science.

Quoi qu'il en soit, la révulsion et la dérivation existent et reposent sur deux ordres de faits, les uns *naturels* ou spontanés, et les autres *accidentels* provoqués par le médecin. Elles n'ont rien de constant, ce qui les rapproche de tous les autres phénomènes vitaux, morbides ou curatifs. Nier la révulsion, parce que des agents révulsifs ne révulsent pas toujours le principe morbide qu'on voudrait détruire, ne prouve rien. Autant vaudrait nier les propriétés narcotiques de l'opium et les propriétés stimulantes de l'alcool, parce qu'il arrive souvent au premier d'exciter, et à l'autre d'endormir.

Ce ne sont là que de faibles objections. La révulsion est un fait vital, qui relève de la force individuelle toujours très-difficile à déterminer, et l'acceptant comme vraie, d'après les observations de l'homme souffrant, nous devons y voir la confirmation de la doctrine qui accorde un rôle actif à la *nature* dans la guérison des maladies. C'est pour cela que nous l'avons fait connaître comme une des bases les plus solides du naturisme hippocratique.

CHAPITRE III

TRANSFORMATIONS DU NATURISME DEPUIS HIPPOCRATE JUSQU'AUX TEMPS MODERNES

Le sentiment qu'Hippocrate avait de la *nature* comme d'une force vive dirigeant les phénomènes de l'univers et de la vie, fut le principe de sa philosophie médicale.

Dans sa pensée, l'homme n'était ni force, ni matière, mais tout ensemble un composé de force, de matière et d'humeur, c'est-à-dire de substances hétérogènes solidaires les uns des autres et régies par un moteur indépendant. Aussi, dans ces premiers temps de la science, n'y a-t-il pas encore de doctrine médicale ni de système. L'homme et l'univers sont considérés comme étant soumis à l'impulsion des forces de la nature. « Cet ouvrier, comme dit Buffon, qui sait tout employer et qui, travaillant d'après soi-même sur le même fonds, bien loin de l'épuissr, le rend inépuisable. »

Ce n'est que plus tard qu'on voit apparaître les systèmes de ceux qui, métamorphosant et amoindrissant les idées antiques du Naturisme, en font une parodie aussi dénuée de grandeur que de vérité. Hippocrate et ses disciples furent tout à la fois des naturistes, des empiriques, des humoristes, des solidistes et des vitalistes, c'est-à-dire des philosophes tenant également compte de l'action des solides, des liquides et des forces dans l'étude des fonctions et des maladies. L'expérience éclairée par la raison était le guide de toutes leurs recherches.

Plus tard, on a cru mieux faire en prenant l'une des parties de l'organisme pour en faire la base d'un système, ici les forces, ailleurs les solides, plus tard les humeurs, et l'on a même été jusqu'à faire de l'expérience seule, non contrôlée par la raison, sous le nom d'Empirisme, une doctrine scientifique.

On n'a pas vu que le *solidisme*, l'*humorisme*, le *pneumatisme*, l'*archéisme*, l'*animisme*, et le *vitalisme* n'étaient que des représentations partielles de la science de l'homme, et il a fallu des siècles pour montrer tout ce qu'avait d'abjection l'ancien empirisme.

Le Naturisme, qui tient compte de tous les éléments liquides, solides et dynamiques dont l'homme se compose, est la seule véritable doctrine qui puisse rallier tous les médecins sous sa loi. Elle s'applique à l'homme tout entier, tandis que tous les autres systèmes n'en représentent qu'une partie. Mais l'habitude, la satiété d'esprit et le scepticisme se sont fatigués des vérités hippocratiques, comme ils se lassent de tous les chefs-d'œuvre qu'on voit trop souvent et qui sont néanmoins la gloire et l'honneur du genre humain. Le besoin de changer inhérent à l'homme a fait le reste, et le Naturisme s'est peu à peu transformé de manière à préparer les voies à de nouveaux systèmes qui, sans détruire l'ancien, n'ont eu de bon que ce qu'ils avaient su lui emprunter.

Nous voyons ainsi le Naturisme se convertir au IIe siècle en *pneumatisme* sous l'influence d'Athénée, plus tard, en 1722, devenir de l'*archéisme* avec Paracelse et avec Van Helmont ; en 1740, de l'*animisme* avec Stahl, et enfin du *vitalisme* avec Fizes, Bordeu, Grimaud, Barthez, Lordat, etc.

Athénée, d'Attalie en Cilicie, pratiquait à Rome sous les règnes de Néron et de Domitien, une centaine d'années avant Galien. Il y obtint une juste célébrité en attaquant les principes de l'école des méthodistes, pour y substituer ceux du *pneumatisme*. Fortement imbu des idées d'Hippocrate, il voulut aller plus loin et crut mieux faire en substituant à la force intelligente et impersonnelle de la nature, l'influence d'un agent spécial, aériforme, que, d'après Érasistrate, il appelait *pneuma*. C'était l'éther des anciens philosophes grecs, un souffle introduit dans les poumons et répandu dans le sang pour entretenir la santé ou produire la maladie, enfin un principe distinct de la matière, mais la pénétrant et pouvant être cause des changements qu'elle éprouve.

Le succès de cette doctrine fut de courte durée, car elle ne tarda pas à disparaître. Galien devait lui donner le coup de grâce en développant et complétant par d'immenses recherches les doctrines d'Hippocrate. Son naturisme triompha de tous les obstacles, et vint jusqu'au XVe siècle, à l'époque de Cornélius Agrippa, de Paracelse et de Van Helmont.

L'influence de la nature, jusque-là prépondérante, fut peu à peu remplacée par l'action de la divinité et des puissances occultes, astrales ou démoniaques. On imagina ensuite qu'un *archée* principal, placé dans l'estomac, présidait à la digestion, à la nutrition, et que d'autres archées secondaires existaient dans chacun des organes pour en diriger les actes. C'étaient autant d'êtres de raison substitués à l'influence générale et indéterminée de la nature, dont personne ne peut nier l'existence, sans avoir à en découvrir ni à en pénétrer le principe.

A son tour, l'*archéisme* très-vivement attaqué par l'iatro-mécanique, et, plus tard, au XVIIIe siècle, par la chimiatrie et l'anatomie pathologique naissante, cessa de trouver des disciples, et il fut remplacé par les grossières théories de la chimie en enfance.

C'est alors que Stahl chercha à montrer la distance qui sépare les manifestations de la vie des phénomènes inorganiques, et attribuant à un principe immatériel la coordination de tous les actes observés dans l'homme vivant, il formula cette doctrine que l'*âme* était à la fois le principe de tous les phénomènes physiologiques et morbides. L'âme se trouvait ainsi substituée à la nature médicatrice d'Hippocrate.

Ce système jouit d'une certaine faveur pendant plusieurs années. On le vit fleurir à Montpellier sous l'influence de Sauvages, mais il devait s'y transformer et offrir une nouvelle phase dans la doctrine du naturisme d'Hippocrate.

Ne pensant pas que le principe immatériel de la pensée puisse être en même temps chargé des opérations intimes de la vie, l'école de Montpellier admit avec Fizes et avec Barthez qu'*un principe vital* immatériel, différent de l'âme, une âme de seconde majesté, selon Lordat, était la cause des phénomènes physiologiques et morbides de l'être vivant. De là un dualisme entre les forces qui animent le corps de l'homme, l'âme d'un côté, et le principe vital de l'autre, ce qui a fait donner à la doctrine le nom de *vitalisme*.

Ici encore c'est la vie ou le principe vital qui remplace l'idée antique de la nature conduisant les opérations de l'organisme, mais à part la différence du nom, c'est la même philosophie.

Ainsi, sauf de très-minimes changements, le naturisme hippocratique est venu jusqu'à nous vivace et indestructible comme les vérités éternelles qui résultent de l'observation. Ses différentes phases indiquent les transformations de la science dont il a dû subir les vicissitudes, mais le fond est resté le même, et sous quelque nom qu'on le désigne, il représente toujours les grands principes cliniques de la *sympathie*, de la *nature médicatrice*, des *crises* et de la *révulsion* ou de la dérivation.

Je reviendrai plus tard sur chacune des transformations de cette doctrine, afin de les faire connaître avec plus de détails et pour apprécier les ouvrages laissés par chacun des réformateurs que j'ai cités

Pour le moment, il m'a semblé que cette rapide esquisse des métamorphoses du Naturisme pouvait suffire à l'intelligence du sujet, et qu'après avoir exposé les principes fondamentaux de la doctrine, je pouvais commencer l'étude des œuvres des naturistes.

LIVRE TROISIÈME

DES NATURISTES

SOMMAIRE. — Hippocrate. — Moralité professionnelle et secret médical. Philosophie d'Hippocrate. — Son Étiologie, son Pronostic, sa Thérapeutique, ses Aphorismes. — Athénée. — Arétée. — Galien. — Oribase. — Rhazès. — Avicenne. — Paracelse, — Van Helmont, — Stahl. — Barthez, — Bouchut, etc.

Tous les médecins dont je vais analyser les œuvres sont ceux qui ont associé leurs noms à la défense de la doctrine première ou transformée du rôle de la *nature* dans la direction des fonctions et dans la guérison des maladies. Je ne m'occuperai que des plus célèbres, laissant à l'écart les hommes secondaires qui, même avec une certaine réputation dans leur siècle, n'ont été pour rien dans le mouvement et dans la propagation des idées. Je ne fais point ici de chronologie, ni de calendrier médical, où doivent figurer successivement et par ordre de dates tous les noms illustres du passé. Cette histoire de la médecine est plutôt celle de l'évolution des principes, des idées et des doctrines fondamentales de la science, que celle de la succession des événements qui ont signalé son cours à travers les siècles. C'est l'histoire des doctrines et des doctrinaires, et comme j'ai procédé à propos du mysticisme et des mystiques, je vais faire pour le naturisme en commençant l'étude du premier des naturistes.

CHAPITRE PREMIER

HIPPOCRATE

L'heureux et immortel fondateur du naturisme, celui du moins qui a eu le rare avantage d'en formuler les premiers principes et de les transmettre à la postérité comme des vérités éternelles que rien ne peut anéantir, c'est Hippocrate. Avant lui, la médecine, qui comptait déjà de longues années d'existence, car on parlait déjà de son antiquité, n'est presque rien pour nous. Au delà, son histoire se perd au milieu des légendes fabuleuses de ces temps héroïques, et la science serait très-privée si elle n'avait point la collection hippocratique pour nous faire comprendre où en étaient les connaissances médicales de cette époque.

« Toute la médecine est établie depuis longtemps, et l'on a trouvé la voie et le principe pour découvrir, comme on l'a déjà fait, plusieurs excellentes choses qui serviront encore à en découvrir beaucoup d'autres, pourvu que celui qui les cherchera soit propre à cela, et qu'ayant connaissance de ce qu'on a trouvé, il suive la même piste. Celui qui rejette tout ce qui a été fait avant lui, et, prenant une autre route dans sa recherche, se vante d'avoir trouvé quelque chose de nouveau, se trompe lui-même et trompe les autres avec lui. » (*De l'ancienne médecine : Histoire de la médecine*, Leclerc, p. 233.)

Un pareil aveu, à une époque que l'on appelle quelquefois le début de la science, émané de celui-là même que l'on regarde comme un de ses fondateurs, est la preuve que si la collection hippocratique est le plus ancien des monuments écrits de notre art, elle n'est aussi que l'héritage médical de toutes les générations antérieures.

Hippocrate vit le jour à Cos, trente ans avant la guerre du Péloponèse, la première année de la LXXXe olympiade, à la fin du xxxve siècle. Il était, dit on, le dix-huitième descendant d'Esculape par son père, le dix-neuvième descendant d'Hercule par sa mère, et il appartenait à la famille des Asclépiades, depuis longtemps en possession d'exercer la médecine. Il était le deuxième du nom et eut dans sa descendance sept personnes qu'on appela comme lui, et dont les œuvres ont été mêlées aux siennes. Il voyagea beaucoup et parcourut tour à tour les différentes parties de la Grèce. Il se rendit successivement à Délos, en Libye, en Scythie, et pratiqua la médecine à Athènes, en Thessalie, avant de revenir à Cos pour s'y fixer et se livrer aux devoirs de la pratique et de l'enseignement.

Digne et illustre dépositaire d'un passé auquel il rend un sincère hommage, loin de rien réclamer à son profit, il indique déjà l'antique origine de la science médicale. S'il n'est pas le créateur de la médecine, comme on se plaît à le dire trop légèrement, il est, d'après le témoignage de Celse, le premier qui l'ait magistralement enseignée, et c'est dans la collection de ses œuvres qu'on trouve les premiers développements sérieux de la théorie et de la pratique médicales.

Les œuvres d'Hippocrate renferment un grand nombre de traités dont les doctrines philosophiques uniformes présentent d'assez réelles différences dans les détails, pour qu'on doive y reconnaître d'une façon positive, la collaboration de personnes différentes.

On suppose, et cela est assez vraisemblable, que les descendants d'Hippocrate, ses fils et ses nombreux commentateurs ont ajouté à ses œuvres éparses et sans coordination sérieuse un certain nombre de traités apocryphes qui s'y trouvent encore mêlés aujourd'hui En effet, au milieu de cette collection se trouvent des morceaux composés avant ou après lui. On y trouve des idées communes à côté d'une notable diversité des parties accessoires. Il y règne une même philosophie, mais on y reconnaît des époques différentes de la science, car dans quelques-uns existent des notions anatomiques contemporaines d'Aristote, et par cela même postérieurs à Hippocrate.

De nombreux travaux de philologie ont été publiés dans le but d'indiquer les livres qui sont ou qui ne sont pas d'Hippocrate.

Ce sont des commentaires écrits par les savants de cette époque, notamment par Hérophile et ses disciples, par les empiriques, par Asclépiade, par les méthodistes, travaux indiqués par Galien, les commentaires très-remarquables de Galien lui-même et enfin ceux, en si grand nombre, qui ont été publiés depuis la renaissance des lettres et des sciences médicales. Parmi ces derniers, nous citerons les travaux de J. Freind, de Daniel Leclerc, de Sprengel, de Littré, de Daremberg, et de Malgaigne.

Malgré ces commentaires, l'histoire de la médecine n'est pas beaucoup plus avancée que du temps de Galien ; elle ne sait encore au juste à quoi s'en tenir sur le degré d'authenticité des différents livres de la collection hippocratique. Ainsi, comme j'ai déjà eu l'occasion de le dire, M. Littré attribue, textes en main, le livre *de l'ancienne médecine* à Hippocrate, tandis que beaucoup d'autres avec M. Malgaigne le font remonter à une date plus reculée. Ne pouvant espérer résoudre des questions sur lesquelles des philologues aussi distingués n'ont pu s'entendre, et n'ayant d'autre but que de tracer la philosophie de l'histoire, ces recherches n'ont pas autant d'importance pour moi que pour les hellénistes de profession, et je me bornerai à indiquer, d'après M. Malgaigne, les livres attribués à Hippocrate et ceux qui lui sont antérieurs ou postérieurs.

D'HIPPOCRATE.	Airs, eaux et lieux. Pronostic. Liv. I et III des Épidémies. Fractures et articles. Liv. II des Prorrhétiques. Aphorismes.
POSTÉRIEURS.	Officine. Régime des maladies aiguës. Plaies de tête. Liv. II, IV, et VI des Épidémies, attribuées à son fils Thessalus. Épidémies, V et VII, à un autre Hippocrate. Coaques.

ANTÉRIEURS . . { Liv. II des Maladies.
Nature de la femme.
De la vision.
Ancienne médecine (école italique).
De la bienséance, }
Du serment, } école de Pythagore.
La loi, }

Quand on étudie ces œuvres réunies sans méthode, et où il ne faut voir qu'un assemblage d'opuscules écrits sans aucune idée d'ensemble, on y trouve des notions très-variées de la plus haute importance sur tout ce qui intéresse la science et la profession. Les devoirs et la conduite du médecin, la philosophie médicale, la nature de l'homme, la nature des maladies, leurs causes, leur marche, le pronotic et la thérapeutique, tout s'y trouve indiqué en peu de mots par des formules concises auxquelles la science moderne n'a guère ajouté autre chose que des preuves cliniques et des développements extrêmement utiles sans être indispensables. On y rencontre peut-être bien des erreurs, bien des hypothèses en rapport avec la physique et les cosmogonies arriérées du temps, bien des théories physiologiques capables de faire sourire les savants de notre époque, bien des formules thérapeutiques étranges ; mais dans ce mélange de vérité et d'erreur, sous cet amas de choses savantes et puériles, il y a un code scientifique et philosophique qui sera toujours l'honneur de l'homme qui l'a signé et du pays qui l'a vu naître.

Quelqu'un s'est-il jamais avisé de reprocher aux ruines de la Grèce leur dégradation ou la mousse qui en cache les formes admirables, ni aux plus belles statues antiques les défauts du marbre dont l'artiste s'est servi pour en modeler les contours ? Que le médecin fasse donc pour les ruines d'Hippocrate ce qu'un voyageur érudit sait faire pour les monuments dont il étudie les restes mutilés ; qu'il recherche surtout la pensée de l'œuvre, et qu'il sache admirer ce qui mérite de l'être, sans se préoccuper outre mesure d'erreurs qui ne sont évidemment qu'une conséquence de l'impéritie du temps. Ainsi ferai-je dans ce que j'ai à dire, montrant ce qui est beau et ce qui est vrai, indiquant ce qui a vieilli, sans faire au nom de mon siècle une critique par trop facile de fautes scientifiques commises il y a plus de deux mille ans.

1° De la moralité professionnelle dans les œuvres d'Hippocrate.

Si quelque chose indique l'ancienneté de la médecine à l'époque où vécut Hippocrate, c'est son degré de perfection morale attesté par un sentiment de dignité professionnelle incontestable, et qui peut aujourd'hui encore nous servir de règle et d'exemple.

La beauté morale et la beauté physique ne s'atteignent pas du premier coup ni en un seul jour.

Aux sentiments innés du juste et du beau il faut la sanction de l'expérience, et il n'y a de bons usages, de bonnes coutumes et de véritables lois que celles qui résultent d'une longue pratique. A cet égard, les règles tracées par Hippocrate sur la tenue du médecin, sur sa conduite publique et privée, sur ses rapports avec la société au milieu de laquelle il doit vivre, sur la manière de servir la science, le serment qu'il exigeait de ses disciples, attestent une expérience séculaire, et les maximes qu'il nous a laissées sont encore à présent le guide de tout médecin exerçant sa profession en honnête homme. Pour connaître ainsi son temps, les besoins de la science et les droits de l'humanité, pour défendre une profession contre les jugements présomptueux de l'ignorance et les audacieuses calomnies du mercantilisme, il était nécessaire qu'il réunît à une expérience personnelle la connaissance profonde du passé recueillie par la tradition, et qu'il s'inspirât hardiment de cette double origine. Rien n'est remarquable comme le sentiment qu'il avait de l'importance et de la dignité de l'art. Il le manifeste partout dans ses œuvres, et le mépris qu'il témoigne pour l'imposture et le charlatanisme prouve qu'à cette époque déjà, comme de nos jours, il y avait dans ces vices professionnels une cause de déconsidération contre laquelle il devait protester. C'est alors qu'il a dit :

« La médecine est le plus noble de tous les arts; mais l'ignorance de ceux qui l'exercent et de ceux qui en jugent témérairement fait qu'elle est regardée comme le moindre. D'ailleurs, ce qui nuit à la médecine, c'est qu'elle est la seule entre les arts où il n'y ait d'autre peine établie contre ceux qui s'exercent mal, que le déshonneur et la honte; mais c'est à quoi ces sortes de gens ne sont pas sensibles. Ce sont des espèces de comédiens, qui représentent des personnages bien différents de ce qu'ils sont eux mêmes; car il y a beaucoup de médecins de nom, mais peu qui le soient effectivement, ou dont les œuvres répondent à la profession qu'ils font. » (*De la loi.*)

Averti par les incertitudes d'une intelligence ouverte à tous les doutes qu'inspire l'étude approfondie des lois de la nature, il dit mélancoliquement :

« L'art est long et la vie est courte; l'occasion échappe, l'expérience est trompeuse et le jugement difficile. Il ne suffit pas que le médecin fasse son devoir; le malade et ceux qui sont auprès de lui doivent faire le leur, et il faut que les choses du dehors soient disposées comme il est convenable. » (*Aphor.*, liv. I, 1.)

Et plus loin :

« Ceux qui tâchent de détruire la médecine, sous prétexte que l'on meurt souvent entre les mains des médecins, n'ont pas plus de raison de blâmer la conduite du médecin que celle des malades, comme si les premiers ne pouvaient qu'ordonner mal à propos des remèdes, et que les derniers ne fissent pas de fautes de leur côté, ce qui leur arrive néanmoins très-souvent. Ou comme si l'on ne pouvait pas imputer la mort du malade à la violence insurmontable de la maladie, aussi bien qu'à la faute du médecin qui l'a traité. » (*De l'art.*)

« Il en est de la médecine comme des autres arts, il y a de bons et de mauvais ouvriers. » (*De l'ancienne médecine.*)

« Ce n'est pas que les médecins fassent jamais de fautes. Ceux qui en font le moins ou qui en font peu souvent doivent être fort estimés, car il est impossible que l'on rencontre toujours aussi juste qu'il serait nécessaire. » (*De l'ancienne médecine.*)

« Les plus habiles médecins sont quelquefois trompés dans les cas qui se ressemblent. » (*Epidém.*, liv. VI.)

« C'est plutôt l'opinion ou la conjecture qui juge des maladies obscures et difficiles à connaître que l'art, quoiqu'en cette rencontre ceux qui ont de l'expérience soient préférables à ceux qui n'en ont point. » (*Des vents.*)

« Un médecin approuve souvent ce qu'un autre médecin désapprouve. C'est ce qui expose leur art à la calomnie du peuple, qui s'imagine, à cause de cela, qu'il n'y a rien de plus vain que cet art. Il en est, dit-on, de même du métier des médecins que de celui des augures, dont l'un dit, à l'égard du même oiseau, que s'il a paru du côté gauche c'est un bon signe, mais que si on l'a vu du côté droit le présage est mauvais, et l'autre dit tout le contraire. » (*Dat virtus rationem acutis.*)

« Il ne faut jamais assurer qu'un tel remède guérira parce que les moindres circonstances font varier les maladies, et qu'elles se rendent quelquefois plus longues et plus mauvaises que l'on ne pense. » (*Préceptes.*)

« Un médecin ne doit pas avoir honte de s'informer, près des moindres personnes du peuple, touchant des remèdes que ces personnes ont donnés avec succès. C'est, à mon avis, par ce moyen que l'art de la médecine s'est établi peu à peu, c'est-à-dire en ramassant et recueillant une à une les observations faites en divers cas particuliers, lesquelles étant ensuite jointes toutes ensemble, ont fait un corps complet. » (*Préceptes.*)

Ce qu'il dit de la pratique, de la tenue et de l'habitude extérieure du médecin est fort remarquable :

« Un médecin doit souvent visiter ses malades, et prendre garde à tout avec une grande attention. » (*De la bienséance.*)

Contrairement à ce qui a été soutenu plus tard par Platon, il pense que, pour établir son crédit, le médecin doit avoir un air de santé et une bonne couleur.

« On s'imagine quelquefois que l'homme qni n'a pas le corps bien disposé ne saurait donner d'utiles avis aux autres qui sont dans le même état. » (*De medico.*)

En effet, Platon dit qu'on *doit avoir dans une ville de bons médecins, qui, outre l'étude requise pour apprendre leur profession, aient vécu dans leur jeunesse avec un grand nombre de malades, et aient eux-mêmes passé par plusieurs sortes de maladies, étant naturellement infirmes et valétudinaires.*

Malgré l'apparence de vérité que renferme la proposition de Platon, et qui semble faire du médecin un être compatissant aux misères d'autrui par une sorte d'égoïsme, je préfère le principe d'Hippocrate ; et, en effet, un homme bien portant, gai sans inconvenance, s'il a du cœur, comprendra aussi bien qu'un médecin valétudinaire les misères de ceux qui réclament ses bons offices.

Là où Hippocrate se révèle tout entier comme moral, c'est dans les propositions suivantes :

« Un médecin doit avoir de la propreté dans ses habits, de la gravité dans ses manières. Il doit être modéré dans toutes ses actions, chaste et retenu dans le commerce qu'il est obligé d'avoir avec le sexe. Il ne doit point être envieux ni injuste, ni aimer le gain déshonnête. Il ne doit pas être grand parleur, mais il faut néanmoins qu'il soit prêt à répondre à tout le monde avec douceur. Il doit encore être modeste, sobre, patient, prompt à faire tout ce qui est de son devoir sans se troubler ; pieux, sans aller jusqu'à la superstition, se conduisant avec honnêteté dans sa profession et dans toutes les actions de sa vie. » (*De la bienséance. — Préceptes.*)

« En un mot, il doit être homme de bien, et avoir en même temps la prudence et l'industrie requises pour bien exercer son art. » (*Des glandes.*)

Sincèrement pénétré des embarras de pratique que donnent à un médecin honnête certains cas difficiles, il s'écrie, en parlant des consultations :

« Il n'y a point de déshonneur pour un médecin, lorsqu'il est en peine touchant la manière dont il doit se conduire en certains cas auprès d'un malade, de faire appeler d'autres médecins, afin d'aviser conjointement avec eux sur ce qu'il y a à faire pour le bien des malades. » (*Préceptes.*)

Enfin, abordant la délicate question du salaire que méritent les offices du médecin, il se place au-devant du mercantilisme, et il se montre aussi grand et généreux que naguère il s'est montré observateur attentif et homme de bien.

« Pour ce qui est du salaire que l'on doit au médecin, il en usera en cette rencontre avec honnêteté et avec humanité, ayant égard au pouvoir ou à l'impuissance où se trouve le malade de le récompenser plus ou moins libéralement. Il est même des occasions où le médecin ne doit point demander ni point attendre de récompense, comme lorsqu'il a traité un étranger ou un pauvre, qui sont des personnes que tout le monde est obligé de secourir. Il y a d'autres occasions où il peut convenir d'avance de son salaire avec le malade, afin que ce malade se remette avec plus d'assurance entre ses mains, et soit persuadé qu'il ne l'abandonnera point. » (*Des préceptes.*)

Son patriotisme l'a même heureusement inspiré dans une circonstance remarquable et qui est l'un de ses titres de noblesse devant la postérité. Généreux vis-à-vis de l'ami étranger devenu l'hôte de son pays, et tombé malade loin de ses foyers, il reste inexorable pour les ennemis de sa patrie et repousse les offres d'un roi de Perse qui par l'appât de l'or désire l'attirer auprès de lui. Bien qu'après deux mille ans, et sans preuves suffisantes, la philologie essaye de nier cet acte de désintéressement et d'honneur, je l'accepte sur les témoignages écrits du *sénatus-consulte* d'Athènes, et de quelques écrits du temps cités par Leclerc. Ces efforts de destruction critique, que nous voyons tous les jours se produire, n'ont pour résultat que d'amoindrir ce qui est grand et de déconsidérer ce qui excite l'admiration universelle. C'est là un des vices de notre époque, qui cherche à se grandir en abaissant celles qui l'ont précédée. Au risque d'être confondu avec les légendaires, je rappellerai donc cette réponse d'Hippocrate au ministre d'Artaxercès, et qu'on doit considérer comme un modèle du plus pur patriotisme :

« J'ai dans mon pays le vivre, le vêtement et le couvert. Il ne m'est permis de posséder les richesses, ni les grandeurs des Persans, non plus que de guérir les barbares, qui sont les ennemis des Grecs. »

Vraies ou supposées telles, ces paroles sont par le temps devenues historiques, et il n'appartient à personne de les effacer.

Ce qui couronne la morale privée d'Hippocrate, en jetant sur sa mémoire un cachet d'inaltérable grandeur, c'est le *serment* qu'il imposait aux disciples venant profiter de ses leçons. Ce que nous avons dit tout-à-l'heure s'appliquait à la conduite du médecin en général et de ses rapports avec la société ; mais ce qu'on trouve dans le *serment* s'applique particulièrement à ceux qui, reconnaissant sa supériorité, se rangent sous ses lois.

« Je jure par Apollon, par Esculape, par Hygie et Panacée, par tous les dieux et toutes les déesses, mes témoins, d'accomplir ce serment selon mon pouvoir et mon intelligence.

» Je regarderai comme mon père celui qui m'a enseigné la médecine, partageant avec lui mon bien, s'il en a besoin, et je m'occuperai de ses enfants comme s'ils étaient mes frères, leur apprenant la médecine sans salaire s'ils ont envie de l'apprendre.

» Je ferai de même pour ceux qui s'engageront à moi par un serment semblable.

» Je prescrirai à mes malades le régime le plus convenable en supprimant tout ce qui pourrait leur nuire.

» Je résisterai à toute sollicitation qui pourrait m'être faite pour donner des poisons ou aux femmes des pessaires abortifs.

» Je conserverai ma vie pure, et j'exercerai mon art en homme de bien.

» Je ne taillerai pas les calculeux, et laisserai faire cette opération par ceux qui en ont l'habitude.

» Partout où j'entrerai ce sera pour le bien des malades, restant pur de toute iniquité, m'abstenant de toute séduction des femmes et de toute débauche avec les hommes libres ou esclaves.

» Ce que j'aurai vu ou entendu dans l'exercice de mon art ou autrement, je le conserverai comme un secret qui ne doit pas être divulgué.

» Si je tiens mon serment, que ma vie soit heureuse et considérée dans le présent et dans l'avenir.

» Que ce soit le contraire si je deviens un parjure. »

Tel est le serment des disciples d'Hippocrate Si on le rapproche des maximes de morale et des principes de conduite renfermés dans les œuvres hippocratiques, on a un ensemble qui montre à quel degré de délicatesse et d'élévation de sentiments visaient il y a deux mille ans les médecins qui, voulant être dignes de leur maître, obéissaient à ses lois dans la pratique de la médecine.

2° Du secret médical.

On parle si souvent du secret médical, et les médecins sont si peu au courant de la question, qu'il ne saurait être inutile d'en parler avec quelques détails. Ce que je viens de dire des habitudes de l'antiquité à cet égard justifie cette digression, et je parlerai ici non-seulement du secret médical, mais encore du secret professionnel en général.

Le paragraphe du serment d'Hippocrate relatif au secret médical et professionnel est le point de départ de tous les principes de devoir, imposés depuis lors non-seulement aux médecins, mais encore à tous ceux qui, par leur profession, peuvent se trouver en possession du secret des individus ou des familles. La morale et les lois de tous les peuples ont confirmé l'excellence de ces principes, et la réprobation qui a suivi toutes les tentatives faites en sens contraire, prouve bien qu'Hippocrate avait obéi à l'instinct de l'honneur en obligeant ses disciples à garder le secret sur tout ce qu'ils pouvaient apprendre dans l'exercice de leur art.

L'obligation morale imposée aux disciples d'Hippocrate est aujourd'hui doublée d'une obligation légale, car l'article 378 de la loi française, dans le code pénal, dit :

Art. 378. Les médecins, chirurgiens et autres officiers de santé, ainsi que les pharmaciens, les sages-femmes, et toutes autres personnes dépositaires, par état ou possession, des secrets qu'on leur confie, qui, hors le cas où la loi les oblige à se porter dénonciateurs, auront révélé ces secrets, seront punis d'un emprisonnement d'un mois à six mois, et d'une amende de cent francs à cinq cents francs.

Ici, seulement, l'empereur Napoléon Ier a étendu l'obligation du secret professionnel, non-seulement aux médecins et à ceux qui secourent les malades, mais à toutes les personnes, avocats, notaires, avoués, confesseurs, etc., qui dans l'exercice de leur état ont pu acquérir un secret dont la divulgation pourrait porter atteinte à l'honneur et aux intérêts d'autrui. (Voir Faustin Hélie, *Théorie du Code pénal*, t. VI, p. 523.)

Le secret médical et professionnel est donc une obligation morale légale du médecin. Au temps d'Hippocrate, ce secret avait une importance bien plus grande que de nos jours. Alors il y avait non-seulement à ne pas divulguer les secrets relatifs à l'honneur et aux intérêts d'autrui, mais il y avait des secrets professionnels d'une très-haute importance. S'il faut en croire quelques historiens, l'étude de la médecine comportait des études secrètes d'anatomie qu'on ne devait pas divulguer, afin de ne pas heurter la loi qui interdisait l'étude des cadavres humains et forçait l'anatomiste de se contenter des dissections faites sur le cadavre des animaux. Cela est possible; car bien que l'anatomie ne fût pas très-avancée au temps d'Hippocrate, et qu'on assure qu'aucun cadavre humain n'ait jamais été disséqué par lui, les opérations qu'on faisait alors sur la plèvre et dans les bronches, et sur le crâne, prouvent qu'on en savait plus qu'on osait le dire, et peut-être y avait-il un enseignement médical secret relatif aux choses que la loi défendait de professer publiquement.

Aujourd'hui, et depuis longtemps déjà, le secret médical est exclusivement professionnel. Il est relatif non à la science, mais à la pratique et aux rapports qui doivent exister entre le médecin, le malade et la société. Celle-ci, dans une ordonnance de Louis XI en 1477, du chef de la police en 1666, du même en 1780 et en 1788, du même en 1816, a essayé d'imposer aux médecins l'obligation de dénoncer les blessés auxquels ils auraient donné des soins, sous peine de 300 livres d'amende, d'interdiction et même de punition corporelle ; mais la réprobation publique a fait justice de ces tentatives, qui ont toujours avorté. (F. Hélie, p. 530.)

A cet égard, le médecin peut être embarrassé dans ses rapports avec la justice, et il est important qu'il apprenne et ses devoirs et ses droits.

Outre son caractère d'immoralité, la violation du secret médical, *acte contraire à la loi sur le secret*, peut encore être un *délit de diffamation* et à ce titre être puni comme tel, si la personne intéressée sait s'y prendre pour formuler sa plainte.

D'une manière générale, le médecin doit taire ce qu'il voit et ce qu'il entend chez les personnes où l'appelle la confiance qu'inspire son talent ; à plus forte raison doit-il se taire lorsqu'il est interrogé par une tierce personne sur la santé et la vie intime de ses clients. C'est à lui de savoir ce qu'il peut dire pour n'être pas impoli vis-à-vis de ceux qui lui parlent, et ce qu'il doit garder sous peine d'être indiscret. La chose est plus délicate quand, appelé par la justice comme un témoin, le magistrat commence par exiger du médecin le serment de dire la vérité. Ici, l'homme sage doit refuser le serment et s'abstenir de déposer, car une fois faite, sa déposition est irrévocable et deviendra publique si le procès suit son cours. Toutefois, en refusant de prêter serment il doit dire qu'il a été le médecin du prévenu, et que les faits sur lesquels on l'interroge ne sont parvenus à sa connaissance que dans l'exercice de sa profession.

Il est libre de déposer, au contraire, pour les faits antérieurs à l'époque où il a été le médecin du prévenu, comme il est également dégagé de toute obligation lorsque, sachant qu'il sera consulté sur des faits appris indirectement, quelqu'un vient se confier à lui dans le but d'enchaîner son témoignage.

Les personnes obligées au secret sont-elles déliées de cette obligation par le consentement de la partie intéressée? Deux arrêts des cours royales de Grenoble et de Montpellier, en 1827 et en 1828, ont décidé :

« Que l'obligation du secret continue d'exister dans le cas même où celui que les faits concernent et qui les a confiés en demande la révélation. »

Cette circonstance affaiblit le délit en lui enlevant l'intention de nuire, mais elle n'enlève pas l'obligation de taire ce qu'apprend l'exercice de la profession : aussi le médecin devra-t-il garder le silence.

C'est à l'occasion des mariages, lorsqu'on vient consulter le médecin sur la santé présente ou passée des futurs époux ; au moment d'un accouchement clandestin, quand la mère veut rester inconnue ; au moment où une personne veut s'assurer sur la vie à une compagnie d'assurances; à l'occasion d'un procès criminel, dans les blessures des guerres civiles ; etc., que se pose souvent la question du secret médical et que le médecin est souvent embarrassé pour connaître la ligne de conduite qu'il doit suivre dans ces cas difficiles.

Le médecin a donc un double devoir à remplir au sein des familles où il va porter la consolation, le soulagement et la guérison.

Il devra d'abord faire ce qui convient pour le physique ou pour le moral des malades, et il devra ensuite garder le secret sur tout ce qui lui aura été confié. Ce devoir lui est commun avec toutes les personnes que leur profession rend susceptibles d'apprendre les secrets d'autrui.

En voici la preuve dans la conclusion de MM. Chauveau et Faustin Hélie, sur la discussion de l'article 378 du Code pénal.

« En résumé, les médecins, les avocats, les confesseurs et les autres personnes obligées au secret par leur profession, doivent, comme tous les autres citoyens, déclarer à la justice tous les faits qui sont parvenus à leur connaissance, *autrement que comme dépositaires par état* de secrets qui leur ont été confiés à raison de leurs fonctions. Dans ce dernier cas, ils doivent interroger leur conscience et taire tout ce que la morale et les devoirs de leur état leur défendent de révéler. A la vérité, leur décision est soumise à l'appréciation des tribunaux qui conservent le pouvoir de leur infliger une amende pour refus de déposition ; mais ce n'est qu'au cas où il serait reconnu qu'ils ont acquis la connaissance des faits par une autre voie que par leur état, que cette mesure pourrait être prise à leur égard, et, en général, ils restent les souverains appréciateurs de l'application et des limites d'une règle qu'ils ne doivent observer que dans l'intérêt de la morale et de l'humanité, et jamais avec la pensée de nuire à la découverte de la vérité. » (Chauveau et Faustin Hélie, *Théorie du Code pénal*, *Révélation des secrets*, t. VI. p. 544.)

3° De la philosophie d'Hippocrate.

Dans sa préface, Celse annonce qu'Hippocrate a cru devoir protester contre l'alliance intime de la médecine et de la philosophie, et qu'il est le premier qui ait indiqué la nécessité de leur séparation. C'est une erreur. A cet égard, n'en croyons qu'Hippocrate lui-même, disant :

« Il faut rallier la philosophie à la médecine, et la médecine à la philosophie, car le médecin philosophe est égal aux dieux. Il n'y a pas grande différence entre l'une et l'autre science et tout ce qui convient à la médecine : désintéressement, bonnes mœurs, modestie, simplicité, bonne réputation, jugement sain, sang-froid, tranquillité d'âme, affabilité, pureté, gravité du langage, connaissance des choses utiles et nécessaires à la pratique de la vie, fuite des œuvres impures, absence de toute crainte superstitieuse des dieux, grandeur d'âme divine. Il est de l'essence de ces deux sciences de faire éviter l'intempérance, le charlatanisme, l'insatiable avidité, les appétits déréglés, la rapine, l'impudence. Elles apprennent aussi à bien apprécier ceux avec lesquels on est en rapport ; elles donnent le sentiment des devoirs de l'amitié ; elles enseignent la manière de diriger convenablement et à propos ses enfants et sa fortune. Une certaine philosophie est donc unie à la médecine, puisque le médecin possède la plupart de ses qualités. La connaissance des dieux est inhérente à la médecine, car elle trouve dans l'étude des maladies et de leurs symptômes une multitude de raisons d'honorer les dieux. Les médecins reconnaissent la supériorité des dieux, car la toute-puissance ne réside pas dans la médecine elle-même ; les médecins, il est vrai, soignent beaucoup de maladies, mais, grâce aux dieux, un grand nombre guérissent d'elles-mêmes. » (*De la bienséance*, Daremberg, p. XXXI de sa notice sur Hippocrate.)

D'après ces paroles, il est très-évident qu'Hippocrate ne s'est pas moins occupé de philosophie que de morale ou de médecine.

Si l'on récuse ce témoignage comme antérieur à Hippocrate, en raison de sa place au livre de *la Bienséance*, on n'en pourra faire autant de ceux qui se trouvent dans le livre I du *Régime*, dans le *Traité des lieux* et dans ce que ses œuvres renferment de philosophique sur la pathogénie.

Si ce n'est pas à Hippocrate qu'appartient la doctrine des éléments ou des qualités premières, ainsi qu'on l'a dit quelquefois, il est certain qu'il s'en est inspiré pour sa conception de la nature de l'homme et des maladies.

Sans avoir rien formulé de sa doctrine, comme l'ont fait depuis tant de philosophes, et sans paraître prétendre au rôle glorieux de législateur qui lui a été décerné par ses fils et ses disciples, sous le titre de *Dogmatisme*, il a mieux fait et il s'est contenté de mettre la philosophie dans ses œuvres C'est au lecteur de la découvrir et la postérité ne s'y est pas méprise. En caractérisant ses doctrines sous les noms de *dogmatisme*, de *naturisme* et d'*humorisme*, elle a montré qu'elle avait saisi les tendances de cette philosophie médicale.

La doctrine d'Hippocrate est un reflet de la philosophie du temps appliquée à l'étude de l'homme et de ses maladies. Successeur de Démocrite, d'Empédocle, de Zénon d'Élée ; contemporain de Socrate et de Platon, il avait été nourri de doctrines philosophiques qui devaient diriger sa pensée dans l'observation des phénomènes physiologiques et morbides de l'homme.

Au reste, il en a toujours été ainsi des rapports de la philosophie et de la médecine. Ces deux sciences se côtoient et se suivent sans cesse ; toujours rivales, quelquefois amies, plus souvent hostiles; car si l'étude de l'homme est leur but, la méthode qu'on emploie pour le connaître diffère et soulève des prétentions passionnées de préséances. Il n'est pas de système médical qui ne s'inspire d'une idée philosophique en vogue, et l'empirisme même est la conséquence de la doctrine du doute philosophique de Pyrrhon.

Pendant les deux siècles qui ont précédé la naissance d'Hippocrate, la Grèce et l'Asie-Mineure étaient remplies de sages qui passaient leur vie dans la contemplation des phénomènes naturels et qui appliquaient leur esprit à l'étude de l'univers et de l'homme. Voués à l'observation de la nature, ne faisant qu'un petit nombre d'expériences, ils étudiaient à la fois le monde physique, physiologique, intellectuel et moral. Très-avancés en astronomie, préoccupés surtout de la formation du monde et de la composition de sa matière, les uns, comme Démocrite, étudiaient, avec les organes des animaux, les phénomènes accomplis au sein des corps vivants ainsi que leurs aberrations ; les autres analysaient les actes de l'intelligence et du moral, les attributs de l'âme et de Dieu, les constitutions politiques à donner aux peuples et embrassaient ainsi la presque universalité des hautes connaissances humaines.

Dès l'origine de la science, le problème de la constitution des divers corps de la nature fut posé, et s'il ne fut pas résolu de façon à satisfaire les exigences contemporaines, la solution donnée est telle, qu'en attribuant aux mots leur signification antique, elle ne mérite point le dédain dont on veut quelquefois l'accabler.

Les corps étaient considérés comme des composés de principes ou d'éléments constituant les forces primordiales de la matière. On y reconnaissait les *solides* représentés par la *terre*, les *liquides* représentés par l'*eau* et les *gaz* par l'*air ;* le tout réuni au moyen du *feu*. Ces éléments composaient tout l'univers. Ils étaient en proportion variable dans chacun des corps naturels dus eux-mêmes à une plus ou moins grande quantité de *matière gazeuse*, de *terre* ou d'*eau*.

A chaque élément se rapportait une qualité particulière, telle que le *froid*, le *chaud*, le *sec*, l'*humide*, et les différentes qualités des corps résultaient de la prédominance de tel ou tel élément. On les croyait irréductibles, simples, homogènes, ce qu'on sait être aujourd'hui une erreur; mais en même temps on pensait, d'après l'autorité d'Anaxogore, qu'ils étaient composés de molécules semblables, ou atomes formant les *éléments de l'élément*, c'est-à-dire les *homéoméries*.

On professait déjà comme aujourd'hui, que la matière des corps vivants ne périt pas avec eux, que ses éléments dissociés par la mort se réunissent pour faire des corps nouveaux et des combinaisons nouvelles, mais qu'à travers ces changements elle reste constamment la même ; que rien ne naît ou ne périt que la forme, que tour à tour, enfin, les éléments se combinent et se séparent sous l'influence des forces inconnues de l'univers.

« Tout passe de l'un au multiple et du multiple à l'un, de sorte que la nature entière n'est autre chose que le mélange ou la séparation des atomes. » Ces idées se retrouvent dans le *Traité du régime*, liv. I, § 4.

« Rien ne se produit, rien ne se détruit dans le monde qui n'ait existé auparavant, mais se mêlant et se séparant les choses changent. L'opinion est dans le monde que ce qui croît de Pluton *(de l'empire des ombres)* à la lumière prend naissance, et que ce qui décroît de la lumière à Pluton périt....

..... La vie est ici et là; et s'il y a vie, la mort est impossible si ce n'est avec l'ensemble des choses; car où serait la mort? Mais s'il n'y a pas vie, il est impossible que rien naisse, car d'où viendrait la naissance? Le fait est que tout croît et décroît. Naître et mourir, c'est se mêler et se séparer.

..... Un pour tout, tout pour un, c'est la même chose, et rien dans tout n'est la même chose, car l'usage est sur ce point en opposition avec la nature. »

Tout est ainsi dans cette alternative de mouvement ou de repos, et il est impossible d'étudier le rôle des éléments dans la composition des corps sans se demander en vertu de quelle magique influence leurs atomes se réunissent pour former ces éléments, à quelle force ils obéissent les uns et les autres pour s'associer ou se disjoindre. Pourquoi ces astres en mouvement dans l'espace ? pourquoi ces corps organisés où tout concourt à un but déterminé dont les moyens sont asservis aux ordres d'une merveilleuse intelligence? quelle est la cause de tous ces phénomènes, tel est enfin le grand problème posé dès l'origine de la science et légué à nos méditations par les philosophes et les physiologistes de la LXXXe olympiade.

Il n'y a que deux manières de la résoudre, et nous ne sommes pas beaucoup plus avancés sous ce rapport qu'il y a vingt siècles Aujourd'hui, comme dans ces temps reculés, on place cette force dans la matière elle-même ou en dehors de la matière. Si l'on fait de la matière le siége de la force qui dirige les phénomènes de l'univers, il faut soutenir que la matière active par elle-même est susceptible de s'imprimer tous les changements si variés qu'elle éprouve. On professe alors qu'il y a de toute éternité dans l'espace une matière formée d'atomes doués d'activité, dont les mouvements variés sont la cause unique des mouvements, des phénomènes et des innombrables changements dont l'univers est journellement le théâtre. C'est le système de Leucippe d'Abdère, adopté par Démocrite et un peu plus tard développé et popularisé par Épicure. Ce fut aussi celui d'Empédocle qui, tout en admettant le rôle d'activité des atomes dans la formation des éléments, disait en corrigeant sa pensée : les vrais éléments ne sont pas ceux que nos sens grossiers perçoivent. Les éléments des éléments sont des êtres vivants, des âmes, des dieux.

Asclépiade est en médecine le disciple de ces philosophes et, comme on le verra, sa doctrine est le reflet de ces erreurs.

Au contraire, ceux qui placent au dehors de la matière la force qui lui imprime les formes qui excitent tant notre admiration, soutiennent que la matière est inerte, qu'elle est incapable de se changer elle-même, qu'elle ne peut se transformer que par l'intervention d'une force objectivement différente, surajoutée, qui domine l'univers, remplit le monde et lui donne la vie. C'est la philosophie d'Hippocrate et des livres de la collection hippocratique. En les lisant avec soin, on y découvre un certain nombre de pensées parfaitement en rapport avec les doctrines qui précèdent. L'espace et la matière n'expliquent pas tout....., l'harmonie de l'univers et l'ordre qui s'y révèle (κόσμος, veut dire ordre), semblent faire croire que tout s'y passe comme si tout était dirigé par une intelligence, dont la nôtre n'est qu'une faible image.

Ailleurs, le monde est mû par une intelligence d'où vient, soit le mouvement et la séparation des parties discordantes, soit l'union des parties analogues, de façon à bien établir que toutes les parties de l'univers obéissent à une influence générale et commune. Enfin, au point de vue médical, la composition du corps lui paraît semblable à celle de l'univers, et commence la comparaison si souvent faite entre ce que l'on a appelé le *grand monde* et le *petit monde*, c'est-à-dire le *macrocosme* et le *microcosme*. Il se livre aux mêmes discussions que les philosophes de son temps, sur le rôle *des quatre éléments* dont l'assemblage constitue le corps humain. Ce sont ces éléments qui forment les liquides ou les solides, et leur distribution est ordonnée dans l'organisme par la même force qui régit l'univers. S'ils sont rassemblés d'une autre façon, l'ordre cesse et la maladie commence.

Seulement, quand Hippocrate fait intervenir cette force suprême à propos de l'état morbide, ce n'est pas pour dire que cette force s'altère en aucune façon. Jamais il n'a tenu ce langage.

D'après lui, les causes de maladies agissent sur les *éléments* et non sur cette force qu'il appelle *nature* et qui n'intervient que pour conduire, diriger ou coordonner les actes de l'économie, afin d'y établir la solidarité d'action qu'on y rencontre. De même que dans l'univers les phénomènes naturels sont soumis à des lois constantes et invariables, de même, au sein du corps vivant, les phénomènes physiologiques sont régis par des lois qui leur donnent la régularité nécessaire à la conservation de l'être Dès que l'ordre physiologique est troublé ou rompu, la maladie commence sans porter atteinte à cette force, sans pouvoir l'anéantir; car dans son développement, dans sa durée, elle favorise les terminaisons à certains jours heureux ou néfastes, pairs ou impairs, qui rappellent les idées philosophiques et spéculatives de Pythagore sur les nombres. Elle continue là son action conservatrice et agit comme dans l'état de santé; tendant sans cesse à ramener l'harmonie troublée par une série d'actes nouveaux, qui, comme les actes physiologiques, ont leur ordre de développement, de succession et de durée. Enfin la thérapeutique n'a d'autre but que de prévoir, de favoriser, ou de modérer les phénomènes au moyen desquels cette force conservatrice manifeste sa puissance, pour ramener le désordre des fonctions à l'ordre qui leur est naturel.

Une fois mis en présence de la maladie, l'observateur semble entraîné par les mêmes idées philosophiques et elles dominent l'observation de toute leur influence. Il considère dans l'homme, comme dans l'univers, le mouvement d'impulsion qui en dirige l'économie, Τὸ ενορμον; δύναμις; φύσις; et il admet qu'une chaleur innée naissant avec l'individu et se développant avec lui, se sert des mêmes éléments dont se compose la nature, pour former dans le corps humain les différents solides et les différentes humeurs, le sang, la pituite ou phlegme; la bile et l'atrabile ou l'eau.

Principalement attentif au rôle important que jouent ces dernières dans l'institution comme dans l'entretien des phénomènes de la vie, d'après leurs proportions, il leur accorde une influence exagérée que ne pouvait ratifier l'avenir. Complètement trompé sur leur origine, tout en croyant la connaître avec certitude, il imagine que le sang fabriqué par le cœur, la pituite par le cerveau, la bile par le foie et l'atrabile ou l'eau par la rate, se répandent dans tout le corps en proportions différentes, pour faire le mélange convenable à la santé. De plus, en vertu d'un principe de physiologie et de pathologie fort contestable, sinon erroné, il pense que toutes parties communiquant ensemble, comme les aréoles du tissu cellulaire, qu'elles sont traversées par ces humeurs, libres de se porter sur différents points sous l'action des diverses influences morbifiques, et que cet afflux anormal est l'origine de la plupart des maladies. A cette grande idée se rattache la théorie des fluxions et l'emploi des révulsifs. Si le fait est vrai pour la diffusion séreuse de l'anasarque et des humeurs dans les différentes diathèses scrofuleuse, syphilitique, bilieuse aiguë ou ictère, goutteuse, etc., il n'en est pas toujours ainsi, et la diffusion humorale est soumise à d'autres lois hydrauliques que celles de la porosité des tissus.

Il lui semble impossible de faire une bonne médecine sans étudier préalablement la nature de l'homme, et en effet qui ne connaît pas l'homme sain ne connaîtra jamais l'homme malade. C'est ce qu'Hippocrate a dit en d'autres termes dans le *Traité des lieux*, § 2 : « La connaissance de la nature du corps est le point de départ de tout raisonnement en médecine », et dans le *Régime* : « Celui qui fait un bon traité du régime de l'homme doit connaître dans la nature humaine. Ce qu'il doit pénétrer, c'est la constitution intime et primitive du corps, c'est-à-dire les *éléments*, et après, il cherchera à connaître les parties dont cette nature est secondairement composée, c'est-à-dire les solides et les liquides. » — Bien que le livre de l'ancienne médecine renferme quelques propositions qui semblent contraires aux précédentes, M. Andral fait remarquer que la contradiction est plus apparente que réelle.

En effet, lorsque Hippocrate avance que le médecin n'a pas besoin de faire une étude spéciale de la nature de l'homme et que les faits médicaux peuvent lui suffire dans cette recherche, on voit, en lisant tout le paragraphe, qu'il attaque seulement ceux qui procèdent dans cette étude d'une manière hypothétique, substituant aux réalités naturelles les conceptions arbitraires de leur esprit.

Cette nature est le résultat du mélange des éléments combinés de façon à produire les solides et les liquides de l'organisme. Tout est à étudier dans l'homme, et les auteurs du *Régime* ont raison, à notre point de vue contemporain, de vouloir étudier d'abord les éléments, puis ce qui en dérive à l'état solide ou à l'état liquide. On sait tout le parti qu'Hippocrate a tiré de cette étude. Pour lui, les propriétés et qualités, ou forces (δύναμις), résultent de leur composition (voir de l'*Ancienne médecine*), et les modifications de ces propriétés ou qualités sont subordonnées aux altérations des parties constituantes du corps. C'est la localisation des maladies. En outre, la chaleur innée qui va en diminuant avec l'âge et qui persiste autant que la vie, joue un rôle dans les phénomènes de la santé aussi bien que dans l'état de maladie, et Hippocrate dit qu'il y a des circonstances où les humeurs acquièrent une chaleur plus grande, qui se communique aux solides du corps et que cette augmentation de chaleur fait la fièvre.

Pour lui, le corps est constitué par un mélange de parties solides et de parties liquides; recevant de l'air apporté du dehors ; animé d'une chaleur interne; doué de qualités et de propriétés en rapport avec la nature de ses parties constituantes et pouvant changer avec ses parties ; dirigé dans l'ensemble de ses actes normaux et anormaux, par la force régulatrice de l'univers sans laquelle on ne comprend rien à l'harmonie de la nature. C'est là l'origine de ce principe de composition des corps vivants : *ce qui contient, ce qui est contenu et ce qui donne le mouvement* (τὰ ἴσχοντα, τὰ ἐνισχόμενα, καὶ τὰ κινοῦντα). (*Épidémies*, liv. 6, sect. 8.)

Ce corps vivant, ainsi doué, avec sa force, présente des propriétés particulières qui le caractérisent, entre autres celles d'être impressionné, troublé en totalité, dès qu'une partie se trouve atteinte, bien différente sous ce rapport du corps brut qui, altéré sur un point, ne sent rien sur les autres. C'est ce qui a pu faire dire métaphoriquement à Hippocrate :

« Le corps vivant est un cercle dont on ne peut trouver le commencement..... Tout est commencement et fin..... Tout concourt, tout conspire..... Le corps vivant est un tout harmonique dont les parties se tiennent, restent en état de dépendance mutuelle, et dont tous les actes sont solidaires les uns des autres. »

Voilà l'idée qui domine toute la médecine de ces temps et qui règne dans la collection des œuvres hippocratiques.

C'est encore à beaucoup de titres la loi fondamentale de ceux qui observent sagement et obéissent aux grands principes de l'observation raisonnée.

Toutes les parties du corps, quel que soit le point malade, exercent une action sympathique sur les autres, le ventre sur la tête, la tête sur le ventre, sur les chairs et cela dépend de ce que les diverses parties quoique n'étant pas disposées de même, sont au fond identiques, formées des mêmes éléments combinés de différentes façons. La plus petite lésion d'une partie est ressentie par tout le corps, parce que la plus petite a tout ce que possède la plus grande ; de là un principe de traitement auquel chacun peut encore souscrire, à savoir qu'il faut souvent traiter tout le corps, mais qu'il faut surtout rechercher la partie primitivment atteinte pour y porter remède, dans le but de faire plus sûrement disparaître la souffrance générale.

4° De l'étiologie d'Hippocrate.

Les causes des maladies étaient déjà classées au temps d'Hippocrate sous le nom de *causes intérieures*, dépendantes de l'âge, du sexe, du tempérament, des habitudes, de l'exercice, de l'hérédité, et de *causes extérieures* dues à l'influence de l'air, des aliments, des eaux, des lieux, du sommeil et des veilles, des choses qui sortent de notre corps, et de celles qui y sont retenues, des passions, des poisons, des venins, etc. Nous n'avons fait que perfectionner cette étude des causes morbides, en précisant le mode d'action de ces causes, mieux qu'on ne pouvait le faire alors.

Age. — Le livre des *Aphorismes* et le livre Ier des *Épidémies*, § 22, renferment beaucoup de principes importants sur les rapports de l'âge avec la nature, la forme, la gravité, la marche, la durée et le mode de terminaison des maladies.

« Dans les maladies, il y a moins de danger pour ceux dont la maladie est conforme à leur âge. » (Sect. IV, aphor. 34.)

Cela est très-vrai pour quelques maladies aiguës, et surtout pour les fièvres éruptives.

« Les vieillards sont moins sujets aux maladies que les jeunes gens, mais les maladies chroniques qui viennent chez eux ne finissent souvent qu'avec eux. »

Cela est très vrai pour la bronchite chronique, les tumeurs du foie, les maladies de la vessie, etc.

« Les catarrhes des vieillards ne guérissent jamais. »

Cela est vrai.

Complexions. — Les constitutions sanguine, bilieuse et phlegmatique, ce que nous appelons aujourd'hui le tempérament, ont été indiquées par Hippocrate dans leurs rapports avec l'apparition de certaines maladies (*Épidémies*, liv. Ier et III). Dans ce dernier livre, § 54, se trouve un passage qui indique la complexion prédisposante à la phthisie pulmonaire.

« La phthisie sévit de préférence sur des hommes dont le corps est glabre, la peau blanchâtre, le teint blafard, la chair molle, et qui présentent une saillie considérable des omoplates.

« Dans une année, les complexions sanguines et mélancoliques furent frappées par les frénésies, les manies et les entérites intenses. »

Habitudes. — Les *habitudes* sont aussi indiquées comme des causes fréquentes de maladie.

« Les choses auxquelles on est accoutumé depuis longtemps, lors même qu'elles sont moins bonnes que d'autres, nuisent moins que celles auxquelles on n'est pas habitué. » (*Aph.*)

« C'est un grave inconvénient que de passer brusquement d'une vie laborieuse à une vie inoccupée et réciproquement. » (*De la nature de l'homme.*)

Exercice. — L'*exercice* peut devenir cause de maladie, soit par défaut, soit par excès, ce qui arrivait fréquemment dans ce temps, où la gymnastique était en honneur. A ce sujet, Hippocrate (*Régime*, liv. II) s'occupe des maladies des athlètes ; ces hommes auxquels l'exercice avait créé un tempérament spécial, *tempérament athlétique*, avaient des maladies à eux ; mais tout cela a disparu avec le changement d'habitude.

Hérédité. — L'*hérédite*, cette cause si importante de nos maladies, a été signalée en termes explicites à l'époque primitive de la science. Hippocrate en parle dans son traité *Des airs, des eaux et des lieux*, à propos d'un vice de conformation singulier, la macrocéphalie, qu'il avait observé chez un petit peuple voisin. On déformait la tête des enfants après la naissance, et il arriva qu'après bien des générations, les enfants venaient au monde la tête mal conformée. C'est alors qu'il dit :

« Si ceux qui naissent de parents chauves, louches ou avec des yeux bleus ont des yeux bleus, sont louches ou chauves, rien n'empêche qu'un homme ayant une longue tête n'engendre un enfant à longue tête. »

Il ajouta plus loin :

« Le bilieux naît du bilieux, le phlegmatique du phlegmatique. »

Il admettait l'hérédite de l'épilepsie, de la phthisie et de l'affection calculeuse.

De l'air, des eaux, des lieux. — Les causes extérieures de la santé et de la maladie sont, en général, les influences incessantes des agents physiques qui nous entourent, et dont l'ensemble constitue l'univers. On aura une idée de leur action quand on apprendra que par eux se forment, non-seulement l'état physique de l'homme, mais encore son état intellectuel et moral, ses sentiments, ses passions, et jusqu'à ses institutions civiles, politiques et religieuses. C'est Hippocrate qui, le premier, dans le traité *Des airs, des eaux et des lieux*, a frayé la voie que plus tard Montesquieu devait parcourir avec tant d'éclat.

A l'origine de la science, on s'est beaucoup occupé de l'influence des agents physiques sur la vie, et Hippocrate est un de ceux qui l'ont fait avec le plus de succès. Cela était d'autant plus nécessaire, que l'on attribuait généralement les épidémies et la plupart des maladies à une intervention de la divinité, à la colère des dieux ou à l'influence des démons. En prononçant les mots τὸ θεῖον, à l'occasion du developpement de certaines maladies, et surtout de la *maladie sacrée* ou épilepsie, Hippocrate employait une locution de son époque, sans y ajouter la créance qu'elle avait dans l'esprit du vulgaire, et il proteste contre cette croyance. C'est lui qui a déclaré ne voir rien de plus divin dans cette maladie que dans les autres, et il termine sa critique en donnant le conseil d'en chercher les causes naturelles, sûr qu'on trouvera quelque chose à cet égard. Combien de temps a-t-on cru à l'intervention des dieux dans la production des fièvres paludéennes ? Il a fallu le génie d'Empédocle pour en découvrir la véritable cause. On sait que les populations d'Agrigente, en Sicile, désolées par les fièvres, faisaient de nombreux sacrifices dans les temples pour être débarrassées du fléau, lorsque Empédocle, faisant fermer l'ouverture placée entre deux collines d'où venaient avec le vent les miasmes d'un marais voisin, fit disparaître la fièvre. Il fit de même à Sélinum, en noyant, par de grands courants d'eau, un marais placé au centre de la ville. Les habitants, qui voyaient dans la fièvre une punition du ciel, virent un Dieu dans leur sauveur, et lui offrirent des sacrifices dans des temples érigés en son honneur.

Comme on le voit, le mysticisme de l'esprit humain ne perd jamais ses droits, et le surnaturel vient toujours le trouver, sûr d'être bien accueilli par lui.

Parmi toutes les causes extérieures des maladies, les aliments, l'air, le climat, le sol, etc., sont celles qui ont été étudiées avec le plus de soin par Hippocrate, dans le traité *Des airs, des eaux et des lieux ;* dans l'*Ancienne médecine ;* dans le *Régime des maladies aiguës ;* dans le *Régime en général*, dans le livre des *Épidémies*, et enfin dans quelques *Aphorismes* de la troisième section.

Des aliments. — Les aliments peuvent nuire par leur abondance, par leur insuffisance et par leur mauvaise qualité.

« Si la pléthore produit des accidents, l'insuffisance des aliments en produit de plus funestes. »

Pour lui, l'insuffisance des aliments cause un très-grand nombre de maladies, et modifie leur physionomie en changeant leurs symptômes, leur marche, leur durée et leurs terminaisons. Dans les maladies aiguës, l'abstinence amène l'anxiété, l'insomnie, le délire, le trouble de la vue, les tintements d'oreille, des vertiges, l'angoisse de la respiration; elle empêche la résolution et favorise le passage à l'état chronique. C'est alors qu'il dit :

« Il est honteux de ne pas connaître les symptômes engendrés par l'inanition. Beaucoup de médecins les produisent par une diète trop prolongée, alors il survient un autre médecin ou même un homme étranger à la médecine qui ramène tout simplement à la santé un homme qu'on croyait perdu. C'est ainsi qu'on déconsidère la médecine. »

Dans le traité du *Régime des gens en santé*, Hippocrate établit que l'alimentation doit varier suivant la saison et selon les âges, selon les sexes, le tempérament et l'exercice que font les personnes. Ainsi :

« Les enfants supportent plus difficilement la diète que les adultes. L'absence d'exercice, chez une personne qui mange beaucoup, amène des accidents de pléthore accompagnés de phénomènes d'irritation du côté des voies digestives.

« Il y a des cas où, avec un exercice très-considérable, l'alimentation n'est pas assez abondante, et occasionne des accidents gastriques qu'un peu de repos fait disparaître. »

Tout cela est très-vrai, et aujourd'hui ce sont des faits vérifiés par tous ceux qui observent, sans prévention, les phénomènes de la nature.

Le traité *Des airs, des eaux et des lieux* est exclusivement consacré aux influences de l'air et du climat sur la santé. C'est le plus remarquable de la collection hippocratique. On y voit que le médecin amoureux de son art doit étudier la qualité des eaux, l'influence des saisons et de leur action respective, la nature des vents chauds ou froids, ceux qui sont communs à tous les pays, et ceux qui sont propres à chaque localité. Hippocrate dit même que, sans jamais avoir séjourné dans une ville, le médecin peut avoir une idée assez exacte de la santé des habitants, et des maladies qui y règnent, s'il a égard à l'exposition de la ville par rapport aux vents, au lever et au coucher du soleil, aux qualités du sol bas ou élevé, sec ou humide, nu ou boisé, aux qualités des eaux, au genre de la vie, d'alimentation, d'exercice et d'occupation des habitants, etc. Cela est très-juste.

En étudiant l'influence sur la santé des différentes expositions au nord, au sud, à l'orient ou à l'occident, Hippocrate formule pour la première fois les principes que vingt siècles d'expériences ultérieures n'ont fait que légitimer.

Influence du Nord. — Sous l'influence de l'air froid et sec, l'homme a un grand développement de forces physiques et des fonctions digestives avec une tonicité plus grande des tissus. La puberté est tardive, les règles moins abandantes, les conceptions moins nombreuses, et la vie moyenne plus longue.

Là, sont plus communes les maladies aiguës, telles que la pleurésie, la pneumonie, les hémorrhagies nasales, et elles marchent plus vite vers la résolution.

Les femmes récemment accouchées sont plus sujettes qu'ailleurs à devenir phthisiques, et il y a chez les enfants de fréquentes hydropisies du scrotum.

Influence du Midi. — Les vents du midi, chauds et humides, produisent la faiblesse et l'atonie avec peu d'appétit, prédominance du phlegme ou suc muqueux; les évacuations sont faciles, abondantes, et la durée de la vie est généralement plus courte que chez les habitants du nord.

Les maladies aiguës inflammatoires sont rares, et quand elles se montrent, elles ont une certaine disposition à devenir chroniques. Il se produit souvent de la diarrhée, des ophthalmies avec sécrétions abondantes, plutôt muqueuses que purulentes, mais elles sont courtes et sans gravité. C'est le pays des hémorrhoïdes, des pertes utérines et de la leucorrhée. Quant aux enfants, ils sont plus que partout ailleurs sujets aux convulsions et à l'épilepsie.

Influence du Levant. — A cette exposition, la plus salubre de toutes, l'air est chaud, sec, et les habitants ont en général la coloration vermeille du tempérament sanguin, avec un caractère doux et pénétrant.

Les maladies sont assez rares, légères et de même nature que dans les villes exposées au midi.

Influence de l'Occident. — Ici l'air est humide, et offre de fréquentes alternatives de température. Il y a un contraste fâcheux entre la fraîcheur du matin ou du soir avec la chaleur du jour. C'est la plus insalubre des expositions.

Les habitants sont de faible complexion, ont le teint décoloré, et les tissus du visage un peu bouffis. Leurs maladies sont nombreuses et à peu près les mêmes que dans toutes les autres expositions.

Une remarque à faire ici, c'est que ces observations ne sont applicables qu'aux lieux où pratiquait Hippocrate, et il n'a pas dit qu'il en dût être partout de même.

C'est dans le traité *De la nature de l'homme*, dans le traité *Des humeurs*, et dans le livre *Des vents*, qu'il revient encore sur les qualités de l'air, de l'atmosphère et des particules nuisibles, et des miasmes qui peuvent s'y trouver en suspension.

« Si l'air entre dans le corps chargé de miasmes ennemis de la nature humaine, les hommes sont malades; s'ils sont ennemis des autres espèces animales, l'homme restera sain, mais celles-ci seront frappées. » (*Des vents.*)

Cela est très-remarquable. Lucrèce en a dit autant dans son poëme sur *la Nature des choses.*

« Ils viennent on ne sait d'où par les vents, voyageant avec les nuages et portant la mort, ou ils s'élèvent de la terre humide sous l'influence du soleil. »

C'est la théorie actuelle sur la formation des miasmes qui produisent les typhus et les fièvres intermittentes.

Des eaux. — Hippocrate attribuait une grande influence aux eaux d'un pays, et particulièrement à celles qu'on destinait à la boisson, aux eaux de source, de rivière, de pluie, de neige, de fonte des glaces et des marais qu'il appelle *eaux dormantes.*

« Les eaux des marais et dormantes sont les plus funestes à la santé de l'homme. »

Mais, dans sa pensée, il parlait de ces eaux prises en boisson, car, malgré les travaux antérieurs d'Empédocle, il ne connaissait pas l'action des effluves qui s'élèvent des marais. Cela est d'autant plus curieux qu'il n'ignorait aucun des accidents produits par l'intoxication paludéenne.

D'après Hippocrate, là où les eaux sont dormantes, la durée moyenne de la vie est plus courte, la vieillesse prématurée, les enfants naissent gras, boursoufflés ; il semble qu'ils sont forts, mais ce n'est qu'une apparence trompeuse ; peu de temps après leur naissance ils perdent leur embonpoint factice, deviennent maigres, chétifs et meurent en grand nombre.

Chez les femmes, les conceptions sont rares, les accouchements plus difficiles, et souvent suivis de leucophlegmasie.

Dans ces pays, règnent : 1° La *fièvre intermittente* avec toutes ses variétés, avec l'augmentation de volume de la rate et les hydropisies consécutives; 2° la *fièvre rémittente*, et 3° le *flux de ventre* avec épreintes, selles sanguinolentes, en un mot la *dyssenterie*.

Tout cela est très-vrai. Pour la contrée où vivait Hippocrate, et pour tous les pays chauds où existent des eaux dormantes, la science moderne n'a fait que confirmer ces assertions du médecin grec.

Des saisons et des influences atmosphériques. — Dans le troisième livre des *Épidémies*, Hippocrate divise l'année en deux parties, l'*estivale* et l'*hivernale*.

C'est là où il dit :

« L'arrivée de l'hiver guérit les maladies de l'été.

« L'arrivée de l'été change les maladies de l'hiver. »

Rien n'est plus vrai d'une manière générale que ce double principe, dont il ne faudrait cependant pas exagérer l'importance. Ainsi dans les pays de fièvre intermittente, ces fièvres, qui viennent à la fin de l'été, disparaissent pendant l'hiver. La bronchite chronique et l'asthme s'améliorent dans l'été. Certaines maladies épidémiques, comme le choléra qui a son lieu d'origine dans l'Inde, se montrent l'été, et cessent l'hiver pour revenir l'été suivant.

Hippocrate a été plus loin, mais sa manière de voir est peut-être moins exacte, lorsqu'il a dit : Les maladies d'une saison sont souvent dues à l'influence de la saison précédente. La saison hivernale engendre les maladies de la saison estivale qui lui succède, et celle-ci, à son tour, donne naissance aux maladies de la saison hivernale qui suit.

Dans cette doctrine, adoptée par Celse et Galien, l'étude de la constitution hivernale pourrait faire prédire les maladies de l'été suivant, et on suppose que l'organisme, différemment modifié par les saisons estivale et hivernale, est plus ou moins influencé par la saison qui remplace l'autre, d'où une prédisposition aux maladies compliquées par l'influence saisonnière actuelle.

Hippocrate admet, en effet, que, dans chaque saison, prédomine une humeur, et comme la maladie dépend de leur intempérie, c'est-à-dire de leur prédominance, cet excès, en rapport avec l'influence saisonnière précédente, crée pour le présent une prédisposition morbide toute spéciale. C'est ainsi qu'il faut comprendre l'influence des saisons sur la production des maladies. (*De la nature de l'homme.*)

En hiver, prédominent les sucs blancs, le phlegme, la pituite, les mucosités, ce qui amène les maladies de la gorge, des fosses nasales, des bronches, la diarrhée indolente, et toutes les affections catarrhales.

Au printemps, apparaît un mouvement plus vif du sang, occasionné par son excès de quantité, d'où une disposition aux hémorrhagies et aux phlegmasies aiguës.

En été, les fonctions du foie s'exagèrent, la bile est plus abondante, et se montre comme élément dans toutes les maladies qui ont un caractère bilieux plus ou moins prononcé, dans la diarrhée, dans la fièvre bilieuse, etc. C'est là un fait constant dans les pays chauds, comme dans la Grèce, où ont été faites ces observations.

En automne, le sang diminue, et la bile noire, ou l'eau, prédominent; c'est le temps des fièvres intermittentes et des maladies de la rate, de la dyssenterie, du retour des affections catarrhales, etc.

On trouve l'application et la répétition de ces principes dans le livre des *Épidémies*, dans le livre du *Pronostic*, dans quelques passages des *Aphorismes*, mais il ne s'y trouve rien autre que ce que je viens de dire.

Des climats. — L'influence des climats a été pour Hippocrate l'occasion de montrer toute sa sagacité d'observateur et de philosophe. Dans son traité *Des airs, des eaux et des lieux*, il compare les habitants des climats chauds de l'Asie, et ceux des climats tempérés de l'Europe, sous le double rapport du physique et du moral, et il montre tout l'avantage que possèdent ces derniers sur les autres. Dans son opinion, les qualités de l'air respiré du sol, haut ou bas, sec ou humide, les eaux à boire et les vapeurs d'eau, la nourriture, etc., exercent une influence considérable sur l'état intellectuel, moral et politique des peuples. En Asie, dit-il, où la température est éloignée de chaleurs excessives et du grand froid,

« Les mœurs sont douces et faciles, tout dans l'homme est tempéré comme le climat; il est sans courage, sans constance dans le travail, facile à abattre par la fatigue, sans énergie morale, tout entier à l'attrait du plaisir, facile à gouverner, et acceptant sans peine l'institution des gouvernements despotiques, qui, à leur tour, agissent sur lui en l'énervant davantage. » (*Des airs, des eaux et des lieux*, p. 55.)

En Europe, c'est tout le contraire, mais les mœurs varient avec les dispositions locales de chacune des contrées qu'on observe.

Quand le pays est montueux, inégal, très-élevé au-dessus de la mer, et sujet à de grandes vicissitudes atmosphériques, les habitants sont courageux, ardents au travail, rudes à la fatigue, opiniâtres, capables de grandes entreprises, violents dans leurs résolutions et dans leurs mœurs, plus sauvages que civilisés, et d'humeur généralement très-belliqueuse. (*Des lieux,* p. 87.)

Si le pays est plat, enfoncé, exposé à des vents chauds qui entretiennent une température douce et variable, les habitants ont moins de courage, sont mous, indolents, et ont des qualités toutes différentes de celles qu'on observe chez les montagnards et chez les hommes du nord.

Dans les pays humides, bas, brumeux, les habitants sont peu intelligents, et leur moral est aussi peu développé que leur constitution physique.

Tout cela varie, et n'a rien d'absolu, mais ces observations renferment un fond d'exactitude incontestable, et qu'on ne peut bien juger qu'en lisant ce remarquable traité *Des airs, des eaux et des lieux.* C'est ainsi qu'après avoir exposé d'une manière générale l'influence des climats, il parle des effets produits par certaines localités sur les populations qu'on y trouve.

Dans le Phase, pays chaud, marécageux, humide et boisé, les habitants, qui vivent au milieu des brumes sur le bord des marais, sont décolorés, bouffis, et leur peau ressemble à celle des ictériques.

Chez les Sauromates, aux environs des Palus-Méotides, les femmes montaient à cheval, et faisaient la guerre tant qu'elles étaient vierges. Une fois mariées, elles vivaient dans leur intérieur. Pour faciliter leurs habitudes de tirer de l'arc, on leur détruisait la mamelle droite, au moyen de la cautérisation.

Dans la Scythie, où paraît à de rares intervalles un soleil sans chaleur, et où règnent des brouillards et de continuels vents froids, les habitants ont beaucoup d'embonpoint, la peau rouge, basanée, dépourvue de poils, de sorte que les hommes ont la plus grande ressemblance avec les femmes. Ils sont mous et indolents, peu disposés à l'amour, et leurs femmes sont peu fécondes. Leurs articulations sont couvertes de nombreuses cautérisations faites pour combattre leurs maladies articulaires, et ils ont des habitudes essentiellement nomades. Leur vie se passe à cheval, et sur des chariots que suivent les troupeaux.

« Ils demeurent dans le même lieu tant que le fourrage y suffit à la nourriture de leurs bestiaux, et quand tout est consommé ils se transportent ailleurs. Ils mangent des viandes cuites, et boivent du lait de jument, avec lequel ils font une sorte de fromage nommé *hippace.* » (*Des airs, des eaux et des lieux*, p. 69.)

C'est parmi eux que régnait à l'état endémique une maladie singulière qui n'existe plus que d'une façon exceptionnelle, c'est la *maladie efféminée*, qui d'après Hérodote commença à l'époque où les Scythes ayant fait une invasion en Asie, pillèrent à Ascalon un temple consacré à Vénus.

On la considérait comme une punition de la déesse. Mais Hippocrate proteste contre cette superstition, en disant :

« Que si cette maladie vient de la divinité, comme toutes les maladies, aucune n'est plus divine ou plus humaine que l'autre, mais que toutes sont semblables et toutes sont divines. »

Les hommes étaient impuissants, ce qu'Hippocrate attribue à l'habitude de l'équitation. Le mal était plus commun chez les riches que chez les pauvres et une fois affectés ils quittaient leurs habits d'hommes, vivaient avec les femmes dans les chariots et cessaient de monter à cheval.

On les vénérait à cause de leur malheur et on les adorait presque comme dans quelques pays on adore les idiots et les crétins. (*Des lieux*, p. 79.)

Telles sont en abrégé les opinions d'Hippocrate sur l'étiologie des maladies. Comme on le voit, c'est un exposé très-complet où abondent les vues philosophiques et qui atteste un degré très-avancé des connaissances médicales.

5° De la nosologie d'Hippocrate.

Il n'y a pas de nosologie, c'est-à-dire de nomenclature ou de classification des maladies dans Hippocrate, mais Daniel Leclerc a pris la peine d'en faire une avec les matériaux renfermés dans les livres hippocratiques. On y trouve la plupart des maladies connues de nos jours sous les mêmes noms, ce qui prouve que leur connaissance remonte à une époque bien reculée.

D'après Leclerc, les maladies indiquées par Hippocrate peuvent être divisées en cinq classes :

1° Les maladies dont les noms n'ont pas changé et qui ont les mêmes symptômes. Ce sont les plus nombreuses. Le nombre en est immense. (Daniel Leclerc, *Histoire de la médecine*, p. 165.)

2° Les maladies dont les noms ont changé et qu'on reconnaît par leurs symptômes. Ex. : la maladie desséchante, qui est aujourd'hui la phthisie ; la maladie ructueuse, où l'on rend beaucoup de gaz par la bouche, la maladie noire, etc.

3° Les maladies qu'Hippocrate n'a pas nommées, mais qu'il a décrites. Ex. : la rate grosse, la mélancolie, le scorbut, l'impuissance, etc.

4° Les maladies désignées par certains noms qui ne sont pas reconnus exacts eu égard aux symptômes rapportés. Ainsi on ne sait ce qu'est le typhus indiqué par Hippocrate.

5° Les maladies qui ont des noms et qu'on ne reconnaît pas parce que la description ne s'applique à rien de connu aujourd'hui.

A part cette classification, si l'on veut savoir de quelle façon Hippocrate envisageait les maladies, on voit qu'il admettait des maladies *aiguës* et *chroniques* ; des maladies *endémiques*, *épidémiques*, *dispersées* ou *sporadiques* ; des maladies *héréditaires* ; enfin, des maladies de bonne et de mauvaise nature, c'est-à-dire *bénignes* ou *malignes*.

Hippocrate connaissait : 1° les fièvres (πυρετοί), c'est-à-dire les maladies aiguës où il n'y a pas d'organes spécialement atteints, ce qu'il appelait les *fièvres continues* et *intermittentes* ; 2° les *inflammations* ou *phlegmasies* ; 3° les *hémorrhagies* ; 4° les hydropisies ; 5° les maladies organiques, καρκίνωμα ; 6° les paralysies ; 7° les convulsions, etc.

Ce peu de mots suffit pour montrer que si la nosologie n'était pas très-avancée au temps d'Hippocrate, à en juger du moins par les livres qui sont parvenus jusqu'à nous, l'idée qu'on se faisait des différentes espèces de maladies était parfaitement claire dans l'esprit des observateurs, et qu'il avait commencé par faire les distinctions qui plus tard ont été nettement formulées par les pathologistes. Hippocrate connaissait les choses et ses successeurs ont créé les mots.

6° Du pronostic.

« Le meilleur médecin est celui qui sait le mieux prévoir et prédire. »

Dans cet aphorisme d'Hippocrate se trouve toute la pensée de l'auteur sur l'importance des observations qui doivent permettre au médecin de deviner la marche et l'issue des maladies.

C'est par l'étude du pronostic que brille surtout le talent d'observation d'Hippocrate. Il avait tellement étudié la nature, qu'il en devinait souvent les actes prochains, avantages que n'auront jamais ceux qui en méconnaissent la force et la puissance. Le médecin qui sur quelques symptômes saura dire à un malade ce qui lui est arrivé et ce qui lui arrivera, en ajoutant ce qu'on a omis de lui raconter, qui indique d'avance ce qui doit se produire dans la suite, inspirera la confiance et, s'il ne guérit pas son malade, son pronostic servira du moins à le garantir de tout reproche. C'est dans le livre des *aphorismes* et dans le pronostic que sont surtout consignées les observations d'Hippocrate sur la *Doctrine des signes*. Il y en a également dans les *prédictions* et les *pronostics de Cos* que Galien attribue à ses successeurs.

L'observation et le raisonnement l'ont guidé dans l'institution de ces préceptes que l'observation brutale des empiriques n'eût jamais pu réaliser. Il appelait à son aide les lumières de l'analogie et comparant le présent avec les faits semblables précédemment observés, il cherchait à se rendre compte de la succession nécessaire des phénomènes morbides. Sa réserve était aussi grande que sa pénétration, car ne voulant pas donner à son *pronostic* une précision qu'il ne saurait avoir que dans les mains présomptueuses de l'ignorance et du mercantilisme, il dit :

« Les prédictions qui concernent les maladies aiguës sont incertaines, et l'on ne saurait dire au juste si le malade doit succomber ou guérir. »

Il avait parfaitement compris qu'il ne suffisait pas de chercher *dans tout ce qui compose l'homme* les signes du pronostic, il interrogeait encore dans ce but les fonctions naturelles, les actes, les gestes, les attitudes, la manière d'être qui, avant et pendant la maladie, peuvent en éclairer la nature et en faire prévoir les suites.

Le *visage* était pour lui l'enseigne des maladies aiguës, et en effet, leur nature et leur degré de gravité s'y montrent pour tous les yeux exercés. Il a mentionné la coloration rouge des pommettes dans la pneumonie, et c'est à lui qu'on doit la description du visage des mourants qui a le nom de *facies hippocratique*.

« Quand un malade a le nez aigu, les yeux enfoncés, les tempes creuses, les oreilles froides et retirées, la peau du front dure, tendue et sèche, le teint plombé, on peut assurer que la mort est prochaine, à moins que l'individu n'ait été tout d'un coup épuisé par de longues veilles ou par un flux de ventre, ou qu'il n'ait été longtemps sans manger. »

Les *yeux* d'un malade ne pouvant pas supporter la lumière, ou répandant des larmes involontaires indiquent une situation grave. Les yeux ternes sont un présage de mort ou de grande faiblesse. Les yeux étincelants, hagards, marquent le délire. Les yeux divergents marquent la paralysie. Les yeux devant lesquels il y a quelque chose de rouge, ou des étincelles, ou des éclairs, annoncent une hémorrhagie, une perte sanguine.

Le *decubitus* sur le côté, les jambes retirées est bon ; mais sur le dos et les bras étendus c'est le signe d'une grande faiblesse. — Si le malade glisse et se laisse couler au pied du lit, c'est un signe de mort. — Sur le ventre, si c'est un *decubitus* naturel, c'est l'indice du délire ou de la douleur de ventre.

La carphologie fébrile est le signe du délire et des fièvres.

Un taciturne qui parle, ou un parleur qui se tait, annonce le délire. Il en est de même des soubresauts des tendons.

Le délire gai est moins grave que le délire lugubre ou terrible.

La respiration *aisée naturelle* des maladies aiguës est un bon signe ; fréquente elle annonce l'inflammation des poumons ; longue, prenant beaucoup de temps, elle annonce le délire ; petite, courte, empêchée. elle indique une phlegmasie au-dessus du diaphragme, etc.

Les excréments ont été étudiés par Hippocrate, dans leur couleur, dans leur odeur, dans leur consistance, dans les matières étrangères ou extraordinaires qui s'y trouvent mêlées ; leur chaleur, leur froid, leur âcreté, leur quantité, le lieu d'où ils sortent, le temps de leur séjour, les circonstances de leur sortie, leur goût même ont été signalés, et il est impossible que cet examen n'ait donné d'utiles renseignements au pronostic.

On a dit qu'Hippocrate goûtait les excréments, c'est probablement une erreur, car il en pouvait parler d'après le goût des malades et non sur le sien. C'est ainsi qu'il a pu dire également (Livre des *Humeurs* et livre VI, sect. 5, des *Épidémies*) :

« Des crachats salés ou doux, de la sueur, des larmes, des sécrétions nasales salées ou aigres ont une signification différente ; du cérumen auriculaire *doux* s'observe chez ceux qui doivent mourir ; il est *amer* chez ceux qui doivent guérir. »

Les urines lui fournissent beaucoup de signes. Celles qui sont claires, jaunâtres, dont le *sédiment* est blanc, *doux* au manier, égal, c'est-à-dire homogènes, et qui restent telles tout le temps, annoncent une guérison rapide.

Les urines cuites annoncent la *coction* parfaite des humeurs, et paraissent surtout dans les jours de crise à la fin des maladies. Les autres sont mauvaises et rendues dans la période de crudité; elles ne diffèrent entre elles que du plus au moins. Quelques-unes, rougeâtres, avec un sédiment doux, homogène, annoncent une maladie de courte durée dont l'issue sera favorable; d'autres, au contraire, sont *très-rouges, claires, sans sédiment*, ou troubles au moment de l'émission et en rapport avec une situation grave.

Il y en a qui renferment un *nuage* ou *énéorème* suspendu dans le liquide à une hauteur plus ou moins grande, et plus ce nuage est élevé au-dessus du fond du vase, plus il y a de crudité.

Les urines *blanches, claires comme de l'eau*, annoncent aussi une grande crudité ou un transport de la bile au cerveau. Celles qui sont *jaunes* ou *rousses* marquent l'absence de la bile. Celles qui sont noires sont très-mauvaises; qnand il y a un sédiment comme de la farine grossière ou de petites larmes, il y a un mauvais état de la vessie ou des reins.

La graisse qui surnage comme une toile d'araignée indique la consomption.

Une grande quantité d'urine est un signe de *crise* ou fait une espèce de crise. Les urines de mauvaise odeur, claires ou épaisses, sont fâcheuses.

Les *vomissements* de bile ou de pituite sont les plus naturels. Ceux où il n'y a que de la bile ou de la pituite seulement sont plus mauvais.

Les matières très-vertes, porracées, sont funestes. Il en est de même de celles qui sentent fort mauvais. Le vomissement de sang est très-souvent mortel.

Les *crachats* indiquent aussi la coction des maladies du poumon. Il faut qu'ils sortent facilement. Les crachats noirs, verts, rouges, sont très-fâcheux.

Les crachats mêlés de bile et de sang au début des inflammations du poumon sont de bon augure, mais ils sont mauvais s'ils ne viennent qu'au septième jour.

Les plus mauvais signes dans les mêmes maladies, c'est leur rétention et le bouillonnement ou râlement qu'ils produisent dans la poitrine ou le gosier. — Le crachement de sang est suivi du crachement de pus et de la mort.

Les *bonnes sueurs* sont abondantes, chaudes, universelles, et elles emportent souvent la fièvre.

La sueur froide est mauvaise, surtout dans les fièvres aiguës ; car dans les autres, elles marquent surtout la langueur. La sueur de la tête et du cou annonce que la maladie sera longue et périlleuse. Une légère sueur de quelque partie, tête ou poitrine, ne soulage point et marque la faiblesse de la partie. Hippocrate l'appelle *éphidrose.*

Le *pouls* n'a été que très-superficiellement indiqué par Hippocrate :

« Dans les fièvres très-aiguës, le pouls est très-fréquent et très-grand. »

Plus loin, il parle des pouls tremblants qui battent avec lenteur. (*Épidémies*, liv. IV.)

C'était pour lui le pouls des artères, mais il ne parle pas de la radiale. — A propos des pertes blanches des femmes, il dit :

« Le pouls qui frappe légèrement et languissamment les doigts est un signe de mort prochaine. »

Enfin, dans les Prénotions de Cos, il parle des *léthargiques dont le pouls est lent et tardif.*

Tout cela est le commencement des études si approfondies de Galien sur ce sujet.

7° De l'hygiène dans Hippocrate.

Tout en parlant de la nature de l'homme et de ses maladies, Hippocrate, aussi encyclopédiste qu'il était possible de l'être à cette époque primitive de la science, s'occupe beaucoup de l'hygiène et des moyens de conserver la santé. L'une de ses principales maximes était (*Épidémies*, liv. VI, sect. 4, aphor. 20) :

— Pour entretenir la santé, il faut ni trop se charger de nourriture, ni être paresseux à prendre de l'exercice ou à travailler. »

Il passe en revue les viandes de *chien*, de *cheval*, de *renard*, et d'*âne* dont on faisait usage à cette époque, et il en apprécie les qualités. Il indique ensuite les *herbages*, le *lait*, le *petit-lait*, le *fromage*, le *poisson frais et salé*, le *blé*, les *légumes* et toutes sortes de graines.

Il s'occupe des *boissons* : de l'eau ; du vin, dont l'usage peut être porté jusqu'à la gaieté, mais non à l'ivresse, comme on l'a dit. Il parle de l'*exercice*, de la *gymnastique*, de la *lutte*, du *sommeil* ou des *veilles ;* de l'*air ;* des *autres corps qui nous environnent ;* de *ce qui doit sortir de notre corps ou y être retenu ;* enfin, des *passions*. Il recommandait de ne pas trop garder les *excréments*, et, dans ce but, il conseillait les viandes relâchantes, les *lavements* onctueux, salés, les *suppositoires*.

Comme préservatif des maladies, il conseillait les vomitifs une ou deux fois le mois, pendant l'hiver et au printemps

8° De la thérapeutique d'Hippocrate.

Confiant dans le rôle de la nature qu'il considérait comme toute-puisssante dans la formation du corps et dans la guérison des maladies, Hippocrate observait avec soin pour se rendre compte de l'essence des maladies soumises à son examen; il disait avec une raison que chacun doit admirer (*Épidémies*, liv. VI) :

« Il ne faut rien faire témérairement. Il faut quelquefois se reposer ou demeurer sans rien faire. De cette manière, si vous ne faites pas de bien au malade, vous ne lui faites pas mal. »

Toujours plein de respect pour la raison et sans se laisser atteindre par l'influence dissolvante du scepticisme, il ajoute :

« Quand on fait quelque chose selon la raison, quoique le succès ne réponde pas toujours, on ne doit point aisément ou trop vite changer de manière d'agir, tant que les raisons que l'on a eues au commencement subsistent. » (*Aphorismes*.)

Toutefois, comme ce principe pourrait entraîner trop loin celui qui doit avant tout suivre la nature en imitant ses opérations, il en atténue l'expression par ces mots :

« Il faut faire une grande attention à ce qui soulage et à ce qui fait du mal, à ce qu'on supporte aisément et à ce qu'on ne saurait souffrir. »

Son *dogmatisme* se montre surtout dans un certain nombre de propositions thérapeutiques inspirées de la plus saine observation fécondée par d'irréprochables raisonnements.

« Les contraires ou les opposés sont les remèdes de leurs opposés. »

Principe d'où résulte cet aphorisme :

« Que l'évacuation guérit les maladies qui viennent de réplétion, et la réplétion celles qui sont causées par l'évacuation. »

Il avait plus d'une fois observé, comme nous le faisons encore chaque jour :

« Qu'il y a des sucs ou des humeurs qu'il faut, en certaines rencontres, vider ou faire sortir du corps, ou les dessécher, et d'autres qu'il faut remettre dans le corps ou faire qu'elles s'y produisent derechef. »

Mais pour remplir ces indications, il conseille :

« De ne pas vider ou de ne pas remplir tout d'un coup, ou trop vite, ou trop abondamment, et qu'il est même dangereux de réchauffer ou de refroidir subitement ou plus qu'il ne faut, tout ce qui va à l'excès étant ennemi du bien. »

Enfin, sachant quelles sympathies rattachent toutes les parties du corps les unes avec les autres, quel consensus il y a entre tous les organes, il observe qu'une souffrance locale accidentelle amoindrit un travail morbide antérieur; il en conclut le fait de la révulsion, et intelligent ministre de la nature, docile à ses inspirations, il crée la doctrine thérapeutique de la *révulsion* et de la *dérivation*.

« Il faut prendre garde au cours que les humeurs prennent, d'où elles viennent, où elles vont; et, en conséquence de cela, lorsqu'elles vont où elles ne doivent pas aller, qu'on leur fasse prendre un détour (παροχετεύειν), ou qu'on les conduise d'un autre côté, à peu près comme on détourne les eaux d'un ruisseau. Ou, en d'autres occasions, qu'on tache de rappeler (αντίσπαν) ou faire retourner en arrière ces mêmes humeurs, attirant en haut celles qui se portent en bas, et en bas celles qui se portent en haut. »

C'est à la révulsion que se rattache ce dernier principe, consacré par l'observation de tous les siècles, et dont chaque médecin peut reconnaître la justesse :

« Aux extrêmes maladies il faut des remèdes extrêmes. Ce que les médicaments ne guérissent pas, le fer le guérit ; ce que le fer ne guérit point, le feu le guérit ; mais ce que le feu ne peut guérir, doit être regardé comme incurable. » (*Aph.*, sect. VII.)

A. *Du régime des maladies aiguës et chroniques dans Hippocrate.* — Ce n'est pas une vaine puissance que celle de la nature sur l'homme sain ou malade, et Hippocrate en était si profondément convaincu, que tout, dans sa conduite, dans ses doctrines et dans ses écrits, est inspiré par son culte et son admiration pour l'influence d'où résultent les merveilleux phénomènes visibles et invisibles de la vie.

Le rôle qu'il lui accorde dans la constitution de l'homme, dans la formation des organes, dans le maintien de leur intégrité contre les influences morbifiques, dans la guérison naturelle des maladies, il l'utilise dogmatiquement par la puissance de sa raison et de l'observation, pour jeter les fondements de la plus sage thérapeutique. En se proposant d'ajouter ou de suppléer à ce qui manque dans l'organisation malade, de diminuer le superflu, il formule pour la première fois cette idée toujours grande, bien que le temps l'ait rendue vulgaire :

« Qu'il faut soutenir la nature, l'aider à surmonter la cause du mal, et la mettre en état de faire d'elle-même ce qu'il faut pour la guérison des maladies. »

Sous ce rapport, le *naturisme* a rendu le plus grand des services à la médecine, car il a enfanté la diététique, et s'il est vrai, comme le dit Hippocrate,

« Que les anciens (c'est-à-dire tous les médecins qui l'avaient précédé) n'avaient presque rien écrit touchant la diète des malades, et avaient omis cet article, qui était néanmoins l'un des plus essentiels de l'art » (*Du régime dans les maladies aiguës*), il est certain qu'on doit à cette doctrine philosophique le plus impérissable et le plus important de nos procédés curatifs.

Dans les maladies aiguës et dans les fièvres, il donnait sous le nom de *ptisane*, de πτισσάνη (πτίσσειν, *broyer*, *ôter* l'*écorce*), une décoction de farine d'*orge mondé*, de *froment*, de *riz*, de *lentille*, une partie sur quinze, avec un filet de vinaigre, un peu d'huile, de graisse et de sel. D'abord un peu épaisse au début, il ordonnait qu'on la rendît plus claire à l'apogée du mal, et il en suspendait quelquefois l'usage si la fièvre offrait des redoublements, pour y revenir dès qu'une détente avait lieu. Il en donnait deux fois par jour, et en principe conseillait de nourrir un peu plus les enfants que les hommes faits ou les vieillards. Cette méthode, qui n'a rien de choquant pour notre expérience, fut d'abord une révolution ; elle eut beaucoup de contradicteurs, et Hippocrate se défendait en leur reprochant par leur régime :

« De dessécher leurs malades comme des harengs avant qu'il en fût temps, et qu'ils les faisaient mourir. »

A la ptisane on joignait, dans les maladies aiguës, principalement dans les fièvres, des légumes cuits, blette, citrouille, melon, etc., dès que le malade paraissait être en état de manger davantage.

Les boissons étaient l'eau miellée, *hydromel*, ou l'eau miellée avec un peu de vinaigre, *oxymel ;* l'eau vineuse, à moins de rêveries et de douleur de tête.

Dans les maladies chroniques, on ajoutait le *lait* ou le *petit-lait*, l'exercice modéré, les bains, les frictions légères et un peu de gymnastique. C'est à cette occasion que, parlant des malades pusillanimes qui se complaisent trop au lit, il s'écrie : « Il faut quelquefois pousser hors du lit les timides et exciter les paresseux. » (*Épid.*, liv. VI.)

B. *De la purgation.* — Les mêmes principes de naturisme qui ont enfanté cette *diététique* qu'à travers tant de révolutions politiques et sociales vingt siècles ont consacrée, ont également engendré la *méthode évacuante.* (*Hist. de la médecine*, D. Leclerc, p. 194.) Quoique Bacon ait affirmé que le principe des causes finales comme la vierge consacrée à Dieu, était stérile, ce qui n'est qu'une métaphore sans portée, nous devons à ce principe la médication évacuante, qui n'est, en définitive, qu'une imitation des actes de la nature réputés utiles.

L'indigestion permanente, naturelle et mille fois répétée de l'enfant qui tette sa mère, et l'indigestion accidentelle de l'adulte, ont fait voir que la purgation émétique était chose utile, nécessaire, avantageuse, et qu'il était bon de l'imiter à propos. L'expérience a confirmé la théorie, et dès qu'il s'agit de diminuer ou d'ôter ce qui est superflu en débarrassant la corps d'humeurs trop abondantes ou corrompues, on a quelquefois recours à la *purgation*, l'un des moyens les plus convenables pour atteindre ce résultat.

Nous avons modifié la théorie d'Hippocrate sur les purgatifs, mais sans en changer le principe. Nous aurions honte de croire à l'*attraction* des éléments du purgatif sur les éléments semblables du corps humain, et nous ne voudrions plus soutenir :

« Qu'un médicament qui doit purger la bile, tire premièrement la bile ; mais si son action continue trop longtemps, ne trouvant plus de bile à purger, il purge encore la pituite, et après la pituite la bile noire, et enfin le sang. » (*De la nature de l'homme.*)

Cependant, nous savons qu'un violent purgatif, après avoir évacué de la bile, amène des sécrétions de glaires, c'est-à-dire de pituite, des évacuations de sang, et nous pensons, comme il y a 2000 ans, que la purgation délivre l'organisme de certaines humeurs et de quelques matières trop abondantes ou corrompues

Croyant ou sceptique de l'influence de la nature, nous faisons notre possible pour imiter ses procédés, pour produire artificiellement, et à notre gré, ce que seule elle fait quelquefois, en purgeant par le haut et par le bas des individus qui ont des entrailles obstruées ou embarrassées d'humeurs et de matières peu assimilables.

La divergence de la théorie, comme celle de l'opportunité d'application, n'a ici aucune importance. Que l'on discute sur le mode d'action des purgatifs et sur l'instant d'y recourir, la contestation ne nuit en rien au principe qui sert de base à leur usage, et, au lieu de l'amoindrir, elle lui donne une consécration nouvelle. *Si quid est movendum, move,* dit Hippocrate ; voilà son principe inspiré des opérations de la nature restée maîtresse d'elle-même, et sur ce principe, nous voyons qu'il conseille surtout les purgations dans le cours des *maladies chroniques*. Il n'en donnait point, on ne sait trop pourquoi, dans la *canicule* et chez les *femmes grosses*, jamais avant le quatrième ni après le septième mois de la grossesse, sans doute par crainte de provoquer l'avortement.

Dans les *maladies aiguës*, sa réserve était grande; il ne semble pas qu'il y ait eu fort souvent recours, et il parle de leurs mauvais effets. Cependant il les employait dans quelques maladies épidémiques, dans la pleurésie, etc.

Il a même indiqué le moment d'y recourir, en disant :

« On doit seulement purger les humeurs qui sont cuites et non pas celles qui sont encore crues, et il faut bien se garder de purger au commencement d'une maladie, si ce n'est que les humeurs s'enflent ou se remuent extraordinairement, ce qui arrive peu souvent. » (*Aph* XXII, sect. 7.)

Le commencement des maladies était pour lui du premier au quatrième jour (*De ratione victus in acutis*).

On a mis très à tort cet aphorisme en contradiction avec cet autre, qu'au commencement des maladies il faut remuer s'il y a quelque chose à remuer. La contradiction n'existe pas, et si en général Hippocrate conseille de ne pas purger au début des maladies, il excepte les cas spéciaux où il y a quelque chose à remuer, ou qu'il faille mettre en mouvement.

Au reste, comme le mot de *purgation* employé par Hippocrate s'applique non seulement aux évacuations artificielles stercorales, mais à la *purgation émétique*, elle n'est pas susceptible d'une généralisation absolue; aujourd'hui encore, si l'on ne séparait point sa médication vomitive de la médication purgative, il serait impossible de donner aucune formule générale de leur emploi. Si l'on parle seulement des purgations excrémentitielles, le véritable et bon praticien sera, comme au temps d'Hippocrate, d'avis qu'en général elles ne valent rien au début des maladies, tandis qu'à ce moment, la *purgation émétique*, souvent indiquée par la nausée, le goût de bile ou le vomissement naturel, signe de quelque chose à remuer, est presque toujours très-utile.

La purgation émétique s'obtenait surtout au moyen de l'*ellébore blanc*, seul ou associé à la *sésamoïde*. La purgation ordinaire était produite par l'*ellébore blanc* et *noir*, les *semences de thymelea ;* le *peplium*, espèce de *tithymale ;* le *thapsia*, le *suc d'hippophæ*, l'*élatérium*, la *coloquinte*, la *scammonée*, etc. (D. Leclerc, ouvrage cité), et, avant d'y recourir, on préparait toujours le malade avec une boisson rafraîchissante, destinée à détremper les humeurs qu'on se proposait d'évacuer.

Quand on ne voulait agir que sur l'extrémité des intestins par l'expulsion des excréments, il employait la boisson de mercuriale, de chou, le petit-lait, le lait d'ânesse jusqu'à plusieurs litres, les lavements, les suppositoires, etc.

Il parle de la purgation de la *tête seule*, dans l'apoplexie, la jaunisse et quelques maladies chroniques, dans les céphalalgies invétérées, etc. C'est un résultat qu'il obtenait en faisant respirer le suc de céleri, ou la décoction de plantes aromatiques, en faisant priser de la poudre de myrrhe, d'ellébore blanc, etc. Ces remèdes donnaient un coryza aigu ou chronique, avec sécrétion plus ou moins abondante, et l'on pensait que c'était là une purgation du cerveau.

C'est à lui et aux médecins Cnidiens qu'on doit la première idée de purger le poumon et la poitrine dans l'empyème, et dans la phthisie, par le cathétérisme du larynx et les insufflations de poudres dans les bronches conduisant au poumon malade. Après avor fait tirer la langue autant que possible, on faisait entrer dans la cornue du poumon ou trachée, une liqueur irritante capable d'exciter la toux et d'obliger le poumon à expulser le pus qu'il renfermait. Il employait la décoction d'*arum* avec un peu d'huile, de sel et de miel, l'ellébore, la fleur de cuivre, etc.

C. *De la saignée, de l'application des ventouses.* — Les empiriques, qui attribuent la plupart de nos connaissances au hasard plutôt qu'à la raison, ne croient pas que l'homme soit arrivé du premier coup à la découverte et à l'emploi de la saignée. L'idée que la théorie a pu conduire à ouvrir une veine, les révolte à tel point qu'ils aiment mieux faire hommage de cette inspiration de génie à l'hippopotame. On dirait que pour eux, l'homme est le seul être qui ne puisse rien tirer de son cerveau. En effet, Pline (liv. VIII, cap. 26) rapporte que l'hippopotame ou cheval marin, devenant trop gros et trop gras à force de manger, se sert d'un roseau pointu pour s'ouvrir une certaine veine de la jambe; et après en avoir laissé couler une quantité suffisante de sang, bouche la plaie avec de la boue, ce que les hommes n'ont pas manqué d'imiter. En admettant la réalité de ce conte, l'empirisme n'y gagne rien au point de vue de la doctrine; car dépouiller l'homme de son initiative de la saignée en faveur de la bête, ne prouve rien et ne sert qu'à déplacer la solution du problème philosophique. On peut toujours se demander qui a enseigné l'hippopotame, à quel heureux hasard il doit la découverte de la saignée et, dans le cas où le hasard refuserait de répondre, à quelle supériorité d'intelligence sur l'homme il a pu deviner qu'une émission sanguine pouvait être utile contre les congestions et contre les phlegmasies.

Il est inutile de s'arrêter longuement sur une question de ce genre. C'est déjà la résoudre que de l'exposer. Le plus mince bon sens ne saurait s'y tromper, et chacun conviendra, ou que l'origine de la saignée est tellement ancienne qu'on ne saurait en préciser la date, ou qu'elle est une inspiration du naturisme imitant les hémorrhagies spontanées, dont l'apparition fait cesser la congestion ou la phlegmasie.

Hippocrate est le premier des auteurs qui parle de la saignée, mais il n'en est pas l'inventeur, car le degré de perfection où elle était arrivée de son temps annonce une origine plus ancienne. Il pratiquait la saignée du *bras*, du *pied*, du *jarret*, du *front*, de la *langue*, de l'*occiput*, etc. ; n'hésitait pas à ouvrir ou à brûler de petites artères et appliquait souvent des ventouses scarifiées. Ici, comme pour la *diététique* et la *purgation*, il se laissait guider par la théorie et par la raison. Inspiré par les actes de la nature, son *dogmatisme*, assiégé des contradictions les plus vives, adopté et repoussé tour à tour, a survécu à toutes les luttes passionnées dont il a été l'objet, et il est arrivé jusqu'à nous encore digne de la plus sérieuse considération. On peut en discuter les détails, mais son principe est inébranlable et peut braver les rigueurs de l'expérimentation la plus sévère. Il couronne dignement l'œuvre philosophique d'Hippocrate, et, par sa hardiesse même, établit la supériorité de la raison éclairée par l'expérience sur les observations de hasard, seules reconnues valables par l'empirisme antique.

La saignée était pour Hippocrate un moyen d'ôter le superflu des vaisseaux ou des parties engorgées, et il l'employait aussi pour *détourner* ou pour *rappeler* le sang de parties où il ne doit pas être. C'était là un mode particulier de *dérivation*. Dans quelques cas, lorsqu'il y avait perte de connaissance subite et sans cause sensible, c'est-à-dire lorsqu'il y avait *apoplexie*, il la proposait :

« Comme étant capable de procurer un mouvement libre au sang et aux esprits. »

Ce qui était en rapport avec l'idée qu'il se faisait de la nature de cet accident, qu'il rapportait à une occlusion momentanée des veines (φλεβων ἀπολήξιες).

« Ceux qui perdent ainsi la parole ont des rougeurs de visage, de l'immobilité des yeux, des tensions extraordinaires des bras, des grincements des dents, des battements d'artères ou des palpitations ; ils ne peuvent desserrer les mâchoires ; ils ont les extrémités froides et les esprits sont interceptés, ou les passages que ces esprits ont dans les veines sont bouchés (πνευμάτων ἀπολήξεις ἀνὰ ἕας φλέβας). En ce cas-là, il faut ouvrir la veine interne du bras droit, et tirer plus ou moins de sang selon la constitution ou l'âge du malade. »

Enfin la saignée était pour lui un moyen de *rafraîchir* les entrailles *échauffées* et *resserrées*, ou étranglées dans l'*ileus* (*Des maladies*, liv. III.). Sauf le mot *rafraîchir*, adopté par les traducteurs, qui n'a peut-être pas eu autrefois la signification qu'on lui donne aujourd'hui, et toute théorie à part, le fait est encore vrai, et chacun sait que dans les cas de hernie ou d'étranglement interne, une saignée copieuse poussée jusqu'à syncope peut atténuer la résistance des parties et les ramener soudain à leur position naturelle.

Ses idées étaient fort arrêtées ; bien qu'il eût pour principe d'abandonner les maladies à l'influence de la nature, il savait, comme on le voit, s'en départir selon la nécessité , d'après l'indication, et pour évacuer ou détourner le superflu du sang des vaisseaux et des parties.

Son premier principe était dans ce cas de n'extraire le sang *que dans les maladies aiguës , véhémentes ou fortes et en supposant que le malade soit robuste et à la fleur de son âge*, ce qui prouve qu'il ne saignait qu'exceptionnellement les *enfants* et les *vieillards*.

Contrairement à ce qui s'est beaucoup fait depuis lors, il proscrivait la saignée dans la *grossesse*, crainte de provoquer l'avortement, ou il ne l'employait que dans la parturition difficile et prolongée, chez des femmes jeunes et robustes. Alors il se servait de la saignée du pied.

C'est surtout dans les maladies aiguës, véhémentes et douloureuses (*De ratione victus in acutis*), que la saignée était pratiquée au temps d'Hippocrate.

On l'employait dans les *inflammations* du *poumon*, du *foie*, de la *rate*, et elle était souvent poussée jusqu'à la syncope. Dans l'*esquinancie*, on saignait aux deux bras à la fois, et, dans les *grandes douleurs*, sur la veine la plus rapprochée de l'endroit douloureux (*Epid.* liv. VI, sect. 6), par exemple sur la veine brachiale correspondante, ou du côté de la poitrine occupée par une *pleurésie*.

D'après ce précepte, on saignait au *front* et aux *tempes*, dans certaines douleurs de la tête ; mais chez d'autres individus dont la douleur apaisée pouvait revenir, *on ouvrait les veines dans une partie très-éloignée*, *afin de rappeler insensiblement le sang qui se porte vers le siége de la douleur.* (*De la nature de l'homme.*)

En dehors des grandes douleurs, des inflammations et de l'apoplexie, Hippocrate saignait peu, et déjà (au dire de Leclerc) *les fièvres continues les plus ardentes*, où il n'y avait pas de *douleur* ni de marque d'*inflammation*, n'étaient pas mises au nombre des maladies aiguës et ne réclamaient pas la saignée. L'idée du rôle que la bile jouait dans la production de ces maladies, qu'il savait être très-distinctes des *inflammations*, lui faisait penser à priori que cette humeur ne pouvait pas être évacuée par une émission sanguine. Il saignait quelquefois dans les *maladies chroniques* à titre de révulsion, dans l'*hydropisie ordinaire* et dans l'*hydropisie venteuse* de l'*hypertrophie de la rate* (*Des affections*), et quelquefois dans l'hypochondrie. Le fait qu'il rapporte à ce sujet est des plus remarquables, mais c'est un exemple qu'on fera bien de ne pas imiter :

« Un jeune homme se plaignait d'une douleur de ventre accompagnée d'un grand bruit lorsqu'il demeurait quelque temps sans manger, et qui cessait après avoir pris de la nourriture. Cette douleur et ce bruit continuant, les aliments ne profitaient point à ce malade, au contraire il s'amaigrissait et devenait tous les jours plus exténué. On lui avait inutilement donné divers médicaments, tant purgatifs que vomitifs. Enfin, on s'avisa de lui tirer, par intervalles, du sang de l'une et l'autre main, jusqu'à ce qu'il ne lui en restât presque plus, ce qui le guérit parfaitement. » (*Epid.*, liv. V. sub. princip.)

On saignait sur les veines des bras, des mains, des malléoles, du jarret, du front, du derrière de la tête, du dessous des mamelles, des tempes, de dessous la langue, du nez, de l'anus, et sur quelques artères, principalement la temporale. Comme principe, l'émission sanguine avait lieu aux bras et aux autres veines supérieures, dans les maladies ayant leur siége au-dessus du foie et du diaphragme, tandis qu'on ouvrait les veines d'en bas pour les parties diaphragmatiques. Toujours dirigé par la théorie née de l'observation des actes naturels et appuyé de l'expérience, Hippocrate a pu s'égarer dans l'explication qu'il donne des phénomènes morbides, mais sa pratique reste grande comme tout ce qui émane des intelligences d'élite, inspirées de la grande et belle nature. La saignée, dont il a dogmatisé l'emploi, en est la preuve.

D. *Des diurétiques et des sudorifiques.* — L'unité de vues et la multiplicité des moyens se retrouvent dans toute la médecine d'Hippocrate, et planent encore sur la médecine moderne, qui sait comprendre la grandeur du but qu'elle est appelée à remplir. En dogmatisant la pratique de ses prédécesseurs et en montrant l'importance des indications qui résultent de l'observation des actes de la nature luttant contre les causes morbifiques, le célèbre fondateur du naturisme a promulgué des lois dont chaque jour éclaire la vérité.

Après avoir établi, comme une loi fondamentale de la thérapeutique, la nécessité qu'il y a de diminuer le superflu du sang et des humeurs, il montre l'emploi qu'on peut faire, dans ce but, du *régime*, des *purgations*, de la *saignée*, et enfin des substances *diurétiques* et *sudorifiques* qui produisent un effet semblable par des voies différentes.

« Toutes les maladies se terminent ou se guérissent par les évacuations qui se font par la bouche, ou par le ventre, ou par la vessie, ou par quelque autre semblable ouverture; mais la sueur est commune à toutes les maladies ou les termine toutes également. » (*De ratione victus in acutis.*)

Parmi les diurétiques employés, on trouve le *bain*, quelquefois le *vin doux*, le *vin blanc*, et une nourriture herbacée, d'ail, d'oignon, de poireau, de citrouille, de melon, de concombre, de céleri, etc. ; de viandes sèches, et enfin de *cantharides* au nombre de quatre, dont les ailes et les pieds étaient enlevés et dont la poudre était prise avec du vin et du miel.

Les *sudorifiques* étaient employés, surtout dans une *fièvre qui n'est point causée par la bile ni par la pituite, mais qui vient, ou de lassitude, ou de quelque autre cause*, ce que nous appelons aujourd'hui la *courbature* ou la fièvre symptomatique d'une inflammation.

Les lotions et les boissons chaudes ont été employées à cet usage.

E. *De la spécificité dans la thérapeutique d'Hippocrate.* — Si le dogmatisme d'Hippocrate a trouvé l'occasion de s'exercer sur des observations d'une signification précise ou réputée telle, il s'est arrêté devant celles qui semblaient échapper au pouvoir de la raison. A côté de faits soumis à une interprétation quelquefois judicieuse, souvent erronée, s'en trouvent d'autres qui ne relèvent que de l'observation irréfléchie, empirique, et qui montrent tout le respect d'Hippocrate pour la vérité. Il suffit, en parcourant ses œuvres, de lire ce qu'il dit des médicaments qui procurent le sommeil, qui purgent et qui sont propres à toute espèce de maladie, sans qu'on puisse se rendre compte de leur action. Il se hasarde bien à dire :

« Que les médicaments qui ne purgent ni la bile, ni le phlegme, agissent en rafraîchissant, ou en échauffant, ou en séchant, ou en humectant, ou en resserrant et épaississant, ou en résolvant ou dissipant. » (*De affectionibus*, p. m. 525.)

Mais au fond leur usage n'est qu'*empirique*, et révèle déjà l'existence des *qualités occultes* ou *cachées* dans certaines substances, pour agir sur *certains organes* et pour guérir *certaines maladies*. L'action spéciale de ces médicaments ne s'accorde avec aucune espèce de théorie. et c'est ce qu'on appelle aujourd'hui la *spécificité*. Si le mot n'est point dans Hippocrate, on y trouve la chose au triple point de vue de la pathogénie, de l'action élective des substances sur les tissus, et de leur action curative sur telle ou telle espèce de maladie. On reconnaît la spécificité des causes dans ce qu'il dit du génie épidémique..., etc.; la spécificité organique, dans l'action du *mecon* (μῆκων), ou *meconium somnifère* (μηκώνιον), dont le suc (ὀπὸς) a formé ὄπιον, et procure le sommeil; dans l'action des cantharides sur la vessie, de l'ellébore sur l'intestin; et la spécificité thérapeutique, dans l'action de la limaille d'airain sur les pâles couleurs.

10° De la chirurgie d'Hippocrate.

Si quelque chose peut montrer jusqu'à quel point la médecine était avancée au temps d'Hippocrate, nonobstant ce que disent les historiens sur son ignorance de l'anatomie normale et pathologique, c'est l'état de la *chirurgie* à cette époque. On en faisait beaucoup sans en prononcer le mot, qui n'existe pas dans les œuvres hippocratiques, et qui n'a été créé que beaucoup plus tard. La saignée du bras, de la main, de la langue, de l'occiput, du jarret, des malléoles, atteste des connaissances très-profondes en anatomie, et révèle une étude très-minutieuse des veines du corps humain. Le traitement de l'*esquinancie par un tube* (Leclerc, p. 221) placé dans le gosier, afin d'empêcher la suffocation (*De morb.*, lib. III) ; de l'*iléus* par l'*insufflation du gros intestin* avec un soufflet de forge introduit dans le rectum, et suivie d'un lavement qu'on fait garder en bouchant l'anus, indiquent une connaissance très-exacte des lésions cadavériques de cette maladie (*De morb.*, liv. III, chap. 16-24). Il en est de même du traitement de la phthisie par ce qu'il appelle la *purgation du poumon*, ou injection dans la canne du poumon (trachée-artère) d'une liqueur irritante, d'*arum*, d'*ellébore*, de fleur de cuivre, susceptible d'exciter une violente toux, et l'expulsion des matières purulentes contenues dans la poitrine (*Des maladies*, liv. II, et *Des affections internes*).

En disant :

« Ce que les médicaments ne guérissent, le fer le guérit, et si le fer ne sert de rien, il faut avoirs recours au feu » (*Epid.*, lib. VI), Hippocrate a formulé un principe qui n'est pas celui d'un art encore en enfance, mais qui relève d'une expérience aussi longue qu'intelligente et raisonnée. Il faut avoir beaucoup vu et beaucoup appris pour en arriver là, et les secours de la tradition ont dû ne pas lui être inutiles sous ce rapport.

Le fer et le feu étaient pour Hippocrate des moyens de petite et de grande chirurgie. Par le feu, il cautérisait sur plusieurs points la poitrine et le dos des *phthisiques;* le ventre de ceux qui avaient la *rate grosse;* le ventre des *hydropiques* sur la région du foie; la tête, aux oreilles, à la nuque, à l'occiput, et auprès de l'angle des yeux, dans les *violentes douleurs de tête;* les tempes et la nuque dans les *maladies des yeux*, etc., etc.; et il se servait dans ce but de fers chauds, de fuseaux de bois trempés dans l'huile bouillante, d'un champignon qui est probablement de l'amadou, enfin de lin cru ou étoupe arrangée en moxa.

Avec le fer, il faisait des incisions en couronne autour du front, et il y entretenait la suppuration au moyen de la charpie, dans les *douleurs de tête*, dans les *fluxions qui se jettent sur les yeux* C'était là de la *dérivation*. Il ouvrait le crâne au moyen du *trépan* dans une espèce de douleur de tête, qu'il croyait causée par une eau renfermée entre le crâne et le cerveau; et dans les *fractures du crâne* pour relever les os enfoncés, pour enlever des esquilles pouvant blesser le cerveau, et pour vider le sang et le pus qui pouvaient se trouver sous la calotte crânienne. C'était là une grande hardiesse, et, il faut le dire, une merveilleuse entente de l'anatomie pathologique dont on lui a dénié trop arbitrairement la connaissance.

Par le fer, il traitait l'*empyème* et l'*hydropisie* de poitrine qui avaient résisté aux moyens médicaux. Dans l'empyème, outre ce qu'il appelle la purgation de la poitrine par des *injections bronchiques* irritantes d'arum ou d'ellébore, quinze jours après le temps où il supposait le pus formé dans la poitrine, il faisait asseoir le malade et lui secouait assez fortement les épaules pour savoir de quel côté se tronvait l'épanchement : c'est ce que nous appelons la *succussion hippocratique*. Un bruit de flot lui annonçait le siége du mal, et si l'épaisseur des chairs ou la qualité du pus empêchait la production du bruit, il choisissait le côté où il y avait dilatation et douleur. Avec un rasoir, il incisait la peau de côté, assez en arrière, et le plus bas possible, entre deux côtes; puis, prenant un instrument étroit et pointu, garni dans toute sa longueur, à l'exception de la pointe dans la longueur d'un ongle du gros doigt, il le poussait dans la plaie jusqu'à cette profondeur, et faisait sortir le pus. Après une évacuation suffisante, il bouchait la plaie avec du linge maintenu par un fil, recommençait l'évacuation du pus tous les jours pendant dix jours, et après l'écoulement de la plus grande partie du pus, il seringuait dans la poitrine du vin et de l'huile qu'on y laissait douze heures.

Quand l'écoulement devenait clair et gluant comme de l'eau, il mettait une courte sonde d'étain pour le passage du liquide, et quand l'humeur se tarissait, on diminuait le volume de la sonde, ou l'on fermait la plaie.

Dans l'*hydropisie de poitrine*, il prenait la troisième côte en commençant à compter par en bas, et y pratiquait le *trépan;* il tirait une *petite quantité d'eau* de la poitrine, bouchait la plaie avec de l'étoupe, une éponge molle par-dessus, et maintenait le tout par une bande. Chaque jour, pendant douze jours, il soutirait une nouvelle quantité d'eau, puis enlevait le reste en une seule fois, et travaillait à sécher la poitrine par des médicaments et un régime particulier (*Des affections internes*).

Dans l'*hydropisie du ventre*, ce que nous appelons *ascite*, il pratiquait la ponction de l'abdomen auprès du nombril, et en arrière auprès de la hanche. Il en faisait autant dans le dos en cas d'*abcès du rein*, et avait déjà appris l'utilité, en certains cas, des mouchetures de la peau des jambes et du scrotum dans l'*enflure* qui caractérise l'anasarque.

C'est à lui qu'on doit les meilleurs préceptes de l'opération du *trichiasis* (*De vic. ratione in acutis*)*;* et les premiers conseils écrits, reproduits plus tard par Celse, sur le traitement des *os cassés et disloqués*, sur les *bandages*, sur les moyens d'arrêter le sang dans les *hémorrhagies*, et sur la cicatrisation *des plaies et des ulcères;* ainsi que des réflexions, encore aujourd'hui pleines d'actualité, sur le danger des plus petites blessures, comme une très-petite plaie au front avec carie osseuse suivie de mort, sans doute par infection purulente; ou une simple plaie au doigt causant des convulsions mortelles (probablement le tétanos), etc. Mais ce qui doit causer la plus grande surprise, et je dirai même une réelle admiration, c'est le traitement de la pierre par l'*opération de la taille*. Il est certain que si les Grecs n'avaient pas connu l'anatomie du bassin, ils n'auraient jamais osé entreprendre l'ouverture de la vessie par le périnée, car les motifs du choix de cette région sont exclusivement anatomiques et tirés de la crainte qu'on avait sans doute alors d'ouvrir le péritoine. C'est une gloire qui ne revient pas à Hippocrate, et qui, tout entière, se rapporte à la science de son époque. Jamais, en effet, le père de la médecine n'a pratiqué la taille, et il redoutait à ce point l'inexpérience de ses disciples, qu'il leur faisait prendre l'engagement *de ne point tailler ceux qui ont la pierre, et de laisser faire cette opération à ceux qui en ont pris la spécialité*, admirable leçon faite pour inspirer la conscience des médecins, et pour les engager à ne se charger que de ce qu'ils savent réellement bien faire.

11° Des aphorismes.

Les aphorismes sont le témoignage de la manière dont on observait au temps d'Hippocrate, alors que, privé de moyens faciles d'exprimer sa pensée, on était obligé de dire beaucoup de choses en peu de mots. Ce sont des résumés qui pourraient donner lieu à de nombreux commentaires et qui renferment, comme la science du temps, autant de vérités que d'erreurs. C'est la médecine hippocratique condensée en un certain nombre de propositions concises, relatives à la philosophie de la médecine, au diagnostic, à la thérapeutique, et surtout au pronostic des maladies. Pour les comprendre et pour en profiter, il faut être très au courant de la science, et avoir étudié à fond les doctrines de leur auteur. C'est par là qu'il faut terminer la lecture des œuvres d'Hippocrate.

Les *Aphorismes* comprennent sept sections :

Dans la première, se trouvent des aphorismes sur l'utilité et sur le danger des évacuations naturelles ou provoquées dans les maladies. Il y en a d'autres sur le danger de la diète trop absolue :

« Il est d'autant plus dangereux de tenir les malades à une diète prolongée que, lorsque ensuite on veut les nourrir, on éprouve plus de difficulté. »

Pour Hippocrate, la diète n'était utile qu'à l'instant du plus haut degré des maladies aiguës.

Là il est dit que ce sont les vieillards qui supportent le plus faciement la diète, puis les hommes faits, puis les jeunes gens, puis es enfants.

Il faut plus de nourriture en hiver et au printemps que dans l'été, et il y a lieu de tenir compte de certaines dispositions individuelles qui supportent plus difficilement la diète que les autres.

Quand une maladie a été combattue avantageusement, et que tout annonce qu'elle va disparaître, Hippocrate conseille de laisser agir la nature, et à ce moment de ne faire aucun traitement actif.

Dans la seconde section, Hippocrate parle du sommeil, et indique celui qui répare et celui qui ne répare pas.

« Quand le sommeil fait cesser le délire. c'est un bon signe. »

Il parle des lassitudes spontanées qui annoncent les maladies.

Dans les maladies aiguës, la prédiction du retour à la santé, et celle de la mort, ne sont jamais absolument sûres.

Hippocrate parle ensuite des jours où se montrent les crises dans les maladies aiguës.

Les contraires guérissent par les contraires.

La fièvre qui complique les convulsions n'est pas très-grave, tandis qu'au contraire, dans les convulsions qui compliquent la fièvre, le pronostic est très-grave.

Dans un autre aphorisme, il recommande de se tenir sur ses gardes, quand, dans le cours d'une maladie aiguë, les symptômes disparaissent, et le retour à la santé semble s'effectuer, car la maladie reparaît presque toujours.

Il n'y a pas trop à s'inquiéter des aggravations qui ne sont pas dans l'ordre de la maladie.

Il est très-fâcheux de voir maigrir très-rapidement un malade dans le cours d'une fièvre.

Lorsque chez les convalescents qui mangent bien, la réparation ne se fait pas, il faut craindre qu'une nouvelle maladie succède à celle qui vient de guérir.

Une maladie est d'autant moins dangereuse qu'elle frappe un âge, qui, d'ordinaire, y est plus sujet.

Dans l'épilepsie, la guérison n'est possible que si le mal s'est montré avant l'âge de vingt-cinq ans.

Quand deux souffrances naissent au même instant sur deux endroits différents du corps, la plus forte enlève l'autre.

Dans la troisième section, il y a quelques aphorismes sur l'influence des saisons, des tempéraments et des âges sur la production des maladies; sur l'emploi de l'ellébore, sur le vomissement de sang et sur les maladies aiguës qui viennent aggraver la marche des maladies chroniques.

La quatrième section renferme des aphorismes sur les purgations, sur les fièvres, sur les sueurs et les urines. Tout ce qu'elle renferme est de la plus haute importance.

Dans la cinquième section, il y a des aphorismes sur les spasmes, sur la phthisie et l'empyème, enfin sur la grossesse.

La sixième et la septième section sont presque tout entières consacrées au pronostic, et tout ce qui s'y trouve annonce une grande expérience des maladies, ainsi qu'une tradition déjà ancienne de connaissances relatives aux études médicales. On y trouve quelques propositions hasardées, mais le plus grand nombre est en rapport avec des connaissances précises fort remarquables pour le temps qui les a vues naître.

CHAPITRE II

TRANSFORMATIONS DU NATURISME HIPPOCRATIQUE.

DU PNEUMATISME

De tous les genres de satiété, le plus funeste, est, sans contredit, celui qui consiste à dégoûter l'esprit et le cœur des vérités immuables de la science, de la morale, de la philosophie et de la vertu. Il est fâcheux d'avoir à le constater, mais, par habitude, l'homme se dégoûte du beau, du bien ou de l'honnête, et c'est ainsi que les civilisations avancées, riant des choses les plus sérieuses et les plus vraies, touchent de près à la décadence. Après la mort d'Hippocrate, ses doctrines, transmises de génération en génération à Alexandrie, puis à Rome, contestées d'abord par les empiriques, puis un peu plus tard par les méthodistes, finirent par se modifier et par se dénaturer. Sans en perdre tout à fait l'esprit, ceux qui leur restaient fidèles croyaient encore les servir en les perfectionnant, et ils ne se doutaient guère que *le mieux est quelquefois l'ennemi du bien*. Satiété ou progrès, et c'est un point que je ne veux pas discuter en ce moment, les dogmes du *naturisme hippocratique*, acceptés d'abord comme des vérités fondamentales, ne tardèrent pas à subir de graves réformes jugées indispensables par les exigences de l'époque. Sans détruire leur principe, les médecins qui les avaient acceptés s'en servirent comme d'un point de départ obligé dans leurs études, mais ils crurent devoir aller plus loin. C'est ainsi que le *pneumatisme* prit naissance; et plus tard, dans le cours des siècles, nous verrons de même apparaître l'*archéisme* de Paracelse et de Van Helmont; l'*animisme*, rendu célèbre par Stahl; le *vitalisme* de Barthez; et enfin la doctrine, sur laquelle je me propose d'attirer l'attention, lorsque j'en aurai fini avec l'exposition du passé.

A l'époque où la secte méthodique commençait à se faire connaître, sous Auguste, les idées épicuriennes d'Asclépiade sur la forme et le mouvement des atomes, sur le relâchement et sur le resserrement des pores, avaient presque entièrement banni de la science médicale la doctrine hippocratique d'un principe conservateur de la vie réglant les actes de la santé et les phénomènes de la maladie. Le naturisme était relégué au nombre des chimères, et ridiculisé par le plus grand nombre qui l'appelaient *une méditation sur la mort*. Cependant ceux qui lisaient attentivement les œuvres d'Hippocrate, et qui en même temps observaient des malades, s'aperçurent bientôt qu'il était impossible de ne pas admirer la justesse de ce principe. On le reprit donc, mais en le modifiant d'une façon qui n'est peut-être pas heureuse, et il devint l'origine de la secte pneumatique dont nous allons parler.

Athénée de Silicie fut à Rome, en l'an 60 ou 68 de J. C., l'auteur de cette exhumation, qui n'est en réalité qu'une métamorphose. En effet, le principe de la vie dont parle Hippocrate, c'est-à-dire la nature, cette force bienfaisante qui semble veiller aux actes de l'économie pour la conservation des malades, n'est pas susceptible de s'altérer. Il joue dans la maladie le même rôle que dans l'état de santé, dirigeant les phénomènes morbides jusqu'au moment du retour à l'état normal (νουσῶν φύσις ἰητήρ), mais jamais la perversion de cette force n'a été admise par Hippocrate comme cause des maladies.

C'est l'altération ou la perversion de la force régulatrice de la vie, ou *pneuma*, qui est pour Athénée le point de départ de sa doctrine, car de cette perversion peut naître la maladie. Tout le *pneumatisme* est dans ce principe, et la secte *pneumatique* n'a eu d'autre ambition que la propagation de cette idée fondamentale, qu'on retrouve dans un traité de la collection hippocratique postérieur à Hippocrate, et intitulé *Des vents*. Là, en effet, l'air est considéré comme la cause des maladies pestilentielles, épidémiques, sporadiques, de l'iléus, des fluxions et des hémoptysies, de l'apoplexie, de l'épilepsie, des ruptures, de l'hydropisie, etc.

Dans cette doctrine, le principe de la vie devient pour la première fois un être matériel; il reçoit le nom de *pneuma*, et de ses altérations dépend l'état morbide.

Qu'est-ce donc que le *pneuma*? De l'air atmosphérique, un cinquième élément, ou une force?

On voit que ce mot a eu des significations bien différentes qu'il importe de connaître. D'abord c'était l'air introduit dans le poumon, et de là dans l'économie, pour se mêler au sang et entretenir la santé ou produire la maladie. C'était l'opinion d'Hippocrate (περὶ φυσων), et d'Érasistrate, qui, sous ce rapport, pourrait être considéré comme le premier chef des *pneumatistes*. Au reste, ces médecins n'appelaient pas l'air le *pneuma*; ils ne lui donnaient ce nom que lorsqu'il était entré dans le corps, distinction plus subtile que vraie, et qui sera toujours très-difficile à comprendre.

D'autres ont donné ce mot à un fluide subtil, à une sorte d'*éther*, un cinquième élément, s'ajoutant aux quatre autres dans le corps des animaux. Il serait disséminé dans l'espace, et au delà de l'air où il remplit les intervalles célestes. Ce fut la pensée de Thalès, de Démocrite et des premiers philosophes grecs. Elle fut longtemps acceptée par les physiciens jusqu'à Newton, qui la rejeta, et qui n'en a parlé à la fin de son livre que comme d'une chose à démontrer. Cependant cette idée a été reprise, et la physique moderne, M. Pouillet, entre autres, admet l'existence de cet éther. Si quelque chose est aujourd'hui vulgaire, c'est la division des élements du monde en agents *pondérables* (solides, liquides et gazeux), et en *impondérables* (éther), qui s'interpose aux molécules de la matière et remplit les espaces célestes.

Ailleurs, on a voulu approfondir la nature de cet élément, et aux premiers temps de la philosophie stoïcienne, le *pneuma*, synonyme d'éther, était quelque chose de plus subtile et de plus ténu que la matière. C'était quelque chose d'entièrement immatériel, *pneuma, spiritus, souffle*, comparable à ce que nous appelons *une force*. Ainsi entendu, le *pneuma*, pour les stoïciens, était une force émanée de Dieu, répandue dans l'univers et dans le corps des animaux, comme un moteur et un agent d'impulsion universel. Le même mot, pour les premiers Pères grecs de l'ère chrétienne, signifiait l'*Esprit saint* (*pneuma*).

Il est très-difficile de dire au juste le sens donné au mot *pneuma* par Athénée et ses disciples. Les ouvrages d'Athénée sont perdus. Arétée, son élève, ne l'a pas dit dans ce qui nous reste de lui, et c'est dans Galien qu'il faut rechercher les principes de la secte pneumatique.

« Il y a trois choses (*Introduction*, le médecin) dans le corps vivant : des solides, des liquides, et ce qui donne l'impulsion, τὸ ἐνορμῶν. Malheureusement les successeurs d'Hippocrate ont brisé cet édifice *divin* pour faire jouer un rôle exclusif aux solides et aux liquides. Athénée et Archigène sont les auteurs d'une secte qui revint aux saines idées, et qui établit que tous les désordres dont l'économie était le siége et toutes les maladies résultaient des altérations d'un principe de mouvement désigné sous le nom de πνεῦμα, d'où le nom de secte pneumatique. »

Pour Athénée, en outre des quatre éléments, il y en avait un cinquième, qui, dans le corps, dirigeait et dominait tout le reste, et dont les modifications devaient produire la maladie. Ce principe était le *pneuma*, tout à fait distinct de l'air, puisqu'il est déjà dans les quatre éléments (la terre, l'air, le feu et l'eau). C'était donc un principe spécial, et de plus une substance matérielle.

Dans la plupart des maladies, le pneuma était la première partie affectée. Par son influence naturelle et régulière, il animait la machine vivante qu'il avait charge de nourrir pour la conserver, car la mort subite était la conséquence de son repos. Au contraire, lorsque son influence s'exerçait d'une façon irrégulière, les maladies devaient se développer, et elles différaient entre elles selon les causes qui avaient troublé l'action du pneuma.

Si l'on prend la peine de lire Arétée, dont j'analyserai les œuvres un peu plus loin, on pourra se faire une idée, bien que très-imparfaite, de la nature de ces différents désordres. Quant à la nature du pneuma lui-même, Arétée n'en parle guère, et ce qu'il en dit semble faire croire qu'il s'agit de l'air atmosphérique. Cet écrivain est très-réservé sur le fond de la doctrine ; mais comme il est avec Galien le seul qui nous en ait laissé d'importants passages, sur ce sujet, c'est à lui que nous devons nous adresser pour connaître le fond de la doctrine.

A l'article *épilepsie*, après une description fort remarquable de l'attaque convulsive, il ajoutera :

« C'est le pneuma renfermé et accumulé dans les organes qui ébranle toute la machine. Par la rétention et la fermentation dans la poitrine se produisent les râles de la respiration et l'écume qui s'échappe du nez et de la bouche. »

Dans l'*iléus*, c'est le pneuma entassé et accumulé dans l'intestin qui étouffe les malades.

L'*asthme* est la conséquence du pneuma refroidi et altéré par l'humide, d'où sa fréquence plus grande chez la femme que chez l'homme, la première étant de nature humide et froide.

C'est le pneuma qui gonfle et endurcit la rate, de façon à en troubler les fonctions. Terne et sec, il produit l'apoplexie, tandis qu'en devenant humide, il engendre l'ascite. — Dans le *vertige*, c'est le pneuma qui tourne sur lui-même, et détermine la chute des malades.

Dans les *cynanches*, c'est-à-dire les angines, qu'il décrit à merveille dans leurs formes simple, ulcéreuse gangréneuse, couenneuse, et pour lesquelles il parle de la trachéotomie comme d'une chose employée de son temps, il dit que lorsqu'il n'y a rien à la gorge, c'est l'altération du pneuma qui exerce une mauvaise influence sur le gosier, en le resserrant et en empêchant le passage des liquides. Aujourd'hui, nous appellerions cela du spasme. Mais, pour mieux faire comprendre cette étiologie, Arétée l'explique par une sorte d'analogie, en disant que dans certaines grottes infernales (fosses charoniennes) on voit des individus périr par la seule aspiration du souffle ou de l'esprit qui s'en échappe, et cela sans que le corps soit affecté dans la matière qui le constitue. De même aussi, sans morsure et par la simple aspiration de l'air d'un chien enragé, l'homme peut prendre la rage. Ici le souffle est matérialisé ; mais cela ne fait rien à l'erreur de la comparaison, puisque tout le monde sait aujourd'hui que, dans ces cas, il s'agit d'un empoisonnement par l'acide carbonique, et que, dans l'autre, il est impossible que le contact, sans écorchure préalable et sans inoculation virulente, puisse engendrer la rage.

Il en est de même dans toutes les maladies intérieures que l'on voit se produire sous l'influence des troubles spontanés du *pneuma*, sans que les parties solides ou liquides du corps soient altérées

Une semblable manière de voir sur le mécanisme de la production des maladies telle qu'elle ressort du livre d'Arétée, devait avoir des conséquences thérapeutiques importantes. En effet, les pneumatistes devaient chercher à agir sur le *pneuma* pour le modifier et produire la guérison des maladies. C'est, en effet, ce qu'ils avaient la prétention de réaliser. Ils devaient chercher à exciter le pneuma pour le faire sortir de sa torpeur, pour le calmer, pour rendre sa distribution plus régulière et pour empêcher son accumulation sur les différentes parties du corps.

Ici, le pneuma n'est plus un souffle, un esprit, une chose immatérielle; cette manière de voir, bonne comme principe de la doctrine, s'évanouit au contact de la pratique, et, dès qu'il s'agit du traitement des maladies produites par les désordres primitifs du pneuma, il faut agir par cet élément qui se matérialise à l'instant. C'est, du reste, ce que nous retrouverons dans les doctrines de Van Helmont et de Barthez, où l'*archée* et le *principe vital*, d'abord conçus comme des forces, des abstractions, deviennent, pour les disciples, de véritables substances matérielles dont on ignore la nature.

Si l'on en croit Galien, la secte pneumatique avait, comme toutes les sectes nouvelles, la prétention de mieux raisonner que les autres. Elle se fit l'héritière des travaux d'Érasistrate, auquel elle emprunta son principe, le *pneuma*, et dont elle vulgarisa les connaissances sur le pouls. Malheureusement, ce principe, mal défini, entièrement hypothétique, n'a pu être compris de personne, et une doctrine n'ayant pas d'autre base devait nécessairement périr. C'est peut-être un malheur, car l'air atmosphérique vicié, introduit dans le corps par la respiration et par les aliments, renferme, comme on le sait, les germes matériels de la plupart des maladies (Linné, Eiseld, Pasteur).

Au reste, Athénée paraît avoir été le seul pneumatiste pur de la secte, ce qui est tout naturel de la part d'un fondateur et d'un réformateur. — Ses élèves se sont montrés beaucoup moins exclusifs que lui, et Sprengel les appelle même des éclectiques. Nous croyons, avec M. Andral, qu'il est plus vrai de les envisager encore comme des *pneumatistes*.

Parmi ces élèves, il faut citer *Agathinus* de Sparte, *Hérodote*, *Magnus*, *Théodore*, *Aristippe*, *Archigène*, *Léonidès*, et enfin *Arétée*, qui est l'écrivain de la secte pneumatique.

Si nous faisions de la chronologie médicale, notre devoir serait de parler de tous ces écrivains, pour la plupart ignorés aujourd'hui; mais dans cette histoire doctrinale de la médecine, où les noms propres ne sont que bien peu de chose en face des idées qu'ils représentent, nous ne parlerons que des plus considérables entre les hommes que nous venons de citer.

1° Agathinus de Sparte est un pneumatiste incomplet qui vécut à la fin du Ier siècle, 81 ans après J. C., et dont *Galien*, *Cœlius Aurélianus* et *Aétius* font mention. Il n'adopta qu'en partie les doctrines du maître, et eut, pour son compte, l'ambition de devenir chef de secte. Il emprunta quelques-uns de ses principes aux méthodistes et aux empiriques. Sa doctrine est connue sous le nom d'*épisynthétique*.

On cite de lui un bon travail sur le pouls, combattu par Galien. C'était un praticien faisant un grand usage des lavages à l'eau froide chez les gens bien portants.

2° Hérodote, qui vécut à Rome à la fin du Ier siècle, est cité par Galien comme un des plus zélés pneumatistes. — Sa réputation fut très-grande.

Il a publié un article sur la *ligature des membres* pour prévenir un accès de fièvre intermittente ; un ouvrage sur les *bains d'huiles*, sur les *bains de mer*, sur les *bains de sable chaud* dans l'hydropisie; sur les *ventouses*, sur les *sudorifiques;* sur le temps où il est convenable d'*alimenter dans les maladies*, sur l'indication d'ouvrir les veines et de faire la *saignée ;* sur l'utilité des *bains prolongés* de douze à quinze heures dans la fièvre intermittente, pour troubler l'accès et le détruire ; sur l'*usage du vin* dans les différents âges et chez les insensés; sur l'*indication des boissons froides et des réfrigérants* de la peau dans les maladies fébriles ; sur les *avantages de la natation*, sur les vers *intestinaux et leurs signes*, etc.

3° MAGNUS, disciple et sectateur d'Athénée, vécut à Rome dans le Ier siècle de l'ère chrétienne; n'est connu que par un ouvrage perdu ayant pour titre : « *Des choses trouvées depuis Thémison* », et par un autre également perdu, relatif aux *dogmes d'Athénée*. — Il est souvent cité par Galien.

4° ARCHIGÈNE fut un des plus célèbres sectateurs d'Athénée. — Élève d'Agathinus de Sparte, il vécut à Rome sous Domitien, sous Trajan, et il mourut, en 117, à l'âge de soixante-trois ans. Vanté par Juvénal dans ses *Satires*, cité avec honneur par Galien, par Aétius, qui a publié des fragments de ses œuvres, surnommé par Alexandre de Tralles ὁ θειότατος εἴπερ ἄλλος, il est évident que ce fut un personnage considérable.

Quoiqu'il fût le disciple d'Athénée, Archigène s'écartait assez souvent des principes de la doctrine pneumatique pour suivre le courant de ses propres idées; ce qui fait qu'on le regarde souvent comme le chef des *éclectiques* (Éloy, *Dic. histor. de la méd.*). Ainsi, sa thérapeutique était entièrement inspirée de l'empirisme, qu'il proclamait supérieur en cas aux données du dogmatisme, et il croyait même à l'influence des amulettes, ce qui lui est fortement reproché par Galien.

En vertu de ses croyances empiriques, Archigène employait des médicaments très-composés, et son *hiera*, formule très-complexe, ayant pour but d'évacuer les humeurs, était très-recommandé contre les hydropisies. Pour lui, les purgatifs doux valaient infiniment mieux que les drastiques.

Comme pour tous les disciples de cette école, le pouls fut l'objet de ses recherches, et il a écrit sur ce sujet un ouvrage commenté pas Galien, dans lequel il établit huit choses à rechercher dans la pulsation radiale : 1° la grandeur, 2° la force, 3° la vélocité, 4° la fréquence, 5° la plénitude, 6° la régularité, 7° l'égalité, 8° le rhythme.

Dans chacune de ces formes de pulsation, Archigène admettait des variétés infinies conduisant à des dictinctions plus subtiles que réelles, et à l'emploi d'un nouveau langage vivement blâmé par Galien, qui trouvait préférable d'employer le temps à l'étude des choses qu'à rechercher des changements et des modifications au langage reçu.

« Quels que soient les mots, convenons bien de leur signification, et, sans s'embarrasser, observons les choses. Les anciens acceptaient les mots établis et en précisaient le sens; ceux qui leur ont succédé embarrassent et tuent la science par des mots nouveaux. Les mots n'importent pas à la connaissance des choses, il suffit de s'entendre sur leur signification, et les plus insignifiants sont les meilleurs. On devrait faire les mots presque au hasard, avec les lettres de l'alphabet tirées au sort, pour appliquer ces mots aux choses observées.

« Pourquoi discuter sur ce que vous appelez le pouls fort ? Appelez-le θεῖον, δῖον, etc., et toute discussion cessera. La science n'a pas pour but de continuer des mots, mais des choses..... N'employons des mots nouveaux que pour exprimer des choses nouvelles. »

Archigène a fait une étude approfondie de la douleur, dont il a distingué de nombreuses espèces en leur imposant des noms particuliers. Il soutenait que chaque partie ou chaque organe malade produisait une douleur spéciale facile à reconnaître. Les sympathies, qu'il appelait l'*ombre de la maladie*, ont été, de sa part, l'objet d'une étude intelligente et approfondie, ainsi que celle des phénomènes idiopathiques, ce dont Galien le félicite beaucoup.

Archigène a fait différents traités, pour la plupart perdus : l'un sur les maladies d'après leur siège (*De locis affectifs*), titre repris par Galien; l'autre sur les *fièvres pernicieuses*, soporeuse, cataleptique, dysentérique, diabétique, forme qui n'a pas été reproduite ultérieurement; un autre sur les *angines*, dont le point de départ était l'embarras gastrique et pour lesquelles il donnait des vomitifs; un autre sur la *dysenterie*, sur les *abcès du foie*, assez fréquents alors sous le ciel de Rome; un autre sur les *hémorrhagies utérines;* sur la *lèpre!* sur les *eaux minérales*, qu'il divisait en quatre classes, à l'exemple d'Aétius : les eaux minérales *nitreuses*, *alumineuses*, *salines* et *sulfureuses*.

Sa thérapeutique était souvent bizarre comme celle de son temps; mais il est resté quelque chose de lui, c'est la pratique des lotions tièdes ou chaudes sur le corps dans les maladies aiguës.

Il y a encore *quelques pneumatistes* célèbres dont le nom est arrivé jusqu'à nous : ce sont, *Léonidès*, *Philippe* de Césarée, dont parle Galien; mais leurs ouvrages sont moins nombreux et moins connus que ceux d'Archigène, et cela nous conduit à l'illustre Arétée.

Arétée est l'écrivain de la secte pneumatique. Il a vécu à la fin du Ier siècle. Son nom, aujourd'hui très-populaire, était peu répandu chez les anciens. On ne le trouve pas dans Galien. Il n'est mentionné que par Dioscoride, Paul (d'Égine) et Aétius, et il ne doit son éclat qu'aux érudits, qui l'ont tiré de la poussière des bibliothèques au XVIe siècle. Alors un médecin de Padoue, Julius Grassus, découvrit dans une bibliothèque un manuscrit grec dont il devina l'importance, et il le traduisit en latin en 1552. C'était l'ouvrage d'Arétée. Les éditions se multiplièrent; on en fit une en grec à Paris en 1554. C'est celle qui a servi au docteur Renaud pour sa traduction française publiée en 1834.

L'ouvrage d'Arétée se compose de deux parties distinctes, l'une consacrée *aux causes et aux signes* des maladies aiguës et chroniques, tandis que la seconde, en autant de sections particulières qu'il y en a dans la première partie, concerne le *traitement* de ces mêmes maladies.

Les premiers chapitres du premier livre, consacrés aux causes et aux signes des maladies aiguës, manquent. Ceux qui suivent renferment des considérations sur l'épilepsie, le tétanos, l'angine, les ulcères des amygdales, la pleurésie, la phrénésie, la léthargie, l'apoplexie.

Un second livre renferme la péripneumonie, le crachement de sang, la syncope, le choléra, l'iléus, les maladies aiguës du foie, de la veine cave, des reins, de la vessie, la suffocation de matrice ou hystérie, et le satyriasis.

Dans ces descriptions concises, se trouvent des considérations particulières sur l'influence des saisons, de l'âge et de la fréquence des maladies aiguës; mais ce qui doit frapper l'attention, c'est la forme de la description, où, malgré d'importantes lacunes, on retrouve des portraits morbides d'une netteté et d'une véracité à faire envie aux médecins modernes.

Elles représentent l'*étiologie*, la *symptomatologie* et la *thérapeutique*, telles qu'on les entendait à Rome au Ier siècle de l'ère chrétienne. Sous ce rapport, leur étude a le plus haut intérêt, et il faut y apporter une grande attention.

Des études sur l'*épilepsie*, tronquées à leur commencement, ouvrent le premier livre, et l'attaque convulsive y est décrite avec la plus grande vérité. L'*aura* s'y trouve déjà signalée, et Arétée parle des cas dans lesquels on a pu empêcher les convulsions de se produire en contrariant l'*aura* (p. 4). L'imbécillité et la démence produites avec soin par la prolongation du mal sont également indiquées par l'auteur (p. 80), et le traitement (p. 381) y tient une très-grande place.

Le *tétanos* était bien connu d'Arétée dans ses causes et dans ses formes *trismus*, d'*opisthonos* et d'*emprosthotonos*. Il parle même de son incurabilité.

La *cynanche*, ou angine, est causée tantôt par une inflammation des organes de la respiration, tantôt par une affection particulière de l'air ou *pneuma*, et a sa cause dans cet air même. L'analogie avec la suffocation produite par l'air qu'on respire dans les fosses charoniennes, c'est-à-dire dans les cavernes remplies d'acide carbonique, est, d'après Arétée, la preuve que l'altération du *pneuma* peut être cause des maladies.

La description des *ulcères des amygdales*, les uns superficiels et de nature douce, les autres profonds, couverts d'une concrétion blanche ou noire appelée *eschare;* leur propagation au poumon par la trachée-artère, ce qui amène la gêne de respirer et la suffocation (p. 21); enfin la trachéotomie, rappellent tout ce que nous savons de l'angine couenneuse et du croup. « Ceux qui, pour prévenir une suffocation funeste, font une ouverture à la trachée-artére, afin de procurer au malade un moyen de respirer, ne me paraissent point avoir pour eux l'expérience; la plaie que l'on est obligé de faire ne fait qu'augmenter l'inflammation, la suffocation et la toux; et lors même que le malade échappe au danger, les bords de la blessure ne peuvent se réunir, car ils sont de nature cartilagineuse et inagglutinables. » (p. 279.) A part les erreurs d'appréciation sur les effets de la trachéotomie, dont Arétée n'était pas le partisan, on voit que cette opération était, de son temps, une chose usuelle.

A propos de la *pleurésie*, il indique la suppuration de la plèvre et la migration du pus au dehors, à travers les côtes ou dans l'intestin.

Ses considérations sur le *crachement de sang* qui provient de la bouche, des fosses nasales, de la trachée, des bronches, des poumons, de l'estomac, sont excellentes, ainsi que les symptômes observés dans ces circonstances différentes.

Il y a ensuite différentes descriptions de la *syncope,* du *choléra*, de l'*iléus* et du *volvulus ;* des maladies aiguës du *foie*, des maladies aiguës de la *veine cave*, des maladies aiguës des *reins*, de la *vessie;* de la suffocation de matrice ou *hystérie*, et enfin de la *satyriase*, infiniment plus communs à cette époque que de nos jours; et toutes ces descriptions, si incomplètes et si abrégées qu'elles soient, sont pour la plupart très-exactes et révèlent un grand talent d'observateur et d'écrivain.

Dans la partie consacrée aux causes et aux signes des maladies chroniques, on y trouve, avec des généralités importantes, la *céphalée,* la *scotodynie* ou *vertige ténébreux*, l'*épilepsie,* la *mélancolie* et la *haine*, dont les descriptions sont très-remarquables ; la *résolution des nerfs* ou *paralysie* du mouvement et du sentiment, qualifiée d'*anesthésie*, chapitre où se trouve la reproduction d'un fait déjà signalé par l'empirique Cassius Félix, au sujet de la paralysie par l'entrecroisement des nerfs.

« Si le cerveau est attaqué, la paralysie est au côté droit quand la lésion est à gauche; elle est au côté gauche si la lésion est à droite. Ceci provient de l'entrecroisement des nerfs dès leur origine dans le cerveau (1). Ceux, en effet, qui partent du côté droit, au lieu de se porter directement aux membres de ce côté, se détournent et se portent presque immédiatement au côté gauche; ceux du côté gauche se dirigent de la même manière vers le côté droit, de façon que ces nerfs se croisent, et forment à peu près la figure d'une X. »

Après la résolution des nerfs, Arétée parle de la *phthisie* et des ulcères du poumon qui en sont la cause, de symptômes très-bien exposés, et enfin de son traitement, qui se trouve mutilé, parce qu'une partie de la rédaction a été détruite. Des *empyiques*, ou de l'empyème, lorsqu'il se forme une suppuration au-dessus du diaphragme qui peut être rejetée par l'expectoration, ou bien par les voies inférieures. Des *abcès de poumon,* qui succèdent aux péripneumonies, et se vident dans les bronches, sans abattre autant le courage et les forces que la phthisie ou l'empyène. Quelle exactitude d'observation! De l'*asthme*, avec ou sans orthopnée, produit par une maladie des poumons ou du cœur. Des *pulmoniques*, qu'il considère comme formant une variété de l'asthme; du *foie*, dont l'inflammation engendre des abcès. De la *rate*, qui, en automne, s'hypertrophie et reste grosse sous l'influence « de l'habitation dans des *endroits marécageux*, où les eaux sont *stagnantes*, *salées*, *infectes*, » ce qui produit l'état cachectique, l'ictère et l'hydropisie (p. 124).

De l'*ictère*, dépendant du foie, avec des excréments décolorés, ou dépendant de la rate, quelquefois de l'intestin; mais alors les matières ont leur coloration normale.

Des *cachexies*, de l'*hydropisie*, comprenant l'anasarque, l'ascite et la tympanite, dont il indique le diagnostic par la percussion et l'absence de fluctuation.

Du *diabète*, caractérisé par la soif, la polyurie, l'amaigrissement et la perte des forces. Des *maladies des reins* et des calculs qui s'y développent. Enfin, des *maladies de la vessie;* de la *gonorrhée*, qui, à cette époque, semble synonyme de pertes séminales.

Des *affections du cardia,* « promoteur de la gaieté et de la tristesse; placé comme exprès dans le voisinage du cœur, donnant le ton, le courage ou l'abattement par l'influence qu'il exerce sur

(1) Ceci prouve des connaissances d'anatomie pathologique et d'anatomie fort avancées ; et il est difficile de croire, autant sur ce fait que d'après beaucoup d'autres, qu'il n'y ait pas eu, dès cette époque reculée, des ouvertures de cadavres faites en secret, et dont on n'a pas osé parler. »

l'âme » (p. 166), et dont les altérations engendrent la dyspepsie, les palpitations, l'hypochondrie, etc. — Ces affections résultent des sympathies excitées par les maladies des autres organes, de l'inflammation, de la diète ou de l'usage d'aliments indigestes, du travail intellectuel excessif, etc.

Il parle ensuite de la *passion cœliaque*, de la *colique*, de la *dysenterie*, dont la cause anatomique est très-bien indiquée ; de la *lienterie*, des *affections de matrice* ; enfin, de l'*éléphant*.

La dernière partie du livre est consacrée à la *cure* des maladies aiguës et chroniques, mais elle ne vaut pas celle qui est relative aux *causes* et aux *signes* de ces mêmes maladies. Elle est traitée avec détail, et l'on y trouve un grand nombre de prescriptions et de pratiques surannées, qui semblent d'autant plus extraordinaires qu'elles remontent plus haut dans l'histoire de la science. — Toutefois la *saignée* du bras et du pied, la saignée des petites veines de la tête, la saignée artérielle, les ventouses scarifiées et les ventouses sèches, les vésicatoires aux cantharides, pour la première fois employés, les flagellations d'orties (p. 254), les sinapismes à la moutarde, c'est-à-dire la révulsion, jouent un très-grand rôle, non-seulement dans la cure des maladies aiguës, mais encore dans celle des maladies chroniques. — Les préparations *diaphorétiques*, *diurétiques*, calmantes et *narcotiques*, particulièrement l'opium, et enfin le *purgatif* d'*hiera*, avec l'aloès et l'ellébore, sont les remèdes qu'Arétée a le plus souvent mis en usage. — Ce qu'il indique avec un soin tout particulier, c'est le régime, les tisanes et l'alimentation, qu'il règle avec la plus scrupuleuse attention, et l'on voit que sous ce rapport il met en pratique les préceptes d'Hippocrate.

La cure des maladies chroniques ne l'occupe pas avec moins de sollicitude, et c'est là qu'il parle avec beaucoup de détails de l'hygiène, de l'exercice, des voyages, et de la gymnastique la plus variée, dont il vante les différents procédés, comme un homme qui en a fait une étude approfondie.

En somme, si le livre est incomplet, il est des plus remarquables par sa concision, par l'exactitude de ses portraits et par ses principes thérapeutiques. L'auteur a su éviter la prolixité, et c'est là un mérite qu'on ne saurait trop louer à une époque comme la nôtre, où le vide des idées se cache si souvent sous une phraséologie sonore, fatigante et diffuse.

Avec Arétée, je finirai mon appréciation du pneumatisme, non qu'il n'y ait encore eu après lui d'autres sectateurs de ce système, mais parce que, dans cet *Essai de doctrines médicales*, je ne crois pas avoir besoin de faire la chronologie complète de tous les représentants d'un système. — *Aux plus illustres et aux plus méritants!* telle est ma devise. — Voulant faire connaître les idées qui ont régné sur la science, je dois surtout en montrer l'origine et le développement pour faire comprendre ce qu'elles ont de juste ou d'inexact; et quant aux hommes qui s'en sont faits les défenseurs, quelques mots sur la personne des plus célèbres et l'analyse critique de leurs œuvres me paraissent devoir suffire.

Le pneumatisme, dont on n'a jamais entendu reparler depuis sa fin au IIe siècle, ce qui n'est que justice, revivra-t-il? Non, s'il reste appuyé sur l'idée d'un *éther* formant un cinquième élément matériel à côté de l'air atmosphérique, ou sur l'idée d'une force immatérielle; mais en prenant pour base l'air atmosphérique altéré, il peut reparaître avec des apparences scientifiques sérieuses. — Ce ne pourra jamais être la base d'une doctrine médicale universelle, expliquant les fonctions et les désordres de la vie, mais ce pourra être un côté important de la science.

Ainsi, en faisant du *pneuma* un élément synonyme de l'air atmosphérique, il est certain que le pneuma est le principe de la vie, et en même temps le point de départ d'un grand nombre de maladies.

Sans air atmosphérique pur, il n'y a pas d'hématose ni de santé; sa raréfaction fait cracher le sang; son altération par l'acide carbonique ou des gaz délétères amène l'asphyxie ou l'empoisonnement; sa chaleur, son refroidissement, sa sécheresse et son humidité sont nuisibles. S'il n'arrive pas en assez grande quantité par la respiration, par encombrement ou par obstacle au larynx et aux bronches, il en résulte de l'anesthésie cutanée et de l'asphyxie. Il doit être mêlé à l'eau que nous buvons, car, sans lui, elle n'est pas potable; aux aliments, qui, par lui, sont plus digestibles. Enfin, c'est à la présence des spores et des poussières invisibles qu'il renferme (corpuscules végétaux putréfiés, corpuscules animaux décomposés, débris microscopiques de chairs empoisonnées, de pus virulent et autres) qu'il faut rapporter toutes les endémies, toutes les épidémies et la plupart des contagions qui déciment l'homme et les animaux. Comme on le voit, c'est là un champ très vaste, et qui voudrait le parcourir, pourrait restaurer un pneumatisme du XIXe siècle, qui ne serait pas sans avoir une certaine importance.

Mais ce ne sont là que des vues de l'esprit suggérées par les progrès de la science moderne. Revenons au pneumatisme antique, qui s'éteignit peu de temps après la mort d'Arétée.

A partir de cet instant, la médecine cessa momentanément de grandir. Elle se dégrada même de jour en jour; l'anarchie était au comble de sa force, l'empirisme individuel triomphait sur le méthodisme abattu, et il ne fallut pas moins qu'un retour aux idées d'Hippocrate sur le naturisme pour redonner à la science tout son éclat. Ce retour et cette restauration s'accomplirent sous l'influence de Galien, qui dut à cette circonstance l'avantage de partager avec son maître, pendant près de quatorze siècles, le gouvernement de l'opinion médicale.

CHAPITRE III

ÉTUDE SUR GALIEN

La célébrité n'est souvent qu'une question de lieu et de temps. Tout en tenant un grand compte de leur mérite personnel, de la lucidité de leur intelligence et de leurs conceptions, de la finesse et de la vivacité de leur esprit, il est certain que beaucoup d'hommes n'ont laissé de traces dans l'histoire que par suite de circonstances étrangères à leur personne. Savoir naître à propos n'est pas donné à tout le monde. Il n'est pas indifférent de surgir au début ou à la fin d'une civilisation, d'une révolution politique, sociale et même scientifique. — On ne découvre ou l'on n'exhume qu'une fois les vérités fondamentales de la philosophie, de la morale ou de la science, et elles ne sont pas si nombreuses qu'il y en ait pour tout le monde. — Aux premiers arrivés la fatalité de cette gloire.

Galien fut prédestiné par son temps comme par sa merveilleuse organisation. Doué d'un esprit philosophique supérieur et d'une vaste intelligence, il a eu le bonheur de naître à une époque où la science tout entière pouvait tenir dans le cerveau d'un homme, et alors il la fit entrer dans le sien. Ayant beaucoup travaillé et longuement cité les auteurs contemporains dont les ouvrages devaient périr par l'incendie de la bibliothèque d'Alexandrie, il se trouve qu'après cette destruction complète d'une partie des archives de la science, c'est lui qui a le bonheur d'arracher aux décombres, pour les transmettre à la postérité sous le couvert de son nom, un grand nombre d'œuvres à jamais perdues sans lui. Ses ouvrages sont en effet l'encyclopédie de ce qui l'avait précédé.

Placé au lieu de sa naissance, sur le petit théâtre de Pergame, où il apprend de son père les vérités de la philosophie grecque, et de son maître Stratonicus, les principes de l'hippocratisme, qu'il devait à son tour répandre dans le monde, il a l'heureuse idée de changer sa résidence, et, après avoir visité Smyrne, Corinthe,

Alexandrie, de venir à Rome, apportant à Marc-Aurèle, protecteur éclairé de la science, des lettres et des arts, les trésors de la médecine grecque réunis aux connaissances de l'école d'Alexandrie. Sa fortune est tout entière dans ce changement de lieu. Il eût été ignoré à Pergame, au milieu de ses maîtres, tandis qu'à Rome il ne trouve que des disciples, les chefs de la médecine romaine ayant presque tout à apprendre de lui, et les empereurs, maîtres du monde, heureux d'attacher à leur couronne cette gloire qui devait rehausser l'éclat de leur domination.

Galien fut universel, et pour cela on en fait un éclectique. C'est une erreur : celui qui recueille toutes les notions scientifiques d'une époque ne fait pas d'éclectisme. — Galien fut assez heureux pour posséder tous les éléments de la science du temps et pour en créer de nouveaux qui ne sont pas encore oubliés. Philosophe avant tout, anatomiste habile, physiologiste ingénieux, médecin convaincu de la nécessité de l'observation éclairée par la raison, perspicace dans ses jugements, aussi expert dans l'art de prévenir que de guérir les maladies, ne sacrifiant à aucun système morcelant la nature de l'homme, mais ayant réalisé la doctrine de l'unité humaine, il ne fut grand que parce qu'il sut être vrai et que jamais l'esprit de fantaisie scientifique n'a inspiré sa conduite et dirigé sa plume. Ses erreurs sont celles de son temps, et bien qu'elles portent sur des faits de haute importance, elles ne sont, en définitive, que des erreurs de détail; car à cette époque déjà, les vérités doctrinales de la science furent exposées par lui de manière à nous faire comprendre que si nous avons changé les mots, nous n'avons pas beaucoup modifié les idées qu'ils représentent.

L'éclectisme de Galien, signalé par Éloy et accepté, d'après ce jugement, par un grand nombre de médecins, récemment par M. Andral (Andral, *Cours de pathologie*, leçons recueillies par Tartivel), n'est peut-être pas aussi réel qu'on le pense. C'est un jugement à réviser. Bien que Galien ait, par un passage mal interprété de ses œuvres, pu donner lieu à cette condamnation dont il sera difficile de le réhabiliter, il me paraît que, par l'étude des œuvres dans lesquelles il accorde partout aux forces et à l'intelligence, à la *nature*, à la *vie* enfin, une prédominance d'action sur les éléments qui font les tissus, les organes et les humeurs, une direction de l'ensemble des fonctions en rapport avec leur finalité, une influence intelligente sur la formation des organes, sur la guérison des maladies. Sa philosophie est celle du *naturisme* ou du *vitalisme* plutôt que celle des *éclectiques*. Elle a même un si réel cachet d'originalité, qu'on lui a justement donné le nom de *galénisme*.

Grand par son esprit, par sa philosophie, par ses connaissances scientifiques, Galien l'est encore par cette fatalité de naissance qui le jette dans le monde au moment d'une civilisation nouvelle. Le dogme chrétien intronise dans la foi un absolutisme qui a le tort de s'étendre jusque sur la science, et qui, pendant quatorze siècles, protége ses œuvres comme un Évangile scientifique, en l'imposant partout et donnant même consécration à la vérité qu'à l'erreur. *Galien l'a dit!* tel fut le jugement sommaire par lequel toutes les puissantes médiocrités médicales condamnaient d'avance les anatomistes, les médecins et les physiologistes qui avaient le bonheur de découvrir quelque vérité nouvelle La persécution la plus violente pouvait même atteindre le novateur récalcitrant. Il en sera toujours ainsi : l'inaction est l'ennemie de l'action comme l'impuissance l'est de la force ou du talent ; et quand, par malheur, l'impuissance a l'autorité en main, elle écrase souvent quiconque vient lui montrer un fait qui contrarie les connaissances acquises. — Cet éternel sentiment du cœur humain, venant en aide aux institutions sociales du IIe siècle de notre ère. a fait de Galien mort un dictateur au nom duquel on condamnait la science médicale à l'immobilité et les trop ardents novateurs à l'exil ou à la tombe. — Tant d'injustice devait disparaître en faisant éclore cette liberté noble et sage qui ne réclame d'autre satisfaction que celle de penser ou d'agir conformément aux inspirations du bien, du juste et du vrai. — Galien discuté ou rectifié n'en reste pas moins grand. Placé désormais dans une auréole de gloire qui ne peut s'éteindre et qui éclairera sans leur nuire tous ceux qui voudront en approcher, il restera, comme Hippocrate, la plus brillante figure de notre histoire, méritant l'admiration et le respect de toutes les générations futures. — Personne ne voudrait rectifier cet ignoble jugement de Bacon sur Galien : « esprit étroit, vain bavard, peste dont l'indignité ne vaut pas qu'on s'arrête sur son nom », et qui ajoute : « .... Hippocrate, demi-sophiste, à l'œil stupide devant l'expérience. Qui ne rirait, quand Galien et Paracelse s'empressent de s'abriter sous l'autorité d'un pareil homme comme à l'ombre d'un âne. » (*Temporis partus masculus.*)

Pour le juger convenablement, il faut parcourir ses œuvres, soit dans le texte original, soit dans les traductions qui ont été faites de plusieurs de ses traités particuliers, notamment du *De usu partium*, soit dans l'édition française commentée par M. Daremberg, soit dans les articles biographiques d'Éloy (*Dict. hist. de la méd.*, t. II), de Dezeimeris (*loc cit.*, t. II), soit enfin dans les intéressantes leçons de M. Andral à la Faculté de Paris. Cette dernière œuvre analytique et critique donne une grande idée du caractère et des travaux philosophiques ou scientifiques de l'homme qui, pendant quatorze siècles, a été l'oracle de toute la médecine civilisée. Peut-être un peu plus belle que nature, marquée au coin d'une admiration très-vive, cette appréciation se recommande par son éloquence non moins que par sa clarté, et c'est en la consultant sur mes notes et d'après l'analyse publiée par M. Tartivel dans l'*Union médicale*, que je présenterai les principales doctrines de philosophie, de médecine, d'anatomie et de physiologie du grand personnage dont l'autorité a si longtemps pesé sur la science médicale.

Galien naquit à Pergame, 131 ans après Jésus-Christ. Dans cette ville, émule d'Alexandrie, existaient des écoles de rhéteurs, où l'on discutait avec passion, et où l'on parlait beaucoup de soi. Il en resta quelque chose à Galien.

Fils de Nicon, architecte, homme austère, probe, doux, instruit dans les mathématiques, l'astronomie, la logique, la philosophie, etc., et d'une mère irascible, acariâtre, querellant tout le monde, son mari, son fils, ses domestiques, nouvelle Xantippe exerçant la patience d'un autre Socrate. Galien se vante beaucoup de son éducation et de sa supériorité sur les autres jeunes gens. Aussi est-il très-reconnaissant à son père, dont il reproduit les judicieux conseils.

« Ne te livre jamais témérairement, ni aveuglément, à aucune secte ; étudie longuement, patiemment les dogmes de chacune d'elles, et, après t'en être instruit, pénétré, discutes-en la valeur. Ainsi, tu mériteras l'approbation des hommes sages et éclairés. Les sectes sont d'implacables despotes ; accepter leur servage, c'est ôter à ses actions et à sa pensée toute liberté. »

Il lui disait encore :

«.... Sois juste, tempérant, courageux, prudent ; fuis les désirs immodérés ; recherche la vérité avant tout ; reste en tout semblable à toi-même, inébranlable dans tes principes, ferme dans tes résolutions. Quel que soit le vent qui vienne à souffler sur toi, ne te laisse pas entraîner à son courant ; sois le soir ce que tu as été le matin. »

Ce sont là de grandes pensées, magnifiquement rendues ; et comme la morale ne vieillit jamais, elles sont de notre temps, et chacun de nous peut en faire son profit. Ce n'est pas tout. Galien ajoute :

« Mon père m'a appris à dédaigner les honneurs et la gloire ; ni les injures des hommes, ni leurs injustices, ni la perte des honneurs ne peuvent altérer la paix de mon âme. Je me suis préservé de ce degré d'humiliation, que de tels événements puissent faire dévier mon esprit du sentier de la raison. Il m'importe peu de plaire aux hommes. Je ne m'affecte, ni des flatteries des uns, ni du blâme des autres. Je ne pense pas plus à me concilier les suffrages de tous qu'à posséder toutes choses. Quant aux biens du corps, il me suffit de jouir d'une bonne santé, de n'avoir ni faim ni soif, d'être à couvert contre le froid, tout le reste m'est indifférent. »

Il n'est pas très-sûr que Galien ait autant profité des leçons de son père qu'il veut bien le dire, et qu'il ait eu les vertus dont il parle au degré qu'il précise de lui-même. En effet, malgré son mépris apparent de la gloire, des honneurs et de la flatterie, il vécut toujours au milieu de la puissance, et ce qu'il y a de plus vrai dans ce dont il parle, c'est son désintéressement au point de vue de l'argent.

Galien commença la médecine à dix-sept ans, avec Satyrus pour maître d'anatomie, avec l'hippocratiste Stratonicus, et en même temps il suivait les leçons d'Æschrion, enthousiaste partisan de l'empirisme. Il faisait en médecine comme en philosophie l'étude des systèmes les plus opposés. Cela dura quatre ans.

A vingt et un ans, il perdit son père. Alors il quitta Pergame, et se rendit à Smyrne pour étudier sous Pelops, médecin aussi célèbre qu'anatomiste distingué, et sous Albinus, philosophe platonicien.

De Smyrne il alla à Corinthe, puis successivement dans plusieurs autres localités, non pour pratiquer, mais pour s'instruire en voyageant. Il vint jusqu'à Alexandrie, où l'on ne disséquait plus, mais où l'on trouvait des musées remplis de squelettes et de préparations tirées de l'homme et des animaux.

« Galien, qui s'inspire en tout des doctrines d'Hippocrate, dit comme lui : *Que le bon médecin doit être philosophe ;* qu'il doit connaître la nature du corps (*Que le bon médecin est philosophe*, traductions de Daremberg, t. Ier, p. 4) : qu'il doit pratiquer avec désintéressement non pour de l'argent, mais pour le bien de l'humanité.

« Il n'est pas possible de convoiter la richesse, et en même temps de cultiver dignement la médecine, cet art si noble; si l'on s'attache avec ardeur à l'une, on négligera certainement l'autre. » (*Loc. cit.*, p. 4.)

Ce sont les mêmes sentiments que chez Hippocrate, qui a dit ; « Ne recherchez pas vos honoraires, si ce n'est dans le désir de faciliter les moyens d'études; je vous exhorte à ne pas montrer trop d'inhumanité, mais considérez le superflu et la vraie richesse; soignez quelquefois les malades gratuitement, préférant un souvenir reconnaissant à un avantage direct; s'il se présente une occasion de faire des largesses, donnez surtout à l'étranger et au pauvre. » (*Préceptes*, p. 26, édit. Foës.)

« Comment aimerait-il le travail celui qui s'enivre, qui se gorge d'aliments, et se livre aux plaisirs de Vénus, qui, pour le dire en un mot, est l'esclave de son ventre et de ses penchants lubriques. Il demeure donc établi que le vrai médecin est l'ami de la tempérance, et qu'il est en même temps le disciple de la vérité; il s'attache à suivre la méthode rationnelle pour apprendre à distinguer en combien de genres et d'espèces se divisent les maladies, et à saisir pour chaque cas les indications thérapeutiques. C'est cette méthode qui nous révèle la nature du corps, résultant à la fois des éléments premiers combinés intégralement entre eux, des éléments secondaires sensibles *homoiomères*, et des parties organiques. Quel est, pour l'animal, l'usage de chacune des choses que je viens d'énumérer, et quel est leur mode d'action? Comme ce sont des problèmes qu'il ne faut pas étudier légèrement, mais qui réclament une démonstration, on doit en demander la solution à la *méthode rationnelle*. Que manque-t-il donc encore pour être philosophe au médecin qui cultive dignement l'art d'Hippocrate? Pour connaître la nature du corps, les différences des maladies, les indications thérapeutiques, il doit être exercé dans la science logique; pour s'appliquer avec ardeur à ces recherches, il doit mépriser l'argent et pratiquer la tempérance; il possède donc toutes les parties de la philosophie, la logique, la physique et l'éthique (*la morale*). Il n'est pas à craindre, en effet, qu'un homme méprisant les richesses et pratiquant la tempérance commette une action honteuse, car toutes les iniquités dont les hommes se rendent coupables, sont engendrées par la passion de l'argent qui les séduit, ou par la volupté qui les captive. Ainsi le philosophe possède nécessairement les autres vertus, car toutes se tiennent, et il n'est pas possible d'en posséder une quelconque, sans que les autres suivent, comme si elles étaient enchaînées par un lien commun. S'il est vrai que la philosophie soit nécessaire au médecin, et quand il commence l'étude de son art, et quand il se livre à la pratique, n'est-il pas évident que le vrai médecin est philosophe? Car il n'est pas besoin, je pense, d'établir par une démonstration qu'il faut de la philosophie pour exercer honorablement la médecine, lorsqu'on voit que tant de gens cupides sont plutôt des vendeurs de drogue que de véritables médecins, et pratiquent dans un but tout opposé à celui vers lequel l'art doit tendre naturellement. » (*Galien*, traduction Daremberg, t. Ier, p. 6.)

A cette philosophie, essentiellement pratique, presque synonyme de *sagesse*, et toute relative à la dignité de la profession médicale se rapporte un éloquent mémoire adressé à la jeunesse pour lui donner le goût de l'*étude des arts*. Discutant d'abord la question de l'âme des bêtes, il montre la différence qui la sépare de l'âme de l'homme, seule *raisonnable*, et en regard de cette organisation privilégiée, il montre que le devoir de l'homme est de cultiver son esprit par l'étude des arts et des sciences, en se détournant de la poursuite de la fortune, et en dédaignant les avantages de la richesse, de la naissance, de la beauté ou de la force, avantages matériels qui ne valent pas ceux que donne la culture des *arts libéraux*.

Ce sont des pages impérissables, aussi jeunes que si elles étaient écrites d'hier, où se trouve l'empreinte d'un grand talent au service d'une belle âme.

Voici comment débute Galien (*Galien*, édit. de Daremberg, t. Ier, p. 12) :

« Les animaux qu'on nomme *sans raison* n'ont-ils en partage aucune espèce de raison? Cela n'est pas prouvé, car s'ils ne jouissent pas de celle qui se traduit par la voix, et qu'on appelle *verbale*, peut-être participent-ils tous, les uns plus, les autres moins, à la raison psychique qu'on nomme intime. Toutefois, il est évident que l'intelligence de l'homme le place beaucoup au-dessus des autres animaux; cela est démontré par le grand nombre d'arts qu'il cultive, et par son aptitude à apprendre ceux qu'il veut, lui seul étant capable de science. En effet, les animaux, à quelques exceptions près, n'exercent aucun art; encore ceux qui le font avec succès obéissent-ils plutôt à un instinct naturel qu'à une détermination réfléchie. Mais l'homme n'est étranger à aucun des arts propres aux animaux; il imite la trame de l'araignée; il modèle comme les abeilles; il peut s'exercer à la nage, bien qu'il soit fait pour la marche, mais, de plus, l'homme n'est point impropre aux arts divins : émule d'Esculape, il se livre à la médecine; rival d'Apollon, il pratique en même temps que la médecine tous les autres arts auxquels ce dieu préside, c'est-à-dire celui de tirer de l'arc, la musique et la divination; il cultive encore ceux auxquels préside chacune des muses, car il n'est étranger ni à l'astronomie, ni à la géométrie. De plus, comme le dit Pindare, son regard pénètre dans la profondeur de la terre, et s'élance par delà les cieux.

» Enfin, par son amour pour l'étude, il s'est acquis le plus grand des biens célestes, la *philosophie;* aussi, pour tous ces motifs, et malgré la participation des animaux à la raison, l'homme seul, entre tous, est donc appelé par excellence *raisonnable.* »

Montrant ensuite qu'il est honteux de négliger ce que nous avons de commun avec les dieux pour courir à la *Fortune*, il rappelle que les anciens l'avaient représentée sous les traits d'une femme, symbole assez significatif de déraison, un bandeau sur les yeux, un gouvernail à la main, et les pieds sur une boule pour montrer son instabilité.

« De même, dit-il, qu'au milieu d'une violente tempête, sur le point d'être enveloppés et engloutis par les flots, on commettrait une grande faute en confiant le gouvernail à un aveugle ; de même, au sein des naufrages qui, dans le cours de la vie, assaillent tant de familles, naufrages plus terribles encore que ceux des vaisseaux en pleine mer, on se tromperait étrangement si, dans les embarras extrêmes dont on est alors environné, on attendait son salut d'une divinité aveugle et instable. La Fortune est si stupide et si déraisonnable, que, dédaignant le plus souvent ceux qui méritent ses faveurs, elle enrichit les plus indignes; encore n'est-ce point d'une manière durable, mais pour les dépouiller bientôt des richesses qu'elle leur a prodiguées. Une foule d'hommes ignorants courent après cette divinité..... Tous ces suivants de la Fortune ne sont que oisifs ou inhabiles dans les arts..., et vous prendrez en dégoût tout ce cortége composé, en grande partie, de démagogues, de courtisanes, de pédérastes, de gens qui ont trahi l'amitié, des homicides, des violateurs du repos de la tombe, des voleurs, enfin une foule de misérables qui, non contents d'insulter aux dieux, mettent leurs temples au pillage. »

Mercure, le maître de la raison et l'artiste universel, est représenté

« Comme un *frais* jeune homme dont la beauté n'est ni empruntée, ni rehaussée par les ornements, et n'est que le reflet des vertus de son âme. Son piédestal est de la forme la plus solide, celle d'un cube, et ses adorateurs, toujours gais comme le dieu dont ils forment le cortége, ne se plaignent jamais de lui, comme le font les serviteurs de la Fortune.... Le dieu est au milieu d'eux, tous sont rangés par ordre autour de lui; chacun conserve la place qui lui a été assignée. Ceux qui approchent Mercure de plus près, qui l'entourent immédiatement, sont les géomètres, les mathématiciens, les philosophes, les médecins, les astronomes et les grammairiens ; viennent ensuite les peintres, les sculpteurs..... Au troisième rang sont tous les autres artistes..... A la vue d'une suite ainsi composée, vous serez saisi, non-seulement du désir d'imiter tous ces hommes, mais de vénération pour eux. On y trouve Homère, Socrate, Hippocrate, Platon, et tous ceux qui sont passionnés pour ces écrivains que nous révérons à l'égal des dieux, comme les lieutenants et les ministres de Mercure..... »

Après cette habile opposition des hommes voués au culte des arts ou acharnés à la poursuite de la fortune, Galien déverse tout son mépris sur la richesse, sur les titres de naissance, sur la beauté et sur la force corporelle.

« Beaucoup de ces misérables qui rapportent tout à la richesse ne songent pas que, parmi les animaux sans raison, ils ne recherchent que les plus industrieux. Ainsi, ils préfèrent à tous les autres les chevaux qui sont dressés au combat, les chiens habitués à la chasse; ils font apprendre des métiers à leurs esclaves; souvent ils dépensent en leur faveur beaucoup d'argent, mais ils ne s'occupent pas d'eux-mêmes. N'est-il pas honteux qu'un esclave soit estimé dix mille drachmes quand le maître n'en vaut pas une? Mais que dis-je, une, on ne le prendrait même pas à son service pour rien. »

La naissance n'est pas mieux traitée que la richesse, et voici ce qu'il dit de ceux qui, sans avoir aucune qualité propre, tirent vanité de leurs ancêtres :

« Ils ignorent, sans doute, que les titres de noblesse ressemblent aux pièces d'argent : elles ont cours dans la ville où elles ont été frappées; daus une autre, elles sont regardées comme de la fausse monnaie. »

C'est à l'occasion de la beauté et des avantages corporels que Galien développe le plus d'énergie morale, et qu'il montre plus de dédain, car il répète avec Sapho :

« Celui qui est beau ne l'est qu'autant qu'on le regarde ; celui qui est bon sera toujours beau. »

Poussant même le mépris à un excès que nous ne saurions comprendre dans l'état de nos mœurs, il ajoute : la beauté enfin, qui n'est qu'un infâme moyen de s'enrichir et pour lequel on ne doit pas négliger l'étude des arts. C'est à cette occasion qu'il raconte le trait suivant de Diogène :

Mangeant un jour chez un homme dont l'ameublement était parfaitement disposé, mais qui n'avait pris aucun soin de lui-même, il toussa comme pour cracher, et, promenant ses yeux autour de lui, il ne cracha sur aucun des objets avoisinants, mais sur son hôte lui-même; comme celui-ci lui reprochait avec indignation sa grossièreté, et lui en demandait la cause : « Je n'ai rien vu, dit-il, dans cette chambre d'aussi sale que le maître de la maison; les murs sont ornés de belles peintures; le pavé est formé d'une mosaïque de grande valeur qui représente les images des dieux; tous les ustensiles sont brillants et propres; les tapis et le lit sont merveilleusement travaillés ; je n'ai vu de sale que le maître de toutes ces choses;

or, la coutume générale est de cracher sur ce qu'il y a de plus abject. »

« Jeune homme, gardez-vous donc de mériter qu'on vous crache dessus! Évitez cette marque d'infamie quand même tout votre entourage serait magnifique. Il est rare, sans doute, qu'un même homme réunisse tous les avantages : naissance, fortune, beauté; mais, si cela vous arrivait, ne serait-il pas déplorable que vous seul, au milieu de tant de splendeur, soyez digne de recevoir un crachat. »

Déjà sûr d'avoir produit son effet sur l'esprit des disciples auxquels il adresse cette apostrophe, il leur dit :

« Courage, jeunes gens, qui, après avoir entendu mes paroles, vous disposez à apprendre un art. Mais prenez garde de vous laisser séduire par un imposteur ou un charlatan qui vous enseignerait une profession inutile ou méprisable. Sachez, en effet, que toute profession qui n'a pas un but utile dans la vie n'est pas un art. » Et, à ce sujet, il flétrit les occupations qui consistent à voltiger ou à marcher sur la corde, à tourner en cercle sans vertige, à devenir un athlète, etc.

« L'homme, jeunes gens, tient à la fois des dieux et des animaux sans raison, des premiers comme être raisonnable, des seconds comme être mortel. Le mieux est donc de s'attacher aux rapports les plus nobles, et de prendre soin de son éducation; si l'on réussit, on acquiert le plus grand des biens; si l'on échoue, on n'a pas la honte d'être au-dessous des animaux les plus inutiles. Si les exercices athlétiques manquent leur but, c'est un affront; s'ils l'atteignent, on ne l'emporte même pas sur les brutes..... Il y a dans la nature les biens de l'âme, ceux du corps et les biens antérieurs; on ne saurait imaginer aucune autre espèce de biens. Les athlètes n'ont jamais joui des biens de l'âme, pas même en songe; cela est tout à fait évident, car, bien loin de savoir si leur âme est raisonnable, ils ignorent même s'ils en ont une. Comme ils amassent une grande quantité de chair et de sang, leur âme est noyée comme dans un bourbier; elle ne peut avoir aucune pensée nette; elle est aussi stupide que celle des brutes..... Leur vie se passe comme celle des porcs, à cette exception près que ceux-ci, cependant, ne se fatiguent pas outre mesure, et ne se forcent pas pour manger. » Et, quant à la force, Galien montre que l'homme ne peut lutter avec les brutes, et il s'écrie : « Et si les athlètes ne l'emportent pas même sur les animaux par leur force, de quel avantage peuvent-ils se prévaloir? »

Galien leur refuse même l'avantage de s'enrichir, car il déclare qu'ils sont toujours accablés de dettes, ce qui le conduit à une belle conclusion de ce chapitre en l'honneur de la médecine :

« S'enrichir par la profession ne constitue pas seul un titre méritoire ; ce titre, c'est de pratiquer un art qu'on puisse sauver du naufrage avec soi ; or, cela n'est pas le fait de ceux qui gèrent les affaires des riches, ni des receveurs, ni des négociants ; ces gens-là s'enrichissent, il est vrai, surtout par leur profession ; mais s'ils perdent leur argent, leurs affaires périssent avec lui, car ils ont besoin d'un capital pour les soutenir.. ..

« Si donc vous voulez trouver dans votre art un moyen sûr et honnête de faire fortune, choisissez-en un qui vous restera pendant toute votre vie. Il y a d'abord dans les arts une division première en deux catégories : les uns sont du domaine de l'intelligence, ce sont les arts honorables, *libéraux;* les autres, arts *illibéraux*, consistent en des travaux corporels ; il sont appelés *mécaniques* et *manuels*. Le mieux serait assurément de choisir une profession de la première catégorie, car les arts de la seconde ne peuvent plus ordinairement être continués pendant la vieillesse. Dans la première catégorie se trouvent la médecine, la rhétorique, la musique, la géométrie, l'arithmétique, la dialectique, l'astronomie, la littérature et la jurisprudence ; on peut, si l'on veut, y joindre la sculpture et la peinture ; en effet, bien que ces deux arts consistent en un travail manuel, ils ne réclament pas une force virile. Un jeune homme, dont l'âme ne ressemble pas tout à fait à celle d'une brute, doit donc choisir et exercer une de ces professions, surtout la médecine, qui, selon moi, est la meilleure de toutes. »

Telle est cette exhortation à l'étude des arts, dont la forme ne le cède en rien à la grandeur des idées et qui peut encore aujourd'hui nous servir d'inspiration et d'exemple. Qu'il s'estime heureux celui dont l'enthousiasme pour la médecine s'éveille à ces paroles, car il a le sentiment du beau, et, dans les choses de la pensée, ce sentiment est toujours l'inspiration des grandes œuvres.

Galien s'occupe ensuite des rapports du physique et du moral dans un traité qui a pour titre : *Que les mœurs sont la conséquence des tempéraments du corps*. Tout en attribuant à l'âme cette puissance de la *forme* qui en est le caractère essentiel, puisqu'elle constitue l'être dans son espèce, il reconnaît déjà, comme nous le faisons à présent, que cette âme subit l'influence du corps où elle est incluse, et certains passages du *Timée* (*loc. cit.*, p. 68) et des parties des *Animaux* d'Aristote servent d'appui à cette manière de voir.

C'est le développement de ce vieil aphorisme : *Mens sana in corpore sano*. Mais, tout en admettant cette influence du physique sur le moral, Galien se garde bien de faire ce qu'ont fait depuis d'autres philosophes, et notamment Cabanis, dont les doctrines à cet égard détruisent le principe de la liberté humaine et de la responsabilité morale. Admettre que les mœurs de l'âme peuvent être modifiées par la disposition du corps ne conduit pas fatalement à cette idée que l'âme est la résultante de l'organisation. Galien s'en défend avec énergie en déclarant :

« Que l'essence de l'âme n'est pas la même pour tous les enfants, car s'il n'y avait aucune différence dans cette essence de leur âme, elle accomplirait toujours les mêmes actes, et les mêmes affections seraient toujours produites en elle par les mêmes causes. » (P. 49, t. I.)

Or, les caractères et les passions du jeune enfant sont essentiellement opposés, variables et différents. Sachons donc faire la part du tempérament et de l'organisation sur les facultés de l'âme, part que démontre journellement l'observation, mais n'allons pas au delà en méconnaissant le principe de l'autocratie de l'âme humaine et de la liberté morale qui en est la conséquence.

Si on lit, en outre, les livres de polémique où Galien, s'adressant aux étudiants, leur parle des *différentes sectes* connues pour combattre les *empiriques*, qu'il compare aux *dogmatiques*, en faveur desquels il se prononce, pour attaquer les méthodiques, qu'il réfute avec la plus grande vivacité, et celui intitulé : *De la meilleure secte à Thrasybule*, on voit qu'il se prononce en faveur de la *rationnelle* (dogmatique) contre l'*empirique* et la *méthodique :* « Aux empiriques, le dogmatisme déclare que les phénomènes ne suffisent pas pour en tirer, par leur observation, l'indication du médicament convenable, car on a aussi besoin des choses cachées, et c'est de là, en effet, que l'on tire l'indication du traitement... Contre les méthodiques, qui regardent les phénomènes comme indiquant le traitement convenable, le dogmatisme soutient que les phénomènes, étant saisissables par eux-mêmes, se découvrent au vulgaire, et que les *communautés apparentes* indiquant le traitement, le vulgaire en saura autant que le médecin. » (*Loc. cit.*, p. 408 et 409.)

Cette manière de voir, loin de caractériser l'éclectisme, constitue, au contraire, une véritable profession de rationalisme ou de dogmatisme analogue à celui d'Hippocrate, et comme, au point de vue médical, Galien adopte toutes les idées du père de la médecine sur le rôle de la nature et des forces dans la production et dans la guérison des maladies, il rentre dans la catégorie des *naturistes*. C'est ce qui paraîtra plus évident un peu plus loin

Si maintenant on étudie la philosophie naturelle de Galien, on voit, par la lecture de ses œuvres, que *les corps doués de vie sont au fond constitués des mêmes principes que les corps inertes*. C'était aussi l'idée d'Hippocrate, de Platon et d'Aristote.

Quatre éléments, la *terre*, l'*eau*, l'*air* et le *feu*, par leurs combinaisons diverses, forment tous les corps de la nature inorganiques ou inertes, et ceux de la matière organisée.

Ces éléments du monde inorganique forment le corps humain, où ils pénètrent avec les aliments. « *Reçus dans le corps des animaux et soumis à l'influence des forces spéciales qui l'animent et le gouvernent*, les aliments, par une série de modifications successives, se transforment en un liquide particulier, le sang, qui renferme en lui et les rudiments du monde inorganique et les rudiments du corps des animaux. Après s'être débarrassé des parties hétérogènes inutiles au corps, l'urine, la bile, etc., le sang abandonne les parties solides pour nourrir les solides du corps, et les liquides pour remplacer les humeurs que l'économie a perdues. » (Andral.)

Dans les solides se trouvent : 1° des parties simples ou similaires (tissus) : os, nerfs, veines, artères, ligaments, membranes, etc.; 2° des parties composées.

Ce sont ces éléments réunis en proportions variables qui constituent les solides ou les liquides, dont la composition est si différente; et les parties organiques, instrumentales (organes) : estomac, foie, rate, matrice, etc.

Les humeurs sont le sang, la bile, l'atrabile et la pituite, et elles sont composées, comme les solides, des quatre éléments réunis en diverse proportion.

A chacun des éléments, dont les arrangements, variés à l'infini, font les solides et les humeurs, se rapporte une propriété spéciale, d'où quatre qualités élémentaires : le *froid*, le *chaud*, le *sec* et l'*humide*, quand prédominent l'*air*, le *feu*, la *terre* et l'*eau*, classification prématurée, malheureuse, qui a longtemps régné dans la science et qui n'a été renversée que par Paracelse.

Il y a cependant derrière cette classification métaphorique des *éléments*, et, sous cette considération hypothétique des *qualités élémentaires*, des principes qui sont encore aujourd'hui la base de la science. Ainsi, comme M. Andral l'a fait remarquer avec raison, c'est dans la composition des corps et dans l'organisation que Galien croyait devoir chercher 1° la cause du maintien de la vie, de la santé et de la production des maladies.

2° Il pensait que les troubles des fonctions dépendent d'une modification de l'état matériel des organes.

3° Les modifications des quatre éléments, dont la réunion constitue les solides et les humeurs dans leurs proportions relatives, font les différents états des liquides, et par suite les états normaux ou anormaux des fonctions.

4° Les éléments, les parties similaires ou tissus, les parties composées ou organes, l'organisation enfin, ne se modifient que sous l'influence de facultés, de forces qui régissent l'organisation animale, et, passant de l'état dynamique à l'état matériel, engendrent la maladie : c'est l'influence des esprits animaux. Galien appelait *esprit animal* ce que nous appelons l'*influx nerveux*, c'est-à-dire l'agent de cette puissance qui préside aux actes de l'animalité, aux actes du système nerveux. Il admettait trois sortes d'esprits animaux, d'après l'ensemble des actes de l'économie qu'ils étaient appelés à remplir :

A. Il y a des circonstances où tels phénomènes interrompus entraînent la destruction de la vie, d'où forces importantes les plus essentielles (forces, puissances, facultés vitales), et aux agents de ces puissances Galien donne le nom d'*esprits vitaux*.

B. Des phénomènes ont pour but la nutrition, l'entretien, l'accroissement des organes. Les forces qui les régissent sont dites naturelles et leurs agents *esprits naturels*.

C. D'autres phénomènes établissent des rapports entre l'animal et le monde extérieur ; ils constituent le caractère de l'animalité : ce sont les forces animales, ayant pour agents les *esprits animaux*.

Galien tenait un très-grand compte de ces forces ou puissances dans la recherche des causes de la santé ou de la maladie. Et, en effet, celles-ci ne peuvent être bien comprises qu'en réunissant les résultats de cette recherche à l'étude des conditions de l'état matériel des solides et des liquides de l'organisation.

C'est en étudiant à la fois l'état matériel du corps et les forces en vertu desquelles l'agrégat matériel entre en action, que l'on peut pénétrer les conditions de la santé et de la maladie : d'où la nécessité d'admettre trois espèces de maladies, celles qui ont pour cause le *trouble des esprits animaux*, les maladies des *solides*, et les maladies des *liquides* ou des *humeurs*.

Pour lui, la santé résulte : 1° du mélange ou *crase* convenable des quatre éléments et des qualités élémentaires correspondantes; 2° de ce mélange ou crase dans les différentes humeurs, surtout dans le sang (cette crase des éléments, de leurs qualités, dans les humeurs, constituait le *tempérament*, c'est-à-dire équilibre, harmonie des actes vitaux, à côté duquel se trouvaient des états de mélange moins parfait, sans aller jusqu'à la maladie, et formait l'*intempérie ;* pour nous, à présent, le *tempérament* est la prédominance d'un appareil organique); 3° de la conservation des solides à l'état normal (texture, volume, situation, rapports, etc.).

La maladie résulte de l'absence de ces conditions, d'où des maladies par changement de la crase des éléments et de leurs qualités (d'où les *diathèses*), des humeurs et de leurs qualités; par modification de conformation de texture ou de rapport des organes, etc.

Une fois la santé dérangée, survient le trouble des fonctions, et ce trouble suit toujours l'altération d'un élément quelconque des solides ou liquides, si cette altération a quelque intensité et quelque durée (*De elementis, de temperamentis*). *Il n'existe pas de trouble fonctionnel sans altération antécédente de l'état matériel. Ce trouble de la fonction est la manifestation de la maladie; mais l'altération de l'état matériel est la maladie elle-même.*

C'est là le principe de l'organicisme moderne; mais Galien n'est pas exclusif, et, lorsqu'il s'occupe du rôle des forces dans l'organisation saine ou malade, il admet que le trouble des esprits animaux amène l'altération des éléments, des organes et des fonctions. Dans ce cas, le trouble des forces est primitif, et les désordres fonctionnels ou organiques ne sont qu'un effet éloigné. Galien est à cet égard extrêmement affirmatif, car, dans son *Traité des lieux affectés*, il a un chapitre intitulé : *De la lésion des fonctions sans lésion des parties* (traduction Daremberg, t. II, p. 414).

§ 1er. — ANATOMIE DE GALIEN.

Malgré les erreurs de Galien sur l'anatomie, ce médecin, qui nous a transmis l'héritage scientifique d'Hérophile, d'Érasistrate, de Lycus, de Marinus, de Pélops, nous a en même temps légué des découvertes de premier ordre dont l'importance suffirait à l'immortalité de son nom, s'il n'avait bien d'autres motifs d'être éternel.

L'école d'Alexandrie n'existait plus, et les occasions de disséquer des cadavres humains devenaient de plus en plus rares. Cependant c'est à tort qu'on a dit que Galien n'avait disséqué que des animaux. Il put étudier l'homme sur des blessures de gladiateurs, sur des enfants trouvés morts sur la voie publique, sur des individus exposés aux bêtes, enfin sur des malfaiteurs tués dans la rue, seuls cadavres livrés aux dissections. C'en était assez pour faire de la bonne anatomie, et l'on complétait ses recherches par l'étude comparée des animaux, particulièrement avec des singes, qu'on disséquait beaucoup à cette époque.

L'ostéologie se faisait avec le plus grand soin, au moyen de squelettes humains apportés d'Alexandrie; mais le reste laissait beaucoup à désirer.

Telle qu'elle est, l'anatomie de Galien fit loi jusqu'à Mondini en 1315 et jusqu'à Vésale en 1514. Alors seulement commença la vérification sérieuse des connaissances anatomiques par le contrôle expérimental de dissections nouvelles qui reprirent faveur, et pour lesquelles on obtint l'assentiment de l'autorité. De cette époque date l'anatomie moderne, et c'est Vésale qui doit en être considéré comme le créateur.

Galien nous a laissé un grand ouvrage d'anatomie intitulé : *De administrationibus anatomicis*, composé de quinze livres, dont plusieurs ont été perdus lors de l'incendie du temple de la Paix à Rome. Dans ce qui nous reste, on voit que Galien sépare l'*anatomie pratique des parties externes* pour le chirurgien, ce que nous appelons à présent l'anatomie chirurgicale, de l'*anatomie philosophique* des organes internes, destinée au médecin.

Dans l'anatomie chirurgicale se trouvent les *os* et ce qui les couvre, les altérations de situation, de rapports, etc., ainsi que ce qui concerne l'étude des fractures et des luxations. Après les *os* viennent donc les *muscles*, dont la description est déjà fort avancée et où se trouvent quelques découvertes de l'auteur; les *vaisseaux*, d'abord les veines, qu'il a mieux étudiées que les artères; les *nerfs*, les ongles et la manière dont ils tiennent aux doigts. Tous ces organes sont étudiés dans un ordre topographique, de la tête au cou, à la poitrine et aux membres.

Partout la description est belle et mêlée de considérations philosophiques et pratiques. C'est là où, cherchant à démontrer l'utilité de l'anatomie, il ajoute :

« Pouvez-vous remédier à une fracture ou réduire une luxation si vous ignorez les connexions des os ou des surfaces articulaires avec les parties voisines? Pouvez-vous prévoir les effets d'une blessure si vous ne connaissez pas quelle est la direction des muscles, longitudinale, transversale ou oblique? Pouvez-vous entreprendre une opération quelconque si vous avez négligé d'apprendre quelle est la situation des vaisseaux et des nerfs de la région où il faut opérer, et quels sont les rapports de ces parties entre elles, soit qu'il s'agisse de couper quelqu'une de ces parties, soit qu'il importe, au contraire, de les ménager. »

Dans ce qu'il appelle l'*anatomie philosophique* ou *médicale*, celle des organes internes, Galien ne suit plus l'ordre topographique, mais il commence la classification physiologique encore en usage et dont il faut lui attribuer le mérite. Il étudie :

1° Les organes qui servent à l'élaboration des aliments, à la dépuration du sang et à la nutrition; l'estomac et ses variétés chez les animaux; les intestins, les veines mésaraïques chargées de porter au foie les éléments du sang; le foie, qui faisait le sang, la rate, les reins, dont il indique pour la première fois le canal excréteur s'abouchant dans la vessie; le système veineux général, le cœur droit et l'artère pulmonaire ou veine artérieuse.

2° Les organes qui reçoivent l'air et le conduisent à toutes les parties du corps; le larynx, les bronches, les poumons, les artères veineuses ou veines pulmonaires, le cœur gauche et le système artériel. C'est là où il indique les fonctions de la cage thoracique, les fonctions du diaphragme, des muscles intercostaux et des muscles respirateurs du cou, concourant ensemble à l'acte respiratoire.

De nombreuses vivisections sur la moelle à différentes hauteurs, sur le pneumogastrique, au cou et dans la poitrine, sur les muscles intercostaux, lui avaient servi pour établir les fonctions et tous ces organes. C'est à lui qu'on doit la connaissance de l'action de la moelle sur le diaphragme, puisqu'il a montré qu'une section de ce cordon au-dessus du nerf phrénique causait la paralysie de ce muscle.

On discutait alors pour savoir si le poumon était en contact avec les côtes. Galien dit :

« Enlevez avec précaution les muscles intercostaux d'un animal vivant, de manière à ne pas intéresser la plèvre, et vous verrez sous cette membrane tous les mouvements du poumon; mais, si vous incisez la plèvre, vous verrez les poumons s'affaisser et s'éloigner des côtes. »

C'est enfin à lui qu'on doit de savoir qu'il y a du sang dans les artères, car jusqu'alors on pensait, avec Érasistrate, qu'elles ne renfermaient que de l'air. Mais nous reviendrons un peu plus loin sur ce sujet.

3° Les organes de la vie de relation, les centres nerveux et leurs dépendances.

4° Les organes de la reproduction.

Tout cet ouvrage est rempli d'expériences originales faites avec un sens parfait des besoins de la physiologie, et l'on peut dire qu'elles sont le point de départ de celles que pratique chaque jour la physiologie moderne.

Outre ce grand ouvrage d'anatomie, Galien a composé d'autres traités spéciaux d'anatomie, plus élémentaires, plus remplis de détails, mais toujours aussi riches de vues générales et philosophiques.

Il y a un *Traité des os* où ces organes sont divisés en os longs, creusés d'un canal intérieur rempli de moelle, et en os plats ou larges, sans canal ni moelle intérieure.

Un *Traité des articulations*, qu'il divise en deux classes. Les unes, *diathroses*, permettent le mouvement : ce sont des énarthroses, des arthrodies et des ginglymes, tandis que les autres ne le permettent pas. Celles-ci comprennent les sutures, les harmonies et les gomphoses. C'est encore, à peu de chose près, la classification usitée aujourd'hui.

Un *Traité des muscles*, fait d'après l'homme et d'après les animaux, surtout d'après le singe. Il y a ici un progrès sur l'école d'Alexandrie, car, à l'exemple de Marinus et de Pélops, qu'il cite avec éloge, Galien a isolé les muscles les uns des autres en indiquant leurs attaches, et on lui doit la découverte du muscle peaucier.

Un *Traité des vaisseaux*, dans lequel il compare les veines et les artères à un arbre, avec ses racines, le tronc, les branches et les rameaux.

Le système veineux avait pour racines les vaisseaux qui, de l'intestin, vont au foie; pour tronc, la veine cave; pour branches et pour rameaux, les divisions de cette dernière, et cela parce qu'il pensait que le suc de l'intestin pris par les mésaraïques passait dans le foie, formait le sang, et de là passait dans le corps *par les veines* sus-hépatiques, le cœur droit et la veine cave, pour la nourriture des tissus et des organes.

Le système artériel représentait aussi un arbre avec ses racines, le tronc et ses branches; seulement, il était chargé de conduire partout l'air extérieur, qui est aussi un aliment. Les racines puisaient l'air dans les poumons, et cet air passait dans la veine artérieuse, de là dans l'oreillette gauche du cœur, dans le ventricule, qui le chassait avec du sang dans l'aorte, divisée, pour les parties supérieures et inférieures du corps, en aorte ascendante et descendante.

D'après ce sommaire, on voit que Galien ignorait l'abouchement des artères et des veines pulmonaires dans le poumon. Il croyait que les veines pulmonaires se continuaient avec les bronches et que l'artère pulmonaire perdue dans l'organe n'était chargée que de sa nourriture.

Il ignorait également la communication des veines et des artères dans les autres parties du corps, c'est-à-dire qu'il ignorait la circulation.

Il admettait cependant du sang dans les artères, mais il l'expliquait en disant que, lorsque les vaisseaux veineux et artériels arrivés à une certaine ténuité étaient contigus, il se faisait un échange d'air et de sang à travers les porosités des vaisseaux. Un peu de sang passait dans les artères et un peu d'air dans les veines, échange qui augmentait dans l'état pathologique par agrandissement des porosités. Cet échange se faisait aussi des cavités droites dans les cavités gauches du cœur par la cloison interventriculaire, et ainsi Galien expliquait la présence du sang dans le ventricule gauche.

C'est au nom de l'expérience que s'était établie l'idée que les artères étaient vides, et c'est au nom de l'expérience que Galien y fit entrer du sang et de l'air, tant il est vrai que l'expérience ne mène à rien sans la raison ou le génie qui l'éclaire. Pendant quatorze siècles, on avait cru, pour l'avoir vérifié, que les artères étaient vides et ne contenaient que de l'air, et il ne fallut pas moins que les expériences de Harvey pour détruire ces erreurs. Ce ne fut même que cinquante ans après lui qu'on reconnut la vérité de ce qu'il avait dit lorsque, par le microscope, Malpighi, révélant le mode de communication des capillaires artériels et veineux, la raison fut assurée qu'il y ait lieu de croire à la grande circulation.

Que de vérités et que d'erreurs dans ces affirmations de Galien, car il y a de l'air dans le système artériel, mais à l'état de combinaison dans le sang, et Galien, accordant au sang veineux la puissance nutritive, ne reconnaissait au sang artériel impropre à la nutrition qu'une puissance d'excitation vitale portée par lui à tous les tissus et à tous les organes.

Traité des nerfs. Dans ce traité, Galien confirme les découvertes d'Hérophile et d'Érasistrate un peu oubliées, et il ajoute beaucoup à ce qui était connu. Il signale les ganglions nerveux, décrit le grand sympathique abdominal, les *nerfs mous* sensitifs et les *nerfs durs* essentiellement moteurs, les anastomoses des nerfs entre eux et le rapport de ces anastomoses avec les sympathies.

Sa description des nerfs est différente de la nôtre; mais il connaissait tous les nerfs que nous connaissons. Il ne se trompait que sur leur origine. Un seul lui était inconnu, ou au moins il ne le considérait pas comme un nerf : c'était l'olfactif.

Traité de l'odorat. Galien enlevait à la muqueuse des fosses nasales la fonction olfactive, à cause de sa structure, qui n'avait rien de différent de la structure des muqueuses, et par suite de son défaut de nerfs. Il plaçait le siége de l'odorat dans les ventricules du cerveau et supposait que l'air chargé de molécules odorantes traversait les trous de la lame criblée pour aller dans les ventricules, là où se fait la sensation.

Nous pourrions étendre à l'infini cette revue des connaissances anatomiques de Galien; mais ce que nous venons de dire suffit pour montrer où en était la science de cette époque et quels ont été ses progrès. Il est certain que la myologie, l'arthrologie, la splanchnologie et la névrologie sont redevables à Galien de découvertes très-importantes et dignes d'immortaliser son nom. Il y eut encore beaucoup à faire après lui; mais que l'anatomie moderne ne soit pas injuste vis-à-vis de celui qui ne lui a laissé à découvrir que le mécanisme de la circulation sanguine et lymphatique. Que ces impérissables titres de gloire ne lui fassent pas oublier qu'en dehors de ces deux faits de l'abouchement des vaisseaux artériels et veineux révélant la circulation du sang, et de la connaissance des chylifères, l'anatomie de Galien laissait peu de chose à désirer.

§ 2. — PHYSIOLOGIE DE GALIEN.

Il n'y a pas de traité de physiologie dans les œuvres de Galien, et tout ce qui concerne l'étude des fonctions est dispersé dans ses livres d'anatomie ou de médecine. Personne plus que lui cependant, dans l'antiquité, n'a fait de plus belles ni de plus curieuses expériences physiologiques. C'est surtout dans le *De usu partium*, son œuvre capitale et son plus beau titre de gloire, qu'il faut chercher ses idées physiologiques. Là il expose : 1° la raison de toutes les particularités de conformation et de structure des organes, et 2° le rapport de la structure des organes et des fonctions pour établir l'existence d'une cause intelligente et supérieure ayant créé l'univers, et les organismes vivant pour une fin préconçue.

Le *De usu partium* est, dans son ensemble, un long manifeste de l'anatomie en faveur des *causes finales*. C'est une protestation contre la philosophie épicurienne, triomphante à Rome, et qui avait conduit les esprits au matérialisme et à l'athéisme.

En luttant contre ces tendances, où Galien se montre si naturiste, il s'élève avec une violence inouïe de langage contre ceux qui ne partagent pas ses opinions.

« Attendre que ces gens-là comprennent et goûtent ces pensées, autant vaudrait demander à un âne d'être sensible aux harmonies de la lyre.

« Ce livre ne sera compris que par ceux qui auront été initiés à l'art rigoureux du raisonnement et de la dialectique; ils sont en petit nombre, il est vrai ; mais n'importe ; ce n'est pas pour la foule que j'écris. L'ouvrier suprême n'a pas moins créé, bien qu'il connût à l'avance l'ingratitude des hommes à l'endroit de ses merveilleux ouvrages. Le soleil ne continue pas moins à marquer les heures de l'année et à mûrir les fruits sans se soucier des calomnies d'un Diagores, d'un Anaxagoras, d'un Épicure; et moi non plus, je ne prends nul souci des critiques ni des calomnies qui viendront m'assaillir à propos de cet ouvrage. Je l'adresse à ce petit nombre d'hommes qui, versés dans la dialectique, sont les seuls juges des choses bonnes et vraies; c'est pour eux que j'écris; que m'importe, d'ailleurs, la tourbe des sots et des ignorants! » (Andral, *loc. cit.*)

Ce livre *De l'utilité des parties* est formé de quinze chapitres, comprenant l'étude des organes de la vie de nutrition, celle des organes de la vie de relation, et enfin celle des organes de la vie de reproduction.

Galien, qui ne perd aucune occasion de produire ses croyances philosophiques, les développe ici de nouveau dans le plus magnifique langage.

C'est pour le service de l'âme qu'ont été créés tous les organes, et les diverses parties du corps ne sont que ses humbles servantes. Rien n'est plus vrai, et en réalité on peut définir l'homme : *une âme qui se sert des organes.*

Galien reconnaît une âme aux animaux, et, d'après lui, la différence de leurs organes résulte de la différence de leurs âmes.

« L'instrument de l'âme, c'est le corps. Chez tout animal, les parties du corps sont en rapport avec ses mœurs, traduisent les facultés de son âme, ne sont faites que pour les mettre en relief. Voyez le cheval : son pied répond à la rapidité de sa course, sa superbe crinière révèle son âme fière et généreuse. Les dents et les ongles du tigre sont en rapport avec sa férocité; les instincts du taureau sont servis par ses cornes; ceux du sanglier, par ses défenses. Le cerf et le lièvre sont conformés pour la fuite rapide. Aux animaux craintifs la nature a ménagé des moyens pour la fuite; aux bêtes féroces, elle a donné des armes pour l'attaque.

« Au milieu de cette diversité infinie de caractères et de dispositions qui se trouvent chez les animaux, l'homme est le seul animal sage et le seul divin. C'est en vue de ce caractère auguste que l'ouvrier suprême a doué l'homme d'un instrument spécial, qui est la main. L'homme seul a la main, comme seul il a la sagesse en partage ; c'est pour lui l'instrument le plus merveilleux et le mieux approprié à sa nature. Supprimez la main, l'homme n'existe plus. Par la main, il est prêt à la défense comme à l'attaque, à la paix comme à la guerre. Quel besoin a-t-il de cornes et de griffes? Avec sa main, il saisit l'épée et la lance, il façonne le fer et l'acier; tandis qu'avec les cornes, les dents et les griffes les animaux ne peuvent attaquer ou se défendre que de près, l'homme peut jeter au loin les instruments dont il est armé. Lancé par sa main, le trait aigu vole à de très-grandes distances chercher le cœur de l'ennemi ou arrêter le vol de l'oiseau rapide. Si l'homme est moins agile que le cheval et le cerf, il monte sur le cheval, le guide, et atteint le cerf à la course. Il est nu et faible, et sa main lui fabrique une enveloppe de fer et d'acier. Son corps n'est protégé par rien contre les intempéries de l'air, sa main lui ouvre des abris commodes, et lui façonne des vêtements. Par la main, il devient le dominateur et le maître de tout ce qui vit sur la terre, dans les airs et au sein des eaux. Depuis la flûte et la lyre, avec lesquelles il charme ses loisirs, jusqu'aux instruments terribles avec lesquels il donne la mort; jusqu'au vaisseau qui le porte, hardi navigateur, sur la vaste étendue des mers, tout est l'ouvrage de sa main.

« L'homme, animal politique, eût-il pu sans elle écrire les lois qui le régissent, élever aux dieux des statues et des autels. Sans la main, pourriez-vous léguer à la postérité les fruits de vos travaux et la mémoire de vos actions? Pourriez-vous, sans elle, converser avec Socrate, Platon, Aristote et tous ces divers génies qu'enfanta l'antiquité? La main est donc le caractère physique de l'homme, comme l'intelligence en est le caractère moral. » (Andral, *loc. cit.*)

A cette époque déjà fut soulevée par Anaxagore la question de savoir si ce n'était pas la main qui était la cause de l'intelligence humaine, et, sous ce rapport, Helvetius, au XVIIIe siècle, n'a fait que reproduire des arguments réfutés par Aristote, par Galien, et qu'à leur tour devaient combattre Voltaire et Rousseau.

« Non, dit Galien, ce n'est pas parce qu'il est doué de la main que l'homme est intelligent et sage, mais c'est parce qu'il est sage et intelligent que le Créateur lui a donné cette main pour qu'elle fût la servante de son intelligence et de sa sagesse. Ce n'est pas la main qui apprend aux hommes les sciences et les arts, c'est la raison. La main n'est que l'instrument de la raison, comme la lyre est l'instrument du musicien, et le marteau l'instrument du forgeron. Or, de même que ce n'est pas la lyre qui a enseigné le musicien, et le marteau qui a instruit le forgeron, et, que, loin de là, le musicien et le forgeron ont dû commencer par fabriquer cette lyre et ce marteau, instruments de leur art, de même l'âme tire de sa propre substance ses facultés, mais elle ne peut traduire sa puissance en actes qu'à l'aide de son instrument, qui est la main.

« On peut prouver que ce sont les facultés qui précèdent l'exercice des instruments, et que, par conséquent, ce n'est pas à eux que doit être rapportée l'origine de ces facultés. Si l'on considère l'animal qui vient de naître, et dont, par conséquent, les instruments n'ont pas encore été exercés, on le voit agir, comme s'il était poussé dans un certain sens, par une puissance intérieure, et cela même avant que les parties que l'on regarde comme étant la cause de ces actes soient développées. Le jeune veau fait le geste de tête comme pour présenter ses cornes ; le poulain rue avant d'avoir ses ongles ; le petit sanglier menace avec ses défenses absentes, et le jeune chien essaye de mordre avec des dents qu'il n'a point encore. L'action précède donc l'instrument. C'est elle qui, sous l'empire des facultés de l'âme, met en œuvre l'instrument au moyen duquel elle doit être accomplie.

« Tout animal, sans avoir été enseigné, pressent ses facultés, et l'usage des parties de son corps destinées à les servir. Il fait agir ces parties sans qu'on lui ait rien montré. Ce n'est pas le père ni la mère qui enseignent à leurs petits l'usage de ces organes. Prenez trois œufs, un de cane, un d'aigle et un de serpent, faites-les couver à une chaleur douce, et soyez attentifs au moment où ils vont se rompre. Dès qu'ils seront éclos, vous verrez l'aiglon et le caneton battre des ailes, et le petit serpent faire quelques mouvements comme pour ramper. Portez-les un peu plus tard dans un lieu découvert, et abandonnez-les à eux-mêmes. Le jeune aiglon s'élancera dans les airs ; le caneton courra vers la pièce d'eau voisine, et le petit serpent cherchera à se dérober sous terre. Sans enseignement, sans maître, l'aigle chassera, le canard nagera, le serpent restera caché dans le sein de la terre.

« Il est certains animaux susceptibles d'exercer des arts, que font-ils ? suivent-ils l'enseignement d'un maître ? Non, c'est la nature, dont ils ont reçu l'instinct des arts, qui les pousse et les guide. C'est en vertu de cette impulsion instinctive que l'araignée tisse sa toile légère, que l'abeille bâtit la ruche élégante où se trouve son miel, que la fourmi prévoyante construit le labyrinthe dans lequel elle enfouit ses richesses laborieusement amassées.

« L'homme diffère des animaux en ce qu'il vient au monde avec un corps nu et une âme sans armes.... Mais si l'homme vient au monde nu et sans armes, il possède la main et la raison ; avec elles il couvre et défend son corps, il pare et embellit son âme de toutes les vertus, de toutes les sciences et de tous les arts. » (Andral, *loc. cit.*)

Est-il rien de plus grand et de plus beau que cette étude médico-philosophique de la main, à laquelle tout le premier chapitre *De l'utilité des parties* se trouve consacré ? La conformation générale et particulière de cette partie du corps dans ses os, ses articulations, ses muscles et ses tendons, ses mouvements, sont exposées avec la même délicatesse d'appréciation, et, arrivé à l'enthousiasme pour le merveilleux de cette structure, il ajoute :

« En présence de cette main, de ce merveilleux instrument, ne prend-on pas en pitié l'opinion de ces philosophes qui ne voient dans le corps humain que le résultat de la combinaison fortuite des atomes ? Tout dans notre organisation ne jette--t-il pas un éclatant démenti à cette fausse doctrine ? Osez invoquer le hasard pour expliquer cette disposition admirable ! Non, ce n'est pas une puissance aveugle qui a produit toutes ces merveilles. Or, connaissez-vous parmi les hommes un génie capable de concevoir une œuvre aussi parfaite ? Un pareil ouvrier n'existe pas. Cette organisation sublime est donc l'ouvrage d'une intelligence supérieure, dont celle de l'homme n'est qu'un faible reflet sur cette terre. Que d'autres offrent à la divinité de sanglantes hécatombes, qu'ils chantent des hymnes en l'honneur des dieux, mon hymne à moi c'est l'étude et l'exposition des merveilles de l'organisation humaine (1) ! »

A l'étude de la main et de son utilité succède la description du carpe, de l'avant-bras et du bras. Son but est de rendre compte de la disposition des parties, de leurs segments, de leur mode d'articulation, et il fait à ce sujet une véritable étude de mécanique animale.

Des considérations semblables remplissent le troisième livre, à propos du membre inférieur. On y trouve en outre d'importantes considérations générales sur l'attitude verticale de l'homme, permanente chez l'homme, accidentelle chez le singe ou les animaux ; sur la faculté particulière qu'il a de s'asseoir, et sur la conformation du bassin et du fémur en rapport avec cet acte. — Là, Galien fait connaître la disposition des muscles autour du fémur, les rapports de celui-ci avec les os de la jambe, la conformation du pied, motivés par la nécessité d'être debout ou de s'asseoir, et il achève en disant que la main serait inutile à l'homme s'il ne pouvait rester debout ou s'asseoir.

Son étude du pied est aussi complète que celle de la main. Il en étudie la conformation générale, puis les éléments particuliers, tels que les os, les articulations, les muscles, les tendons, les téguments, etc. Chaque os est considéré au point de vue de son utilité, le calcanéum pour la sustentation, l'astragale pour la locomotion. Il compare le pied de l'homme à celui du singe, et montrant que le pied

(1) Si telle n'est pas la traduction littérale de Galien, tel est, du moins, la paraphrase éloquente de sa pensée telle qu'elle a été faite par M. Andral.

du singe ne permet la sustentation debout ou assise que d'une façon incomplète, il en conclut que cet animal est essentiellement grimpeur.

Physiologie de la digestion. — Dans les chapitres IV et V, Galien s'occupe de l'appareil de la nutrition, composé d'après lui du tube digestif, des veines mésaraïques, du foie et de la vésicule biliaire, de la rate, des veines en général, des voies urinaires.

Chaque partie a sa tâche, son utilité pour un but commun, comme si elle était dirigée par une main invisible. et il est certain qu'une force divine crée d'abord la structure afin d'arriver à l'action.

L'œsophage, placé à l'abri des violences extérieures et assez long pour ne pas retenir les aliments dans la poitrine, dilatable sans valvule, conduit les aliments dans l'estomac.

Là se fait la première élaboration des substances alimentaires et leur conversion en *chyme*, ou suc formant le sang. Comment cela se passe-t-il ? Galien admet dans tous les organes et dans tous les solides quatre puissances ou facultés : l'une *attractrice*, l'autre *rétentrice*, la troisième *altératrice* et la dernière *expultrice* des matériaux qu'ils doivent transformer en leur propre substance.

L'estomac attire, retient, altère et expulse successivement les matières alimentaires, mais ce n'est pas une action passive. Cet organe attire les aliments comme le cœur droit attire le sang, comme le cœur gauche attire l'air; et les fibres longitudinales de l'œsophage sont les mains qui exécutent cette attraction.

Ordinairement la *faculté attractrice* agit sans que l'âme en ait la conscience, mais dans l'estomac l'âme est avertie du besoin par une sensation au cardia, dans le plexus nerveux de cet orifice. De là la sensation passe au cerveau, et si les cordons nerveux sont coupés ou malades, la sensation de la faim disparaît, bien qu'existe le besoin de réparation.

Les aliments sont retenus dans l'estomac par la *faculté rétentrice*, variable dans sa durée suivant la nature de l'aliment, et devant persister tant que la *faculté altératrice* n'est pas épuisée. A cette dernière se rapporte la transformation de la masse alimentaire dans l'estomac, et Galien, préoccupé du but final, ne s'occupe pas des hypothèses de trituration, de fermentation, de putréfaction, de coction, déjà émises de son temps. Tout est arrangé pour que se fasse l'élaboration alimentaire, et après le premier effet de la faculté altératrice sur les aliments, les parties hétérogènes qui ne peuvent servir à la réparation du corps sont expulsées et il reste une masse alimentaire transformée qu'on appelle le *chyme*.

Aujourd'hui nous disons exactement la même chose en termes différents. Nous attribuons la chymification à l'action altérante du suc gastrique composé de pepsine et d'acide chlorhydrique ou lactique. Pourquoi et comment s'accomplit cette merveille? Nous n'en savons rien, et nos explications ne valent pas mieux que la faculté altératrice de Galien.

Quand l'œuvre de l'estomac est terminée, la *faculté expultrice* entre en jeu, et de même que s'ouvre l'orifice utérin pour laisser passer le produit de la conception arrivé à maturité, de même s'ouvre l'orifice de l'estomac quand est mûr le fruit de l'estomac ou le chyme.

Dans certaines maladies, le pylore s'ouvre trop tôt, sans que les aliments soient élaborés, et il en résulte de la *lientérie.* Pour que les aliments aient des qualités nutritives, il faut que l'estomac les ait transformés. De là, cette conséquence qu'il est inutile de mettre des aliments dans le rectum, car cet organe ne peut les transformer, et il faut que du chyme soit fait pour que du sang puisse en sortir.

De l'estomac les matières alimentaires passent donc dans l'intestin grêle, où se continue leur élaboration et où se fait l'absorption du chyme par les bouches des veines mésaraïques. C'est là un fait moitié vrai, moitié faux; car s'il est vrai qu'il se fasse une digestion des graisses et des fécules dans la première partie de l'intestin, il est faux de dire que l'absorption du chyme se fasse par les veines mésaraïques. On sait aujourd'hui qu'elle se fait par ces veines pour les matières albuminoïdes, et au moyen des vaisseaux lactés ou chylifères pour les matières grasses. Ces vaisseaux sont au reste signalés par Galien, d'après Hérophile, et il les regarde comme des veines particulières provenant des ganglions mésentériques et destinées à nourrir l'intestin.

Une fois arrivées dans le gros intestin, les matières y subissent encore une faible élaboration, mais cet organe est surtout un réservoir excrémentitiel et les matières ne le traversent que pour être chassées au dehors au moyen d'un appareil spécial.

Physiologie du foie. — D'après Galien, le foie avait pour fonctions, 1° de séparer du suc alimentaire un certain nombre de matériaux constituant la bile, et, 2° avec le surplus de faire du sang.

Le fait de la sécrétion biliaire est resté dans la science, mais il n'en est pas de même de celui qui est relatif à la formation du sang, qui doit être considéré comme une hypothèse. En effet, le chyme modifié par le suc pancréatique et intestinal ne passe pas tout entier dans le foie, une partie s'en va par les chylifères dans le canal thoracique, la veine cave et les poumons, et c'est là qu'elle vient rejoindre le sang qui sort du foie tout chargé de sucre. Le foie ne fait donc pas le sang de toutes pièces, il reçoit celui des veines mésaraïques chargé de chyme et il y ajoute un principe indispensable, qui est le *sucre* ou *glycose*, lequel va se détruire dans les poumons.

Si le foie ne fait pas le sang, comme le croyait Galien, il contribue beaucoup à son épuration par la séparation des principes hydrocarbonés qui constituent la bile, et par l'addition d'éléments nouveaux dont le rôle n'est peut-être pas encore très-bien connu de nos jours. Il reçoit une partie du suc intestinal par les veines mésaraïques, ce qui explique comment les matières irritantes de l'alimentation, telles que le poivre, le sel, l'alcool, etc., les poisons, le pus sécrété par les ulcérations de la dysenterie viennent dans le foie provoquer l'hypertrophie de cette glande, la cirrhose, l'hépatite aiguë et de la suppuration de l'organe. Ce rôle des veines mésaraïques explique parfaitement la production des maladies du foie, et à ce titre il importe de le bien connaître.

Physiologie de la rate. — Érasistrate considérait la rate comme un organe inutile ou seulement destiné à servir de contre poids au foie. Mieux eût valu avouer son ignorance. Galien au contraire, qui ne voyait rien d'inutile dans la nature, attribuait à cet organe un rôle important dans l'élaboration du sang, et il le démontrait en disant que la rate recevait, au moyen d'une artère volumineuse, du sang qui en sortait méconnaissable par les vaisseaux courts, sous forme de *bile noire* ou d'*atrabile,* laquelle se trouvait versée par les vaisseaux courts dans l'estomac, pour concourir à la formation du chyme.

Il y a dans cette idée de l'action des vaisseaux courts une hypothèse que rien ne justifie, mais il est certain cependant que la rate fournit au sang une énorme quantité de globules blancs, une forte proportion d'albumine, et qu'elle détruit une partie de ses globules rouges, dont la matière colorante s'accumule dans l'organe.

Ce n'est pas tout, car cela ne nous apprend pas les fonctions réelles de la rate, mais c'est un pas de fait dans la voie qui mène à la connaissance de la vérité. De nos jours. en effet, Frerichs a démontré qu'il se formait dans la rate, pour rentrer dans la circulation générale, une matière noire pigmentaire dont la quantité surabondante pouvait déterminer différents états morbides. Ainsi, après 1500 ans, reparaît sous une autre forme l'atrabile ou bile noire, objet de tant de controverses passionnées ou d'absurdes hypothèses.

Si le pigment, ou mélanose, peut se former partout, il est principalement formé par la rate d'où il passe dans la veine porte, de là dans le foie où il s'arrête en partie, en formant le *foie pigmenté* ou *mélanémique*, et ensuite dans la circulation générale pour aller aux poumons, au cerveau et aux reins; cela produit dans le foie une sécrétion hépatique anormale, des hémorrhagies intestinales intermittentes, des diarrhées profuses. quelquefois des vomissements, des hydropisies aiguës du péritoine et enfin l'atrophie chronique de l'organe (*Frerichs*, p. 275). Dans le cerveau il en résulte, avec la coloration brune de la substance corticale et l'oblitération de quelques capillaires, de la céphalalgie, des vertiges, du délire et différents troubles de l'intelligence (*loc. cit.*, p. 276). Dans les reins, il se produit de l'albuminurie ; enfin, il y a chez tous les malades des accès de fièvre irréguliers, intermittents, souvent quotidiens et presque toujours très-rebelles.

Physiologie des reins. — Au temps de Galien, les reins étaient, comme au nôtre, des organes d'épuration du sang. Seulement l'idée qu'on se faisait de cette action dépurative n'est pas celle qui est aujourd'hui en honneur. Galien croyait que les reins étaient chargés d'enlever au sang l'excès d'eau qu'il renferme, ce qui est vrai, et il considérait l'urine comme de l'eau tenant en suspension des matières étrangères dont il ne soupçonnait pas l'importance. Il ne connaissait pas l'urée, ni le rôle qu'elle joue dans l'économie; mais à part ce défaut capital, ce qu'il disait du rôle des reins dans la soustraction de l'excès de l'eau du sang est parfaitement exact. La physiologie moderne, par l'organe de Cl. Bernard, a redécouvert cette fonction oubliée des reins. Elle a montré que chez le cheval surtout, toute l'eau des boissons ne pouvait passer par le cœur ni par la circulation générale pour arriver aux reins, et qu'une communication directe de la veine hépatique avec la veine cave inférieure permettait au sang du foie de refluer dans les veines rénales pour y laisser prendre son eau par les reins. C'est de cette façon qu'on explique aujourd'hui l'abondance et la rapidité de la sécrétion urinaire après le repas, sans croire que tout le liquide rejeté ait dû passer par le cœur droit, les poumons, le cœur gauche et revenir aux reins par l'aorte.

Physiologie de la respiration et de la circulation. — La physiologie des fonctions circulatoires et respiratoires de Galien est essentiellement fausse, car elle repose sur cette idée que les poumons sont des réservoirs destinés à mesurer au cœur la quantité d'air dont il a besoin.

Galien ignorait le mécanisme de la circulation du sang et de l'hématose pulmonaire, aussi fait-il les plus étranges hypothèses pour expliquer la respiration. C'est à lui cependant qu'on doit la connaissance du fait de la présence du sang mêlé à de l'air dans les artères, car jusque-là on croyait, avec Érasistrate, que ces vaisseaux ne renfermaient que de l'air.

D'après lui, l'air qui est froid (1) entre dans le corps en trois temps : par l'abaissement du diaphragme, par la contraction des intercostaux, enfin par celle des muscles cervico thoraciques; les poumons se dilatent passivement pour le recevoir. Alors le cœur gauche l'attire au moyen des veines pulmonaires qui sont en communication avec les bronches, et une fois dans le cœur, il passe dans l'aorte avec le sang et dans les artères, il tempère la chaleur animale et revient aux poumons, où il entraîne les parties fuligineuses du sang *brûlées* dans le cœur. L'idée de la combustion du sang existait donc déjà au temps de Galien, seulement ce n'était qu'une hypothèse; on croyait que le cœur avait sur le sang une action dépurative qui continuait celle du foie, de la rate, des reins et des capillaires, où une séparation de matières avait lieu, et l'on était loin du résultat auquel en est arrivée la science moderne par les découvertes de Lavoisier.

Il faut cependant être juste pour Galien; toutes ces erreurs sont faites au nom de l'expérience; c'est par elle qu'il a déterminé l'action des intercostaux et la passivité du poumon, le mécanisme des actes respiratoires, la présence du sang dans les artères, et ses livres sont remplis d'expériences ingénieuses sur le cadavre et sur les animaux vivants. C'est que l'expérience n'est pas tout en physiologie. Sans le génie qui les éclaire, elles ne conduisent à rien, et tout en scrutant le corps des animaux, il n'a pas fallu moins de quinze siècles pour arriver à détruire les erreurs de Galien sur les fonctions circulatoires et pour découvrir le véritable mécanisme de la circulation.

Pour Galien, il y avait un rapport intime entre la fréquence de la respiration et la chaleur animale. Cela est très-exact, en effet; la température est d'autant plus élevée que la respiration est plus fréquente, ainsi chez les enfants comparés aux viellards, chez les animaux à sang froid comparés aux animaux à sang chaud.

Il croyait en outre que la respiration servait d'aliment à l'*esprit animal* formé dans les ventricules du cerveau, que l'air y arrivait par les carotides et par les trous de la lame criblée de l'ethmoïde.

(1) Le froid est la qualité élémentaire de l'air.

Ce sont là autant d'erreurs condamnées par le temps et l'expérience.

Physiologie du pouls. — Le *De usu partium* ne renferme rien sur la physiologie des artères, ni sur le pouls. Ce qui est relatif à ce point de physiologie doit être recherché dans un autre traité de l'auteur.

Les *battements artériels*, peu étudiés par Hippocrate, n'ont été l'objet de recherches sérieuses que dans l'école d'Alexandrie. On s'en rendait compte de deux manières. Les uns croyaient qu'ils avaient pour origine une force de dilatation et de resserrement alternative inhérente aux artères.

D'autres, au contraire, pensaient qu'ils étaient le produit des mouvements de l'esprit ou de l'air contenu dans leur intérieur, mais c'est Galien qui, par ses expériences, a démontré le rapport des battements du cœur et du pouls, ou de la diastole et de la systole de l'un avec la diastole et la systole artérielles.

Le pouls doit être étudié au point de vue de sa vivacité et de sa lenteur, au point de vue de l'intervalle qui sépare les pulsations, enfin au point de vue de sa dureté, de sa mollesse, de sa force ou faiblesse, de sa grandeur ou de sa petitesse.

Il est modifié : 1° par l'âge, le sexe, le tempérament, le sommeil ou la veille, la digestion, l'action musculaire, les influences morales, la douleur et ses variétés; 2° par la qualité et la quantité des boissons ou des aliments, par les bains chauds ou froids, par les saisons, les climats, etc.; 3° par les différents états morbides, et son étude révèle alors l'*état des forces*. Ainsi la petitesse, la fréquence et l'inégalité du pouls révèlent l'*épuisement des forces*, mais il faut distinguer leur *dépression* de leur *simple oppression*. *Elles sont déprimées* par le défaut des aliments, leur insuffisance, l'excès des passions, la prolongation de la douleur, par des évacuations immodérées et par la gravité des maladies. *Elles ne sont qu'opprimées* quand il y a grande accumulation de liquide dans les vaisseaux, et quand l'énergie vitale se concentre sur un organe en abandonnant le reste de l'économie. Le pouls est encore modifié par la compression des artères, par l'accumulation d'*humeurs hétérogènes* ou de *pneuma* dans les vaisseaux; par la pléthore, etc.

C'est alors qu'entrant dans le détail des différents pouls, Galien devient d'une subtilité excessive, admettant des variétés infinies, désignées par les noms les plus bizarres et correspondant à des états particuliers de l'économie. Il y a là beaucoup d'exagération, et sauf la variété de *pouls dicrote* restée dans la science, les autres ont été à peu près oubliées.

Malgré tout, ces études sont remarquables et il en ressort une vérité trop souvent méconnue de nos jours, c'est que l'état du pouls a une si grande importance qu'il ne faut pas le négliger pour les autres méthodes précises d'investigation Il révèle l'état des forces, l'état du cœur et des artères, la quantité de sang que les artères contiennent, enfin le siége, la nature et le pronostic de la plupart des maladies.

« Mais, dit Galien, la science du pouls est difficile, elle exige de celui qui veut l'acquérir une grande attention d'esprit et un talent d'observation peu ordinaire; elle demande surtout une longue et constante application et l'amour des choses sérieuses..... J'ai fait de la science du pouls une étude de toute ma vie, mais qui voudra s'y livrer après moi, en ce temps déplorable où chacun ne reconnaît d'autre Dieu que la fortune!..... Qu'importe, après tout, lors même que, sur mille personnes, une seule saurait comprendre et apprécier mes travaux, je serais assez payé de mes peines! » (Andral, *loc. cit.*)

Il est certain, en effet, que même sans accorder une très-grande importance aux variétés du pouls décrites d'abord par Galien et de nos jours par Solano et par Bordeu, le pouls est une source de *diagnostic* pour les nosohémies et les maladies cérébrales, cardiaques, artérielles ou intestinales, qu'il est un sûr moyen de *pronostic*, enfin qu'il est le guide de la thérapeutique dans l'application des émissions sanguines. De pareils résultats, auxquels nous n'avons pas changé grand'chose, sont de la plus haute importance, et puisqu'ils appartiennent à Galien ne négligeons pas de lui en rapporter tout l'honneur. Toutes ses recherches sont en effet appuyées sur de nombreuses observations et par des expériences sur des animaux, les unes pour établir le rapport de la fréquence du pouls avec l'accélération des mouvements respiratoires, les autres pour déterminer les effets de la ligature des veines, des artères, des artères et des veines, de quelques artères surtout, des carotides, etc. Ce sont là des travaux considérables et de premier ordre, qui n'ont pas vieilli autant qu'on le croit généralement et dans lesquels il y a encore beaucoup à prendre.

Physiologie de la voix. — Le VIIe chapitre du livre *De l'utilité des parties* contient des études sur le larynx, sur la glotte, que Galien compare à une anche, et sur la production de la voix ainsi que sur les modifications qu'elle subit sous l'influence de la section des nerfs laryngé supérieur ou récurrent. Ce sont encore là des découvertes originales et personnelles à Galien.

Physiologie du cerveau et des nerfs. — Les VIIIe, IX^c^ X^e^ XIe, XIIe et XIIIe chapitres sont consacrés à l'étude de l'utilité des organes de la vie de relation et ils renferment des observations de Galien sur le cerveau, la moëlle, les nerfs et les organes des sens. Ils sont remplis d'expériences physiologiques très-curieuses et très-exactes sur les fonctions des différentes parties du système nerveux, de vivisections de la moëlle à des hauteurs diverses, et on y trouve une ébauche complète du système de Gall sur la localisation des facultés de l'intelligence.

C'est Galien qui a eu l'honneur de renverser définitivement les hypothèses d'Hippocrate et d'Erasistrate sur la physiologie du cerveau, le premier considérant cet organe comme *glande chargée de sécréter la pituite* qui s'écoulait du crâne à travers les trous de la lame criblée de l'ethmoïde, et l'autre attribuant à l'encéphale une fonction de rafraîchissement des esprits animaux, parce qu'en touchant cet organe sur l'animal vivant la main éprouve une sensation de froid. Bien que l'école d'Alexandrie eût déjà indiqué le cerveau comme étant l'organe de l'intelligence, cette vérité n'était pas universellement acceptée, on croyait encore à l'influence du cœur sur les sentiments moraux, et il fallut toute la série des observations et des vivisections de Galien sur le cerveau coupé couche par couche, en même temps qu'une étude anatomique minutieuse de cet organe, pour arriver à la connaissance des fonctions cérébrales.

Les même idées se trouvent développées dans le *De placitis Hippocratis et Platonis*, où l'on trouve le récit d'expériences faites sur le cœur mis à nu, pincé, tortillé avec des tenailles de forgeron sans qu'il en résulte aucun désordre de l'intelligence ou de la sensibilité. On voit, au contraire, que les expériences dont le cerveau est l'objet entraînent la perte du sentiment, de la motilité et des fonctions intellectuelles.

D'après Galien, le cerveau produit dans les ventricules latéraux un principe particulier, un esprit. l'*esprit animal*, ce que nous appelons aujourd'hui le fluide nerveux, qui de ces ventricules va se perfectionner dans le troisième, passe au quatrième par l'aqueduc de Sylvius et de là dans la moëlle et dans les nerfs. Ce principe résultait de l'air arrivant au cerveau par la lame criblée de l'ethmoïde et par les artères qui se ramifient dans la pie-mère

L'intelligence lui semblait être en rapport, d'une part, avec le volume du cerveau, fait déjà signalé par Erasistrate, et de l'autre avec la qualité de la substance cérébrale. Il pensait même que le volume de sa partie antérieure, et que la proéminence du crâne étaient l'indice de facultés intellectuelles remarquables, ce que Gall, à notre époque, devait à son tour soutenir avec tant d'éclat et de succès.

Enfin il admettait une action croisée des hémisphères cérébraux sur le mouvement des membres, l'hémisphère gauche donnant la motilité au côté droit, l'hémisphère droit agissant sur le côté gauche, tandis que, dans la moëlle, chaque moitié de l'organe était la cause directe du mouvement dans la moitié correspondante du corps. Cette action du cerveau, indiquée par l'école d'Alexandrie, et par Cassius Felix (V. p. 164), s'expliquait par l'entrecroisement des nerfs dans la protubérance ; dans la moëlle, au contraire, l'action directe s'expliquait par l'action directe des cordons nerveux.

Relativement à la moëlle, Galien n'était pas moins avancé, et c'est en enlevant la partie postérieure du canal vertébral pour couper la moëlle à différentes hauteurs, ou en introduisant l'instrument tranchant dans ce canal qu'il a pu étudier expérimentalement les fonctions de cet organe. Au moyen de ces vivisections, faites avec habileté et variées selon les besoins de l'étude, il a pu émettre des vérités que nous n'avons eu que la peine de recevoir et d'admirer.

La section de la moëlle en travers au milieu de sa longueur détermine l'insensibilité et l'abolition du mouvement dans les parties situées au-dessous du point coupé.

L'incision longitudinale de la moëlle dans toute sa longueur pour la diviser en deux parties latérales, ne produit aucun trouble de la sensibilité ni du mouvement, ce qui prouve que la substance grise de la moëlle n'est pas indispensable à cette double fonction.

La section de la moëlle entre la première vertèbre cervicale et l'occipitale, ou entre la première et la seconde vertèbre cervicale, détermine la mort immédiate.

La section de la moëlle entre la troisième et quatrième vertèbre cervicale produit l'immobilité soudaine du thorax, la gêne extrême de la respiration, l'insensibilité des membres et une mort très-rapide.

La section de la moëlle entre la sixième et la septième, puis entre la septième et la huitième vertèbre cervicale amène la paralysie des muscles respiratoires cervico-thoraciques et intercostaux, d'où une grande gêne de la respiration qui ne se fait plus que par le diaphragme. Dans ce cas, si l'on coupe le nerf phrénique, le diaphragme se paralyse, et l'animal meurt d'asphyxie.

Galien avait distingué les nerfs de mouvement et de sentiment par leur apparence et leur consistance, les premiers, qu'il appelait des nerfs *durs*, et les autres des nerfs *mous*. Cette observation est très-exacte. Il avait en outre reconnu que les racines antérieures de la moëlle présidaient au mouvement, tandis que les racines postérieures tenaient la sensibilité sous leur dépendance, fait encore reconnu de nos jours comme étant en dehors de toute contestation.

Toutes ces expériences indiquent un état très-avancé de la science, une méthode parfaite, et si l'on eût continué dans cette voie, au lieu de s'en tenir à ces premiers essais de physiologie expérimentale, il est certain que nous serions arrivés plus vite qu'on ne l'a fait à la découverte des vérités qui font aujourd'hui la gloire de nos contemporains. Quoi qu'il en soit, c'est à ces curieuses expériences qu'on doit un commencement de physiologie du système nerveux, qui, à part les hypothèses sur la formation des esprits animaux, mérite d'être pris en sérieuse considération.

Physiologie de la génération. — Dans les chapitres XIV et XV *De l'utilité des parties*, Galien expose la physiologie des organes de la reproduction d'une façon qui n'est plus en rapport avec notre physiologie actuelle, et où l'erreur tient une très-grande place. C'est le sperme qui est en quelque sorte la graine du nouvel être, et qui se transforme dans l'utérus en se mélangeant à la semence de la femme fournie par les ovaires. Les mêmes idées se retrouvent dans un autre traité de Galien ayant pour titre : *De semine*. Ces chapitres se terminent par la description des phénomènes physiologiques de l'accouchement et du mécanisme de la parturition.

Sans insister sur ce sujet, faisons remarquer une chose qui n'est pas sans importance aujourd'hui, qu'on s'occupe beaucoup d'ovariotomie. Dans le traité *De semine* où se trouvent quelques observations relatives à l'ablation des ovaires chez les animaux, Galien établit que cette opération n'est pas sans danger, et qu'on aurait tort de suivre les conseils de ceux qui prétendraient l'appliquer à l'espèce humaine, pour obtenir la cure de certaines tumeurs ovariques. A cette époque donc, l'ovariotomie était connue, même dans l'espèce humaine, et il n'y a rien de moderne dans cette opération.

Telle est, en abrégé, la physiologie de Galien prise dans son livre *De l'utilité des parties*. Mais si quelque chose doit attirer l'attention du lecteur, c'est l'intéressant chapitre rempli de considérations philosophiques qui termine cet ouvrage, et que je vais reproduire d'après la version de M. Andral.

« Lorsqu'un poëte a conduit au dénoûment une action qu'il a inventée ou empruntée à l'histoire, à la fin d'une pièce de théâtre ou de poëme lyrique, le chœur s'avance sur la scène, et entonne un hymne en l'honneur des dieux. Et moi aussi, à la fin de mon ouvrage, je veux dire quelle impression a fait sur mon esprit l'étude des merveilles de l'organisation humaine. Voilà mon hymne ! Voilà mon *epode* !

« J'ai raconté l'usage des différentes parties du corps humain. J'ai montré comment, jusques dans leurs plus petits détails, la disposition de ces parties, leur structure sont en rapport avec les fonctions qu'elles sont destinées à remplir. Tel a été le but principal de ce travail. Ce n'a pas été de montrer l'action de ces parties ; cette action n'est pas toujours manifeste dans tous les cas. Est-ce que l'organisation de l'estomac nous indique *à priori*, que, dans son intérieur, doit s'accomplir cette digestion ? L'organisation de l'estomac ressemble à celle de la vessie ; il n'y a pas de différence entre ces organes, et l'on ne saurait conclure de l'examen de ces deux cavités que l'une est destinée à transformer les aliments et l'autre à servir de réservoir à l'urine. L'action ne résulte pas de l'organisation, mais des forces spéciales qui sont départies à nos organes en dirigent les actes et président à l'accomplissement de leurs fonctions. J'ai voulu démontrer comment les parties sont arrangées et constituées de manière à concourir le mieux possible à l'accomplissement de l'action de l'organe, *action qui est elle-même sous l'empire de forces ou de puissances spéciales.*

« J'ai prouvé, contre l'opinion de plusieurs philosophes, que l'organisation du corps des animaux ne peut être considérée comme le produit du hasard, ou, comme le veut Épicure, du concours fortuit des atomes. J'ai montré, au contraire, que lorsqu'on étudie avec quelque attention et quelque esprit philosophique le corps de l'homme et des animaux, on voit, dans tous les détails de la construction, se révéler l'intervention toujours présente d'une intelligence suprême qui a tout prévu et tout calculé. Notre corps est donc une machine merveilleuse dont l'art des hommes ne saurait atteindre la perfection ; c'est une machine qui, pour le philosophe que l'esprit de secte n'aveugle pas, est la démonstration la plus nette, la plus éclatante, la plus sûre d'une providence qui a créé et ordonné toutes choses. Il y a toujours quelque point obscur dans les démonstrations que veulent donner de la vérité ou de la sainteté de leur culte les initiés aux mystères de Cérès ou d'Éleusis. Toute religion a ses mystères, dont le flambeau du raisonnement ne peut parvenir à dissiper complétement les ombres, mais y a-t-il rien de plus clair, de plus lumineux que la démonstration de l'existence d'une intelligence suprême, par l'étude de la conformation des animaux !

« Il y a un esprit émané de Dieu qui remplit toutes les parties de l'univers, qui partout porte avec lui le mouvement et la vie. Du mélange de cet esprit avec la matière résultent les divers phénomènes dont l'univers est le théâtre.

« Les astres innombrables qui planent sur nos têtes, le soleil qui nous échauffe et nous éclaire, la terre qui nous porte, tout est imprégné de cet esprit. Les végétaux et les animaux lui doivent la vie qui les anime, vie infiniment variée dans ses manifestations, faible, en ébauche, rudimentaire chez les êtres qui se développent au sein de la poussière emportée par le vent, dans les débris des corps organisés, dans la fange et la pourriture; vie de plus en plus manifeste, énergique, puissante à mesure qu'on s'élève dans la série animale, jusqu'à ce qu'enfin elle se produise avec toute son expansion et tout son rayonnement dans l'espèce humaine. Là encore, cette vie offre des degrés suivant le développement plus ou moins grand des facultés intellectuelles, et elle atteint son expression la plus complète et la plus élevée lorsque l'intelligence arrive à être celle d'un Platon ou d'un Archimède.

« Ne vous y trompez pas, vous avez vu tout à l'heure des êtres dans lesquels la vie n'est qu'en ébauche; ces êtres si petits, si misérables, nés dans la poussière et dans la fange, étudiez-les, quelque petits qu'ils soient cependant, la vie les anime, et l'ouvrier suprême n'a pas moins déployé en eux sa toute-puissance. On s'étonne que dans des corps si infimes, qui échappent presque à la vue (dans les êtres invisibles), il y ait autant de détails de structure que dans le corps de l'homme ou de l'éléphant. Ainsi, la jambe d'une puce nous offre tous les rouages de la jambe du plus gros animal : jointures, muscles, tendons, vaisseaux, nerfs. Il y a du sang qui y porte le mouvement et la vie; là, s'accomplissent aussi tous les phénomènes de la nutrition. Rien donc de plus intéressant, de plus important que l'étude du corps humain pour le philosophe, pour celui qui veut s'élever à la connaissance des causes premières. Mais vous, médecins, vous surtout, étudiez les usages des parties de ce corps humain, car sans cette connaissance vous ne pouvez ni déterminer le siége des maladies, ni instituer leur traitement. Si, dans l'état sain, vous ne pouvez vous refuser à admettre qu'une intelligence suprême dirige et coordonne les différents actes vitaux, croyez aussi, avec Hippocrate, que dans la maladie cette même force persiste et agit pour ramener l'économie animale à l'équilibre et à l'harmonie. »

Près de dix-sept siècles ont consacré ces vérités fondamentales, et le médecin qui les ignore ou qui en méconnaît l'importance ne fera jamais qu'une très-mauvaise médecine.

Toute la physiologie de Galien n'est pas réunie dans ce livre *De utilité des parties*, il y a d'autres points relatifs aux humeurs et à la physiologie générale qui se trouvent dans les livres de l'*atrabile*, des *dogmes d'Hippocrate et de Platon* ou dans les *facultés naturelles*. C'est ce que nous allons examiner maintenant.

Physiologie des humeurs. — Galien faisait jouer un rôle considérable aux humeurs dans l'état de santé ou de maladie. Ses idées sur ce point se trouvent dans le *De atrabile*.

Il y a une humeur principale génératrice de toutes les autres. C'est le *sang*, d'où sortent la bile jaune, la bile noire, la pituite, l'urine, la sueur, la transpiration insensible et les fuliginosités. Il est formé par le foie au moyen des aliments et elle varie selon l'intégrité ou l'altération, l'action hépatique ou d'après la quantité et la qualité des aliments. Il est composé de deux parties, l'une pour la réparation des organes, l'autre excrémentitielle, formant la sueur, l'urine, la transpiration insensible ne devant plus servir à rien, la bile, l'atrabile jouant un certain rôle dans l'économie et la rétention de ces humeurs formant les tempéraments normaux, anormaux, allant jusqu'à la maladie.

Dans son étude des humeurs, il s'occupe surtout de la bile et de l'atrabile. Celle ci, dont l'invention remonte à Hippocrate, viendrait de la rate et donnerait lieu à une foule d'accidents graves qu'aujourd'hui on rapporte surtout au tempérament bilieux prononcé. C'est celle qui formait la matière des vomissements noirs, qui produisait les anthrax, le cancer, les varices, la manie mélancolique, la dysenterie, etc. Tout cela ne repose sur aucune observation sérieuse. Disons cependant que, sans croire à l'action de la rate, sur l'atrabile, cet organe jette dans le sang une certaine quantité de matière noire pigmentaire qui peut donner lieu, par son excès, à des accidents de diarrhée, de dysenterie, de céphalée, d'hypochondrie, d'albumine, etc. (Voy. Frerichs, *Maladies du foie*, p. 275.)

Physiologie générale des esprits et des forces. — Les idées physiologiques de Galien sur l'âme et sur les forces se trouvent dans un ouvrage qui a pour titre : *De placitis Hippocratis et Platonis* ou *Dogmes d'Hippocrate et de Platon*. Là, cependant, Galien ne discute que les opinions philosophiques de quelques médecins de son temps, sans trop s'occuper des deux maîtres dont il a évoqué les noms.

Cet ouvrage se compose de neuf livres et renferme quelques expériences très-curieuses sur les fonctions du cœur, du cerveau, des nerfs et du larynx. Il se termine par une discussion sur le siége des diverses facultés de l'âme, sur l'âme et sur les esprits animaux.

Il combat le système philosophique dans lequel on admet trois espèces d'âmes, l'une *raisonnable* dans le cerveau, l'autre *irascible* dans le cœur, la dernière *concupiscente* dans le foie, et il semble penser comme les stoïciens qu'il n'y a qu'une âme renfermant toutes les facultés, bien que plus tard il paraisse accepter cette triple division des âmes. Sous ce rapport comme sous celui de l'organicisme, Galien n'est pas toujours très-net et sa pensée est souvent contradictoire ou confuse.

Ici, il admet que l'âme peut être malade comme le corps. Elle est saine quand la raison, les penchants et les affections sont les uns à l'égard des autres dans un juste équilibre ; lorsque cet équilibre est rompu, de sorte que tel ou tel penchant l'emporte sur la raison, l'âme est alors malade.

Le chapitre VII est consacré à l'étude de l'esprit animal. Galien se demande s'il existe un principe dans le cerveau et dans les nerfs, dans le cerveau seul, s'il se produit dans les nerfs, s'il y est envoyé par le cerveau et si les nerfs ne sont pas conducteurs.

Il se demande aussi si, pour la production des sensations et des mouvements, il y a quelque chose de matériel envoyé par le cerveau; si l'esprit restant dans le cerveau ne peut pas impressionner les parties par les nerfs? Il croit à un lien matériel qui unit les nerfs au cerveau, et ce lien est l'*esprit animal*, ce qui est notre influx nerveux.

Enfin, chapitre VIII, il revient sur la doctrine d'Hippocrate, reproduite par Platon, et relative aux éléments, aux humeurs et à la constitution du corps des animaux. C'est celle qu'il adopte en se l'appropriant par son observation.

Le corps est composé des mêmes éléments que l'univers, formant chez lui des combinaisons plus complexes que dans les corps inorganiques. Ils passent du monde extérieur dans les végétaux, de là dans les herbivores et dans l'homme, qui est omnivore. L'homme, les animaux et les plantes les rendent tôt ou tard par décomposition au monde qui les leur avait prêtés. C'est la théorie de Lucrèce, de nos jours développée par Dumas, acceptée par tous les savants et mise en vers par un célèbre poëte :

> Sitôt qu'ils ne sont plus (1), de leur cendre féconde
> Sort un monde nouveau qui repeuple le monde ;
> De la plante qui meurt, l'animal se nourrit ;
> Sur l'animal dissous la plante refleurit (2).

(1) Les corps vivants.
(2) Pope. Traduit par Fontanes.

Des forces et du rôle qu'elles jouent dans l'économie. — Galien, dont les idées contradictoires ont été plusieurs fois signalées, et qui pour cette raison sans doute a été quelquefois considéré comme un éclectique, était vitaliste autant qu'il est possible de l'être, si l'on admet comme tels ceux qui font de la vie la cause des phénomènes du corps organisé et non un effet ou un résultat de l'organisation. Seulement son vitalisme n'a rien d'abstrait, injuste reproche adressé à cette doctrine par ceux qui ne l'ont jamais bien étudiée. Comme tous les vitalistes, il tient le plus grand compte de l'organisation des solides et des humeurs dont les modifications sont à leur tour le point de départ de phénomènes secondaires physiologiques ou morbides.

« Lorsqu'on a étudié la composition des solides et des humeurs dans l'économie, le fonctionnement de cet assemblage d'humeurs et de solides, les actes de cette économie sortent-ils clairement de cette contemplation attentive? Le mouvement de la vie, les phénomènes normaux ou moraux produits dans l'animal, naissent-ils de cette organisation matérielle par l'organisation de celle-ci, par sa seule virtualité, ou bien à cette matière inerte et incapable de sortir par elle-même de son état d'inertie, l'auteur de la nature a t-il surajouté un principe qui l'anime et la vivifie? La réponse de Galien est positive. Pour lui, la matière est chose essentiellement inerte; dans la nature vivante comme dans la nature morte, dans tout l'univers, en un mot, elle est soumise à l'influence d'agents mystérieux et invisibles qui, sous le nom de *forces*, exercent sur elle une action incessante, sont le principe et la cause de tous les mouvements et de toutes les modifications qui s'accomplissent en elle. L'univers offre un ensemble de phénomènes dirigés par des forces. Sans forces productrices pas de phénomènes. » (Andral, *loc. cit.*)

Indépendamment des solides et des liquides organiques, instruments de l'organisme, existent donc des forces, facultés ou puissances, qui donnent le mouvement et la vie à cette fédération organique.

« Les agents de ces forces sont les *esprits* (*pneumata*), influx intermédiaires entre les forces et la matière, et séparables en trois classes : les esprits *vitaux*, les esprits *animaux*, les esprits *naturels*, répondant à chacune des trois forces sous l'empire desquelles se produisent les actes de l'économie vivante. (Andral, *loc. cit.*)

On peut trouver ces divisions inutiles et considérer comme hypothétiques ces forces différentes dont parle Galien, mais ce n'est pas là la question. Je ne discute pas pour savoir s'il y a plusieurs forces ayant des agents particuliers de mouvement, ou s'il n'y en a qu'une à laquelle obéissent les organes du corps vivant; je veux seulement établir que Galien admettait que la vie est une cause à laquelle obéit la matière, que l'organisation n'explique pas les fonctions, qu'elle ne rend pas compte du développement des êtres ni de la conservation de leur forme à travers la rénovation continuelle de leur substance, et c'est ce que prouvent les citations qui précèdent. Au reste, cette idée se retrouve partout, et Gérard de Nerval l'a reproduite récemment avec autant de poésie que de vérité :

Espère enfin, mon âme, espère :
Du doute brise le réseau,
Non, ce globe n'est pas ton père,
Le nid n'a pas créé l'oiseau.

Ce qui va suivre nous montrera d'autres hypothèses nées de la même idée philosophique. Galien suppose que la matière séminale mêlée au sang de la mère s'organise et engendre une *force vitale* dont l'agent est un esprit qui se répand partout avec le sang et les artères : c'est l'*esprit vital*. Cette force se modifie suivant les actes organiques à accomplir et modifie également l'esprit vital qui doit accomplir ces actes, d'où la transformation de la force vitale en *force animale* dans le cerveau et le changement de l'esprit vital en esprit animal destiné à être l'instrument des phénomènes de la sensibilité de l'intelligence et du mouvement.

Cette même force vitale se modifie pour produire les phénomènes de nutrition, *naturels* aux plantes et aux animaux, et elle devient une force naturelle ayant pour agent les *esprits naturels*. Pour Galien, la force vitale, principe de l'économie vivante, est la source des forces ou facultés animales et naturelles, et les esprits naturels et animaux nécessaires à certains actes organiques ne sont qu'une modification de l'esprit vital.

Poussant plus loin l'analyse, Galien consacre un traité spécial, *De facultatibus naturalibus*, à l'étude des facultés naturelles.

Les facultés naturelles sont au nombre de quatre : l'*attractrice*, la *rétentrice*, l'*altératrice* et l'*expultrice*. La première attire dans les tissus les éléments nécessaires à leur composition. La seconde y retient ces éléments jusqu'à la fin de l'action altératrice qui doit les modifier et les amener à la transformation nécessaire au tissu, et, par la quatrième, les solides vivants rejettent les molécules qui ne leur sauraient convenir. Comme le dit M. Andral, c'est l'idée mère de ce que Bichat appelait *sensibilité organique*, et par laquelle il expliquait tous les actes de la nutrition.

Malheureusement, Galien multipliant les êtres sans nécessité, admettait à côté de ces grandes forces existant dans les solides d'autres forces secondaires spéciales pour des actes spéciaux et secondaires, comme plus tard devait faire Van Helmont avec les *archées*. Il créa une faculté *ossifique* pour la formation des os, *pulsative* pour les battements de cœur, etc., etc., et il montre partout l'action de ces forces agissant sur les différentes fonctions : 1° Dans la formation du germe de l'être vivant ; 2° dans l'accroissement des êtres à partir de la naissance ; 3° dans la nutrition ; 4° dans le cours du sang et les modifications subies par ce liquide ; 5° enfin, dans l'arrivée des aliments à l'estomac et dans leur élaboration par cet organe.

Une force générale pour présider au *consensu* de toutes les parties de l'organisme et des forces particulières, suivant les différences des actes à remplir, voilà l'être vivant. C'est tout le contraire des organiciens, qui attribuent à chaque organe une propriété organique en rapport avec ses fonctions, et qui considèrent la vie comme le résultat de l'assemblage des organes en fonction. Chacun peut ainsi voir de quel côté se trouve la raison.

Au reste, ces idées ne sont pas la propriété de Galien. — Émises par Hippocrate et par d'autres maîtres de l'antiquité, Galien n'a fait que les développer pour les défendre contre ceux qui ne tenaient compte que de l'action des solides et des liquides. Pour lui, tout système qui ne joint pas, à l'étude des solides et des humeurs, la considération des forces, n'a aucune chance de durée. — S'il reste quelque chose d'obscur dans les développements de Galien, si l'on y trouve de l'incertitude et quelques contradictions, il les faut rapporter à la nature même du sujet qui restera toujours enveloppé d'une grande obscurité.

§ III. — PATHOLOGIE DE GALIEN.

Galien n'a pas fait de nosographie telle que nous l'entendons aujourd'hui. Les descriptions sont incomplètes et il n'y a pas de suite dans l'exposition qu'il fait des maladies. Il parle en philosophe sur la nature et les causes des maladies plutôt qu'en nosographe, et ses idées, disséminées au milieu d'un grand nombre de traités spéciaux, sont assez difficiles à rassembler, surtout quand on tient compte des contradictions qu'elles présentent.

Partout cependant, Galien considère ce qu'il appelle *les forces* comme dominant et dirigeant les phénomènes organiques, tout en acceptant que ces altérations organiques, à leur tour, sont le point de départ de désordres fonctionnels qui permettent d'en reconnaître l'origine, la nature et l'étendue.

C'est donc dans les différents ouvrage qu'il a publiés sur les *tempéraments* ou *causes* ; — sur la *bonne constitution du corps* ; — sur la *conservation de la santé* (*De sanitate tuenda*) ; — sur les *bons et mauvais aliments* ; — sur la *constitution de l'art médical* ; — *sur l'art médical* ; — sur les *fièvres* ; — sur le *phegmon* ; — sur les *lieux affectés*, etc., etc., qu'il faut étudier les idées médicales de Galien. Comme on le verra par ce qui va suivre, ces ouvrages doivent être séparés en deux catégories, l'une pour la *pathologie générale*, l'autre pour la *pathologie spéciale*.

Pathologie générale. — Digne représentant de la science, Galien montre (*De constitutione artis medicœ*) que la médecine n'a de base solide que si elle s'appuie sur l'anatomie et sur la physiologie, car pour bien apprécier l'altération des organes à l'état de maladie, il faut connaître leur conformation et leur fonction à l'état normal.

« La santé est l'équilibre et l'harmonie des quatre éléments des humeurs, des parties similaires, des organes, et enfin des forces qui régissent l'ensemble de l'organisation.

« La maladie est le trouble porté dans l'harmonie et dans l'équilibre des solides, des humeurs ou des forces. Elle disparaît toute seule sous l'influence des forces naturelles ou par l'intervention de l'art qui emploie des moyens contraires; mais dans un grand nombre de cas le médecin ne doit agir que pour aider aux efforts de la nature. » (Andral, *loc. cit.*)

La santé n'est cependant pas quelque chose de bien déterminé. Considérée comme un parfait mélange des quatre qualités élémentaires dans les parties similaires et dans les humeurs, c'est pour Galien le *tempérament* par excellence, perfection idéale qui ne se rencontre pas dans la nature et en dehors de laquelle cependant la santé peut exister. Les modifications de ce tempérament idéal compatibles avec la santé sont les *tempéraments* ou *causes*. Ils résultent tous de la prédominance de quatre humeurs (*sang*, *pituite*, *bile* et *atrabile*), et, comme on le voit, il ne tient ici aucun compte du tempérament nerveux, un des plus importants de tous. Chaque individu a son tempérament variable aux différentes époques de la vie, comme chaque partie a sa cause, son tempérament, c'est-à-dire une qualité prédominante dont le médecin doit tenir compte.

Un degré de plus dans cette imperfection du mélange des humeurs, il y a *dyscrasie* ou *intempérie*, c'est l'état morbide qui commence. Ici, la maladie est une altération du mélange des humeurs incompatible avec l'exercice régulier des fonctions, définition humorale qui ne ressemble plus à celle dont j'ai parlé un peu plus haut et qui est beaucoup plus complète.

Quoi qu'il en soit, à ce point de vue, Galien, poursuivant son idée, admet quatre intempéries simples, *sèche*, *humide*, *chaude* et *froide*, correspondant aux quatre qualités élémentaires; et quatre intempéries composées résultant du mélange de deux intempéries simples, *sèche et chaude*, *sèche et froide*; — *humide et chaude*, *humide et froide*; jetant ainsi les bases de cet humorisme hypothétique qui devait se prolonger jusqu'au XVe siècle, où il succomba sous les coups de Paracelse.

Dans son traité de l'*art médical*, Galien définit la médecine, la science de la santé et de la maladie, et fidèle à cette idée il étudie le corps à l'état sain et les conditions de la santé, puis le corps à l'état de maladie produite par l'intempérie des parties similaires et par l'altération des organes.

Les signes de l'état de santé ou de l'état de maladie sont de trois sortes : signes *diagnostiques* ; signes *pronostiques* ; signes *anamnestiques*, tirés du passé.

Il les étudie dans l'état de santé en se livrant à de nombreuses hypothèses; puis dans l'état de maladie, où il est plus exact. Ici les signes varient selon que la maladie est extérieure ou intérieure. Dans le premier cas, les changements de forme, de volume, de consistance, de couleur, de situation, etc., indiquent la maladie. Dans le second cas, le diagnostic plus difficile repose sur le trouble des fonctions de la partie malade, sur les changements de matières sécrétées ou excrétées, sur les sensations dont elle est le siége, principalement la douleur, enfin, dans quelques cas, sur la présence de tumeurs anormales.

Les signes pronostiques annoncent l'imminence de la maladie, et dans l'état morbide indiquent les événements futurs. Comme le fait très-justement remarquer M. Andral, cette partie n'est que le commentaire d'Hippocrate.

En terminant ce livre, il s'occupe de l'hygiène et de la thérapeutique. C'est là qu'il pose les axiomes suivants :

« Pour conserver la santé, il faut traiter les semblables par les semblables.

« Pour guérir la maladie, il faut traiter les contraires par les contraires.

« Dans les maladies le médecin ne doit qu'aider à la nature, car souvent c'est la nature qui guérit. »

Dans le *De differentiis morborum*, Galien considère toujours la maladie comme un trouble général des forces, bien qu'il semble faire de la maladie un trouble matériel de l'organisation. Il déclare que toute altération de fonction suppose une altération correspondante de la partie chargée de l'accomplir; mais il ajoute que la maladie n'existe que s'il y a lésion de fonction; que la lésion sans symptômes n'est pas une maladie, et qu'il y a des troubles fonctionnels impossibles à rapporter à un trouble matériel, exemples : la fièvre, les convulsions, la dyspepsie, de sorte qu'il semble faire entrer dans la définition de la maladie l'idée de la lésion matérielle et celle du trouble de fonction.

Comme on le fait encore de nos jours, Galien fait des réserves sur les troubles fonctionnels sans lésion appréciable, et pensant qu'on pourra un jour découvrir ces lésions invisibles et cachées, il dit qu'il faut en faire provisoirement des maladies.

Il admet des maladies primitives, ou simples, caractérisées par l'altération d'un des quatre éléments, d'où les quatre intempéries de *chaud*, *froid*, *sec* et *humide*, et des maladies composées, secondaires, résultant de la combinaison des états morbides primitifs. Nous aussi, nous admettons des maladies primitives et des maladies secondaires, mais d'après des idées différentes et plus vraies, lorsque, par exemple, un état morbide particulier succède à un autre ayant existé seul pendant quelque temps. Exemples : la péritonite, qui succède à une entérite ou à une inflammation du foie, de l'utérus; l'encéphalite causée par une hemorrhagie cérébrale ou une tumeur du cerveau, etc. Il y a même des maladies ternaires et quaternaires, lorsque de nouvelles maladies se combinent successivement les unes aux autres

Dans un livre (*De causis morborum*), Galien passe en revue les causes morbides fournies par les *ingesta*, par les *excreta*, par les *acta* et par les *circonfusa*, et il se demande comment elles agissent.

Il survient une altération des humeurs entraînant l'altération des solides, ou bien une désorganisation des solides amenant l'altération des humeurs, ce qui est plus rare, et quelquefois ce sont les forces ou facultés qui s'altèrent avant toute modification des organes.

Comment s'altèrent les humeurs? En masse, par le sang d'où elles sortent toutes dans les cas de *pléthore* ou d'*anémie*; partiellement, lorsqu'une humeur prédomine, et alors il y a des maladies de chaud avec le sang; de froid avec la pituite; de sec et d'humide avec la bile et l'atrabile. Par cela même que presque toutes les maladies consistent dans une modification des humeurs qui circulent avec le sang, il s'ensuit que la plupart des maladies sont des maladies générales, *totius substantiæ*, et que l'humeur prédominante se promène dans tout l'organisme, jetant le trouble partout, jusqu'au moment où, retenue dans une partie par la force *rétentrice* ou *expultrice* en souffrance, elle s'accumule sur un point, donnant lieu à une maladie locale au sein de la maladie générale de diathèse. Pour Galien, deux éléments expliquent la formation de presque toutes les maladies : 1° l'altération des humeurs constituant les diathèses, et 2° l'altération des forces particulières d'une partie expliquant la lésion locale. c'est-à-dire la localisation des diathèses.

C'est donc la prédominance d'une humeur, c'est-à-dire l'excès des qualités élémentaires, qui produit la plupart des maladies. Le chaud est la qualité alimentaire du sang, qualité qui prédomine le plus souvent, et à ce titre elle produit comme état général, la fièvre; comme état local, le phlegmon et l'inflammation. Comme on le sait, les maladies inflammatoires sont de beaucoup les plus communes.

Une petite part est faite aux solides dans la production des maladies, et Galien admet que dans la formation de l'être une *mauvaise direction des forces*, un *vice de la semence* peuvent amener une altération de forme, de situation, de texture des parties et donner lieu aux *maladies congénitales*. L'altération des solides peut aussi se produire sans altération des humeurs, mais cela est rare.

Galien, qui ne pouvait expliquer la formation et l'enchaînement des phénomènes de toutes les maladies par les seules modifications des humeurs et des solides, fait alors intervenir le trouble des forces ou facultés qui président à l'accomplissement des actes organiques. Par cela même que les facultés attractrice, rétentrice, altératrice et expultrice dirigent les actes normaux, leur désordre, leur trouble par augmentation, diminution ou perversion, peut être le point de départ de l'état morbide. Il suffit d'une humeur plus ou moins *attirée*, trop ou trop peu *retenue*, mal *élaborée* ou incomplétement *expulsée*, pour engendrer une maladie.

Seulement Galien semble se contredire comme s'il n'était pas entièrement sûr de son idée, car, tout en admettant des forces dirigeantes de l'état normal susceptibles par leur altération de provoquer l'état morbide, il détruit son affirmation en disant « que les forces n'existent pas par elles-mêmes, et que leurs modifications ne sont que la conséquence d'un trouble préalable de l'état matériel, d'où il suit que l'altération organique précéderait l'altération des forces, et qu'il n'y aurait plus à en tenir compte dans la production des maladies. » C'est une contradiction qu'il importe de signaler.

D'après l'action isolée ou combinée de ces causes, les maladies sont *générales, sans localisation particulière*, et dépendent d'un vice spécial des humeurs; *générales, avec localisation consécutive ; locales*, sans généralisation consécutive : exemple, les maladies congénitales ; *locales, suivies de généralisation*, telle que la fièvre, etc. C'est par cette étude, ajoute M. Andral, que Galien résistait de son temps à l'école solidiste d'Érasistrate, qui s'obstinait à méconnaître l'influence des altérations humorales et dynamiques, et qui considérait toujours la fièvre comme la conséquence d'une lésion des solides, particulièrement de l'inflammation, comme Broussais le fit encore de nos jours.

Des symptômes des maladies. — Après avoir étudié les causes de la maladie, Galien en étudie les symptômes dans deux livres : *De symptomatum differentiis* et *De causis symptomatum*.

Les symptômes sont en rapport avec les lésions humorales et organiques, ou existent sans lésion appréciable, et constituent des maladies. Il y en a deux espèces : 1° symptômes dépendant d'une lésion d'action de la vie animale; — 2° symptômes dépendant d'une lésion d'action de la vie naturelle.

1° Les symptômes qui dépendent d'une lésion de la vie animale appartiennent aux troubles du sentiment, du mouvement et de l'intelligence, ce que Galien appelle des forces dirigeantes.

La *sensibilité* dans les organes des sens ou dans les autres organes peut être diminuée ou pervertie, et donner lieu à la douleur. Cela dépend d'une altération de la partie fondamentale de l'organe, d'une lésion des parties accessoires, de la puissance sentante, c'est-à-dire du système nerveux et du cerveau.

Le *mouvement* peut être diminué, aboli ou perverti. Son abolition est, pour Galien, la conséquence de sucs épais obstruant les vaisseaux, les muscles, les nerfs de la partie paralysée, quelquefois d'une humeur blanchâtre, obstruant les ventricules du cerveau. Mais il semble ne pas bien connaître le rapport des lésions cérébrales et de la motilité déjà signalé par Arétée et qui sera parfaitement étudié plus tard par Morgagni au XVIe siècle.

La perversion des mouvements s'annonce par des frissons, des tremblements, des convulsions, des palpitations, etc. Les convulsions dépendent de la *plénitude* et de la *vacuité;* les palpitations du cœur ou des muscles, de l'*afflux sanguin* et du *pneuma*; le tremblement résulte de l'âge, des émotions, de l'état adynamique, du froid, des boissons alcooliques, et le frisson, au début des affections fébriles, de sucs épais qui oppriment les forces. Pour Galien le frisson est une lutte de la nature contre l'humeur morbifique à expulser, au même titre que la toux et l'éternument, qui rejettent des matières nuisibles, ou que le vomissement et la diarrhée, nécessaires à l'expulsion des sécrétions gastro-intestinales, et qui ramènent l'ordre par le désordre, sous la direction intelligente de la nature.

D'autres mouvements intimes (ce que nous appelons la contractilité organique), nécessaires au mouvement des humeurs, sur lesquels s'exerce l'action de la force attractrice et expultrice, peuvent être modifiés, dénaturer la nutrition moléculaire et amener la maladie, en attirant ou arrêtant le cours des humeurs. De là, les fluxions, et l'absence ou le développement incomplet des crises salutaires.

L'*intelligence*, dans ses facultés de raisonnement, de mémoire et d'imagination, peut être troublée ou abolie. Le délire, la démence, sont des perversions de l'intelligence ; ils existent avec ou sans fièvre, et le délire sans fièvre de courte durée, n'a pas d'importance. S'il dure, il constitue la manie.

Pour Galien, le *délire avec fièvre* est *symptomatique* quand il résulte d'une affection viscérale autre que le cerveau, ce qui est pour nous le délire sympathique, et il est *idiopathique* quand il résulte d'une lésion cérébrale (*phrenitis*), ordinairement phlegmasie du cerveau ou des méninges. C'est une manière de parler qui n'est plus en faveur aujourd'hui.

2° Les symptômes qui appartiennent aux lésions d'action de la vie naturelle ou de nutrition sont des actes qui peuvent être également abolis, diminués ou pervertis, et cela dans chacune des quatre facultés organiques, d'*attraction*, de *rétention*, d'*altération* et d'*expulsion* des organes, ce qui rend chaque partie susceptible de douze espèces d'altération différentes.

Ici encore, Galien se prononce sur l'origine du trouble d'action des facultés, qu'il place soit dans ces facultés, soit dans l'altération du solide où elles sont modifiées. Il passe ensuite en revue ces symptômes dans les divers organes de la vie de nutrition.

Parmi ces symptômes, on peut citer dans les voies digestives, le vomissement, les déjections alvines et la production des gaz.

Le *vomissement* dépend d'une maladie de l'estomac, ou bien il est sympathique de la lésion d'un organe éloigné, comme le cerveau, les poumons, le péritoine, les intestins, etc.

Les *déjections alvines* sont plus rares ou plus fréquentes. Leur rareté dépend de la faiblesse de la faculté expultrice, de l'atonie des intestins ou des muscles abdominaux, de l'affaiblissement de la sensibilité de la muqueuse, d'une alimentation insuffisante, de la paralysie du rectum et des sphincters, etc. Leur fréquence dépend de la quantité de substances grasses ou humides des aliments, et surtout de l'âcreté des matières intestinales qui irritent la muqueuse. La *production de gaz* dépend de certaines lésions de l'intestin, où bien elle est sympathique des maladies utérines (hystérie) et d'autres maladies cérébrales.

Dans les *annexes du tube digestif*, *telles que les veines mésaraïques*, *le foie*, etc., il se peut faire que la puissance attractrice s'exerce incomplétement, n'attire pas les aliments, et qu'un courant inverse s'effectue du foie dans l'intestin, de manière à produire, par altération des matières, des gaz et des excréments semblables à la *lavure de chair*, ce qui formait la dysenterie. Pour lui, cette affection était la conséquence d'une maladie du foie.

Symptômes fournis par les voies urinaires. — Pour Galien, l'urine révélait l'état des voies urinaires, et surtout l'état général de l'organisme. Abondante ou nulle, chargée de différents principes, les troubles de la miction sont en rapport avec l'atonie de la vessie, les calculs urinaires, les caillots sanguins vésicaux, les callosités et tubercules du col vésical, la cystite, la sécheresse d'une fièvre ardente et certaine diathèse, qui n'est autre que le *diabète*. Les organes sont imbibés de mauvais sucs qui sont rejetés par les urines et entraînent avec eux la substance du corps, de façon à produire tôt ou tard la diarrhée, les sueurs, l'amaigrissement, le marasme et la mort.

Parmi les ouvrages de Galien sur la symptomatologie, il faut citer le *Traité du pouls*, dont il a été déjà question, et un *Traité de la dyspnée*, contenant l'examen des causes des caractères extérieurs de ce phénomène. Les causes de la respiration fréquente ou rare, superficielle ou profonde, longue et courte, égale ou inégale, difficile et constituant la dyspnée ou l'orthopnée, sont toutes les lésions organiques des voies respiratoires, et ailleurs c'est l'*altération dynamique des puissances inspiratrices*, ainsi qu'on l'observe dans les maladies nerveuses et dans la raréfaction de l'air atmosphérique.

Ces différents ouvrages de symptomatologie sont relatifs au diagnostic, mais il y en a d'autres, *De prœnotionibus* et *De prœnotione ex pulsibus*, où les symptômes sont envisagés au point de vue du *pronostic*, et où Galien se montre aussi grand observateur que glorieux de sa renommée, car il se vante de ses succès thérapeutiques d'une facon qui choque aujourd'hui nos habitudes de réserve à ce sujet. Il y a là cependant un fait curieux à indiquer, c'est la dénonciation qu'il publie d'un complot tramé contre sa vie, tramé par les médecins de Rome, jaloux de sa réputation, et il ajoute qu'il n'a plus qu'à prendre la fuite pour dérober sa tête à la fureur implacable de ses ennemis.

Marche, durée, période et terminaisons des maladies. — « La maladie a ses âges comme le corps ; elle naît, elle croît, arrive à sa maturité, puis, après une sorte d'hésitation, elle se précipite vers son terme heureux ou fatal. » Cette phrase résume toute la pensée de Galien sur la marche des maladies. — Considérant l'altération primitive ou secondaire du sang, par la quantité, par la prédominance d'une des trois humeurs, qu'il renferme, ou par l'introduction de principes hétérogènes, comme le caractère de tout état morbide, il faut pour que la maladie cesse, que la composition du sang devienne à l'état normal ; il faut que ce liquide subisse l'action de la force altératrice qui élabore l'humeur et de la force expultrice qui chasse les matériaux hétérogènes.

Toute maladie offre quatre périodes de *début*, d'*augment*, pendant lesquelles l'humeur reste à l'état cru et commence à s'élaborer ; de *maturité*, pour sa *coction* et son élaboration ; et ensuite de *déclin*, lorsque l élimination a lieu, ce qui entraîne la guérison. On en voit un exemple dans le phlegmon où s'observent la fluxion, l'infiltration fibrineuse, la suppuration et l'élimination ou détente de l'état morbide avec cessation de la fièvre, de la douleur, etc.

Il y a dans cette évolution de la maladie une action intelligente aussi supérieure que dans l'accomplissement des phénomènes de la santé, et c'est un travail que le médecin doit surveiller sans troubler la nature dans son travail médicateur, à moins d'indication spéciale.

Pour Galien, la guérison est la terminaison naturelle des maladies aiguës, et la mort n'est que l'exception. Celle-ci est presque toujours la conséquence d'affections de longue durée, où la lésion des solides est suivie de l'altération des forces et des humeurs. — Quand la mort a lieu par suite d'une maladie aiguë, malgré l'action de la puissance médicatrice qui veille à la conservation de l'organisme, cela dépend ou de l'intensité de la cause morbide, ou du défaut de résistance des individus. Cette faiblesse de résistance est la conséquence du défaut d'action des forces par lesquelles la cause morbifique est attaquée, modifiée, expulsée, de sorte que tout en cherchant à diminuer l'intensité des causes, à calmer la violence des symptômes, le médecin doit surtout respecter les forces s'il ne veut pas entraver la guérison. Il faut à cet égard que le médecin ne se hâte pas trop d'agir pour substituer son action à celle de la nature, « car dans toute maladie il y a lutte entre la cause morbide et les forces qui tendent à la chasser de l'économie, d'où il suit que, suivant l'état des forces, la maladie peut être légère ou grave. » (Andral, *loc. cit.*) Et il importe de ne pas intervenir, à moins de nécessité absolue. Comme dit Galien : « Il y a des médecins qui nuisent beaucoup moins, parce qu'ils ne font rien que parce qu'ils font trop », ce qui sera éternellement vrai, et ce que plus tard Morgagni devait redire sous cette forme un peu différente : *Sunt plures medici qui œgros interimunt quia nesciunt ipsi quiescere.*

Dans l'évolution des maladies, les symptômes ne se succèdent pas toujours dans le même ordre, et leur succession constitue les types morbides. La plupart des maladies offrent le type continu, et quelques-unes seulement le type intermittent; exemples : fièvres, douleurs de tête, etc. La rémittence n'est pour Galien qu'une modification du type continu sous forme de paroxysme. C'est ce qu'on voit dans la synoque. Ailleurs, des maladies continues sont accompagnées de phénomènes intermittents, et tous les deux ou trois jours offrent une aggravation marquée de tous les symptômes, ainsi que cela se passe dans certaines synoques avec fièvre tierce. C'est ce qui constituait la *fièvre hémitritée.*

Le type intermittent était alors ce qu'il est encore aujourd'hui, et nous n'avons rien ajouté aux divisions en honneur à l'époque de Galien.

A la terminaison des maladies se rattache la grande question des *crises* et des *jours critiques* que Galien a développée dans deux ouvrages *De crisibus* et *De diebus decretoriis*, ce qui le rattache complétement aux idées du naturisme hippocratique. Il est certain que lorsque les maladies doivent se terminer d'une façon favorable, il y a souvent des phénomènes qui annoncent ce résultat, qui jugent l'état morbide et qui ont été appelés par Hippocrate des *phénomènes critiques.* Tels sont l'*épistaxis*, le flux *hémorrhoïdal* ou *menstruel*, les flux *muqueux*, les *sueurs*, les *parotides*, quelques *éruptions* cutanées, etc. C'est là l'origine de la doctrine des crises, combattue, mais à tort, avec tant d'acharnement par Asclépiade, qui prétendit renverser à la fois le fait de la crise et la désignation des jours où elle devait s'accomplir. — Tous les bons esprits acceptent encore aujourd'hui avec Galien la doctrine des crises, mais celle des jours critiques n'a guère plus de défenseurs. Galien lui-même ne l'a formulée qu'avec répugnance sans y ajouter foi, car il termine cette œuvre *De diebus decretoriis*, en disant : « Dieux immortels ! vous le savez, c'est à la prière de mes amis et en quelque sorte forcé par eux, que j'ai écrit ces lignes en faveur d'une doctrine que je ne partage pas. »

Pyrétologie de Galien — En dehors de ces travaux de pathologie générale, on trouve dans Galien quelques livres consacrés à des sujets plus particuliers qui, d'après la judicieuse remarque de M. Andral, tiennent le milieu entre la pathologie générale et la pathologie spéciale. Il s'agit du livre *Des fièvres* (*De differentis febrium*), du livre *Des tumeurs*, et du livre *De locis affectis*.

Dans le traité des fièvres, il définit la fièvre : « une production de chaleur contre nature » à laquelle se rattache nécessairement l'accélération du pouls et de la respiration. — L'excès de chaleur est le phénomène primitif, et comme l'air entré par les poumons qui circule dans les artères a pour mission de rafraîchir le sang et par le sang le corps, il faut que dans la fièvre, pour neutraliser la chaleur, la nature prévoyante en fasse pénétrer davantage dans l'économie, d'où la fréquence de la respiration et l'accélération du pouls.

Cette chaleur contre nature, c'est-à-dire la *fièvre*, est quelquefois primitive, essentielle, sans cause matérielle appréciable, et constitue toute la maladie : c'est la *fièvre essentielle*. Ailleurs, un autre fait la précède, elle en est la conséquence et n'est plus qu'un symptôme. C'est le cas de la fièvre produite par une lésion matérielle et qu'on appelle *fièvre symptomatique*. Nous ne parlons pas autrement aujourd'hui.

Pour Galien, les causes des fièvres sont : 1° les influences susceptibles de modifier la constitution, et 2° les modifications de nos solides.

1° L'*air*, par sa température élevée, par son abaissement, par son mélange avec des principes délétères, tels que des miasmes, des effluves marécageuses, des émanations de maladies contagieuses (phthisie, peste, etc.), peut donner la fièvre. On voit ici que Galien connaissait l'influence des miasmes paludéens sur la fièvre, découverte attribuée à Lancisi, et qu'il connaissait la peste dont voici sa définition : « Fièvre putride accompagnée de tumeurs et de charbons aux aines et aux aisselles. »

Il en est de même des *aliments* qui, par leur quantité et par leur qualité, engendrent des sucs épais et viciés; des *boissons*, surtout des alcooliques ; des *poisons* et des *médicaments;* des *actes de la vie animale*, tels que le chagrin, la colère, etc., qui troublent les actes de la vie organique ; de l'*action musculaire exagérée*, etc.

Toutes ces conditions ne peuvent à elles seules produire la fièvre, et il faut avec elles une aptitude particulière en rapport avec des dispositions organiques spéciales. Elle peut naître dans le cœur et se répandre partout, ou bien, ce qui est le cas le plus commun, prendre sa source dans une partie éloignée, se propager au cœur par continuité de tissu ou par sympathie. Dans le premier cas, elle est *primitive*, et dans l'autre *secondaire*. Quand la fièvre est secondaire, elle résulte : 1° d'une altération des humeurs, particulièrement du sang, s'il y a pléthore, ou il renferme un excès de bile et des sucs mauvais ou putrides qui, par la chaleur du sang, se putréfient en élevant sa température ; 2° d'une altération des solides, fluxion locale dont la chaleur s'étend par continuité de tissu ou par sympathie jusqu'au cœur.

Par le type, Galien divise les fièvres en deux classes, les fièvres continues et les fièvres intermittentes.

Dans la première classe se trouvent, en raison de leur durée, les *fièvres éphémères*, qui durent de un à trois jours; les *synoques*, dont la durée est de huit à quarante jours, soixante et même quatre-vingts jours, et qu'on divise en synoques *simple*, *inflammatoire*, *bilieuse*, *putride*, *pestilentielle*. Sauf la dernière, ce sont les formes de notre fièvre typhoïde. La synoque pestilentielle, maladie toujours grave et putride accompagnée de bubons aux aines et dans les aisselles, n'est autre que la peste, qui, dès ce temps déjà, parcourait l'Orient et s'était montrée à Rome.

Jamais ces fièvres ne passent à l'état chronique ; mais dans quelques cas la fièvre ne ressemble pas aux précédentes; elle ne débute pas d'une façon aiguë et elle se prolonge plusieurs mois ou plusieurs années, jusqu'à la mort des malades, car la guérison en est très-rare. Alors il y a un amaigrissement progressif et une fièvre lente, paroxystique, accompagnés d'un état de marasme plus ou moins prononcé. C'est ce que Galien appelait la *fièvre hectique*. Elle n'a point comme les autres son origine dans une altération des humeurs et dépend ordinairement de la lésion des solides, surtout des poumons dans la phthisie; de l'estomac, du foie, etc. Dans quelques cas cependant il y a une *fièvre hectique essentielle* dont le point de départ est dans le cœur, dans laquelle il n'y a pas de lésion appréciable des solides et qui résulte des différentes influences morales, des passions, d'une synoque qui n'a pu aboutir à la guérison, etc.

Dans une seconde classe, Galien place les *fièvres intermittentes*, et il appelle l'attention sur les types tierce et quarte qui, par leur durée, ont pour effet d'amener l'induration de la rate et l'hydropisie. — Ces fièvres ont alors été parfaitement étudiées dans toutes leurs formes, et particulièrement les tierces, dont les accès prolongés, presque réunis, peuvent faire croire à l'existence d'une fièvre continue. — Quelle est la cause de l'intermittence des accès de fièvre? Pour Galien, le phénomène dépend du besoin qu'éprouve la nature de s'y prendre à plusieurs reprises pour élaborer et arriver à l'expulsion de la matière morbifique, et l'apyrexie est employée à préparer l'expulsion d'une nouvelle quantité de cette matière dans l'accès suivant. — C'est une explication humorale qui ne vaut pas moins que toutes celles qu'on a proposées depuis cette époque.

2° *De l'inflammation*. Galien, qui parle à chaque instant de l'inflammation, s'en occupe plus longuement dans le livre *Des tumeurs*. — Comme Celse, il la définit par la *rougeur*, la *chaleur*, le *gonflement* et la *douleur* des tissus. Elle résulte de l'afflux du sang dans les parties. Il se fait, à travers les parois des vaisseaux, une exsudation sanguine, que la force altératrice élabore, modifie, transforme en *pus*, ou bien fait disparaître avant ce temps par *résolution* — De la bile jaune mélangée au sang infiltré produit l'érysipèle, et quand c'est la bile noire, il en résulte des gangrènes. — Elle peut rester *locale* ou bien se *généraliser* et occasionner la fièvre par propagation de la chaleur locale au cœur et au reste du corps.

Pour Galien, sauf les cas où l'inflammation résulte d'une cause externe traumatique, elle est sous la dépendance d'un état général de l'organisme. Tantôt alors le sang est en excès, et tantôt il est chargé de matières excrémentitielles ou hétérogènes qui se portent avec lui d'un lieu à l'autre. Tant que dans les parties, les facultés attractrice, rétentrice, altératrice et expultrice restent en équilibre, les humeurs ne s'arrêtent pas; mais si cet équilibre est rompu, les humeurs s'arrêtent, s'accumulent et engendrent le phlegmon. C'est ainsi, par exemple, que si la force expultrice est affaiblie, ce que nous appelons *atonie* ou *adynamie*, dans les fièvres graves et les cacochymies, ce sont les parties les plus faibles qui sont le siége des fluxions et consécutivement de l'inflammation, d'où il suit que si la saignée est utile pour diminuer la masse du sang, et pour arrêter certaines inflammations, elle ne convient pas toujours, et il y a des cas où il est préférable de fortifier les parties que de les affaiblir. — Ces idées de Galien nous font comprendre ce qu'on appelle aujourd'hui les phlegmasies secondaires développées dans la fièvre typhoïde, dans le choléra et dans les typhus, et elles concordent très-bien, comme l'a fait remarquer M. Andral (*loc. cit*), avec les expériences de Claude Bernard qui, par la section du grand sympathique au cou, paralyse les capillaires d'un côté du visage et détermine la fluxion, la rougeur et la chaleur de toutes ces parties.

Il est impossible de ne pas être frappé de la grandeur de ces vues doctrinales, qui ont précédé de dix-huit siècles les conquêtes de l'expérimentation moderne, et une théorie de l'inflammation qui, comme celle de Galien, tient compte de ses *causes traumatiques*, de ses *causes générales*, qui sont *l'altération du sang* par excès ou pléthore, l'altération du sang par des principes hétérogènes, etc., l'attraction du sang dans les parties pour l'inflammation active, la non-expulsion de ce sang par les organes affaiblis dans les inflammations passives, est une théorie qui mérite la plus grande considération. — D'ailleurs, à part les mots différents de notre langage moderne, et de meilleures idées physiologiques sur la circulation, que savons-nous de plus sur la nature de l'inflammation qui change le fond des pensées de Galien? Bien peu de chose. L'exsudation sanguine de Galien a fait place à l'exsudation plastique, et nous savons que le pus est formé de cellules tellement semblables aux globules blancs du sang, qu'on ne peut les en distinguer.

Cette étude du phlegmon, considéré comme une tumeur, est suivie de l'étude d'autres tumeurs, de nature particulière, qui diffèrent un peu de celles que produit l'inflammation. Ainsi, l'érysipèle est causé par la bile jaune de l'exsudat sanguin, et il y a les athéromes, les mélicéris, les squirrhes, les bubons, l'hydrocèle, les tubercules, mot appliqué à de petites tumeurs de la peau, etc., etc., que Galien rapporte au phlegmon, sans entrer dans de suffisants détails pour exprimer nettement sa pensée.

3° *De locis affectis.* Galien, qui a exploré toutes les parties de la science et à qui l'on doit tant de découvertes d'anatomie et de physiologie, qui s'est montré si remarquable comme philosophe, dans son anatomie, dans ses considérations de pathologie générale sur les causes, les symptômes, la marche et la terminaison des maladies, dans la doctrine des fièvres et de l'inflammation, n'a pas dédaigné d'écrire sur la pathologie spéciale. Son traité *De locis affectis*, digne en tous points des œuvres au milieu desquelles il se trouve, semble fait pour montrer l'importance de la lésion des solides à ceux qui, à l'exemple des méthodistes, pourraient en méconnaître l'importance. — Au moment de l'arrivée de Galien à Rome, la secte méthodique encore vivante soutenait, d'après Thessalus, que dans les maladies, l'état général méritait seul l'attention des médecins, et fournissait toutes les indications thérapeutiques ; que la cause des lésions locales n'était pas dans les solides, et enfin que ces lésions n'apprenaient rien de ce qui concerne l'étiologie ou le traitement.

De pareilles doctrines devaient être énergiquement combattues par Galien, qui professait que la maladie était la conséquence de l'altération des forces, des humeurs ou des solides, et qui soutenait que les lésions locales, par leur action directe, par leur siége et par leurs sympathies, avaient une grande influence sur la thérapeutique. — Il démontre de nouveau qu'il y a des maladies primitivement locales, telles que les changements de forme, de rapports, de situation des parties, des corps étrangers, etc., modifiant le pronostic d'après les fonctions de l'organe lésé, créant des indications thérapeutiques, enfin, pouvant accroître la chaleur normale, et par sa propagation au cœur, puis au reste de l'organisme, produire la fièvre et généraliser la maladie. Reconnaître ainsi les affections primitives ou consécutives des solides, était facile pour les affections locales externes, mais bien difficile en cas de localisation sur les poumons, le foie, le cerveau, etc. — Il aurait fallu connaître l'anatomie pathologique qui n'existait pas encore, et qui ne devait sérieusement commencer qu'au XVIIe siècle, car on ne peut appeler de ce nom les essais anatomo-pathologiques de Galien sur les animaux et sur les singes. — Cette anatomie pathologique comparée n'éclairait que médiocrement la médecine humaine, et ne pouvait servir qu'à démontrer l'importance des connaissances anatomiques et physiologiques sur les progrès de la science.

Dans cet ouvrage un peu prolixe, sans méthode et rempli de répétitions, qu'il nous est facile de juger par la traduction de Daremberg, Galien cherche surtout à établir le rapport des symptômes aux altérations des solides qui leur donnent naissance, tout en sachant bien que ce rapport n'existe pas toujours, et en déclarant que les troubles de fonction d'un organe peuvent dépendre des troubles de l'action ou de la fonction d'un autre organe. — Ainsi, le symptôme le plus saillant d'une maladie de l'estomac peut être dans la tête, consister dans une céphalalgie intense, et réciproquement la lésion du cerveau être révélée par le trouble des fonctions de l'estomac. Il en est de même dans beaucoup d'autres cas, et s'il est juste de dire avec Galien, qu'il n'y a généralement pas de lésion de fonctions sans lésion d'organe, il faut que le principe ne soit pas formulé d'une manière absolue, car de son temps, et encore à notre époque, cette règle souffre d'assez nombreuses exceptions.

Dans le premier livre se trouvent des préceptes généraux sur la recherche de l'altération des solides intérieurs au moyen des symptômes : douleur, trouble de fonction de l'organe malade, matières excrétées, changement de volume, déplacement, etc. Puis viennent des recherches sur l'étude des lésions que présentent les différents organes.

Dans les centres nerveux, les lésions se révèlent par des phénomènes symptomatiques et sympathiques, ce qui était alors un fait nouveau. Galien eut même l'honneur d'être regardé comme fou pour avoir appliqué des remèdes le long de la colonne vertébrale à un sujet paralysé de la main et qu'on traitait pour une maladie des doigts.

Dans l'estomac dont les maladies sont rapportées à la mauvaise direction du régime, à l'insuffisance des sucs digestifs, à la présence de la bile, etc., Galien ne parle pas des altérations de texture, et il insiste surtout sur les souffrances de l'estomac, sympathiques d'une lésion organique éloignée, particulièrement des altérations du cerveau.

Le second livre du *De locis affectis* est en partie consacré à la sémiotique de la douleur que Galien considère comme ayant un caractère différent pour chaque partie et pour chaque organe : la douleur de la phlegmasie des plèvres ou du poumon, la douleur des calculs rénaux et biliaires, etc. Cela est évidemment exagéré.

Il s'occupe ensuite des symptômes de la phlegmasie du poumon et de la plèvre, des causes du délire, de sa durée permanente dans le délire symptomatique et passager, dans le délire sympathique, fait contestable qu'il généralise un peu trop vite lorsqu'il l'applique à tous les désordres fonctionnels passagers et permanents qu'on observe dans l'exercice des fonctions de chaque appareil.

Le troisième livre renferme la profession de foi médicale de Galien, que M. Andral, à l'exemple d'Éloy, considère comme une preuve d'éclectisme. La question est encore à débattre. Si Galien eût choisi dans les doctrines exclusives de son temps ce qui lui semblait convenable pour créer la sienne, on pourrait le considérer comme un éclectique ; mais il ne choisit pas seulement ce qu'elles renferment d'utile, il les rassemble, il les fusionne, car, pour lui, la vérité est dans l'association de leurs principes respectifs, l'homme n'étant ni esprit, ni matière, ni humeur, et devant être étudié dans son entier avec son principe de conscience et avec son principe de vie dans l'organisation qui en résulte.

« Pendant ma jeunesse, dit Galien, j'ai étudié les doctrines de toutes les sectes et me suis pénétré de leurs principes. Je n'en condamne et n'en hais aucune, je les comprends toutes. Mon intelligence s'est nourrie des enseignements de la secte empirique, comme des leçons de la secte dogmatique ; elle a également puisé à ces deux sources ; pourquoi aurais-je de la haine pour l'une ou pour l'autre de ces écoles ? Je ne condamne donc ni l'une ni l'autre, mais j'ai compris que la véritable science était dans l'association de leurs principes respectifs. Libre de tout esprit de secte, j'ai pu dire hardiment ce que je pensais. »

En médecine, il est évident que Galien n'a pas plus été vitaliste qu'organicien, solidiste ou humoriste, mais que, tenant compte de tous les éléments constituants de l'homme, il a fait de leur ensemble la base de sa philosophie médicale. N'accordant de préférence à aucun d'eux, ne faisant pas de système absolu représentatif d'une seule des faces de la nature humaine, pensant que les organes sont aussi nécessaires aux forces que le mobile à son moteur, il n'y a pas eu à choisir, pour étudier l'homme dans son entier, tel que le montre l'observation, il a été ce que pouvait être un esprit aussi généralisateur, aussi capable de comprendre les choses dans leur ensemble ; il a été, qu'on me passe ce mot, il a été *hommiste.* Sa philosophie lui appartient en propre, et c'est avec raison qu'on lui a donné le nom de *galénisme* pour en caractériser toute l'originalité.

Il y a dans ce livre une description de l'*épilepsie*, qui représente à peu de chose près ce que nous disons encore aujourd'hui. C'est une maladie du cerveau produite par une humeur épaisse qui obstrue les voies de l'esprit animal, et qui peut exister sans lésion de cet organe, ou sympathiquement en dehors de toute affection du système nerveux. Elle est caractérisée par des convulsions, par la perte de l'intelligence ou par la perte de la sensibilité. Elle s'annonce souvent par un *aura*, c'est-à-dire une sensation singulière qui remonte d'une partie éloignée du corps au cerveau, et détermine alors l'épilepsie. A cette époque déjà, on savait qu'une ligature placée au-dessus du point de départ de la sensation, arrêtait les convulsions, et que si elle avait pour siége une extrémité telle que le doigt ou l'orteil, l'amputation pouvait guérir le malade (*Galien*, trad. Daremberg, p. 571, t. II).

Galien décrit ensuite un certain nombre d'affections nerveuses, qu'avec Archigène, il rapporte à une maladie de la tête ou à un dérangement des fonctions de l'estomac (*loc. cit.*, p. 576), le *vertige*, la *céphalée*, les *paralysies*, dont il essaye de faire connaître le siége dans les nerfs, dans la moelle ou dans le cerveau ; l'*apoplexie ;* la *mélancolie* ou *hypochondrie*, dont il place comme aujourd'hui le siége dans le cerveau, dans les nerfs et dans un certain nombre d'organes éloignés de l'encéphale, en tête desquels il faut toujours placer l'estomac. C'est une opinion qui mérite d'être remarquée.

Dans cette description, presque entièrement empruntée à Dioclès, il débute en disant : « Il existe pour la mélancolie, comme pour l'épilepsie, une troisième variété, qui tire son origine de l'estomac, et que l'on appelle quelquefois maladie *hypochondrique* ou *flatulente.* » Vient ensuite la narration des symptômes gastriques et intellectuels de l'hypochondrie, la gastralgie, les ardeurs, les éructations, les idées de crainte et de tristesse, etc. Il cite l'exemple d'un individu qui, « se croyant fait de coquilles, évitait tous les passants dans la crainte d'être broyé ; cet autre, où un malade voyant chanter les coqs en battant de l'aile, imitait la voix de ces animaux en se frappant les côtés avec ses bras ; enfin celui de cet individu qui craignait qu'Atlas, supportant le poids du monde, ne vînt à se fatiguer et, jetant là son fardeau, ne se fît écraser en nous faisant tous périr. » (Daremberg, *loc. cit.*, t. II, p. 569.)

Après avoir décrit le *vomissement*, Galien s'occupe des *maladies du foie.* Elles dépendent d'une lésion matérielle de l'organe ou d'une altération de ses forces ou facultés. Cet organe peut être seulement augmenté de volume par l'inflammation, suivie ou non de la formation de pus, ou bien il offre des bosselures inégales, squirrheuses, extrêmement graves et mortelles. Le diagnostie de ces lésions est très difficile, en raison de la profondeur de l'organe, et aussi en raison de leur siége à sa face supérieure ou inférieure.

Ailleurs, il n'y a pas de lésion apparente, et cependant les fonctions de l'organe sont troublées. C'est une altération de la faculté altératrice des humeurs qui traversent le foie pour former le sang, et qui, étant viciées, échauffent ou refroidissent les organes.

Le foie, altéré dans sa structure ou dans ses fonctions, produit l'*ictère*, l'*hémorrhagie intestinale* et l'*hydropisie*.

a. L'*ictère*, qui dépend d'une lésion matérielle, ou d'un trouble fonctionnel du foie, peut être exceptionnellement produit en dehors de toute maladie de cet organe par une altération du sang par des venins, comme cela s'observe souvent à la suite des morsures d'animaux venimeux. Il résulte aussi d'un affaiblissement de la faculté attractive de la vésicule biliaire, chargée, comme on le sait, de soutirer du sang la bile qu'elle renferme.

b. L'*hémorrhagie intestinale* résulte souvent des affections hépatiques, parce que la circulation sanguine du foie étant empêchée, au lieu de se rendre dans la veine cave, le sang reflue dans l'intestin par les veines mésaraïques et transsude à la surface de la muqueuse. Cela est vrai de quelques affections du foie et encore plus des maladies de la veine porte. Les expériences de Boerhaave, et de Lower, sur les animaux auxquels on avait lié la veine porte, et les cas d'oblitération de cette veine, mettent ce fait hors de doute.

c. L'*hydropisie du péritoine*, et ensuite des membres inférieurs, déterminée par les maladies du foie, était parfaitement connue de Galien, et il attribuait quelquefois comme nous cet accident à l'embarras de la circulation hépatique. Seulement, comme il ne connaissait pas le mécanisme entier de la circulation, sa théorie des hydropisies était différente de la nôtre, et entièrement fautive. Il pensait que les sucs alimentaires arrêtés au passage dans le foie, y laissaient leurs parties les plus épaisses, et que les plus liquides, continuant de cheminer vers le cœur, arrivaient dans cet organe, appauvrissaient le sang, condition très favorable à l'exsudation de ses parties aqueuses dans les espaces vides du tissu des organes. C'était pour Galien une hydropisie par appauvrissement du sang, tandis que pour nous l'hydropisie s'explique, au contraire, par l'obstacle mécanique apporté au cours du sang dans le foie.

Galien savait aussi que des hydropisies se produisent aussi sans altération du foie, mais avec des lésions de l'estomac, de l'intestin, ou de l'utérus, et alors il pensait que ces lésions n'agissaient que par l'intermédiaire du foie, où elles provoquaient une intempérie, c'est-à-dire une altération des facultés. D'autres organes agissent de la même façon sur le foie : ceux qui sont au-dessus, comme le poumon et la plèvre, dont l'inflammation peut s'étendre au foie et amener l'ictère ; ceux qui sont au-dessous comme l'estomac, l'intestin, dont les inflammations ont souvent leur contre-coup dans la glande hépatique. La dysenterie des pays chauds, particulièrement, est souvent suivie d'abcès du foie, et chez d'autres malades d'une hépatite chronique, qu'on a beaucoup de peine à faire disparaître.

Dans un chapitre sur les *maladies de la rate*, Galien établit qu'elles ont beaucoup de rapport avec les maladies du foie, qu'elles sont caractérisées par le gonflement ou la dureté plus ou moins considérable de l'organe, et qu'elles produisent une coloration brune de la peau, due à la présence de l'atrabile dans le sang. Elles sont l'effet ordinaire des fièvres intermittentes prolongées, et quand l'augmentation de volume est considérable, il en résulte la compression du foie, qui détermine une hydropisie du péritoine plus ou moins prononcée. Il y a là une erreur sur laquelle nous n'insisterons pas, car elle a été déjà relevée par M. Andral. En effet, Galien place dans le foie une cause d'hydropisie qui est, au contraire, l'obstacle à la circulation du sang de la rate dont l'hypertrophie entraîne la péritonite chronique ; ou bien la diminution d'albumine du sang causée par la cachexie paludéenne.

Galien s'occupe ensuite de la *dysenterie* qu'il appelle ulcération de l'intestin, et dont il indique les relations avec l'hépatite des pays chauds ; de la *lientérie*, du *volvulus*, des maladies des *reins* (abcès du rein, pissement de pus, colique néphrétique, diabète différent de la polyurie causée par une maladie d'estomac et qui est la polydipsie) ; des maladies de *vessie* dépendantes des parois de l'organe ou des lésions du rein, et de la moelle épinière ; des maladies de l'*utérus*, organiques comme le cancer du col, les érosions, les ulcérations, les végétations, l'hypertrophie, etc., ou sans altération de l'état matériel, comme l'*hystérie*, qu'il décrit avec beaucoup de détails.

Il entre même à ce sujet dans les hypothèses les plus singulières sur les causes de ce mal, qu'il attribue à la prédominance du *froid* occasionnée par la rétention de la semence féminine, d'où la nécessité de certaines applications curatives vaginales et enfin du mariage. Ses idées sur la continence chez l'homme sont évidemment le point de départ de sa doctrine au sujet de l'hystérie, et c'est une erreur dont le temps a fait justice. Ce qu'il y a de plus important dans ce chapitre, c'est le passage où, au nom de l'anatomie, Galien (*traduction de Daremberg*, t. II, p. 689), combat l'opinion accréditée de son temps par Platon, que la matrice était un animal dont les mouvements et les déplacements jusqu'au diaphragme pouvaient produire la suffocation.

Un chapitre est consacré à la description de l'*aménorrhée* et de l'*hyperménorrhagie*, donnant lieu à la décoloration de la peau, l'œdème, la dyspepsie, etc.

Galien parle aussi des *maladies de poitrine*, de l'*hémoptysie* avec ulcère du poumon ; de la *pleurésie chronique*, de l'*hydropneumothorax*, à l'occasion duquel il cite la fluctuation thoracique ; mais s'il nomme le tubercule φυμα à propos des maladies des vertèbres cervicales détruites par cette tumeur, il ne paraît pas avoir connu la nature, ni l'évolution et les conséquences de ce produit morbide. Il a aussi consacré quelques pages aux *maladies du cœur*, particulièrement à son phlegmon avec dyspnée, fréquence des battements, syncope, défaillance, etc., et aux blessures pénétrantes dont il avait observé de nombreux exemples en sa qualité de médecin des athlètes.

Tel est, en résumé, le *De locis affectis*, où Galien a voulu démontrer que, dans les maladies les plus générales, il peut se produire et il se produit des lésions locales importantes pour le pronostic et pour le traitement. Ces lésions locales sont appréciables par l'anatomie, laissent des traces sur le cadavre, ou consistent en simples troubles fonctionnels sans lésions appréciables.

§ IV. — THÉRAPEUTIQUE DE GALIEN.

Les œuvres de Galien renferment un grand nombre de mémoires particuliers sur différents points de thérapeutique, sur l'*utilité de la saignée*, sur les *applications de ventouses*, de *sangsues*, sur l'*emploi des purgatifs*, etc.; mais ce qu'elles contiennent de très-important, ce sont deux livres de thérapeutique générale, le *Methodus medendi* et le *De arte curativa*.

Dans le *Methodus medendi*, qui est rempli de digressions et de polémique, Galien débute en s'adressant à Hiéron pour se plaindre de la manière dont on pratiquait la médecine de son temps. Cette imprécation est des plus curieuses et, chose plus extraordinaire, elle est de tout point applicable à notre époque.

« Ce qui m'a empêché, ô Hiéron, de mettre plus tôt au jour cet ouvrage, ç'a été surtout la crainte de le produire en vain ; car dans notre siècle, presque personne n'a de cœur à la recherche de la vérité. On est tellement entraîné par l'amour de l'argent, des honneurs, de la volupté, que celui qui s'adonne à l'étude de la sagesse, est presque regardé comme un insensé. Pour la plupart des hommes de ce temps, la sagesse, qui est la science des choses divines et humaines, n'existe pas. Ce n'est pas celui qui excelle dans la connaissance des sciences philosophiques qu'ils placent au premier rang, mais celui qui vide le plus de verres. Sont-ils malades, il n'appellent pas, ils n'enrichissent pas les meilleurs médecins, mais ceux qui les flattent, qui obéissent à leurs caprices. Veulent-ils boire froid, ils le leur permettent ; ils se font, en un mot, leurs complaisants, bien différents des anciens descendants d'Esculape, qui commandaient à leurs malades comme des généraux à leurs soldats, comme des rois à leurs sujets.

» Ainsi se conduisait à Rome l'impudent Thessalus, arrivé à ce degré de témérité qu'il se vantait d'enseigner tout l'art de la médecine en six mois. Attirés par une semblable promesse, on a vu les cordonniers, les tailleurs, les artisans de toute sorte, quittant leurs occupations manuelles, se rassembler en foule autour d'un tel maître, et, au grand détriment du genre humain, se mettre à exercer la plus noble et la plus sainte des professions. Mais c'est une maxime de bon sens reconnue par tous les sages, que l'on ne peut entreprendre sûrement la cure des maladies, si d'abord on ne connaît pas la nature du corps dans toutes ses parties. Aussi Hippocrate, notre maître à tous, nous a-t-il recommandé d'étudier tous les détails de la nature humaine. Il faut, pour établir la légitimité d'une bonne thérapeutique, que l'on étudie dans le corps et sa composition et ses qualités. » Il finit, dit M. Andral, en qualifiant de folie l'opinion des méthodistes qui, faisant abstraction de toutes ces différences de mélanges, ne voient dans toute maladie que deux sortes d'altérations, le *strictum* et le *laxum*. « Ils ne sont pas plus raisonnables que le naturaliste qui, négligeant les caractères nombreux qui distinguent les animaux entre eux, ne s'attacherait qu'à quelques-uns de ces caractères, et, par exemple, diviserait tout simplement les animaux par le seul caractère qu'ils sont ou ne sont pas raisonnables. » (Andral, *loc. cit.*)

Après avoir indiqué la nécessité de remonter du trouble d'action ou de fonction à la lésion de l'organe chargé de la remplir, Galien recommande de rechercher la cause du désordre pour la faire disparaître. — Dans le second livre il indique les règles de la nomenclature des maladies d'après leur *siége*, exemples : la pleurésie, l'encéphalite, la métrite ; d'après le *symptôme*, exemples : la paralysie, les vomissements, le hoquet ; d'après la *cause*, exemple : la mélancolie ; d'après la *ressemblance avec les objets extérieurs*, exemples : le cancer, les polypes, l'éléphantiase ; d'après leur *nature*, exemple : le phlegmon ; enfin, d'après la volonté arbitraire des médecins : œdème, furoncle, dotième, qui est peut-être la dothiénentérie, ce qui prouve que du temps de Galien la lésion intestinale de la fièvre typhoïde était déjà connue.

Toute thérapeutique exige la connaissance des conditions ordinaires de la santé, la connaissance exacte de l'état des humeurs, la recherche des indications qui résultent de l'alliance de l'observation et du raisonnement. — Sans la raison qui éclaire l'expérience il n'y a pas de véritable médecin.

Le troisième livre est consacré à divers moyens de traitement des solutions de continuité externes ou internes, des hémorrhagies, des fièvres, de l'inflammation, etc. — Il renferme une remarque très-importante au sujet des ulcères qu'on ne peut cicatriser par le traitement local ; ils dépendent d'une altération du sang qu'il faut guérir, d'où la nécessité d'un traitement local et général.

Le cinquième livre renferme les préceptes relatifs au traitement des hémorrhagies par les petites saignées répétées à de courts intervalles, par des ventouses loin du lieu de l'hémorrhagie, sur la mamelle, par exemple, dans l'hémorrhagie utérine. Contre l'hémoptysie produite par l'ulcère des poumons, outre des petites saignées répétées trois fois par jour. Galien parle des emplastiques, des astringents ; des purgatifs s'il n'y a pas de diarrhée, particulièrement des pilules d'aloès, de scammonée, de coloquinte, d'agaric et de gomme arabique, dont il est l'auteur; du lait d'animaux nourris de plantes balsamiques, de l'exercice modéré dans un air pur, mais pour lui ces moyens ne sont bons qu'avant le début de la fièvre. — Quand les malades ont la fièvre, ce traitement reste inutile.

Le livre VI est consacré aux fractures, aux blessures, aux plaies et aux lésions des muscles et des nerfs.

Dans les livres VII, VIII, IX et X Galien s'occupe du traitement des maladies essentielles et des fièvres éphémères, synoques ou ardentes. Ici la saignée joue encore un grand rôle, et c'est la chose curieuse, puisque aujourd'hui le moyen est abandonné de la plupart des médecins. D'après Galien, la saignée empêchait la fièvre de devenir putride; mais il ne fallait pas y recourir d'une manière systématique. Ce moyen avait ses contre-indications dans le jeune âge, la faiblesse des sujets et l'état des forces ; il ne devait être mis en usage que si le sang était altéré dans ses qualités ou si, trop abondant, il produisait l'oppression des forces et la distension des vaisseaux et leur rupture.

Les lotions froides, les bains, l'aération et une faible alimentation étaient les accessoires obligés de ce traitement des fièvres.

Dans les livres XI à XIV, il n'est question que du traitement du phlegmon, des tumeurs et de l'érysipèle. Partout la saignée joue un grand rôle dans cette thérapeutique, mais si l'affection était mixte et produite par l'afflux du sang et de la bile, ce moyen reste sur le second plan, et était remplacé par les vomitifs et par les purgatifs.

Le *De arte curativa*, dont Daremberg nous a donné la traduction sous le titre de *Méthode thérapeutique, à Glaucon*, renferme au début un des principes les plus importants de la thérapeutique, savoir : qu'il faut connaître la nature commune à tous les hommes, et la nature particulière de chaque individu. On y trouve ensuite le traitement des fièvres éphémères, de la fièvre tierce, quarte et quotidienne ; des fièvres continues; de l'inflammation, de l'œdème, du squirrhe, des tumeurs de la rate et du foie, des abcès simples et fistuleux, du cancer, de l'éléphantiasis, etc. C'est un peu la reproduction de ce qu'on trouve dans le *Méthodus medendi*.

Outre ces deux ouvrages, Galien a publié un grand nombre de traités spéciaux de thérapeutique sur l'*ouverture de la veine, contre Érasistrate*, et *contre les Érasistratéens, sur les moyens de guérir par la saignée ;* sur l'emploi des *saignées locales*, ventouses, scarifications, sangsues, etc.

Ce traité sur l'emploi rationnel de la saignée est extrêmement remarquable, et fort riche en indications thérapeutiques. Ainsi Galien indique les affections ou diathèses qui réclament les émissions sanguines (la pléthore, à moins qu'il ne s'agisse d'un enfant ou d'un vieillard) ; les effets produits par les pertes de sang sur l'organisme, selon les idiosyncrasies, les saisons etc. ; les cas où, sans maladie ni diathèse, l'homme doit être saigné ; l'époque de la maladie où il faut pratiquer la saignée ; la veine qu'il convient d'ouvrir (celle du côté malade) ; les cas qui exigent une ou plusieurs saignées ; les indications de pousser l'évacuation sanguine jusqu'à la défaillance (fièvre très-intense), et il parle, en terminant, et de l'artériotomie, et des émissions sanguines locales, en indiquant les moyens de les pratiquer.

Plusieurs autres ouvrages sont consacrés à la *médication purgative*, comprenant à la fois les *vomitifs* et les *purgatifs*. Il y a le *De purgantium medicamentorum facultatibus*, où Galien fait connaître l'action élective de chacun des purgatifs sur la bile jaune, sur la bile noire ou sur la pituite, et un livre sur les *indications des purgatifs*. Dans ce dernier, Galien se demande : *Dans quel cas faut-il purger ? Par quels moyens ? Quand faut-il purger ?*

Il ne faut pas purger les individus parfaitement sains, mais c'est une bonne chose chez les personnes qui, par des malaises, vers le printemps, sont disposées à être malades. Les affections épileptiques et apoplectiques réclament le purgatif de la pituite ; les maladies articulaires avec grande chaleur, celles de la bile et celles des humeurs froides, au moyen d'une évacuation du phlegme. En tout cas, les malades doivent être préparés quelques jours d'avance par des boissons acidulées et rafraîchissantes.

En comparant l'action des vomitifs à celle des purgatifs, il spécifie les cas où il faut employer les uns plutôt que les autres ; ainsi, en été, les vomitifs sont préférables, tandis qu'en hiver, il vaut mieux recourir aux purgatifs. La bile doit être évacuée par le haut, la pituite par le bas, et certaines maladies contre-indiquent formellement l'emploi des vomitifs, telles sont les affections chroniques de la poitrine, l'étroitesse de cette cavité, etc. Ce sont là autant de remarques qui attestent l'expérience de Galien.

Telles sont les doctrines de Galien sur la philosophie naturelle, sur l'anatomie, la physiologie, la pathologie générale et spéciale, enfin sur la thérapeutique. C'est, malgré la destruction de quelques manuscrits, un ensemble extrêmement complet et très bien ordonné de la médecine au premier siècle de Jésus-Christ. On n'y trouve pas, il est vrai, un exposé méthodique des connaissances médicales semblable à ceux que nous faisons aujourd'hui, car ce sont des traités particuliers écrits, non pour le public, mais pour des amis, et auxquels on n'a pas mis la dernière main. Néanmoins, on sent qu'il y a dans cette œuvre colossale une personnalité puissante, dont la pensée vigoureuse vous saisit, vous étonne et vous contraint à l'admiration, malgré ses écarts, et je dirai plus, malgré ses erreurs. On comprend l'influence d'un tel homme dans le monde, et l'autorité dont il a joui pendant quatorze siècles s'explique par l'immensité de son œuvre. Quand on le compare à Hippocrate, on voit que ce sont des hommes de même ordre, avant tout dévoués à la science et à la vérité, imbus de la même philosophie naturelle, et des mêmes principes d'observation et de morale, ne différant que par la forme. L'un, dans un langage concis et aphoristique, exprime sobrement sa pensée, toujours en peu de mots, tandis que l'autre, plus verbeux, touche souvent à la prolixité. Tous deux représentent en médecine la cause de la nature obéissant à une loi suprême, émanée de Dieu, pour la conservation du type des êtres créés, au milieu des causes de destruction qui les environnent. Ce sont des naturistes.

CHAPITRE IV

ORIBASE

Parmi les successeurs inspirés des doctrines de Galien, le plus célèbre est certainement Oribase. Ce médecin, né à Pergame, vécut au IVe siècle de l'ère chrétienne. Il s'attacha de bonne heure à la fortune de Julien, dit l'Apostat, dont il servit les desseins ambitieux, et il le suivit dans les Gaules quand ce prince en fut le gouverneur. Il revint ensuite à Rome avec Julien devenu empereur, et fut envoyé à la questure de Constantinople d'où il fut disgracié et banni en 363, après la mort de son souverain. Réfugié chez les barbares, Oribase soutint ce revers avec une noblesse de sentiments digne d'éloges, et il se fit une telle réputation par son talent et par ses guérisons, qu'on l'honorait comme un dieu. Rome le rappela dans ses murs. Les empereurs Valens de Constantinople et Valentinien II lui rendirent ses biens confisqués et le laissèrent jouir jusqu'à la fin de ses jours de sa haute réputation et de sa fortune. Il paraît qu'on le regardait comme le plus savant de son époque et un des hommes les plus aimables qui se puissent rencontrer.

Oribase est moins un auteur original qu'un compilateur intelligent. Ses livres sont formés d'extraits empruntés à différents auteurs, et notamment à Galien, dont il partage à ce point les idées, qu'on l'a surnommé le *Singe de Galien*. Sous ce rapport, c'est un *naturiste*. Un grand nombre de ses livres a péri, mais il en reste plusieurs, notamment ce qu'on appelle la Collection médicale, faite d'après les ordres de l'empereur Julien, et dont MM. Daremberg et Bussemaker ont fait une traduction française.

« Empereur Julien, j'ai achevé, suivant votre désir, pendant notre séjour dans les Gaules occidentales, l'abrégé que votre divinité m'avait commandé, et que j'ai tiré uniquement des écrits de Galien. Après avoir loué cette collection, vous me commandâtes un second travail, celui de rechercher et de rassembler ce qu'il y a de plus important dans les meilleurs médecins, et tout ce qui contribue à atteindre le but de la médecine ; je me décidai volontiers à faire ce travail autant que j'en étais capable, persuadé qu'une pareille collection serait très-utile, puisque les lecteurs pourraient y trouver rapidement ce qui, dans chaque cas, convient aux malades. Jugeant qu'il est superflu, et même tout à fait absurde, de répéter plusieurs fois la même chose, en puisant chez les auteurs qui ont le mieux écrit, et chez ceux qui n'ont pas composé leurs ouvrages avec le même soin, je prendrai uniquement dans les meilleurs écrivains, n'omettant rien des matériaux qui m'étaient fournis autrefois par Galien seul, coordonnant mon ouvrage d'après la considération que cet auteur l'emporte sur tous ceux qui ont traité le même sujet, parce qu'il se sert des méthodes et des définitions les plus exactes, *attendu qu'il suit les principes et les opinions hippocratiques*. J'adopterai ici l'ordre suivant : je rassemblerai d'abord ce qui concerne la *matière de l'hygiène et de la thérapeutique*, ensuite ce qui a été dit *sur la nature et la structure* de l'homme, puis ce qui regarde la *conservation de la santé et le rétablissement des forces chez les malades*, après cela ce qui tient à la *doctrine du diagnostic et du pronostic*, enfin je traiterai de la guérison des *maladies et des symptômes*, en un mot de ce qui est contre nature; je commencerai par les propriétés des aliments. » (Oribase, *Daremberg* et *Bussemaker*, t. I. p. 2.)

Dans le premier volume de cette édition française, il est successivement question des *aliments usuels* et de leurs qualités digestives, des qualités attribuées aux aliments, selon qu'ils sont atténuants, incrassants, produisant des humeurs visqueuses, crues, des humeurs froides, de la pituite, de la bile, de l'atrabile, etc. ; des aliments favorables ou nuisibles à l'estomac ; nuisibles à la tête, resserrant ou relâchant le ventre, refroidissants, desséchants, humectants, échauffants, etc. ; enfin de la préparation des aliments. Ce livre IV est extrêmement curieux, et montre, par ces détails culinaires, donnés avec la gravité convenable, qu'il n'y a pas de petites choses pour le véritable médecin. Galien, Aétius, Rufus, Dioclès, Dioscoride, etc., sont les auteurs des recettes citées par Oribase.

Dans le livre suivant, Oribase expose le bien et le mal qu'on a dit de l'*eau*, ses avantages et ses inconvénients, sa température et les moyens de l'améliorer ou de la purifier. Il parle ensuite du *vin* et de ses espèces ; du *vinaigre*, des *vins* et *vinaigres médicamenteux*, etc.

Tout le livre VI est consacré aux *exercices*, au coucher, au repos, à l'abstinence, au sommeil et à la veille, à la conversation, à la déclamation, aux différentes espèces de frictions, à la promenade, à la course, à l'équitation, au mouvement dans les fièvres, à la natation, à la lutte et au combat simulé, à la gesticulation, au jeu de paume, au jeu des haltères, au coït, etc. ; et tous ces articles sont extraits de Galien, de Rufus, d'Athénée, d'Anthyllus, d'Hérodote, d'Aétius, etc.

Dans le deuxième volume, qui commence par les livres VIIe et VIIIe, Oribase rapporte les extraits les plus importants des mêmes auteurs, mais surtout de Galien, sur les *émissions sanguines* et sur les *évacuations*. Tout ce qu'il est utile de savoir sur les affections qui réclament la saignée, sur sa répétition, sur la quantité de sang à enlever, sur les veines à inciser, sur la manière d'opérer, sur la saignée artérielle, sur les ventouses et sur les sangsues, se trouve indiqué. Relativement aux évacuations, le travail est le même. Quels sont les gens à purger ? Comment le faire ? Quels sont les moyens purgatifs ? Quelle préparation doit subir la personne que l'on veut purger ? Toutes ces questions sont résolues au moyen de citations variées, et Oribase parle ensuite des avantages et des inconvénients de l'hellébore, des masticatoires, des fumigations, des errhins, des lacrymatoires, des diurétiques, des hémagogues, des sudorifiques, des vomissements, des injections, des lavements, des suppositoires, etc. Deux chapitres sont consacrés, l'un à la *révulsion* et l'autre à la *dérivation*. Ils sont empruntés à Galien.

Le livre IX renferme les principes relatifs à l'appréciation de l'*air*, de ses variations et qualités, des vents ; du lever et du coucher des constellations ; des localités, de la chambre des malades et de leur coucher, des exhalaisons salubres ou nuisibles, etc. Il se termine par de nombreux extraits concernant la manière de faire une trentaine d'espèces de cataplasme.

Dans le livre X, Oribase rapporte ce qu'on faisait de son temps en fait de *médication topique*, et la *balnéation*, qui occupait une si grande place dans l'hygiène de l'antiquité, est racontée dans tous ses détails. Après les opinions des médecins de l'époque sur les bains d'eau douce, d'eau de mer, sur les bains artificiels, sur les bains minéraux naturels, sur les bains froids, sur les bains d'huile, sur les bains de sable, sur les bains d'étuve, on trouve celles qui sont relatives à l'usage des emplâtres, des sinapismes, des épilatoires, des onguents, etc.

Les livres suivants, XIVe et XVe, traitent des *médicaments simples*, et ils commencent par des citations de Galien, dans lesquelles se trouve l'explication de l'action médicatrice par la prédominance des qualités élémentaires (*chaud*, *sec*, *froid* et *humide*) des substances employées. Toutes ces théories, qui nous semblent si étranges, ont été pendant douze siècles considérées comme le résultat des données de l'expérience, et c'est à ce titre qu'elles avaient cours en médecine. En effet, malgré ses tendances de raisonneur, Galien déclare que c'est par l'expérience qu'il faut découvrir les propriétés des médicaments (*loc. cit.*, tom. II, p. 484). Il indique de cette façon les médicaments qui *échauffent* au premier, au deuxième, au troisième et au quatrième degré ; les substances qui *refroidissent* au premier, au deuxième, au troisième et au quatrième degré ; les substances qui *dessèchent* et qui *humectent* également au premier, au deuxième, au troisième et au quatrième degré ; sur les médicaments *subtils* et à *particules grossières ;* sur les médicaments *renforçants*, *maturatifs*, *suppuratifs*, *ramollissants*, *endurcissants*, *relâchants*, *emplastiques*, *purgatifs*, *béchiques*, *désobstruants*, *détersifs*, *diurétiques*, etc. ; les médicaments qui purgent la rate, le foie, les reins, le poumon ; les médicaments *raréfiants*, *apéritifs*, *condensants*, *resserrants*, *sudorifiques*, *caustiques*, *putréfactifs*, *destructifs*, *cicatrisants*, *attractifs*, *répercussifs*, *astringents ;* les médicaments qui provoquent la perspiration, les règles, le lait, le sperme ; enfin les propriétés générales de chaque médicament. Il est impossible, malgré les prétentions avouées de n'émettre que des opinions conformes à l'expérience, d'avancer plus de choses incertaines, douteuses, hypothétiques, et d'entasser plus de chimères les unes sur les autres. Il n'y a pas de médecin aujourd'hui capable d'accepter les trois quarts des opinions de Galien ou de Zopyre, sur la matière médicale, et la classification que j'ai citée plus haut en est la preuve évidente.

Le troisième volume de la traduction d'Oribase par Bussemaker et Daremberg est extrêmement intéressant par les notions de philosophie, de physiologie, d'hygiène de pathologie, d'anatomie et de chirurgie qu'il renferme. C'est presque une encyclopédie formée d'extraits les mieux choisis dans les auteurs que nous avons cités.

La question des *éléments*, de la *différence des tempéraments* et de la *structure du corps* compose le livre XXI, et celle de la génération est renfermée dans le livre XXII, mais la partie intéressante du volume se trouve dans le livre XXIII où se trouvent des fragments d'Athénée sur l'*habitude ;* de Rufus, sur le *régime des jeunes filles ;* de Galien, sur la *conception*, sur les *rapports sexuels*, sur la *manière d'élever les enfants*, sur le *choix d'une nourrice*, sur l'*épreuve du lait*, sur les *aphthes des enfants*, etc. Tout ce qui est relatif à l'hygiène de la première enfance est exposé de la façon la plus vraie, la plus conforme à l'observation et nous n'avons guère rien changé à ces préceptes qui sont, après quinze siècles, la règle de la science actuelle.

Dans les livres XXIV et XXV il n'est question que d'anatomie, et, sauf quelques extraits de Soranus et de Rufus, toute la splanchnologie, et elle est complète, toute l'ostéologie, la myologie et la description des os, des nerfs et des vaisseaux est empruntée à Galien.

Le dernier livre de ce volume est consacré aux *tumeurs contre nature*, à l'inflammation, à la diathèse fluxionnaire, ce que nous appelons aujourd'hui des congestions, aux abcès qui succèdent à l'inflammation, au traitement médical et chirurgical des abcès, à l'excision des côtes, aux abcès du foie, de la rate et du rectum, aux fistules et à leur traitement chirurgical, aux bubons, à la gangrène, à l'érysipèle, aux squirrhes, aux furoncles, etc. Tout ce livre est très-intéressant et au milieu de quelques vues théoriques inacceptables et de certaines pratiques abandonnées de la chirurgie contemporaine, on y trouve des faits importants qui attestent un état très-avancé de la science. Tous ces extraits sont empruntés à Galien, à Antyllus, à Héliodore, à Rufus, à Dioclès, à Mégès, à Archigène, à Apollonius, c'est-à-dire aux hommes qui avaient alors la plus grande autorité médicale.

Dans le quatrième volume se trouve un autre livre sur les tumeurs comprenant les *stéatomes* d'Antyllus ; les *œthéromes* d'Héliodore ; le *ganglion* de Rufus et d'Héliodore ; les *acrochordores* et les *carcinomes* de Rufus ; les *acrochordores* et les *formicaires* d'Héliodore ; la *contracture* d'Antyllus ; le *filet*, les *scrofules*, les *varices des jambes* (Galien) ; les *varices du scrotum* d'Héliodore ; l'*emphysème*, l'*anévrysme*, le *colobome*, l'*éléphantiasis* (Rufus) ; son traitement par Philamène, etc.

Un livre est ensuite consacré tout entier aux *fractures*. Il est formé d'extraits d'Hippocrate, de Galien et se termine par des articles sur la *carie du crâne* d'Héliodore, sur l'hémorrhagie *méningée* d'Archigène, sur les *hydrocéphales* d'Antyllus, sur les *signes pronostics* d'Archigène, sur l'*exostose* d'Héliodore et sur l'*alopécie*.

Il y a un autre livre sur les *luxationss traumatiques* (Hippocrate et Galien) ; sur les *luxations spontanées* par Asclépiade, de Bithynie ; sur l'*amputation* par Héliodore, et sur la *gangrène des doigts*.

Les *lacs* et les *bandages* ainsi que les *machines* du temps et leur emploi dans la réduction des luxations font l'objet de deux autres livres très-étendus où le chirurgien trouvera d'utiles enseignements pour apprécier l'état de la chirurgie à cette époque reculée.

Restent enfin trois livres : l'un consacré aux *affections des organes génito-urinaires* et aux *hernies ;* l'autre sur les *ulcères* en général, et l'on y trouve sous le titre d'*ulcères pestilentiels*, par Rufus, la description succincte de l'angine gangréneuse, ulcéreuse et couenneuse de l'enfance, traitée par le sulfate de cuivre, l'alun de plume brûlée, les purgatifs et la cautérisation. Le dernier enfin a pour objet les *formules médicamenteuses* à employer dans toutes les maladies. Nous regrettons que MM. Bussemaker et Daremberg n'en aient pas donné la traduction.

Si nous ne pouvons juger le mérite réel d'Oribase et ce que son talent a pu avoir d'original, nous devons reconnaître qu'il a rendu un véritable service à la science en choisissant d'après ses idées les morceaux de médecine qui de son temps lui ont paru mériter l'honneur d'une reproduction. Sa compilation nous fait mieux connaître Galien que les livres si souvent prolixes de cet auteur et elle renferme des fragments d'auteurs dont les ouvrages détruits par les révolutions seraient inconnus de nous. A cet égard, le nom d'Oribase, sectateur de Galien, ne périra point. Cet auteur n'a pas laissé d'œuvre personnelle, cependant on dit qu'il est le premier à avoir fait connaître une forme particulière de mélancolie qui touche à l'aliénation et dans laquelle les malades se croient changés en loups (lycanthropie) et la nuit courent les champs et les cimetières en poussant des cris affreux.

CHAPITRE V

AÉTIUS

Aétius est un médecin du ve siècle qui étudia la médecine à Alexandrie, où il la pratiqua avec succès avant de venir à Constantinople. C'est un compilateur qui dans ses livres a publié un grand nombre de fragments de l'antiquité qu'on ne retrouve pas ailleurs. On peut le considérer comme un partisan des doctrines de Galien, et par conséquent comme un naturiste, mais sa crédulité en ferait plutôt un mystique. — C'est, dit-on, le premier médecin de quelque importance qui ait embrassé le christianisme.

Eloy dit qu'il a fait connaître plusieurs maladies nouvelles, particulièrement de celles qui ont les yeux pour siége. Il a publié un livre entier sur les médicaments externes et sur les emplâtres auxquels il accordait une grande efficacité. — Son opinion était très-favorable à l'emploi du cautère actuel ou potentiel et il en conseillait l'emploi répété dans l'asthme, dans la phthisie et dans l'empyème. — On appliquait ce remède sur les os comme le sternum, à la nuque, à la clavicule et sur les pariétaux.

Très-superstitieux, il accordait une très-grande confiance aux amulettes et aux charmes qui étaient très en vogue chez les Égyptiens, et une fois converti au christianisme, on le voit apporter sa foi dans l'exercice de la médecine, en croyant à l'intervention immédiate de la divinité dans la guérison des maladies. — Ainsi, d'après Dezeimeris, il conseillait contre la piqûre des abeilles l'application d'un cachet de fer gravé d'une croix, pensant que le signe du chrétien appliqué sur les parties devait empêcher l'inflammation de se produire. — En rapportant la composition d'un certain onguent, il recommande de dire à voix basse ces paroles au moment de son emploi : « *Que le Dieu d'Abraham, le Dieu d'Isaac, le Dieu de Jacob daigne accorder à ce médicament telle ou telle vertu.* » Ailleurs il conseille pour extraire un os du gosier de prononcer ces mots : « Os, sors de ce gosier comme *Jésus-Christ sortit du ventre de la baleine;* » ou bien encore : « Os, je te conjure par Blaise, martyr et serviteur de Jésus-Christ, de sortir ou de descendre. » — C'était à la fois un naturiste et un mystique.

Les écrits d'Aétius, divisés en quatre livres *(tetrabibles)*, formés chacun de quatre sections, comprenant plusieurs chapitres, renferment la médecine et la chirurgie de l'époque, moins les connaissances anatomiques et la partie relative aux luxations et aux fractures. — Ce sont des ouvrages utiles à consulter, et j'y reviendrai plus loin, en parlant de l'histoire de la chirurgie. (Voyez ANATOMISME.)

CHAPITRE VI

ALEXANDRE DE TRALLES

Alexandre Trallien, ainsi nommé à cause de sa naissance dans la ville de Tralles, en Lydie, vécut au ve ou au vi^e siècle, en 560, sous l'empire de Justinien Ier, dit le Grand. — La preuve, dit Éloy, c'est que dans ses ouvrages il cite fréquemment *Aétius*, un médecin du ve siècle.

Fils du médecin Étienne, et ayant reçu l'instruction la plus soignée, Alexandre voyagea beaucoup en Asie et en Europe, dans les Gaules, en Espagne et en Italie pour venir se fixer à Rome. Il n'écrivit que très-tard, à un âge avancé, mais ce fut un auteur remarquable, le dernier, dit Éloy, « de l'âge qui a précédé la décadence des lettres, qui se soit fait un plan avant d'écrire, et qu'on puisse appeler un écrivain original. » C'est, avec *Arétée*, le meilleur auteur en médecine qui ait paru parmi les Grecs depuis le temps d'Hippocrate.

Il commence par les maladies de la tête, d'où il descend à celles de toutes les parties du corps en suivant un ordre anatomique, et il termine par deux chapitres sur la goutte et sur les fièvres. Dans cet exposé, on le voit s'inspirer surtout de l'observation et de l'expérience pour rechercher le diagnostic des maladies, mais il reste constamment dominé par les doctrines du *divin Galien*, dont il ne s'écarte que rarement mais à regret et par amour de la vérité. — Sous ce rapport Alexandre Trallien peut être considéré comme appartenant à l'école des naturistes, mais, comme la plupart des médecins de son temps, il a un pied dans le mysticisme et croyait un peu à la magie. — Sa crédulité thérapeutique était excessive, et on l'accuse d'avoir tiré bien des choses sur les amulettes et sur les enchantements dans les écrits d'*Osthœnès*, célèbre magicien de la Perse.

Ses livres sont dédiés à *Cosmos*, le fils de son premier maître :

« Puisque vous désirez, mon cher Cosme, que je vous expose les médications dont j'ai fréquemment éprouvé l'efficacité dans les maladies, je m'empresse d'acquiescer à votre demande en souvenir de la bienveillance dont vous et votre père m'avez honoré.... Je m'estime heureux d'avoir, dans ma vieillesse, cette occasion de vous complaire, et puisque je ne puis désormais supporter la fatigue, j'ai résolu de consigner ici succinctement les connaissances que j'ai acquises par une longue pratique. J'espère que ceux qui liront ce livre sans prévention seront charmés de la clarté et de la concision de mon style. Je me suis étudié à me servir autant que possible de termes communs et usuels, afin de mettre ma diction à la portée du vulgaire même. Nous commencerons par les fièvres éphémérines, suivant la méthode du divin Galien, à laquelle nous tâcherons de nous conformer en ceci comme dans le reste. »

C'est là une explicite profession de foi; mais, comme nous l'avons dit, s'il a pour les doctrines du médecin de Pergame la vénération de son époque, il n'en suit pas moins, pour sa thérapeutique, les leçons de l'expérience.

C'est à lui qu'on doit la première mention des *maladies vermineuses* à l'occasion d'un cas de boulimie avec tiraillements perpétuels à l'estomac et céphalalgie chez une femme qui vint lui demander conseil. L'administration d'un purgatif, le *hierapicra*, la guérit en lui faisant rendre un ver long de douze coudées, sans doute un *ver solitaire* (1). On dit aussi que c'est à lui qu'il faut rapporter l'usage du fer en substance donné à l'intérieur, mais c'est une assertion douteuse : car, en outre de l'histoire de *Mélampe* (d'Argos), qui donna de la rouille de fer à *Iphiclus*, Galien et Oribase parlent de la battiture de fer qu'on administrait contre les maladies des filles — On lui attribue la saignée des jugulaires qu'il fit pour suppléer à celles des ranines qu'il n'avait pu exécuter, la saignée du pied comme dérivative du crachement de sang, et enfin, dans les fièvres tierces ou quartes, avant l'accès, un vomitif qui avait les plus grands avantages.

Le diagnostic a été supérieurement traité par Alexandre Trallien. — Ainsi, à l'occasion de la dysenterie, il dit en indiquant l'altération anatomique de cette maladie :

« Si les gros intestins sont lésés, le malade éprouve un violent ténesme et peu de difficulté à se débarrasser des matières fécales; celles-ci sont rarement ou même jamais sanguinolentes ; mais presque toujours leur expulsion est suivie de quelques gouttes de sang ou de parcelles de graisse et de chair ; la douleur n'est jamais vive et aiguë, mais presque toujours sourde. Les accidents contraires ont lieu si la maladie a son siége dans les intestins grêles.... La véritable dysenterie est toujours accompagnée de l'ulcération des intestins, parce que presque tous les malades rendent une matière puriforme. »

(1) Il a laissé un traité sur les vers intestinaux, qu'il divisait en ascarides, lombricaux et ténias.

Son histoire de la pleurésie et des symptômes qui la séparent des inflammations du foie n'est pas moins exacte, et je vais la reproduire (Renouard, *Hist. de la médecine*, t. Ier, p. 390).

« Je nomme *pleurésie*, non toute espèce de douleur de côté, mais la seule pleurésie vraie, c'est-à-dire l'inflammation de la membrane qui revêt les côtes. Elle est accompagnée d'une fièvre aiguë, à cause du voisinage du cœur, qui souffre sympathiquement. Si donc vous remarquez chez un malade une respiration difficile, avec une fièvre aiguë, de la toux et une douleur pongitive, vous pouvez assurer qu'il est vraiment pleurétique. Les personnes affectées d'une inflammation du foie ont aussi de la fièvre, et respirent avec peine: leur côté est tendu et douloureux ; elles éprouvent une toux sympathique ; mais il n'y a chez elle ni point de côté, ni dureté de pouls. »

Voici comment on distingue la pleurésie de l'hépatite :

« On discerne ces deux affections particulièrement au genre de la douleur et à la qualité du pouls. Les pleurétiques ont un pouls dur, qui donne au toucher la sensation d'une scie; il n'en est pas de même des personnes affectées d'hépatite. Les pulmoniques n'éprouvent non plus rien de pareil, à cause de la mollesse des particules. La toux est aussi différente dans la pleurésie et dans l'hépatite. Dans la première de ces affections, elle est plus violente, et promptement suivie de crachats. Pendant la durée de la maladie, la couleur des matières expectorées indique quelle est l'humeur d'où dérive l'inflammation. Les crachats rouges dénotent qu'elle vient du sang; les jaunes, de la bile; ceux qui sont blancs et visqueux annoncent la pituite; les noirs, l'atrabile. Dans l'hépatite, on tousse, mais on n'expectore pas. Sachez, néanmoins, qu'il arrive quelquefois qu'on n'expectore rien dans la pleurésie; d'où il suit qu'on aurait tort de considérer comme hépatique tout individu qui tousse sans cracher; car il y a des pleurésies rebelles et d'une coction difficile : ce sont même les plus dangereuses. L'inflammation peut siéger encore au-dessous des fausses côtes sans s'étendre jusque dans la poitrine; elle peut aussi être extérieure. Dans ces cas, il n'y a pas d'expectoration; mais alors les humeurs qui causent la phlegmasie se tournent en abcès, à moins qu'elles ne se dissipent, ce qui arrive rarement. Faites donc attention à tous ces signes, ainsi qu'à la couleur du visage; les malades atteints d'hépatite l'ont ordinairement pâle; c'est le contaire chez les pleurétiques. Voilà comment vous discernerez ces derniers. »

Il est le premier qui ait donné la rhubarbe dans la dysenterie et le fer dans les squirhes de la rate, l'opium dans les brûlures, — le pavot et le castoreum dans la fièvre quarte.

Dans la goutte, il appliquait extérieurement les cantharides et conseillait l'exercice et la sobriété.

Il a décrit plusieurs espèces de mélancolie et il conseille la diète, les bains, l'exercice, le voyage et la dissipation à l'exclusion des drogues.

On lui doit la cautérisation de l'*aura* pour prévenir l'épilepsie.

C'est lui qui a indiqué les calculs pulmonaires rejetés par l'expectoration chez les gens qui toussent depuis longtemps et qui sont atteints de phthisie. Son traitement du volvulus est celui d'Hippocrate. (V. *Chirurgie*), et la saignée était un des moyens qu'il employait le plus dans les angines, dans la colique néphrétique et dans la pleurésie; seulement, à l'encontre de Galien, il ne s'occupait pas du côté malade et saignait indifféremment partout.

Ces extraits montrent assez quelle a été la portée d'Alexandre Trallien comme observateur et comme anatomopathologiste; aussi n'y a-t-il rien d'extraordinaire que son nom soit arrivé jusqu'à nous. Ses écrits, véritable mélange de naturisme, de superstition et d'empirisme, méritent, d'ailleurs, par leur forme littéraire, la réputation qu'ils ont faite à leur auteur. Il est évident, par ce qu'ils renferment, qu'on devait alors avoir déjà ouvert un certain nombre de cadavres.

CHAPITRE VII

PAUL ÉGINÈTE

Paul, natif de l'île d'Égine et surnommé l'Éginète, vécut dans la première moitié du VIIe siècle vers 640. Il avait étudié à Alexandrie et devint promptement célèbre. Sa réputation fut très-grande chez les Arabes en raison de ses études sur les maladies des femmes et sur les accouchements, et ils l'avaient surnommé *accoucheur* (cawâbély).

On lui doit un ouvrage intitulé : *Extrait des anciens ouvrages sur la médecine*, où il reproduit, en les choisissant, la plupart des idées de Galien, d'Oribase et d'Aétius. Son intention était de vulgariser la science, mais ce ne fut pas un simple copiste, car il avait une valeur réelle comme médecin, plus encore comme chirurgien, et il a laissé dans la chirurgie des idées originales qui lui font le plus grand honneur.

Comme doctrine, il est difficile de le classer exactement, car il participe du méthodisme et des naturistes. Cependant sa conformité d'opinions générales avec Galien doit le faire considérer comme un sectateur indépendant du médecin de Pergame.

Paul Éginète a rapporté l'observation d'une rachialgie épidémique avec paralysie des extrémités qui avait pris naissance en Italie et qui, de là, parcourait les pays voisins; c'était, sans doute, une méningite cérébro-spinale, et la paralysie, qu'Éginète rapporte à une métastase critique, semblait dépendre des efforts salutaires de la nature. — De temps à autre, il s'y joignait une épilepsie dont les suites étaient presque toujours mortelles (c'était, sans doute, le tétanos final de la méningite rachidienne), et cette maladie était traitée avec de l'eau froide par quelques médecins italiens (Sprengel, *Hist. de la médecine*, t. II, p. 222).

Il connaissait la phthisie calculeuse dont Alexandre Trallien avait déjà parlé; les dépôts réputés laiteux, la goutte, qu'il considérait comme le résultat du luxe et de l'oisiveté, dont la forme dépendait de la prédominance des humeurs cardinales et qui avait pour cause la condensation des humeurs superflues sur les articulations à la suite d'un vice de nutrition provoqué par la plénitude excessive de l'estomac.

La partie chirurgicale de ses œuvres, que tout le monde pourra désormais apprécier en lisant la bonne traduction française qu'en a donné M. René Briau, est de beaucoup la plus importante. — Il pratiquait la bronchotomie sans intéresser les cerceaux cartilagineux et ne coupait que la membrane interposée entre eux. — Les chapitres sur l'hydrocéphale, sur la paracentèse dans l'ascite pratiquée au-dessous du nombril, sur la distiction des anévrysmes vrais et faux qui ont un bruissement dans la tumeur, sur l'ouverture des abcès internes par les caustiques, sur l'opération de la taille périnéale oblique latéralement au raphé, sur l'hydrocèle et le varicocèle, sur la hernie, sur le trépan immédiat dans les fractures du crâne, sur les fractures et sur les luxations, sur les inflammations de matrice et sur les injections qu'elles réclament sont des plus instructifs et seront toujours utilement consultés par les chirurgiens. Le plus grand éloge qu'on puisse faire de ses œuvres c'est qu'elles ont été le point de départ des études nouvelles de la renaissance, et particulièrement de Fabrice d'Aquapendente, qui a tiré de lui une partie de ses doctrines.

CHAPITRE VIII

RHAZÈS — LES ARABES

Il est heureux que les compilations d'Oribase, d'Aétius, de Paul Éginète et de quelques autres, nous aient conservé les fragments d'ouvrages importants publiés par les médecins célèbres des premiers siècles de notre ère, car les invasions des barbares au sein de la civilisation romaine et la conquête de l'Orient par les sectateurs de Mahomet devaient, par leur vandalisme, priver l'esprit humain de ses plus glorieuses conquêtes. De tous les coups portés à la civilisation, le plus terrible, celui qui n'a jamais été réparé et pour les auteurs duquel on n'aura jamais assez de mépris, ce fut, en 640, la destruction de la bibliothèque d'Alexandrie, au nom de l'islamisme, par Amran, le second successeur de Mahomet. Après la conquête de la ville, la bibliothèque, riche, dit-on, de 500,000 volumes, fut livrée aux flammes, et pendant six mois, dit l'historien Abulpharage, les livres furent employés à chauffer les bains publics.

La nuit se fit presque subitement dans l'intelligence humaine, et lettres ou sciences, tout disparut dans la destruction de l'empire d'Orient et d'Occident. L'éclipse ne fut pas de longue durée. Dès que la ferveur du prosélytisme des princes musulmans se fut un peu refroidie, la raison politique reprit le dessus et les califes se firent, mais trop tard, les protecteurs des arts, des sciences, du commerce et des lettres. Le mal était accompli. Quoi qu'il en soit, une fois la domination arabe consolidée en Égypte, en Syrie, en Judée et dans l'Orient, en Afrique et au sud de l'Europe, dans l'Espagne, les institutions littéraires et les écoles se rouvrirent partout, des académies se fondèrent, et celle de Bagdad devint la plus célèbre du moyen-âge. Les plus grands sacrifices furent faits pour retrouver les écrits des philosophes échappés au désastre de la conquête; on les faisait traduire en arabe et on multipliait les manuscrits de tout genre pour refaire ce qu'on avait volontairement détruit. Ainsi passa des Romains aux Arabes le sceptre de la science et de la littérature, et c'est par ces derniers que la civilisation, d'abord retardée, a repris sa marche progressive jusqu'à la brillante époque de la renaissance.

Dans tous ces cataclysmes subis par les empires, la médecine était tombée au degré le plus bas du mysticisme théurgique ou démoniaque, de la magie, de la sorcellerie et de l'empirisme. Les grands principes de la science qui ont fait la gloire d'Hippocrate et de Galien, régnaient affaiblis sur la scène du monde, étouffés par l'ignorance et la superstition; mais avec les Arabes la médecine, comme toutes autres parties de la science, reprit son essor vers une destinée meilleure. — Avec les débris du passé grec et romain se fit une médecine arabe qui, en apportant son faible contingent de choses nouvelles, nous a transmis le galénisme tel que nous le connaissons aujourd'hui.

Rhazès, d'origine persane, est le premier médecin considérable qui soit fourni par l'époque arabique. Il vivait à la fin du IXe siècle. C'était un homme très-distingué, universel, connaissant, dit-on, la musique, l'astronomie, les mathématiques, la chimie, la médecine, et il était, à trente ans, un professeur si célèbre de l'Académie de Bagdad, qu'on venait de très loin assister à ses leçons. Il vécut jusqu'à quatre-vingts ans, en pratiquant la médecine, et il mourut en laissant différents ouvrages dont le plus considérable est intitulé : *Continent*. C'est encore la reproduction du galénisme avec quelques additions qui ne sont pas sans importance, notamment au sujet de la variole et de la rougeole. Sous ce rapport les médecins arabes dont nous aurons à parler sont des *naturistes*.

De tous les historiens de la médecine, *J. Freind* est celui qui a le mieux étudié Rhazès, et si après l'avoir consulté on lit la traduction de *Mead* sur le traité de la petite vérole et de la rougeole, on aura une idée parfaite de ce qu'a été l'auteur arabe dont nous parlons.

Le *Continent* se compose de dix livres : 1° sur l'anatomie (extraits d'Hippocrate, de Galien et d'Oribase); 2° sur la signification des tempéraments (extraits d'Hippocrate sur les humeurs; de Galien sur les tempéraments; d'Oribase, d'Aétius et de Paul Éginète); 3° sur les aliments et les simples (extraits d'Hippocrate sur la diète ; de Galien sur les aliments et les facultés; d'Aétius, d'Oribase, de Paul) ; 4° sur la conservation de la santé (extraits de Galien et d'Aétius); 5° sur les maladies de la peau et sur les cosmétiques (extrait de Galien); 6° sur les *victu peregrinantium ;* 7° sur la chirurgie (extraits d'Hippocrate, de Paul, d'Oribase et d'Aétius); 8° sur les poisons (extrait de Paul); 9° sur la guérison des maladies (extraits d'Hippocrate, de Galien, d'Aétius, d'Oribase et de Paul); 10° sur les fièvres (extraits d'Hyppocrate sur les crises; de Galien sur la différence des fièvres et la méthode thérapeutique à Glaucon, d'Oribase, d'Aétius et de Paul).

En outre de cette compilation, Rhazès a publié un grand nombre de faits tirés de sa pratique et qui indiquent une grande expérience, ainsi qu'on peut le voir dans le troisième livre de ses *Aphorismes* et dans le *Traité des cas merveilleux.*

Ainsi, pour ces derniers, Léon l'Africain dit que Rhazès, passant un jour dans les rues de Cordoue, vit le peuple assemblé, demanda la raison de ce concours, et apprit qu'un citoyen qui se promenai était tombé mort. Il s'approcha, et, après avoir examiné cet homme, il se fit promptement apporter des baguettes qu'il di tribua à ceux qui l'environnaient, en garda une pour lui, et exhorta les assistants à l'imiter. Alors il se mit à frapper le corps immobile du citoyen sur toutes les parties, et spécialement sur la plante des pieds; les autres en firent autant. Le reste de l'assemblée les regardait comme des fous, mais au bout d'un quart d'heure, l'homme que l'on croyait mort commença à se remuer; il revint ensuite parfaitement à lui, au milieu des acclamations du peuple, qui criait au miracle. Almansar n'eut pas plutôt appris cet événement, qu'il fit venir Rhazès, et lui dit en le complimentant : « Je vous connaissais « pour un excellent médecin, mais je ne vous croyais pas homme à « ressusciter les morts. — J'avoue que j'entends la médecine, ré- « pondit Rhazès, mais je ne sais pas rendre la vie aux morts; c'est « l'ouvrage de Dieu. Quant à ce que je pratiquai dernièrement avec « tant de succès, je ne l'ai trouvé dans aucun livre de médecine, ni « ne le tiens d'aucun maître; mais il m'arriva de faire en compagnie « le voyage de Bagdad en Égypte. En entrant dans les déserts, quel- « ques Arabes, gens de qualité, se joignirent à nous. En chemin fai- « sant, un d'entre eux se laissa tomber de son cheval, comme s'il eût « été mort. Un vieillard de notre troupe mit pied à terre sur-le-champ, « et coupant une poignée de verges, il nous en distribua à tous, et « nous commençâmes à nous exercer sur le prétendu mort, comme « nous fîmes, il y a quelques jours, sur le citoyen de cette ville et « avec le même succès. Tout le mérite de la cure se réduit donc à « avoir remarqué que le cas du citoyen était le même que celui de « l'Arabe; quant à l'événement, c'est un pur hasard... » Ce récit plut à Almansar, qui dit avec admiration à Rhazès que le pays qu'il habitait pouvait se vanter de posséder en lui un Galien; à quoi Rhazès répliqua modestement : *L'expérience vaut mieux que le médecin*, mot profond, qu'un homme de vrai mérite et dédaigneux des suffrages de la foule, seul, peut trouver. (Éloy, *Dict. historique de la médecine*, t. IV, p. 6.)

On cite de lui un curieux traitement de la sciatique emprunté à *Archigènes*, et qui consiste dans une violente révulsion opérée sur le rectum. Il donnait des *clystères extrêmement forts*, avec de la coloquinte et du nitre, au point de produire des évacuations ensanglantées. Rhazès ajoute qu'il avait vu pratiquer cette méthode à l'égard de mille personnes, sans qu'il en eût jamais vu une où ce remède eût manqué de bien réussir, à moins que ce ne fût dans un cas si invétéré, qu'il ne pouvait se guérir sans y mettre le feu. (J. Freind, *Histoire de la médecine*, 2me partie, p. 29.)

Il a publié un livre sur les *maladies des enfants*, le premier de ce genre qui ait paru dans l'antiquité; un livre sur le *ver de Médine*, sur *spina ventosa*, qu'on n'avait pas encore décrit, et parmi une foule d'autres traités, il en est un relatif aux qualités du médecin, qu'il est juste de citer pour faire connaître la manière dont on comprenait les devoirs de la profession médicale à cette époque éloignée. Ce livre est composé de deux parties : l'une relative aux qualités du médecin qu'on doit choisir, et à qui l'on doit obéir; l'autre pour les différentes charlataneries des imposteurs.

Des qualités nécessaires dans le médecin que l'on choisit pour se confier entièrement à sa conduite (1).

« Il est d'une très-grande importance de considérer, en premier lieu, comment et à quoi le médecin que vous voulez choisir a employé son temps, et comment il s'est appliqué dans ses études particulières. Si l'on peut être certain qu'il a lu et examiné les livres des anciens médecins avec diligence et application, et qu'il a eu grand soin de comparer leurs ouvrages les uns avec les autres, nous pouvons, avec justice, concevoir une bonne opinion de lui. Si, au contraire, nous trouvons qu'il a employé la meilleure partie de son temps à tout autre chose que ce que nous venons de dire ; s'il paraît se plaire avec excès à la musique, à boire et à d'autres mauvais déportements, nous ne pouvons pas estimer beaucoup ni sa personne, ni son savoir. Mais s'il peut nous paraître qu'il a toujours été fort studieux et appliqué il faudra considérer ensuite quel est son génie, s'il a de l'esprit, quel en est le tour, s'il a beaucoup fréquenté les personnes capables de disputer avec lui et de contredire à ses sentiments, quelles raisons nous pouvons avoir de croire qu'il arrivera jamais à la capacité et aux talents nécessaires pour bien examiner, connaître et guérir les maladies. »

« Nous devons encore nous informer combien de temps il a passé à converser avec ces mêmes personnes que nous venons de spécifier, et si, par leur moyen, il a appris l'art de bien juger, aussi bien que celui d'apporter du soulagement à un malade. Il sera de plus fort important d'observer s'il entend bien lui-même ce qu'il a prétendu étudier ou s'il ne l'entend pas ; si nous voyons qu'il l'entende parfaitement bien, la question suivante sera de savoir qu'il s'est adonné à visiter les malades, et s'il a réussi à les guérir de leurs maladies. Nous devons être certains qu'il a pratiqué dans les grandes villes fort peuplées, où il y ait, par conséquent, un grand nombre tant de malades que de médecins ; et si nous trouvons, après nous être informés de ces deux circonstances en particulier, qu'il a, à cet égard, toutes les qualités requises, nous pouvons avec sûreté dire qu'il est habile médecin, et le préférer à tous les autres. Mais s'il arrivait qu'on trouvât qu'il lui manque l'une de ces deux dernières qualités, il serait à souhaiter que ce soit plutôt celle qui regarde la pratique de son art (je ne dis pas néanmoins qu'il l'ignore absolument, et qu'il n'en sache pas du moins quelque chose), que s'il ne savait rien du tout de ce qu'ont dit ou écrit les anciens. Car un homme qui est bien versé dans leurs ouvrages, et qui les a bien

(1) J. Freind, *Histoire de la médecine*, 2e partie, p. 33.

étudiés et bien digérés, peut aisément parvenir, avec l'aide d'un peu de pratique, où d'autres qui ignorent absolument ce genre de littérature ne parviendront jamais. Je veux dire ceux qui ont peu de fonds d'eux-mêmes, et qui doivent tout ce qu'ils savent aux longues conversations qu'ils ont eues avec des gens qui ont pratiqué dans des lieux où il y a des médecins et des malades en abondance. Mais si quelque écolier prétendant savoir quelque chose se donne pour un maître, quoiqu'il ne sache rien, ou s'il n'a seulement que quelque petit commencement, quelque ébauche de science, s'il entend peu ce qu'il lit, ou du moins s'il n'a pas encore l'usage et le jugement que demande sa profession, on ne doit nullement se fier en lui, ni se reposer aucunement sur ses talents. Il n'y a pas même d'apparence qu'il y devienne jamais fort habile; car il est impossible qu'un homme, quand même il vivrait longtemps, arrive jamais à la perfection dans une science comme est la médecine, aussi difficile qu'elle est importante ; à moins qu'il ne marche constamment sur les pas des anciens, tant l'étendue de cette science passe de loin les bornes de la vie humaine. Ce n'est pas seulement ici une vérité à l'égard de la médecine; c'en est une aussi à l'égard d'un grand nombre d'autres auxquelles on s'applique pour en faire sa profession. Les auteurs qui ont perfectionné cet art ne sont pas en si petit nombre qu'on puisse bien les étudier et les entendre en peu d'années. Mille peut-être y ont travaillé pendant mille ans. Un homme qui les étudie avec soin et application fera par leur moyen autant de découvertes, dans la courte période de sa vie, que s'il avait vécu mille ans à l'étude de la médecine. Mais si l'on vient une fois à négliger la lecture ou l'étude des anciens auteurs, que peut une personne seule espérer de faire? Quels que soient ses talents, son génie, sa capacité, quelque supériorité qu'il ait à tous ces égards par-dessus tous les autres hommes, quelle proportion peut-il y avoir de tout ce qu'il est capable de faire tout seul et ces trésors immenses que nous avons dans les anciens? En un mot, un homme qui ne lit point les ouvrages des savants médecins de l'antiquité, et qui ne connaît pas, du moins en partie, la nature des maladies avant même qu'il visite les malades, lorsqu'il les visitera, négligera ces mêmes maladies, ou par ignorance, ou par méprise, parce qu'il ne sera pas capable d'en juger, n'en ayant eu aucune connaissance auparavant. »

Des imposteurs ou charlatans.

« Il y a tant de ces petits artifices avec lesquels les charlatans ou médecins prétendus en imposent aux personnes crédules, qu'un livre entier, si j'avais dessein d'en faire un exprès, ne suffirait pas même à les comprendre tous. Mais rien n'égale leur impudence et leur effronterie, si ce n'est la criminelle certitude où ils sont qu'ils tourmentent les gens, et leur causent de cruelles douleurs dans leurs derniers moments, sans aucune apparence de raison. Tantôt il y en aura qui se vanteront de pouvoir guérir l'épilepsie, et qui feront pour cela une ouverture au derrière de la tête en forme de croix; puis ils prétendront avoir tiré de la plaie quelque chose qu'ils avaient tenu caché jusque-là dans leur main. D'autres vous diront qu'ils peuvent tirer des serpents et des lézards du nez de leurs malades, et ils feront semblant d'en venir à bout en mettant dans les narines la pointe d'un instrument de fer qu'ils y tournent jusqu'à blesser exprès cette partie et en tirer du sang; puis ils montreront une espèce de petit animal artificiel qu'ils ont fait eux-mêmes auparavant avec de la substance de foie, etc. Il y en a qui se vantent de pouvoir ôter des yeux ces petites taches blanches qui y croissent quelquefois; mais avant d'introduire leur instrument dans l'œil, ils y placent avec adresse un petit morceau de quelque chiffon de linge bien blanc, et puis ils prétendent en l'en ôtant avec leur instrument que c'est là la petite tache blanche qu'ils en viennent d'ôter. Il y en a qui entreprennent de tirer de l'eau de l'oreille en la suçant. Mais que font-ils? Ils ont dans leur bouche un petit tuyau plein d'eau; ils laissent couler cette eau dans l'oreille par un des bouts de ce tuyau; puis, l'attirant par l'autre, ils la rejettent après devant la compagnie, prétendant l'avoir tirée de l'oreille. D'autres prétendent tirer de la même manière des vers qu'ils disent qui croissent ou dans l'oreille ou à la racine des dents. D'autres vous tireront, disent-ils, des grenouilles que vous avez dessous la langue; ils font une incision dans cet endroit, y fourent un de ces animaux encore fort petit, et l'en tirent ensuite fort aisément. Que dirai-je de plus? Il n'y a pas jusqu'à des os que ces charlatans ne fourent dans les plaies et dans les ulcères; et puis, après les y avoir laissés quelque temps, il les en retirent enfin comme s'ils étaient venus là d'eux-mêmes. Les uns prétendent tailler un malade de la pierre : ils font l'opération, ont une pierre dans leur main, qu'ils montrent ensuite, et ne manquent pas de dire qu'il y en avait deux dans la vessie, afin qu'on croie qu'ils en ont tiré celle-là. Quelquefois ils introduisent la sonde dans la plaie; mais, n'étant que des ignorants sans principes et sans règles, ils ne peuvent pas même par là distinguer s'il y a une pierre ou s'il n'y en a point, et à tout hasard montrent celle qu'ils avaient toute prête pour dire qu'ils l'ont enfin tirée. Les autres font une incision au fondement pour guérir, disent-ils, les hémorrhoïdes, et à force de recommencer cette ridicule opération, causent à la partie une fistule ou un ulcère dont il n'y avait pas auparavant la moindre apparence. Quelques-uns vous disent qu'ils tireront du flegme ou de la matière visqueuse ressemblant à du verre, tant de la verge que de tout autre partie du corps; mais ils se contentent de faire sortir de l'eau d'un petit tuyau qu'ils ont mis auparavant dans leur bouche. On en voit qui prétendent pouvoir ramasser toutes les humeurs qui sont répandues dans tout le corps, et les rassembler toutes dans un même endroit en frottant seulement cet endroit avec du jus de cerises d'hiver, qui cause une inflammation subite, et ils demandent ensuite qu'on les récompense comme s'ils avaient, en effet, guéri la maladie. Après cela, ils frottent l'endroit avec de l'huile, et la douleur se dissipe en un moment. Il y en a d'autres qui font accroire à leurs malades qu'ils ont avalé du verre, et, prenant une plume qu'ils enfoncent dans le gosier, il les excitent à vomir, ce qui leur fait rejeter la drogue qu'ils leur avaient eux-mêmes fait avaler par le moyen de cette plume. C'est ainsi que ces imposteurs tirent dehors bien des choses qu'ils ont eu l'adresse d'introduire dans les endroits dont ils les font sortir, non sans danger d'exposer très-souvent leurs malades à des accidents beaucoup plus funestes que ceux pour lesquels on les a appelés, et qui finissent enfin par la mort de ces personnes trop crédules. Ces imposteurs ne passeraient pas si aisément qu'ils font lorsqu'ils ont affaire à des personnes d'esprit et de jugement, si ce n'était que ces mêmes personnes ne s'imaginent pas qu'on les veuille tromper, et ne doutent nullement de l'habileté de ceux qu'ils emploient. Mais enfin il arrive qu'on les soupçonne, et qu'on examine de plus près leurs opérations prétendues, et alors toute l'imposture se découvre. On ne doit donc jamais, si l'on est sage, hasarder sa vie à si bon marché, en se confiant à de semblables charlatans, ni prendre aucun de leurs prétendus remèdes, qui ont été si funestes à tant de personnes si faciles à tromper. »

Ne croirait-on pas, en lisant ces lignes, se trouver en plein XIXe siècle, vis-à-vis de cette plaie honteuse du charlatanisme qui déshonore notre profession, et qu'on n'a pas encore pu guérir. C'était alors comme à présent, et comme dans l'antiquité grecque. C'était, comme ce sera toujours, un vice de l'humanité en tant qu'humanité, plutôt qu'un vice inhérent à la profession.

Maintenant que nous connaissons Rhazès comme compilateur et comme moraliste, voyons-le comme nosographe dans l'œuvre dont on lui attribue tout le mérite dans la description de la petite vérole et de la rougeole (Mead, *Œuvres*, t. II, p. 474. Traduction du Traité de Rhazès sur la petite vérole). Il ne faudrait pas juger cette monographie avec les idées de notre temps, essentiellement narrateur et réaliste, car on en prendrait la plus triste opinion. En effet, Rhazès, qui ne croit pas être le premier à parler de la petite vérole, ne décrit pas cette maladie. Il en parle comme d'une chose connue, et tout ce qu'il dit des symptômes est si nul, qu'il n'y a pas lieu d'en rien conclure pour le diagnostic. Ce chapitre ne renferme même rien qui révèle l'existence des pustules varioliques, et si, à l'occasion du pronostic, la mention de ces pustules ne se trouvait pas, on ne saurait pas ce que c'est que la variole.

Ce traité de la petite vérole et de la rougeole, écrit *au nom du Dieu souverainement bon et miséricordieux*, pour lequel l'auteur implore la grâce du Tout-Puissant, *qui ne laissera pas cette bonne œuvre sans récompense,* renferme quatorze chapitres : deux sur les causes du mal, un sur les symptômes, dix sur le traitement, et enfin le dernier sur les petites véroles et rougeoles susceptibles de guérison, et sur celles qui ne le sont pas.

La première phrase du livre indique la connaissance ancienne de la maladie. « Ceux d'entre les médecins qui disent que le grand Galien ne fait aucune mention de la petite vérole, et qu'il ne connaissait point cette maladie, n'ont jamais lu ses ouvrages, ou ne l'ont fait que d'une manière très-superficielle, car dans un de ses traités, on trouve : « *Ceci convient, et doit être mis en usage, de telle et telle manière, même dans la petite vérole.* » Mais si l'on connaissait la petite vérole dans l'antiquité, on ne l'avait pas décrite, et ce premier essai, si insuffisant qu'il puisse paraître, est aujourd'hui le plus grand titre de gloire du médecin arabe.

Pour Rhazès, « la petite vérole survient quand le sang éprouve un mouvement de fermentation putride, qu'il élève des vapeurs, et qu'il passe de l'état de moût, auquel on peut comparer celui de l'enfance, à l'état de vin fait, qui ressemble mieux à celui des jeunes gens. »

Elle sévit sur les enfants et chez les sujets blancs, humides, replets, bien colorés ou bilieux, à la fin de l'automne ou au commencement du printemps. Ce qu'il dit de la petite vérole s'applique à la rougeole.

Les symptômes décrits par Rhazès sont purement constitutionnels : « fièvre, douleur de dos, démangeaison du nez, sommeil inquiet, respiration pénible, nausées, » et sont donnés comme semblables dans la variole et dans la rougeole. — Dans ce chapitre unique, consacré aux symptômes, il n'est fait aucune mention des pustules varioliques ni de leur mode de développement. Le côté descriptif de la maladie est tout à fait sacrifié au traitement, que l'auteur expose avec les plus grands détails. Il est évident que pour lui la médecine avait vraiment pour but la guérison des maladies, et qu'on n'avait pas encore découvert le principe formulé par un nosographe moderne : « *Une maladie étant donnée, déterminer sa place dans un cadre nosologique.* »

Le traitement se composait des indications suivantes : 1° des moyens de se préserver de la petite vérole avant son apparition, et de ceux d'en diminuer la violence après qu'elle s'est manifestée; 2° comment il faut s'y prendre pour faciliter l'éruption; 3° précautions à mettre en usage pour préserver les yeux, les paupières, les oreilles, les narines, le gosier et les articulations des accidents qui pourraient leur arriver; 4° comment on peut accélérer la maturité des boutons; 5° comment on accélère le dessèchememt des croûtes; 6° de quelle manière on peut faciliter la chute des écailles de la petite vérole et des croûtes qui se forment sur l'œil ou sur le reste du corps; 7° des moyens d'enlever les traces de la petite vérole ; 8° du régime alimentaire qui convient à ceux qui sont attaqués de la petite vérole; 9° de la manière dont doit être entretenu le ventre du malade pendant toute la maladie. — C'est un exposé complet et parfait de la thérapeutique des varioles. Mais ce n'est pas tout : un dernier chapitre par lequel se termine l'ouvrage est relatif au pronostic et est intitulé : *Des petites véroles et des rougeoles susceptibles de guérison et de celles qui ne le sont pas.*

Là, le praticien émérite se révèle tout entier et il n'y a rien à reprendre dans ses observations. Deux de ses propositions vont justifier notre jugement.

« La petite vérole, dont les pustules sont blanches, grosses, discrètes, en petit nombre, dont l'éruption se fait promptement et facilement, sans une chaleur excessive ni une fièvre trop considérable, sans de grandes inquiétudes ni de grandes anxiétés, de manière que tous ces symptômes diminuent à mesure qu'elles sortent et cessent entièrement après leur sortie complète ; cette petite vérole, dis-je, est bénigne, et l'on en guérit facilement. Les moins dangereuses, après celles-ci, sont celles où les pustules sont blanches et grosses, quelque nombreuses et cohérentes, pourvu toutefois qu'elles sortent facilement, et que l'éruption diminue l'ardeur de la fièvre et l'inquiétude du malade.

« Il y a une sorte de pustules qui, quoique blanches et grosses, sont néanmoins mortelles : ce sont celles qui sont confluentes, et qui s'étendent de manière que plusieurs d'elles communiquent ensemble, et occupent un très-grand espace, ou bien celles qui forment des cercles fort étendus, et qui ont une couleur de graisse. » (Rhazès, *loc. cit.*)

Rien n'est plus vrai que cet aphorisme : toutes les fois que j'ai vu les pustules d'un varioleux s'aplatir et prendre l'aspect graisseux ou plâtré, la mort en a été la conséquence.

CHAPITRE IX

HALY-ABBAS

Haly-Abbas, médecin arabe et philosophe, surnommé le magicien, vivait à la fin du xe siècle, environ cinquante ans après Rhazès. Il eut une très-grande réputation et écrivit un livre ayant pour titre : *almaleki* (ouvrage royal), dans lequel figurent toutes les branches de la médecine. — Sauf la matière médicale qui était en partie nouvelle, ses idées sont celles de Galien, aussi doit-on le considérer, malgré les critiques qu'il lui adresse, comme appartenant à son école.

CHAPITRE X

AVICENNE

Avicenne est un médecin mahométan qui naquit en Perse, à Bochava, vers 989 de notre ère chrétienne, et mourut en 1036. De fortes études d'Euclide, d'Aristote et de l'Alcoran le familiarisèrent avec les mathématiques, la philosophie et les choses religieuses. C'est alors qu'il vint faire de la médecine à Bagdad, où il acquit une si grande réputation, qu'on le nomma plus tard le *prince des médecins*. Attaché en qualité de médecin au gouverneur de sa province natale, le neveu du sultan Jasochbagh, il reçut l'ordre de l'empoisonner, ce qu'il se garda bien de faire, mais il en fut puni, car le gouverneur ayant appris le danger qu'il avait couru sans en avoir été instruit, le fit mettre en prison pendant deux ans. — Il ne pouvait échapper, puisque puni par le sultan dont l'ordre n'avait pas été exécuté, ou maltraité par le gouverneur qui lui devait la vie, la bonne comme la mauvaise conduite devait aboutir à la même peine. (Dezeimeris, *Dict. hist. de la méd.*, t. I, p. 215.)

Avicenne a été très-diversement jugé. Tenu en très-médiocre estime par les uns, qui le disaient louche en médecine et aveugle en médecine, il était fort considéré par les Arabes qui le considéraient comme un second Galien, auquel du reste, il a emprunté le fond de toutes ses publications. — Mandataire érudit du galénisme, ce fut un naturiste.

Quoi qu'il en soit de ces appréciations, il y a un fait qui parle plus haut que toutes les critiques des historiens, c'est l'autorité de son nom et de ses ouvrages qui ont été classiques, ainsi que ceux de son maître Galien, pendant près de six siècles.

Les ouvrages d'Avicenne portent le nom de *Canon*, qui veut dire LOI, et en effet ils furent la loi et le code médical de l'Asie et de l'Europe pendant plusieurs centaines d'années. Sprengel (*loc. cit.*, p. 506, t. II) et Renouard (*loc. cit.*, p. 418, t. I) en ont donné une assez longue analyse.

Le *Canon* est une compilation qui se compose de cinq livres : deux pour les principes de la physiologie, de la pathologie et de l'hygiène, conformément aux principes de Galien ; deux pour les traitements de toutes les maladies connues ; un pour la composition et la préparation des remèdes, et c'est ici seulement que l'auteur apporte son contingent personnel d'observation, d'expérience et de crédulité. — On pourra juger de l'auteur et de la manière raisonnante de l'époque par les extraits suivants :

« La médecine est une science qui fait connaître les dispositions du corps humain en tant qu'il est susceptible d'être amendé ou modifié, dans le but de la conservation et du rétablissement de la santé.

» Quelqu'un objectera peut-être que la médecine étant divisée en théorique et pratique, j'ai tort de lui donner le nom de science, ce qui est censé la mettre au rang des connaissances purement spéculatives. Mais je répondrai à cela qu'il y a des arts exclusivement théoriques et d'autres exclusivement pratiques ; la médecine, de même que la philosophie, est tout à la fois théorique et pratique.

» Quand nous admettons dans une science deux branches, l'une théorique et l'autre pratique, nous attachons aux mots théorique, pratique, une signification différente du vulgaire, et qu'il est bon d'expliquer. Nous ne voulons pas dire, par exemple, qu'une branche de la médecine est consacrée à démontrer et l'autre à opérer, mais nous voulons faire entendre qu'il y a dans la science médicale deux parties : l'une qui traite des principes, sans avoir en vue leur application ; l'autre qui expose les règles d'après lesquelles on doit opérer. Ainsi quand on dit en médecine qu'il y a trois sortes de fièvres et neuf tempéraments ou complexions, on fait de la science spéculative. Au contraire, quand on dit qu'il faut employer les répercussifs, les réfrigérants et les incrassants au début des apostèmes chauds, ensuite les répercussifs concurremment avec les émollients, enfin les émollients unis aux résolutifs, sur le déclin de la maladie, on fait alors de la science pratique. »

Dans la seconde partie du *Canon* où se trouve l'exposé des connaissances pratiques du temps, on peut voir la manière dont on entendait la description des maladies. — En voici un extrait relatif à la variole que le docteur Renouard a traduit (*loc. cit.*, t. I, p. 421).

« *De la variole.* — Le sang éprouve quelquefois une ébullition pareille à celle qui survient dans les sucs végétaux, et qui produit la désagrégation des parties. La cause naturelle de cette ébullition n'est autre que les résidus du sang menstruel qui se trouve dans la matrice au moment de l'imprégnation, ou qui y sont déposés postérieurement, résidus engendrés par les aliments de mauvaise qualité, de l'espèce de ceux qui raréfient les substances du fluide sanguin et la font entrer en ébullition, jusqu'à ce que sa partie saine se dégage et domine, comme cela arrive naturellement dans le suc du raisin, qui se purifie par la fermentation et se convertit en une liqueur d'une composition uniforme, après avoir expulsé l'écume épaisse et la lie terreuse.

» Les symptômes précurseurs des varioles sont ordinairement la douleur du dos, les démangeaisons du nez, les frayeurs durant le sommeil, un picotement dans toutes les parties du visage, une courbature générale. La face devient rouge, les yeux de même ; ceux-ci se remplissent de larmes. Des taches nombreuses et enflammées se montrent sur la peau. Le malade éprouve des bâillements fréquents ; il a la respiration gênée et la voix enrouée ; il rend une salive épaisse. Sa tête est pesante, douloureuse, sa bouche est sèche. Il éprouve dans le gosier et dans la poitrine une constriction pénible. Ses pieds tremblent et se renversent. Tout cet appareil morbide est accompagné de fièvre. »

Ce tableau, qui frappe par son insuffisance, est la reproduction presque littérale de celui de Rhazès, principalement pour la théorie du mal, et montre bien la forme nosographique du temps. — En voici une autre preuve tirée de la description des rougeoles :

Des morbillies. — Pour les écrivains du moyen âge, les morbilies comprennent la rougeole, la scarlatine et la roséole. Les morbillies, dit Avicenne, sont une espèce de varioles bilieuses. Il n'y a presque pas de différence entre ces deux sortes d'affections, sinon que les morbilies, provenant de la bile et d'une moindre quantité de matière morbide, ne dépassent quasi point la superficie de la peau, et ne forment dans le principe aucune éminence, aucune saillie, qui exige une cure particulière; tandis que les varioles produisent dès leur apparition des élevures, des pustules. Les morbillies sont un peu moins graves et moins apparentes que les varioles ; mais les signes de leur invasion paraissent à peu près les mêmes. Cependant l'anxiété de l'estomac, la gêne de la respiration, l'inflammation générale ont plus d'intensité dans les morbilies, au lieu que la douleur du dos est moins vive. Cette douleur a pour cause, dans les varioles, la plénitude du sang qui distend la veine placée le long de la colonne dorsale ; car les varioles dérivent de l'abondance du sang corrompu, tandis que les morbilies proviennent de la véhémence de la corruption de ce liquide. L'éruption variolique s'accomplit pour l'ordinaire d'une manière subite. »

Le défaut est ici non moins grand que dans l'exposition des causes et des signes de la variole, et l'hypothèse règne ici en maîtresse de l'observation négligée. En effet, d'après Avicenne, les varioles et les rougeoles sont des maladies réputées semblables, provenant de la bile (*première hypothèse*), et dans cette dernière la matière morbide ne dépasse quasi point la superficie de la peau (*deuxième hypothèse*). Les signes de leur invasion sont à peu près les mêmes (*ce qui est une erreur*). La douleur du dos a pour cause a plénitude de la veine placée le long de la colonne dorsale (*troisième hypothèse*). Sprengel lui attribue aussi la découverte et la première description de la scarlatine, ce qui est à démontrer.

Malgré leurs défauts et par leur mérite, la réputation des ouvrages d'Avicenne s'était tellement répandue en Asie que la plupart des médecins arabes du XIIe et du XIIIe siècle n'étaient occupés qu'à en faire des abrégés pour les élèves. En Europe même, l'engouement pour cet écrivain fut tel, que pendant longtemps les professeurs des facultés de médecine se bornaient à le lire en chaire pour l'expliquer et s'en faire les commentateurs. *Guerner Rolfink* les expliquait encore à Gênes au XVIIe siècle. On faisait de même à Louvain, dans les Pays-Bas, où *Plempius* publia son commentaire en 1658, et cette méthode fut aussi longtemps en honneur à Montpellier — Galien et Avicenne furent ainsi les oracles de la science médicale au moyen âge.

CHAPITRE XI

ALBUCASIS

Albucasis, médecin arabe, natif de Cordoue, vivait au commencement du XIIe siècle et mourut en 1122.

Imbu des idées de Galien, de Paul d'Égine et de Rhazès, qu'il reproduit presque littéralement, il écrivit un abrégé de médecine théorique et pratique qui est surtout remarquable par le traité de chirurgie qui le termine.

Dans la partie médicale se trouve la reproduction des chapitres sur les maladies des enfants, sur les maladies arthritiques, sur les médicaments capables de causer la mort, et sur la petite vérole de Rhazès.

Sa chirurgie, récemment traduite par le docteur Lucien Leclerc, est infiniment plus originale, et les éloges que lui donne Fabrice d'Acquapendente n'ont rien que de très-mérité. On y voit beaucoup de figures de chirurgie. Par ce médecin s'est opérée la réintégration dans la pratique d'opérations importantes depuis longtemps négligées. Il a extirpé le polype du nez ; il a fait la bronchotomie ; il a employé la pierre infernale et a fait pour la cautérisation plus qu'on avait encore jamais osé faire.

Pour lui les caustiques ne devaient jamais être employés que chez les sujets d'une constitution sèche et chaude. Tous les métaux étaient bons pour cautériser par le feu, mais sa préférence fut pour le fer rouge. Il l'employait dans le tic douloureux, aux commissures des lèvres ou derrière les tempes; dans la cataracte en brûlant le sommet de la tête ; dans les luxations spontanées autour des articulations; dans la lèpre noueuse ; dans les ulcères cancéreux à leur circonférence; dans les hémorrhagies, conjointement avec la division du vaisseau, les styptiques ou la ligature qu'on attribue généralement à *Ambr. Paré ;* dans les déviations de la colonne vertébrale ; et, dit Éloy, dans les hernies.

Dans ce livre, composé de trois parties, la première est relative à l'emploi du cautère, la seconde traite des opérations qui s'exécutent avec l'instrument tranchant, et la troisième est consacrée au traitement des fractures et des luxations en général abandonnées à des ignorants pour lesquels on avait un profond mépris. Il est le seul des auteurs anciens, dit Éloy (*loc. cit.*, t. I, p. 72), qui ait donné la description des instruments de chirurgie et parlé de l'usage qu'il convient d'en faire à chaque opération. Il ne se borne point au manuel, il pousse son attention plus loin, car il avertit du danger auquel on est exposé en opérant. Toutes les fois qu'il en prévoit quelqu'un, il en indique les causes et fait connaître les moyens qu'on doit employer pour les prévenir ou les dissiper. Tout cela lui a mérité une réputation qui est passée jusqu'à ses ouvrages ; c'est d'eux que les chirurgiens du XVIe siècle ont tiré la plupart des choses qu'on apprécie dans leurs écrits.

CHAPITRE XII

AVENZOAR

Avenzoar est un médecin arabe qui naquit à Séville, où il vécut au commencement du XIIe siècle, à peu près au même moment qu'*Averrhoes*. On dit qu'il connut Avicenne. Sa carrière, très-longue puisqu'il mourut, dit-on, à cent cinq ans, fut très-brillante, et il mérita le surnom de sage ou d'illustre. Non-seulement il connaissait la médecine, mais il avait étudié la chirurgie et la pharmacie, bien que ces deux dernières branches de la science fussent très-déconsidérées de son temps et qu'il dût se justifier de s'en être occupé, dans la crainte qu'on ne l'accusât d'avoir manqué à la dignité professionnelle.

Avenzoar fut un médecin très-distingué, dont les doctrines tiennent du naturisme par Galien qui les inspire, et de l'arabisme par la chirurgie, la pharmacie et la matière médicale de l'époque. Sprengel dit même que ses idées sur la cause qui conserve la vie et le mélange régulier des humeurs, malgré leur tendance à la putréfaction, sont d'autant plus remarquables qu'à cet égard il semble avoir tracé la route à l'immortel Stahl. En effet, il combat l'opinion de la supériorité de certains organes les uns sur les autres, et il ne veut accorder le premier rang ni au cœur ni au cerveau, parce que tout est lié dans le corps, et qu'il existe une intime connexion entre ces deux organes. Son culte pour Galien était excessif, car il le prend toujours pour guide dans ses théories médicales ; il le cite à tout propos, et plein de déférence pour cette grande autorité, il rapporte le fait suivant :

« Un jour qu'il était embarrassé par un cas difficile pour lequel il avait interrogé plusieurs médecins sans savoir quel parti prendre, il prit la résolution d'aller consulter son père qui demeurait dans une ville fort éloignée de la sienne. Le bon vieillard se contenta pour toute réponse de lui indiquer un passage de Galien, qu'il lui ordonna de lire, ajoutant que s'il ne venait point à bout, après l'avoir lu, de guérir cette maladie, il ne devait jamais s'attendre à réussir. Cet avis eut tout le succès qu'il pouvait désirer ; il guérit son malade; ce qui leur donna beaucoup de satisfaction à l'un et à l'autre. » (Éloy, *loc. cit.*, t. I, p. 209.)

Avenzoar, dont l'ouvrage intitulé *Thaisser compendium* est analysé longuement par J. Freind, s'est beaucoup occupé d'ostéologie pour traiter convenablement les luxations et les fractures. Il a ouvert un certain nombre de cadavres, et c'est ainsi qu'il est arrivé à indiquer l'anatomie pathologique des abcès du médiastin, de la péricardite, de l'hydropisie du péricarde, et des concrétions cardiaques fibrineuses, qu'il appelle *polypes du cœur* (J. Freind, *loc. cit.*, 2e partie, p. 42, 46 et 47). — Il s'est occupé de la dysphagie, pour laquelle il conseille l'usage de lavements nourrissants auxquels il attache une grande importance, sans savoir que si les lavements nourrissent c'est que le gros intestin a aussi ses chylifères (J. Freind, *loc. cit.*, 2e partie, p. 53). — On lui doit aussi des remarques sur la sensibilité des os et des dents, fait jusqu'alors contesté; sur la phthisie que produit l'ulcération de l'estomac; sur une maladie causée par des excroissances de l'estomac; sur l'angine produite par la paralysie de l'œsophage; sur l'aphonie en rapport avec l'engorgement squirrheux de la langue; sur la bronchotomie; enfin, sur le trépan, sur les calculs urinaires et sur différentes parties importantes de la chirurgie.

CHAPITRE XIII

AVERRHOES

Averrhoes, né à Cordoue, vécut peu après Avenzoar, dans le XIIe siècle, et mourut à Maroc en 1178, selon les uns, en 1206, selon les autres. — Ce fut un homme distingué, surtout en philosophie où il se montra le disciple passionné d'Aristote. En médecine il fut le sectateur indépendant et libre de Galien, dont il s'éloigna un peu en fait de détails. On a de lui un *Abrégé de médecine* qui n'est qu'une pâle reproduction des livres de ses prédécesseurs, et qui a joui après sa mort d'une très-grande renommée, si l'on en juge par le nombre des éditions auxquelles il a été vendu. C'est toujours l'anatomie de Galien, légèrement modifiée, et la pathologie de Rhazès et d'Avicenne surchargée d'une polypharmacie qui est arrivée jusqu'au XVIIIe siècle.

CHAPITRE XIV

ACTUARIUS

Pendant que la nation arabe s'élevait au sommet de la puissance sociale en Asie et avait conquis le sud de l'Europe, la nation grecque descendait de jour en jour les degrés de la civilisation, et nul médecin célèbre ne sortit des entrailles de son peuple pendant la période des sept siècles qu'illustrèrent les Arabes. A la fin du XIIe ou au commencement du XIIIe siècle, il en est un cependant qui mérite d'être signalé et dont le nom est arrivé jusqu'à nous. C'est Actuarius (Jean), fils de Zacharie. On le considère comme le dernier des médecins grecs de l'antiquité. Ce fut un naturiste suivant presque à la lettre les dogmes de Galien, sur lequel il renchérit par ses subtilités.

Sprengel et P. Renouard, qui paraissent l'avoir étudié avec soin et qui portent sur lui un jugement très-favorable, en font un compilateur habile parmi les médecins de deuxième ordre. Actuarius a beaucoup écrit, et le plus considérable de ses ouvrages parmi ceux qui nous restent, composé de six livres, a pour objet la *cure des maladies*. C'est la doctrine de Galien et de ses successeurs, en abrégé et mise dans un ordre parfait. La doctrine des jours critiques s'y trouve exposée avec soin et défendue par des arguments de haute valeur. C'est le premier ouvrage grec où l'on fasse mention des médicaments nouveaux introduits par les Arabes, tels que les purgatifs doux (la casse et le séné), les sirops, les juleps, les liqueurs distillées. On n'y trouve cependant rien sur les varioles, sur les morbillies, sur le spina ventosa et sur les autres affections décrites par les médecins de cette nation.

Son traité des esprits animaux, divisé en deux livres, est en entier inspiré de Galien, car on y voit que l'homme est formé de deux substances différentes : l'âme et le corps; que l'âme humaine diffère de celle des brutes; qu'elle est une émanation de la divinité, une substance simple douée de qualités diverses, immortelle, intelligente et impassible de sa nature, quoique capable de ressentir la douleur et le plaisir par l'intermédiaire des esprits qui la lient intimement au corps. Maintenant que sont ces esprits? D'où viennent-ils et quelles sont leurs altérations? Actuarius répond :

« Le suc le plus pur des aliments digérés par l'estomac se rend au foie, où il sert à la composition des esprits naturels, qui sont les instruments de la faculté concupiscible de notre âme.... Ceux-ci se portent avec le sang dans la veine lambdoïde, dont une branche descend vers les régions inférieures et l'autre monte au ventricule droit du cœur. De là les esprits et le sang passent dans le ventricule gauche pour y être élaborés de nouveau et changés en esprits vitaux, que les artères distribuent dans toutes les parties du corps..... Or, il existe à la base du cerveau un entrelacement admirable de vaisseaux artériels et veineux extrêmement déliés qu'on nomme *plexus réticulaire.* C'est là que les esprits vitaux contenus dans le sang subissent une troisième atténuation, qui les transforme en esprits animaux. Ces derniers sont en rapport immédiat avec l'âme; par eux cette substance immatérielle perçoit les sensations des objets extérieurs et exécute les fonctions les plus élevées. » (Renouard, *Histoire de la médecine*, t. I, p. 462.)

Chacun reconnaîtra ici la reproduction des hypothèses de Galien sur la vie et sur le rôle de l'âme humaine dans l'organisation, hypothèses que la science moderne a pour jamais condamnées, pour étudier l'essence de la force qui remue la matière vivante et en dirige les molécules vers des formes déterminées, quoique mille fois différentes les unes des autres. Mais ce qu'Actuarius a mieux réussi, c'est l'indication de la physiologie morbide. — « La santé peut s'altérer de deux manières : 1° lorsque les humeurs du corps, étant trop abondantes ou viciées dans leur composition, laissent exhaler des vapeurs confuses qui troublent la lucidité des esprits, obscurcissent les sensations de l'âme et jettent le désordre dans ses opérations; 2° lorsqu'une des qualités élémentaires, le chaud ou le froid, le sec ou l'humide, est en excès dans une partie quelconque et donne lieu à une intempérie. » L'auteur passe alors en revue l'influence des diverses espèces d'aliments, du sommeil et de la veille, de l'exercice, du repos, des passions, des remèdes et de tous les agents hygiéniques et thérapeutiques. Le but de la médecine est de conserver la transparence des esprits, de favoriser la coction des humeurs, d'empêcher leur altération ou leur surabondance, enfin de rétablir l'équilibre des qualités alimentaires. Telle fût, avec ses hypothèses et ses erreurs, la doctrine d'Actuarius; mais si on la juge avec les idées de l'époque, on voit qu'elle a tout le mérite d'une chose claire, correcte et bien présentée.

CHAPITRE XV

JEAN LE MILANAIS, ROMUALD, ÆGIDE ET L'ÉCOLE DE SALERNE

Pendant le règne des Arabes dans le littoral de la Méditerranée, plusieurs savants qui avaient fui l'Égypte après la destruction de la bibliothèque d'Alexandrie, vinrent en Sicile jeter les fondements de cette école de Salerne, d'abord inconnue, et qui devait, du xe au XIIIe siècle, acquérir une si grande réputation. Placée dans un climat exceptionnellement doux, sur le passage des croisés qui se rendaient en Asie et qui en revenaient accablés des maux les plus divers, cette école, où se cultivaient les principes d'Hippocrate et de Galien, eut un succès mérité par les services que ses professeurs rendirent à la science et à la profession.

Il en est sorti, en 1100, un livre qui est arrivé jusqu'à nous, dont le titre est : *Préceptes diététiques de l'école de Salerne*, et qui a pour auteur Jean le Milanais. Composé pour Robert, duc de Normandie, fils de Guillaume le Conquérant, qui s'était arrêté au retour d'une croisade dans l'intention de se faire soigner d'une blessure au bras, cet ouvrage a un véritable intérêt rétrospectif. Il donne assez bien l'idée de la médecine à cette époque, et il très-utile à consulter. Sa forme, d'ailleurs, est très-agréable et il est écrit en vers léonins, ou en aphorismes qui ont joui d'une assez grande réputation. En voici la dédicace et les principaux dogmes. (*École de Salerne*, traduction de Levacher de la Feutrie.)

SUR LA CONSERVATION DE LA SANTÉ (aphor. I).

Si tu veux de tes ans prolonger la durée,
Soupe peu ; du vin pur ménage la versée ;
Marche après ton repas, ne dors point dans le jour ;
De l'urine et des vents crains en toi le séjour ;
Chasse loin les soucis ; évite la colère :
C'est ce qu'écrit Salerne au bon roi d'Angleterre.

MOYEN DE SE PASSER DE MÉDECIN (aphor. II).

Es-tu sans médecin ? Je vais t'en donner trois :
Gaieté, diète, repos ; obéis à leurs lois.

DE L'AIR (aphor. X).

Si je peux me choisir une libre atmosphère,
L'air pur, clair et serein, est l'air que je préfère.
Des marais, des égouts, l'horrible puanteur
Offense l'odorat et soulève le cœur.

DU MANGER (aphor. XV).

Que l'estomac soit libre, avant que de manger,
Qu'il soit net ; autrement c'est pour le ménager.
Au cri de l'appétit ne ferme point l'oreille,
De manger à propos il fait signe à merveille.

(Aphor. XVI.)

Ne bois jamais sans soif, ne mange point sans faim ;
Et la faim et la soif sont un bon médecin
Mais qu'ici comme ailleurs la raison te modère,
L'une ou l'autre en excès te mettrait dans la bière.

(Aphor. XVII.)

Veux-tu vivre longtemps ? Borne ton appétit :
Le sobre ne meurt point ; le médecin l'a dit.

DU BOIRE (aphor. XXI).

Bois souvent en dînant, jamais hors des repas ;
Toujours à petits coups, pour narguer le trépas.

(Aphor. XXII.)

L'estomac refroidi devient méchante meule,
Si l'on s'obstine à boire aux repas de l'eau seule.

DU PAIN (aphor. XXIV).

Que ton pain soit nouveau, mais qu'il ne soit plus chaud ;
N'en mange point de frit, ni de fait au réchaud ;
Que la pâte venant de farine choisie,
Ait levé comme il faut ; que les yeux de la mie
Satisfassent les tiens, et qu'un goût savoureux
Fasse dire à chacun : ce pain est amoureux.
En un mot, qu'il soit pur, c'est le seul pain utile ;
Ne mange point de croûte, elle enflamme la bile.

Viennent ensuite d'autres préceptes sur l'usage des viandes, de la friture, des volailles, des poissons, des légumes, des racines, du dessert, des fruits, des vins, etc. ; sur les assaisonnements, les épices, sur le sommeil, sur certains remèdes, sur la saignée, les bains, le jeûne, etc. Malheusement beaucoup de ces aphorismes sont d'une naïveté banale, et traduits en français ils perdent encore beaucoup du charme qu'ils offrent quand on les lit en latin.

DU SOMMEIL (aphor. LXXX).

Six heures de sommeil suffisent à chaque homme,
Le paresseux de sept pourra faire sa nuit,
Mais que nul ne prétende à l'obtenir de huit.

CONTRE LA PETITE VÉROLE (aphor. CXX).

Crains-tu pour tes enfants la petite vérole ?
Fais-les inoculer. Moyen, dis-tu, frivole ?
Fais-leur donc éviter et les varioleux,
Et de toucher à rien qui puisse venir d'eux.

DE LA SAIGNÉE (aphor. CXXXI).

Ne saignez point avant la dix-septième année,
Trop de force et d'esprit s'en vont par la saignée ;
Et pour les réparer, le meilleur aliment,
Le vin et le bouillon agissent lentement.

(Aphor. CXXXVIII.)

Dans les maux trop aigus, examinez à peine,
Et dès le premier jour, ouvrez, rouvrez la veine.
N'épargnez point le sang d'un sujet vigoureux ;
Mais ménagez l'enfant, ménagez le vieux.
Le printemps, pour cela, vous permet davantage ;
Dans les autres saisons il faut être plus sage.

Je bornerai là ces extraits, qui sont des meilleurs parmi les aphorismes que l'école de Salerne nous a laissés. Ils n'ont pas une très-grande importance, mais ce sont des curiosités utiles à connaître.

Dans le même siècle où parurent ces aphorismes se distinguèrent deux autres médecins qui continuèrent les traditions galéniques, ce furent Ægide et Romuald.

Romuald était évêque de Salerne et membre du collége de médecine de cette ville. Il fut consulté par le roi Guillaume Ier, par son fils Guillaume II, malades des suites d'un empoisonnement, et il devint le médecin du pape.

Ægide, natif de Corbeil, près Paris, fit ses études à Salerne et revint en France, où il devint médecin de Philippe-Auguste. On a de lui un livre sur le *pouls*, un autre sur l'*urine* et un commentaire versifié sur l'antidotaire de Nicolas.

L'école de Salerne était fortement organisée. Les ordonnances de Roger de Naples sur l'autorisation à donner aux médecins qui voulaient exercer, et celles de son petit-fils Frédéric firent beaucoup pour mettre un terme aux exploits du charlatanisme et pour donner un rôle important à cette école. D'après ces ordonnances, tout médecin qui voulait exercer dans le royaume de Naples devait être examiné par le collége médical de Salerne. Il devait être marié, âgé de vingt et un ans, faire preuve de sept ans d'études, avoir expliqué publiquement l'*Articella* de Galien, le premier livre d'Avicenne ou un passage des aphorismes d'Hippocrate. S'il répondait convenablement, on lui donnait le titre de magister. Les droguistes devaient aussi se pourvoir d'un certificat de capacité attestant des connaissances, et ils ne le recevaient qu'après serment de ne rien préparer que d'après l'antidotaire de l'école approuvée par l'État. La pratique de la chirurgie était aussi réglée par ordonnance, car ceux qui voulaient pratiquer cette branche de la médecine devaient prouver qu'ils avaient assisté aux leçons, qu'ils s'étaient surtout adonnés à l'anatomie, *sans la connaissance de laquelle on ne peut pratiquer une opération chirurgicale ni traiter une plaie ou un ulcère*. Au reste, on peut consulter sur ce sujet Sprengel, qui est entré à cet égard dans les plus grands détails.

CHAPITRE XVI

ÉTUDES SUR PARACELSE

SOMMAIRE : Sa vie. — Des influences morbifiques. — Nature de l'homme. — Constitution des corps de la nature : soufre, mercure, sel. — Causes morbides visibles et invisibles. — Du principe actif des corps et de leur quintessence. — De la spécificité. — Des arcanes. — Thérapeutique.

« Avant la fin du monde, un grand nombre d'effets « réputés surnaturels s'expliqueront par des causes « toutes physiques. » (PARACELSE.)

Au XVe siècle, lors du grand mouvement religieux et scientifique qui entraînait les esprits d'élite à l'occasion de la réforme; après la découverte de l'Amérique, de l'imprimerie et d'un nouveau système du monde, la médecine se sentit tout à coup remuée jusque dans ses fondements par un flot d'idées nouvelles et inconnues. Aristote était contesté comme Hippocrate et Galien. Leur autorité, jusque-là souveraine, commençait à être méconnue, et à la tyrannie des idées anciennes succédait une période orageuse de discussion et de libre examen dans laquelle devait s'accomplir une grande révolution médicale. C'est alors que surgit l'audacieux novateur Paracelse, ce génie de la chimie moderne, trop dédaigné de nos savants, réformateur de la médecine ancienne et promoteur de la spécificité thérapeutique des métaux encore admise aujourd'hui.

Sa vie ne fut qu'une longue lutte contre les universités, contre les académies et contre les esprits vulgaires ligués contre lui, et comme toujours systématiquement dévoués au culte des idées anciennes. C'est ce qui lui suscita tant d'inimitiés. Mais soutenu par de nombreux sectaires, il put affronter hardiment les tempêtes, et répondit par l'injure aux injures de ses ennemis.

On ne connaît Paracelse que par des articles de biographie où se trouvent les mêmes calomnies et les mêmes injures. C'est la reproduction des outrages qui lui furent adressés de son vivant par Th. Éraste et ses nombreux adversaires, et il est fâcheux que nous n'ayons pas une analyse complète de ses œuvres, afin de pouvoir les juger directement et en dehors des passions soulevées par ses doctrines. Malheureusement tous les ouvrages qui portent son nom n'ont été publiés qu'après sa mort dans un latin extrêmement difficile à lire, avec des expressions imagées, métaphoriques ou mystiques, et ils sont d'une grande obscurité à la lecture. Ces obstacles n'ont pas rebuté M. Figuier, M. Cap, et surtout M. Bordes-Pagès, qui dans la *Revue indépendante* de 1846, a pris la peine de traduire un grand nombre de passages les plus importants, pour faire connaître l'existence orageuse, la philosophie et les doctrines médicales de l'homme qu'il faut considérer comme l'un des plus illustres fondateurs de la chimie et de la thérapeutique modernes. On trouvera dans les pages qui suivent les parties les plus importantes de cette traduction.

Théophraste Bombast, ou Paracelse, naquit en 1493 à Einsiedlen, en Suisse. Son père était médecin et lui donna ses premières leçons de chimie. En âge de voyager, il visita les différentes universités d'Allemagne et se livra partout à l'alchimie. C'est lui qui, le premier, utilisa les propriétés des minéraux contre les désordres du corps vivant et qui fit le premier cours public de chimie en Europe. On n'a pas l'idée des haines et des colères soulevées par ces doctrines nouvelles, et Paracelse fut représenté comme un ivrogne, un castrat, un ignorant, un fou, un impie, une bête féroce, un suppôt du diable digne du bûcher, etc., etc. Courtin à Paris, Thomas Éraste, médecin de l'empereur d'Allemagne, depuis longtemps oubliés, se sont surtout distingués dans cet échange d'injures avec « cet insolent souffleur de cendres, ce vagabond, ce distillateur impudent », qui se disait leur maître et brûlait les livres de Galien. Il n'y a pas jusqu'au moderne inventeur de l'empirisme, Bacon, qui ne l'ait affreusement maltraité au nom même de l'expérience qui était le fond de sa méthode et qui faisait la force de ses découvertes. Il l'accuse d'avoir, par ses spécifiques, déchiré l'unité de l'univers, surpassé Galien en mensonges et pollué les choses saintes en les mêlant aux profanes. « Les autres n'avaient été que les défenseurs de l'expérience; toi, Paracelse, tu l'as trahie, et tout en invoquant la nature, tu en as corrompu les sources.... Enfant adoptif des ânes, heureux d'avoir trouvé Séverin pour polir ton langage! » Puis sachant bien que Paracelse avant lui s'était fait le champion des vérités expérimentales, il ajoute à ce sujet, pour rehausser son propre mérite : « Soit, mais parce qu'un sanglier a tracé par hasard la lettre A sur la terre, faut-il le croire capable de faire une tragédie » (1)?

Paracelse, aigri, profondément irrité de tant d'injustice, rendait à ses ennemis outrage pour outrage, et il luttait contre eux avec une vigoureuse ardeur, détruisant peu à peu sa santé, perdant le

(1) Ces outrages ont été reproduits par Leclerc, par Sprengel, par Renauldin dans la *Biographie* de Michaud, et par tous les biographes de Paracelse.

sommeil et entrant quelquefois dans la nuit dans de subites fureurs qui, au dire d'Oporin, son élève, lui faisaient prendre l'épée pour frapper les murailles et tout ce qui l'entourait. C'est là ce qui l'a fait considérer comme fou; mais comment croire cet Oporin, son secrétaire intime devenu son ennemi, dans les accusations qu'il lance contre son maître?

Paracelse, qui respectait beaucoup Hippocrate, avait le plus profond dédain pour le galénisme et pour la philosophie scolastique, qu'il trouvait impropre aux découvertes et à laquelle il préférait l'observation et l'étude de la nature. Comme le fait remarquer M. Pagès, il était à sa manière et avant Bacon le promoteur de la méthode expérimentale, ce qui le rendait très-fier vis-à-vis de ses ennemis les philosophes. « Oh! vous me suivrez et je ne vous suivrai pas, leur disait-il; ma monarchie croîtra et la vôtre périra. Quand vous me démoliriez, Théophraste luttera contre vous-mêmes après sa mort. » Il avait raison. Ses œuvres ont survécu, et ses disciples continuant la lutte, apostrophaient leurs adversaires de la façon la plus injurieuse : « Race de païens, vous n'êtes que des cuisiniers, avec vos laitues et vos cataplasmes; nous, nous employons les forces vives cachées dans les métaux.... Comme la neige n'ébranle pas les Alpes, ainsi vos outrages n'ébranlent pas nos doctrines. »

Ce fut un naturiste. En effet dans la grande chirurgie, à propos des plaies, lorsqu'il recherche la façon dont elles guérissent au moyen d'une *Mumie*, ce que nous appelons *Blastème* ou *Lymphe plastique*, suc différent dans chaque tissu, il dit que le but de chirurgie doit être seulement d'empêcher son altération. La nature suffit alors à cette œuvre absolument comme on voit un bœuf qui a une côte cassée être guéri par sa propre nature.

« Arrière donc ceux qui, se croyant plus sages que la nature, s'efforcent de troubler sa marche sous prétexte de lui porter secours.... » La cure des plaies ne se fait point par les médicaments, et ceux-ci ne doivent tendre qu'à conserver le suc qui doit en procurer la cicatrisation. »

Après une lutte de vingt années et malgré ses prétentions à une panacée susceptible de prolonger la vie, Paracelse mourut en 1541, à l'âge de quarante-sept ans, non par empoisonnement ni à l'hôpital, comme Renauldin l'a dit dans la *Biographie universelle* de Michaud, mais à l'auberge du *Cheval blanc* de Salzbourg, et d'une maladie lente, avec la plénitude de ses facultés, glorifiant le Seigneur et laissant tous ses biens aux pauvres. Combattues par l'envie et la routine, ses doctrines furent cependant accueillies par un certain nombre d'esprits d'élite, notamment par Lazare Rivière, qui les enseigna publiquement à la faculté de Montpellier. C'est la négation des idées théoriques de Galien sur les quatre éléments et les qualités fondamentales; c'est l'appel à l'expérience et à l'observation pour chercher ce qui guérit; c'est la découverte d'un grand nombre de médicaments nouveaux, particulièrement du mercure dans la syphilis, du soufre dans la gale; c'est enfin la doctrine de la *spécificité* des causes et des agents thérapeutiques. Il y a là de quoi suffire à la gloire d'un homme, et malgré les excentricités que lui reproche l'histoire, son nom ne périra pas.

Ce qui guérit indique la nature du mal, et ce sont à la fois des remèdes et des causes morbifiques qu'il faut découvrir au lieu de discuter sur les quatre humeurs comme le font les galénistes. Tel est le but de l'ouvrage appelé *Paramirum*.

Paracelse admet cinq ordres principaux d'influences morbifiques : 1° l'influence astrale, *ens astrale;* 2° l'influence du mauvais régime, *ens veneni;* 3° l'influence naturelle, *ens naturale;* 4° l'influence spirite, *ens spiritale*, et 5° l'influence divine, *ens Dei.*

Ens astrale. — Les astres ne changent pas le fond de la nature ni de la semence de l'homme; ils nous servent comme le soleil au germe, ils donnent aliment à notre vie, et leur influence nous est aussi nécessaire que le bois au feu. Ils agissent sur le milieu qui nous entoure, qui conserve et protége tout, ciel et terre, créatures et éléments, car tout vit dans cette atmosphère universelle qu'il désigne sous le nom de grand M, signe mystérieux exprimant le magnétisme, l'électricité, l'éther ou un agent inconnu de l'air.

C'est une émanation échappée des astres, qui souille et qui infecte ce grand M, comme on voit de chaque individu sortir une émanation salutaire ou fâcheuse. Un lac a-t-il son M en bon ou en mauvais état, les poissons y abondent ou périssent, et sa richesse dépend des qualités ou des viciations de son M. Ainsi s'expliquent, par cette influence inconnue, la production de la peste, du choléra, les typhus, et toutes les épidémies qui ravagent le genre humain. Il en résulte des vices nombreux qui portent sur le sang, sur la tête, sur les veines, ou qui produisent des hydropisies, des fièvres, etc.

« Dès lors, les changements qui arrivent dans le ciel impriment aux animaux, aux plantes, aux fruits, des modifications très-variées, selon que ceux-ci sont eux-mêmes bien ou mal disposés, selon qu'ils sont, par exemple, forts ou faibles. Tel se trouve bien d'une influence, tandis qu'un autre en est gravement dérangé. C'est ainsi que l'univers est opposé à l'homme, et l'homme à l'univers. Une maladie causée par les astres ne peut cesser tant que dure l'influence spéciale qui l'entretient. » (*Fragmenta ad Paramirum*, Bordes-Pagès.)

Paracelse tâche d'approfondir la nature de ces influences, et, pour cela, il cherche les relations de chaque sphère céleste avec les différentes parties des corps en indiquant l'action des minéraux sur elles. Comme dans son esprit les métaux représentent chacun leur astre; — le fer et Mars; — cuivre et Vénus; — plomb et Saturne, etc.; d'après l'action des remèdes, il en déduisait la nature de l'influence sidérale. — C'est là une des nombreuses erreurs de Paracelse.

Ens veneni. — Les aliments indispensables à tous les corps vivants renferment, à côté de l'essence qui nourrit, une matière nuisible, que Paracelse appelait *venin*, de sorte que le régime alimentaire est souvent une cause de maladie.

« Non que chaque chose ne soit bonne en soi, mais il faut s'en bien servir : le pain lui-même, dans certains cas, n'est-il pas pernicieux? Or, Dieu a donné à chaque animal un *alchimiste* qui siége dans son estomac, et qui sépare le bon du mauvais, qui garde le premier et rejette le second. — (*Ce n'était pas la peine de se fâcher si fort contre les forces attractrice, rétentrice, altératrice et expultrice de Galien, pour en arriver à penser comme lui, ne pouvant que changer de mots.*) — Si l'alchimiste est faible, et qu'il ne puisse bien faire le départ, il s'ensuit des maladies, le poison de l'aliment se répandant dans notre corps; car l'homme en santé est comme de l'eau claire qui peut se teindre de toute espèce de couleur, c'est-à-dire s'infecter de toute espèce de venin. Or, cette corruption naît de deux manières : *localement*, c'est-à-dire par le poison qui s'arrête dans la partie et n'en est pas chassé; ou par *émonctoire*, c'est-à-dire qu'étant rejeté par l'alchimiste vers les organes excréteurs, le nez, la peau ou la vessie, il lèse ces parties par sa présence. Les animaux ont des chimistes plus subtils les uns que les autres : la vache se nourrit d'herbe, et le lait de celle-ci nourrit l'homme; l'un vient en aide à l'autre pour la perfection de son travail; le feu, l'air, l'eau, etc., peuvent gâter et affaiblir l'alchimiste, et c'est en cela que ces éléments sont quelquefois nuisibles. » (Pagès, *loc. cit.*)

Ens naturale. — Paracelse donnait le nom d'*influence naturelle* à la force qui dirige le microcosme et qui est de tout point comparable à l'influence qui règle le cours et les révolutions des astres. — Par elle, le petit monde humain se gouverne et se nourrit de lui-même, « l'aliment ne lui sert que comme le fumier au champ, et par elle se produit, à l'intérieur, (une) véritable liqueur de vie (*liquor vitæ*), qui, selon qu'elle est bonne ou mauvaise, engendre la santé ou la maladie.

Ens spiritale. — Sous ce nom d'*influence spirite*, Paracelse désigne l'action d'une substance invisible et impalpable qui se manifeste par le corps visible et palpable. Cette substance *Ens* n'est pas le corps auquel elle est unie, mais elle peut agir sur lui jusqu'à le rendre malade et elle peut toute seule être malade.

« Chaque animal a un esprit de cet ordre. Vous avez le vôtre ; j'ai aussi le mien. Eh bien ! nos esprits se parlent entre eux comme il leur plaît sans que nos langues s'en mêlent. Vous savez qu'on éprouve quelquefois de la sympathie ou de l'antipathie pour une personne qui ne nous a rien fait ni en bien ni en mal. C'est encore là le fait de ces singuliers invisibles, qui, sans consulter la raison, contractent entre eux des amitiés et des haines, se repoussent avec obstination ou se poursuivent d'un mutuel amour. C'est la volonté qui engendre ces esprits souvent opposés à la raison ; elle les produit par l'énergie de son effort, comme le silex produit le feu. De même que nos corps, ces esprits ont leur mode spécial d'action, et il se fait des luttes entre eux. Si je veux nuire à quelqu'un, et que ma volonté soit plus ardente que la sienne, je le blesse ; sinon, c'est lui qui l'emporte, et par suite mon corps peut s'affecter et dépérir.

C'est la théorie des *charmes*, des *philtres* et des *sorts* expliquée par une cause naturelle précédant l'apparition de ce qu'on appelle aujourd'hui le magnétisme. — L'analogie est si grande, qu'on pourrait en faire une identité. En effet, Paracelse ajoute qu'on peut rendre quelqu'un malade par la seule puissance de la volonté.

« Un nécromancien n'a qu'à fabriquer une figure de cire à votre intention ; vous souffrirez de tout ce qu'on fera à cette image, non par votre corps, qui est sain en soi, mais par votre esprit. Alors tous les remèdes qui s'adressent à votre corps sont inutiles, et c'est ainsi qu'il arrive que par la force de la volonté on peut rendre quelqu'un boiteux ou aveugle. Telle est la force de la malédiction. Et ne t'amuse de tout ceci, ô médecin, tu ne sais pas quelle est la puissance de la volonté. »

Vient ensuite le ridicule de cette théorie.

« Voulez-vous avoir raison d'un voleur ? Vous n'avez par votre volonté qu'à fixer son esprit à l'image de cire ; vous le forcerez de revenir se faire tuer au lieu du crime. Quant à lui, il n'en peut faire autant à votre égard si vous êtes honnête homme, car son esprit est plus tremblant et plus faible. Dans vos songes, il vous arrive d'appeler à vous l'esprit de votre ennemi et de le blesser. »

En traduisant ainsi ce passage, M. Pagès fait remarquer que tous ces phénomènes rapportés à la sorcellerie et à l'intervention du diable par les contemporains de Paracelse sont, par lui, ramenés à une cause naturelle; émanation animale, fluide, substance invisible, impalpable, etc., dont la volonté active la production et qu'elle remue pour agir à distance sur les corps qui nous environnent. — Telles sont bien les prétentions du magnétisme animal moderne.

Ens Dei. — Dominé par les idées religieuses de son temps, Paracelse, continuant sa réforme d'Hippocrate et de Galien, opposés, comme on le sait, à l'intervention directe de la divinité dans les maladies, range, au contraire, cette intervention dans le nombre des influences morbifiques.

L'influence divine joue un grand rôle dans sa pathologie.

« Sans doute, tout vient de Dieu, santé et maladie; et les quatre espèces d'*êtres* déjà signalés viennent de lui; mais il s'agit des maladies que Dieu envoie comme un châtiment spécial. Cette influence divine se trouve alors mêlée aux causes naturelles, en sorte que nous n'en pouvons suivre la trace. Quand l'expiation est terminée, Dieu permet aux médecins de guérir; sinon il livre le malade à des praticiens inhabiles, qui jouent alors le même rôle que les médecins du purgatoire. » (Bordes-Pagès.)

Dans son livre *De orig. morb. ex trib. prim. substant.*, Paracelse s'occupe de la nature de l'homme et des causes morbides inhérentes à sa personne, résultant de son autocratie.

L'homme est composé d'un corps que l'on voit et que l'on touche; d'une âme corporelle qui préside à son organisation et d'une âme intelligente et immortelle.

« Tout a sa fin, le juste comme l'impie. La médecine n'y peut rien; car vient un moment où la mort, qui est le licteur de Dieu, doit nous amener devant lui; le médecin ne peut que dire : Lève-toi et pars. Le corps alors reste en terre, l'âme va devant Dieu; mais, au dernier jugement, les trois substances se réuniront dans leur fleur et dans leur essence... Alors il n'y aura plus ni médecine ni médecins. » (Pagès, *loc. cit.*)

Pour lui, l'homme est composé de trois éléments: de *soufre*, de *mercure* et de *sel*, qui sont ceux de tous les corps de la nature, et les vices du corps résultent de la disproportion de ses éléments. — C'est le même langage que celui de Galien, les éléments étaient métaphoriquement représentés par la *terre*, l'*eau*, l'*air* et le *feu*, tandis que Paracelse leur donne des noms différents en rapport avec les premiers essais de l'analyse chimique. — Il les désigne sous les mots de *soufre*, c'est-à-dire ce qui brûle ou déflagre ; — de *mercure*, c'est-à-dire ce qui fume, se sublime ou se volatilise (et n'a aucun rapport avec le métal de ce nom); — de *sel* enfin, c'est-à-dire ce qui est solide ou à l'état terreux.

Ce sont aussi des mots génériques, car il y a une infinité de soufres, de mercures et de sels, et les éléments des anciens, qu'il ne rejette pas entièrement, sont eux-mêmes composés des trois principes chimiques élémentaires.

Le soufre, le mercure et le sel entrent dans la constitution du corps de l'homme comme de tous les autres corps de la nature, et la vie les y maintient jusqu'à la destruction de l'individu.

Leur diminution et leur disproportion relative, leur disgrégation et leur accumulation sur une partie engendrent la plupart des maladies.

« La disgrégation des éléments est la source de nos maladies. Le *sel*, en s'accumulant quelque part, corrode et ulcère, d'où les cancers et les gangrènes; le *soufre*, le *mercure*, déplacés, causent mille maux. Au milieu de cette discorde des éléments, la mort s'avance, qui presse et détruit l'empire, domptant l'un après l'autre les éléments divisés, à moins que le médecin n'intervienne. Celui-ci répare par la consoude les parties ulcérées par le sel, raffermit par le safran ce que le soufre a dissous, épaissit au moyen de l'or ce qu'a trop subtilisé le mercure. »

Puis, rendant à la nature médicatrice l'hommage que lui ont toujours rendu les véritables observateurs, il ajoute :

« Et cependant la nature a sa part dans ce travail, nous n'en sommes que les aides; c'est elle qui fait bourgeonner la plaie que nous recouvrons d'un médicament. »

Dans ses idées sur la transformation des aliments et sur le rôle de l'alchimiste intérieur qui opère sur eux pour en extraire les parties analogues et assimilables, Paracelse conclut que toute digestion mal faite laisse dans le corps un résidu ou *tartre*, qui est le point de départ d'une foule de maladies (*De origine morbor. ex tartaro*).

« Tout aliment a une partie nutritive qui se coagule en chair et de plus un excrément. Si ce dernier n'est point expulsé, il se coagule aussi dans le corps, et il y devient la source de mille maux ; car, selon la partie où il se jette, il constitue la pierre, la gravelle, ou bien il forme des végétations, des verrues, des lèpres, des hydropisies. Chaque aliment produit un résidu et un tartre différents : le poisson, un tartre argileux ; les légumes, un tartre visqueux. L'art du médecin, c'est de prescrire un régime qui, se fondant avec les aliments, chasse du corps ce mauvais principe....

« L'estomac n'est qu'un serviteur public, qui en travaillant pour tout le corps ne dispense pas chacun des membres de faire une séparation particulière. Chaque organe a donc son estomac particulier, et doit cuire son propre aliment. Il s'ensuit la formation d'autant de résidus différents qu'il y a d'organes. Ainsi le cœur, le poumon, le cerveau ont chacun leur digestion et leur excrétion particulières. Si ces excrétions se coagulent en tartre, il survient des affections de ces organes. Le sang, la moelle, les chairs ont aussi leurs résidus ; si ceux-ci ne s'échappent pas par la sueur ou l'urine, il advient des lèpres, des gouttes, des sciatiques. Regardez l'urine, elle est l'image des excrétions de tout le corps. »

Il y a des causes invisibles de maladie, les transmissions héréditaires (*Ens seminis*), l'influence de l'imagination de la mère et les émanations subtiles, miasmatiques des corps privés de la vie apparente.

« 1° La matrice nourrit l'enfant comme la terre nourrit l'arbre, et tel est le but de la femme (*propter matricem mulier genita est*).... La mère peut vicier l'enfant comme la terre vicie l'arbre, et le père transmet le mal par un esprit invisible qui affecte l'esprit de la matrice..... »

Malgré ses idées de réforme, l'influence du temps déteint sur Paracelse et, comme le remarque Pagès, ses *esprits* sont plus ou moins corporels, nés de la matière, agissant sur elle et sont ce que nous appelons des *forces*, et ce qu'au temps de Galien on appelait des *facultés*.

2° Les sens ne montrent que la moitié du monde, et l'entendement nous révèle l'autre moitié, que Paracelse appelle l'architecte intérieur. — Pour lui, la foi, c'est-à-dire, l'état moral produit par une conviction réelle ou fausse, peut engendrer des maladies. N'a-t-on pas dit que la foi soulevait des montagnes? C'est elle qui par l'imagination de la mère engendre les difformités et les vices de conformation des fœtus. Mais c'est un effet qu'on exagère souvent, car rien de moins fondé que l'intervention des saints dans la production de certaines maladies. L'épilepsie de saint Valentin, le feu de saint Antoine, ou mal des ardents, la danse de saint Guy, la syphilis de saint Denis, ne sont que des effets naturels, et il n'y a que le diable qui ait pu inspirer l'idée contraire.

Suit ici un passage où les écarts d'imagination et le mysticisme se révèlent d'une façon saisissante :

3° Paracelse, qui croyait au vampirisme et à la cruentation, attribue aux vertus naturelles des tombeaux la cause de certaines guérisons et des certaines pestes. Si grand que soit cet écart de raison, il n'est pas injustifiable, car dans une momie, la partie active du corps n'est pas toujours celle que voient nos yeux.

« Vingt livres d'une substance se réduisent à une once de quintessence, qui est cependant la partie médicinale... C'est pourquoi moins il y a de corps, plus il y a de vertu médicinale (*quo minus corporis est, eo magis virtutis in medicina*). Et si l'homme peut faire une pareille réduction de vingt livres de substances à une once d'essenoe, combien mieux ne fera pas l'homme invisible (c'est-à-dire la force naturelle qui décompose le cadavre).

» Ainsi bien des prodiges réputés miraculeux ou diaboliques sont dus aux propriétés inhérentes aux corps naturels. »

Il est impossible de mieux indiquer ici le principe d'analyse chimique auquel nous devons les alcaloïdes, c'est-à-dire les principes actifs des végétaux, ou, comme le pense M. Pagès, le principe qui devait servir plus tard à l'édification du système d'Hahnemann.

L'idée d'extraire le principe actif ou *arcane* des substances qui exercent sur nous leur influence, a été pour Paracelse l'origine d'un livre intitulé *Paragrane*, où il démontre comment il faut entendre cette extraction et où, se glorifiant lui-même en réclamant la liberté de discussion nécessaire au progrès de la science, il en appelle à l'avenir pour confirmer l'importance de ses découvertes.

«..... Ma médecine a pour bases la philosophie, l'alchimie, l'astronomie et la vertu ; vous les adopterez..., et vous me suivrez, toi Avicenne, toi Galien, toi Rhazès, toi Montagnana, toi Mesué ; vous de Paris, vous de Montpellier, vous Suèves, vous Misains, vous de Cologne et de Vienne ; vous que nourrissent le Danube et le Rhin ; vous, îles de la mer : Italie, Dalmatie, Athènes ; toi, Grèce, toi Arabe, Israélite. Je serai votre maître, vous nettoierez mes fourneaux.... Mon école triomphera de Pline et d'Aristote, qu'on appellera à leur tour *caco-Pline* et *caco-Aristote* (les ennemis de Théophraste Paracelse l'avaient appelé *caco-phraste*)... Voilà ce que produira l'art d'extraire les minéraux.... L'alchimie convertira en alcali votre Esculape et votre Galien ; vous serez purgés par le feu ; le soufre et l'antimoine vaudront plus que de l'or.... Que je plains l'âme de Galien !... Ne m'a-t-on pas adressé de la part de ses mânes des lettres qu'on a datées de l'enfer ! Qui aurait cru qu'un si grand prince de la médecine pût mourir et s'enrôler au c... du diable?

« Vous m'accusez de plagiat ! Il y a dix ans que je n'ai pas lu un seul de vos livres.... Ce que vous m'avez appris s'est évanoui comme neige ; je l'ai jeté au feu de la Saint-Jean pour que ma monarchie fût plus pure.... Vous voulez me mettre en poussière... me condamner au feu.... Je reverdirai, et vous serez des figuiers desséchés.... Le ciel corrigera ses astronomes, la terre et l'eau auront de nouveaux philosophes; la lumière de la nature retrouvera son alchimiste.... »

Ainsi annonçait-il alors la venue des Newton, des Laplace, des Lavoisier, des Berzelius, des Dumas, des Liebig, etc.

« Ce qui fait un médecin, ce sont les cures, et non pas les empereurs, les papes, les Facultés, les priviléges, les Académies....... Quoi ! parce que je guéris le mal vénérien, le plus virulent de tous les maux, qui n'épargne ni potentats, ni peuples, vous me traînez dans la boue !... Vous êtes de la race des vipères, et je ne dois attendre de vous que du venin.... Imposteurs !... Si je pouvais défendre ma tête chauve contre les mouches aussi facilement que ma monarchie (ma doctrine) contre vous !... Vous ignorez même les simples ; vous demandez à votre pharmacien : qu'est ceci ? qu'est-ce cela ?... Je ne vous confierai pas un chien....

« Pour ne pas hanter les cours des rois, est-ce que j'en vaux moins ? Un serment vous rend-il plus habiles ?.... Le public vous dément.... Les boucles de mes souliers en savent plus que Galien et Avicenne.... Un jour viendra où le ciel produira des médecins qui connaîtront les *arcanes*, les mystères, les teintures ; quel rang aurez-vous alors ?... Qui fera des cadeaux à vos femmes ? Qui leur donnera des bijoux, des colliers.... » (Bordes Pagès, *loc. cit.*)

Ce jour a commencé, et déjà la quinine, la morphine, la vératrine, la santonine, etc., etc., arcanes tant souhaités de Paracelse, montrent que, malgré les écarts de sa pensée et ses prétentions à une domination absolue, sa philosophie chimique n'égarait pas l'avenir. Il y faut reconnaître le germe tout entier de la *chimiatrie*.

Malgré les calomnies d'Éraste, qui ont terni aux yeux de la postérité la mémoire de Paracelse, on ne peut s'empêcher de reconnaître dans ses doctrines une certaine grandeur. Faire de la vertu et de la philosophie, c'est-à-dire de l'observation, à l'exemple des anciens, la base de la médecine en y ajoutant la nécessité de l'astronomie et de l'alchimie, c'était assurément ennoblir l'art auquel il était si passionnément dévoué, et inaugurer pour lui une ère de nouvelles conquêtes scientifiques. Même en philosophie Paracelse est un réformateur. Aristote et les siens sont à ses yeux des théoriciens superficiels, n'allant pas au fond des choses, « ignorant le fond et la racine d'où vient le fruit. » Empirique à sa manière, l'autorité des sens est illimitée, et le positivisme moderne ne s'exprime pas autrement que lui.

« La vraie philosophie est aussi facile à distinguer que le bruit du Rhin ou que celui des tempêtes. Car enfin ce que les yeux voient, ce que nos mains touchent, notre tête le perçoit et le comprend. Eh bien ! c'est cette intelligence secrète qui vient en nous par la contemplation de la nature, qui est la philosophie.

» Mais pour distinguer le soleil et la lune, il faut regarder et non pas fermer les yeux. La spéculation seule n'a jamais rien fait en médecine (quelle admirable pensée !). Il faut donc que le médecin observe et qu'il se voie dans tous les détails de ses membres comme à travers une eau claire où l'on distingue le moindre cheveu; mais qu'il se voie non-seulement dans lui-même, mais encore tout le monde extérieur, dont il n'est que le reflet et le miroir. Les médecins qui n'y regardent pas font des maladies à leur fantaisie. Ils disent : Ceci est phlegme, cela mélancolie ; ils font des songes à plaisir. »

Dans ce mélange de vérités et d'erreurs, de foi crédule et même de superstitions grossières, il y a quelque chose de remarquable et qui montre, à travers la fougue des paroles, une hésitation d'esprit en rapport avec la servilité scientifique des générations qui, pendant 1200 ans, avaient subi le joug de l'autorité. Paracelse réclame la liberté de discussion, et il se fait dans la science le champion d'un empirisme à l'aide duquel il va inaugurer la recherche des propriétés particulières des corps, principe actif ou arcane des plantes, etc. Mais cette idée généralisée lui fait croire à l'existence d'un principe analogue dans les astres et dans tous les minéraux, et, embarrassé lui-même par les idées superstitieuses de son temps, il croit à la magie, au vampirisme, à l'influence des tombeaux, etc.

Toutefois, de cette idée du principe actif des corps et du rapport de l'homme avec le monde extérieur devait sortir un principe de pathologie générale de la plus haute importance, je veux parler de la *spécificité*.

Cette spécificité nosogénique ou thérapeutique est la création de Paracelse. Elle a été le point de départ d'une grande réforme pharmaceutique en amenant la destruction de la polypharmacie et l'emploi de substances isolées, d'une action connue, au lieu des mélanges trop nombreux qu'on donnait alors aux malades. Elle a été et sera toujours la condamnation sans appel des doctrines médicales qui ont voulu faire ou qui font de l'anatomie pathologique, la base de la médecine, ignorant qu'un élément anatomique morbide ne révèle pas la nature du mal, et par conséquent n'a aucune importance en nosologie. C'est donc une découverte de premier ordre. Paracelse voyait dans l'homme le reflet du monde extérieur et il disait :

« C'est d'après le monde externe qu'il faut composer tout l'homme.

» Ce qui guérit donne la mesure du mal, et quand on connaît le spécifique de l'un, on connaît la spécificité de l'autre.

» Vous dites : Voilà un mal du sang, du phlegme. Mais, ô yeux de lynx, où l'avez-vous vu? Savez-vous bien qu'il y a autant d'espèces de sangs qu'il y a de sucs et d'herbes ; que le sang végète et ne repose comme font les plantes. La pivoine guérit seulement une espèce d'épilepsie; le gui du chêne une autre. »

C'est là une spécificité constatée par l'empirisme.

« Cherchez au dehors ce qui correspond à votre mal du dedans par sa ressemblance de nature; il y a un mal de l'arsenic, un autre de l'alun. Ne dites pas une colique venteuse, mais une colique de musc, si c'est le musc qui la guérit.

» Cherchez dans tout le monde externe ce qui correspond à chacun de vos membres internes. Si vous ne savez pas comment la rouille vient au cuivre, vous ne saurez pas comment la lèpre vient à l'homme, ni comment on la guérit. Chaque objet dans le petit monde a son homologue dans le grand. Il ne faut donc pas ajouter à la violette du sucre, ni mêler ensemble ce que la nature a laissé simple.

» Cherchez plutôt à extraire qu'à composer, à savoir ce qu'il y a de caché dans chaque objet plutôt qu'à tout confondre : trouvez les rapports de chacun de nos pores à chaque pore extérieur; comparez l'arcane à l'arcane, le mal au mal. Qu'est ce qui voit dans les yeux? Est-ce le froid ? Non. Est-ce le chaud? Pas davantage. Il y a dans chaque partie un arcane (c'est-à-dire une force spécifique).

» Or, chaque élément reste ce qu'il est de sa nature. Le froid reste froid, le feu reste feu ; les éléments sont fixes. L'humide (l'eau-forte) a sa chaleur fixe (c'est-à-dire sa nature corrosive, spécifique), qu'il est impossible de chasser par le froid physique.

» Il est donc faux que les contraires guérissent par les contraires. Vous ne devez pas chasser l'arcane, mais au contraire aider l'arcane interne au moyen de l'arcane extérieur qui lui correspond, et, par son aide, le fortifier contre les éléments contraires qui tendent à l'abattre.

» Chaque homologue externe guérit son homologue interne ; le mercure extérieur guérit le mercure de l'intérieur; la mélisse, sa mélisse.... Ainsi, étudiez tout par la lumière de la nature qu'allume l'esprit saint, sinon c'est le diable qui vous éclaire. »

A part cette idée fausse de la corrélation des astres et des corps extérieurs avec les différentes parties de l'homme si magistralement admise par Paracelse comme théorie de la spécificité et de l'action des arcanes ou forces vives des corps sur les organes vivants, le fait des actions spécifiques est empiriquement reconnu comme vrai, et c'est sur lui que reposent les plus belles conquêtes de la thérapeutique moderne. Toutefois, dans cette lutte du réformateur contre ses adversaires, si la violence de l'orgueil l'emporte au delà de toute convenance, il ne s'élève jamais que sur ses ennemis terrassés et s'humilie devant la puissance de Dieu et de la nature. Comme Hippocrate et comme Galien, il professe les dogmes de la *nature médicatrice*, et avant ce principe : *je le pansay, Dieu le guarit*, de Paré, il avait dit : *Armez la nature au moyen des arcanes, et elle se défendra d'elle-même*, » ce qui est identiquement la même chose.

L'alchimie, cette nouvelle base qu'il apporte à la médecine, est l'art d'extraire les essences, les quintessences, les forces vives, les principes actifs des corps à travers la gangue qui les compose, pour rechercher la vertu incorporelle, invisible, de ces quintessences, ce qu'il appelait l'*arcane* ou le *mystère*, chose plus grande encore que la quintessence et dont le secret est au-dessus de la connaissance humaine. A-t-on bien eu raison de railler ces arcanes? Cela est douteux. En effet, si l'on supprime ce mot d'arcane devenu ridicule pour le remplacer par le mot d'action spécifique, le sens est philosophiquement le même. Personne n'ignore aujourd'hui qu'en parlant de la quintessence du quinquina, arcane de la fièvre, on veut parler du sulfate de quinine alcaloïde dont la découverte est due à l'application des idées de Paracelse, que beaucoup de chimistes modernes ont tourné en dérision.

« Mes adversaires raisonnent et spéculent : ma spéculation, c'est l'invention, la *découverte des propriétés*. De là vient notre divorce. »

Si ce principe philosophique, qui est encore la méthode de la chimie et de la thérapeutique moderne, est de Paracelse, il faudra convenir qu'on a eu tort de faire de lui, sur la foi de ses contemporains jaloux, un fou, un ignorant et un charlatan digne du mépris de la postérité. Pour lui :

« L'alchimie est « l'estomac extérieur qui prépare chaque chose » pour son astre. Elle ne fait pas de l'or ; il n'y a que les insensés » qui aient cette prétention, mais elle fait des arcanes », ce qui veut dire qu'elle découvre les principes actifs des corps dont elle fait des spécifiques.

» La nature nous offre toutes les choses brutes, c'est à nous à les parfaire. Le boulanger, le vendangeur, le tisseur sont alchimistes, et quiconque prépare une chose pour la tourner au profit de l'homme.

» Quoi de plus brut que de manger de la chair crue, de se couvrir de peaux? Il l'est autant de broyer au hasard une foule de médicaments ensemble. Il faut savoir calciner chacun d'eux, les sublimer, opérer des transmutations successives : ce sublimé d'une première opération joue le rôle de terre pour une seconde.

« Comme il faut que la terre pourrisse le germe, de même il

faut détruire un corps *pour en dégager l'arcane* ou *force vive.*

« Sachez que chaque chose a sa vertu ; autre est celle des pousses, autre celle des fleurs, autre celle des fruits mûrs et non mûrs ; et chaque chose peut avoir plusieurs vertus.

« Or, l'alchimiste est le serviteur de la nature ; où elle a fini son œuvre, il la commence, et comme il faut du temps pour qu'un germe devienne un épi. il faut du temps pour mûrir et préparer l'arcane : l'arcane n'est qu'au bout. Sur ce sujet, que m'apprennent Mésué et tous vos livres ? Dans vos livres, les arcanes sont suffoqués par de grossiers mélanges et perdent leurs vertus.

« Vous parlez de *correctifs* que vous ajoutez pour adoucir une substance. Mais corriger véritablement, c'est ôter le poison : un serpent est corrigé quand, ayant séparé la tête et le venin, vous pouvez le donner en bouillon. Un arome masque une mauvaise odeur, mais ne la détruit pas.

« Séparez donc Mars de Vénus (c'est-à-dire le fer du cuivre), Saturne du soleil, s'ils sont mêlés ; pour cela, tout doit passer par le feu...

« Voilà ce que j'enseigne. N'est-ce pas le fondement de l'art ? Suis-je un hérétique ou un insensé ? Oh ! vous me suivrez, et je ne vous suivrai pas ! Ma monarchie croîtra, la vôtre périra. Quand vous me démoliriez, Théophraste luttera contre vous-mêmes après la mort ! »

Théophraste Paracelse avait bien auguré de l'avenir : son nom ne périra pas.

Dans un autre livre (*Archidoxe*, t. II, p. 3 à 40), Paracelse expose les principes de sa philosophie naturelle, soit pour démontrer la constitution du *microcosme*, c'est-à-dire de l'homme, soit les principes de la séparation des éléments ou de l'extraction des *quintessences*. Le chimiatre est ici aussi vitaliste qu'Hippocrate.

« L'homme est formé d'une partie visible, qui est le corps, le sang et la chair, et d'une partie invisible, qui habite ce corps et qui voit, palpe et entend.

« L'organe n'est donc que l'écrin, le logis de la faculté. Quand il est défectueux, la faculté déloge.

« Que fait alors le médecin ? Il épure la maison afin que l'esprit puisse opérer en elle.

« Ainsi l'art peut tantôt dégager l'esprit, retenu dans le corps comme le feu dans le bois vert ; tantôt l'y retenir, comme on bride un cheval ou comme on musèle un chien enragé. »

Paracelse ne parle ici que de ce qu'il nomme âme corporelle végétative, sentante, vitale, et non de l'âme corporelle pensante, raisonnable et immortelle.

« Tout corps est donc, par la vertu de l'esprit, doué d'un certain mouvement qui peut être de deux espèces.

« Le mouvement volontaire dans lequel l'imagination enflamme la force végétative, sans que nous sachions comment. Ainsi, sans l'aide de mes mains, je dirige mes yeux où je veux, et je cours d'autant plus vite que j'imagine plus vivement l'action.

« L'autre mouvement est une attraction que la force du mouvement de l'intérieur fait de ce qui est extérieur (l'absorption). C'est ainsi, par exemple, que la chaleur du dedans boit, par la peau, l'eau du dehors, en sorte que les vaches, sur les Alpes, passent tout l'été sans boire autrement...

« Il y a des personnes qui ont passé un long temps sans manger, ne vivant que d'air et de la vie du globe; mais nos travaux exigeant de grandes réparations, il nous faut des aliments plus solides...

« Or, comme l'encre et le vin teignent promptement l'eau, ainsi, et bien plus vite encore, l'aliment se répand dans tout le corps; puis chaque membre le convertit à sa ressemblance, d'autant plus vite que l'aliment lui est plus analogue.

« Eh bien, de même que pour les aliments, le corps a pour les médicaments une attraction singulière; il les transmute en ses propres membres, et il le fait d'autant plus promptement qu'ils sont à l'état de quintessence. »

Comme on le voit, l'alchimie ne fermait pas les yeux de Paracelse aux lumières de la philosophie, et s'il combattait les idées médicales de Galien, il professait sur la nature de l'homme les mêmes principes que lui.

Sa réforme est tout entière dans la recherche des quintessences. Voilà ce qu'il entendait par ce mot :

« Toute substance est composée de plusieurs éléments différents associés.

« Mais parmi eux il y en a un qui domine les autres et qui imprime à la substance tout entière son propre caractère.

« Eh bien, c'est cet élément dominant qui porte le nom de quintessence, quand il est dégagé du mélange. Ici c'est l'eau, ailleurs le feu; dans un autre corps, tout autre principe qui est l'élément essentiel. *Il est au sein des autres comme dans son logis; il faut briser la maison pour l'en dégager.*

« L'art consiste à faire subir à la substance diverses opérations pour fixer la quintessence, après l'avoir délivrée de la boue ou gangue qui la masque.

« Dans une substance composée, chaque élément reste lui-même, quoique dominé par un majeur; et, quand on a extrait la quintessence, les autres éléments ne périssent pas; ils gardent chacun leurs propriétés spécifiques... Ainsi, la quintessence, c'est la vie, la force, la propriété des choses; c'est l'élément très-pur séparé de tous les autres, qu'il teint de son unité; c'est lui qui donne à l'or sa belle couleur.

« Autant il y a de substances de nature différente, autant il y a de quintessences particulières.

« L'essence de la vie d'un parfum, c'est son odeur; celle de l'ortie, c'est ce qui nous brûle la peau; celle du feu, l'air qui l'entretient; celle du vif-argent, sa chaleur interne et cachée et son froid externe; celle de la chair et du sang, l'esprit de sel qui les préserve de la corruption... Enfin, celle de l'homme, un feu céleste et invisible, un air qui l'entretient. Tous les ambiants prêtent secours à l'homme, qui doit prendre de chacun d'eux la vie qui va à sa vie.

« Dans chaque bois, dans chaque herbe, dans chaque fleur, de même que dans chaque métal, est donc logée comme dans sa maison une essence différente, qui est la vie de la substance, et à l'égard de laquelle le reste n'est que *pure crasse*.

« Elle est très-petite en quantité et très-grande en qualité; un peu de fiel rend amère cent fois autant d'eau; un peu de safran jaunit une grande quantité de ce liquide.

« Elle n'est pas nécessairement froide, chaude ou humide; elle peut être plus froide que neige, plus chaude que flamme, sans pour cela changer de propriétés; elle guérit, non par la température, mais par sa force intrinsèque (*vis insita*) et sa grande pureté.

« Ainsi il y a des essences sans nombre, les unes narcotiques, d'autres amères, d'autres douces, d'autres rajeunissantes.

« Quelle maladie. quelle infirmité pourrait résister à ces pures quintessences, sinon cette mort nécessaire qui doit enfin séparer l'âme du corps.

« L'esprit de vie des métaux est permanent, car une fois extrait et recueilli, on peut le conserver. Mais l'esprit de vie des animaux est mortel : on ne peut le séparer et le recueillir à part, bien que de la chair morte on retire encore quelques autres genres d'essences. »

Paracelse indique ensuite les différents procédés d'analyse par sublimation, par calcination et par distillation, à l'aide desquels on peut extraire les quintessences :

« Autant il y a de vertus, autant il y a de préparations différentes; et celui-là sait les fondements de la médecine qui sait préparer. »

Puis, emporté par un élan bien naturel d'enthousiasme sur

l'usage de ces quintessences ou principes actifs des corps, il dit :

« A chaque mal on peut opposer un adversaire qui triomphe de lui. Elles s'adressent, qui à la tête, qui aux reins, qui aux os, qui aux cartilages, qui aux poumons, qui aux paralysies, qui aux hydropisies. Elles peuvent rendre la voix à l'un, la vie à l'autre, donner à un lépreux une peau toute neuve; qui sait même? rendre à une personne de cent ans la vigueur qu'elle avait à vingt.

« Cette vertu par excellence, incorporelle, invisible, qui a une chose (soit une quintessence, soit un autre objet) d'agir dans notre corps et de nous guérir, voilà ce qui constitue l'*arcane* ou le *mystère*, lequel est plus grand encore que la quintessence, mais dont le secret est au-dessus de la connaissance humaine.

« C'est avec son aide qu'on pourrait changer d'âge et prolonger la vie, soit des hommes, soit des plantes. Déjà en donnant à la racine d'une ortie son arcane matériel, qui n'est que la quintessence, on la fait vivre un an de plus.

« Il est certain que la vie des métaux se renouvelle, qu'ils meurent (c'est-à-dire qu'ils perdent leur éclat, leur ductilité, leur ténacité, en s'oxydant ou en se combinant avec d'autres corps); mais ils peuvent ressusciter ensuite, c'est-à-dire qu'on peut les dégager de leurs combinaisons, et leur faire reprendre leur première vie.

« L'homme ne pourrait-il pas se *rénover* de même? Non, car nous ne sommes pas engendrés de semence (c'est-à-dire d'une matière séminale), mais de l'être de l'homme (c'est-à-dire d'une nature spéciale, incorporelle); dès lors, notre germe une fois détruit ne revient pas.

« Seulement, de même que pour un arbre, on peut renouveler, à l'aide de l'art, nos fleurs et nos fruits, nous ôter la lèpre en restaurant le sang, nous repeindre, ressusciter l'*homuncule philosophique*, le *petit homme spagirique* (c'est-à-dire l'aliment chimique de la vie), qui de *pygmée* deviendra *géant*. Mais ce qui fait le fond de la vie ne se renouvelle pas.

« Ainsi la vie, comme le feu, se relève ou s'éteint, selon la liqueur qu'on lui donne.

« Un élément peut nous rendre ce qu'un autre nous ôte; on peut allonger les périodes de chaque âge, en sorte que celui qui mourrait plus tôt mourra plus tard; mais la liqueur de vie qu'il faudrait nous donner pour vivre indéfiniment nous est encore inconnue.

« Quant à l'essence des plantes putréfiées, elle se cache dans la terre comme un lion fatigué après le combat, mais ensuite elle entre plus active dans le corps des plantes nouvelles. »

A moins d'exiger du passé les connaissances du temps présent, il serait aussi injuste de chercher dans l'alchimie de Paracelse les connaissances de la chimie moderne, que de reprocher à cet homme éminent le langage exceptionnel, imagé, métaphorique et mystique dont il a dû faire usage pour être compris des savants de son époque. C'est cependant ce qu'on a fait, sans réfléchir que des faits nouveaux ayant entraîné la nécessité d'un langage nouveau, et une acception différente des mots en circulation, cette différence de langue dans une même science jetait dans l'histoire de la chimie une confusion regrettable, cause des jugements erronés ou contradictoires portés sur l'un de ses plus illustres fondateurs.

Sans doute, l'alchimie de Paracelse ne saurait soutenir la comparaison avec la science moderne. Mais si l'on tient plutôt compte de la méthode et des principes fondamentaux d'analyse que des faits de détails découverts par de vulgaires émancipateurs, il est évident que Paracelse n'a pas mérité les outrages faits à sa mémoire ou à sa personne, et que ce génie méconnu doit être replacé au rang des plus illustres chimistes.

L'idée d'extraire le principe actif d'une substance, qu'on lui donne le nom d'arcane, de quintessence ou de force vive, est l'origine de toutes les découvertes récentes dont chacune a fait la fortune et la gloire de son auteur. La quinine, la morphine, la vératrine, la santonine, etc., sont des couronnes posthumes à déposer sur la tête de celui dont on a fait un misérable insensé.

L'idée d'appliquer ces principes actifs ou quintessences aux différents états morbides pour en découvrir les arcanes, c'est-à-dire les spécifiques, est encore l'idée féconde de la thérapeutique moderne, et si petit que soit le nombre des spécifiques, il est encore assez grand pour que chacun soit convaincu de leur existence et de la nécessité d'en découvrir de nouveaux. Leur découverte est encore une gloire dont il faut faire honneur à Paracelse.

Sous beaucoup de rapports donc, il y a lieu de réhabiliter le nom injustement calomnié de Paracelse. Mystique, il a eu le tort de laisser pénétrer dans la science une partie de son mysticisme, qui était celui de son époque, mais réformateur convaincu il a inauguré l'ère de l'expérimentation et de l'analyse chimique. On lui doit en grande partie la méthode et la philosophie qui régissent la chimie moderne; la médecine a reçu de lui la doctrine de la spécificité, et s'il faut l'en croire, la découverte du mercure comme spécifique de la vérole.

Il n'a jamais pu être un esprit vulgaire, celui qui, au XVe siècle, a pu dire prophétiquement : « Avant la fin du monde, un grand nombre d'effets réputés surnaturels, s'expliqueront par des causes toutes physiques. »

CHAPITRE XVII

VAN HELMONT

SOMMAIRE : Sa vie. — Sa philosophie. — Sa chimie et sa physique. Principe qui meut la matière et engendre les formes. Constitution des corps, des éléments et des gaz. — Sa médecine. De l'archée, des ferments, nature du principe de vie, force spécifique de chaque semence. — Blas général, altératif et moteur, ou force altérante et motrice. — Vivification du sang. — Puissance inhérente à chaque organe. — Siége de l'âme sensitive au centre épigastrique. — Il y a six digestions de l'aliment. — Des vents intestinaux. — Nature des maladies, valeur de l'anatomie pathologique ; gale. Épine de la pleurésie, germe de la goutte. — Alliance de l'âme immortelle avec l'âme sensitive. Effets vénéneux du fruit défendu. — Action du gouvernement ou sympathies. Égarements de l'école anatomique. — Nouvelle matière médicale créée par la chimie. — Action dynamique des médicaments.

Trente-six ans après la mort de Paracelse, naquit un homme éminent qui, s'inspirant des doctrines alchimiques et médicales de ce réformateur, devait continuer son œuvre tout en croyant jeter les bases d'un système nouveau : ce fut Van Helmont.

Ce médecin, né à Bruxelles en 1577, perdit son père à l'âge de trois ans, et malgré les instances de sa mère qui le suppliait de rester grand seigneur, il se livra à l'étude avec toute l'ardeur d'un roturier. Profondément versé dans la connaissance des langues grecque, latine et arabe, il s'occupa successivement de philosophie, de magie, de sciences naturelles, et enfin de médecine. Doué d'une imagination très-vive peu en rapport avec les exigences sévères du travail des sciences, il ne tint pas assez compte de la tradition et se montra trop dur pour le passé. Comme Paracelse il prétendit faire table rase de tout ce qui avait été fait avant lui pour asseoir les fondements d'une science nouvelle. Ce sont là des prétentions que ratifie bien rarement l'histoire. Chaque science est une souche vivante qui, recevant toutes les greffes conformes à sa nature, pousse de nouveaux rejetons, perd de vieilles branches et conserve une vitalité que ne sauraient à leur gré détruire les réformateurs. Est-il bien sûr d'ailleurs que ceux qui prétendent ainsi détruire et faire table rase de toutes leurs anciennes connaissances pour fonder un système, dépouillent le vieil homme autant qu'ils le pensent et ne se servent pas contre le passé qu'ils renient de ce que le passé leur a transmis de beau, de solide et de vrai? Van Helmont, tout entier à ses études, se crut le pouvoir de renouveler la médecine. Son organisation impressionnable et rêveuse devait lui fournir cette illusion. Surexité par son ardeur, il eut, comme Pascal, Socrate et tant d'autres intelligences de premier ordre, des extases, des visions scientifiques dont il avait conscience et qu'il raconte dans ses œuvres, ce qui l'a fait considérer par quelques aliénistes comme un fou à mettre sur la liste des génies dont s'honore l'humanité et qui, pour eux, ne sont que des esprits différemment malades. Malgré sa vivacité d'imagination, son ardeur de réforme et ses convictions, Van Helmont resta dans la lutte aussi modéré que Paracelse son maître le fut peu, et sut toujours, en attaquant les doctrines de ses adversaires, respecter leurs personnes.

Sa méthode est celle de l'observation. Il proteste avec force contre les écarts du raisonnement des écoles de son temps, et, s'il ne sut pas toujours s'y conformer lui-même, du moins a-t-il fait effort pour y ramener la science. « La logique des écoles n'enfante que jactance et désordre. Celui qui m'enseigne la préparation de la pierre calaminaire me démontre quelque chose, mais celui qui aligne un argument en *Barbara*, que m'apprend-il, sinon une science de mots?... » Van Helmont est peu connu à cause de la lecture difficile du style de ses œuvres. Il n'a pas été traduit, et l'on n'a de lui que des études biographiques incomplètes. Il en est plusieurs cependant toutes modernes, par MM. Guislain, Marinus, Michéa, Chevreul, Bordes-Pagès et Cap, qui commencent à montrer ce savant sous son véritable jour. Nous distinguerons surtout celle qu'on doit à M. Bordes-Pagès, l'auteur de la belle étude sur Paracelse dont j'ai eu occasion de parler (1). Elle nous montre dans Van Helmont le philosophe, le chimiste et le médecin.

En philosophie, Van Helmont est l'adversaire d'Aristote et de la logique avec laquelle les écoles de son temps croyaient faire avancer la science. Un syllogisme ne prouve rien, et l'observation directe appliquée à l'étude des faits lui semble infiniment préférable. Voici comme il comprend le principe qui meut la matière et engendre les formes :

« J'entre dans une maison déserte, dit-il, il me faut balayer les immondices qu'on y a laissées, rechercher ce qui est inconnu, écarter les mauvaises traditions et vérifier exactement chaque objet en détail. » (*Causæ et initia naturalium*, p. 27-32.)

« Jusqu'à ce jour, les écoles ont attribué la génération de tous les corps aux mélanges des quatre éléments : l'air, la terre, le feu

(1) *Revue indépendante*, 1846. Tout ce qui est compris entre guillemets est traduit par M. Pagès.

et l'eau. Aristote distingue quatre causes : la *matérielle*, la *formelle*, l'*efficiente*, la *finale*. Il prétend *que le principe du mouvement et du repos, dans le corps, est quelque chose qui est inhérent par soi et non par accident.*

« Tous ces principes sont erronés : la nature est un ordre de Dieu, par lequel une chose est ce qu'elle est et fait ce qui lui a été commandé de faire.

« On se figure dans les écoles le premier moteur comme un être qui, immobile lui-même, pousserait de son bâton les divers corps de la nature. Cette conception est toute idolâtrique. Le glorieux moteur de l'univers, par le seul effet de sa volonté, a mis dans les objets une vertu, une puissance, un agent d'après lesquels ils se meuvent ensuite d'eux-mêmes. Et en réalité il n'y a que deux causes : la *matière* et l'*agent*.

« L'agent, c'est la force séminale, l'*archée*, ou le principe créé de Dieu, qui fait qu'une chose est et devient spécifiquement ce qu'elle doit être. Chaque animal, comme chaque végétal, comme chaque minéral, a un ouvrier, un Vulcain, un architecte intérieur, une *aura* cachée, un principe recteur qui constitue le noyau spirituel de l'objet et dont les éléments extérieurs ne sont que l'écorce et la gousse. C'est donc l'archée qui opère dans la matière séminale le travail générateur qui se revêt d'un vêtement corporel, qui règle les formes, les propositions, les instincts du nouvel être, et qui transforme tout dans le corps, d'après son type ou son image. » (*Archeus faber*, p. 33-34.)

« La matière, c'est l'élément auxiliaire ou corporel à l'aide duquel le principe séminal se développe. Elle constitue ces eaux desquelles sortent tous les corps de la nature, et dans lesquelles ils sont plus tard ramenés tous, par le moyen des principes recteurs. Par là s'explique ce texte de la Genèse, où il est dit que le souffle de Dieu (c'est-à-dire les principes actifs) flottait sur les eaux.

« L'archée et la matière sont deux causes qui ne peuvent agir l'une sans l'autre ; et toutes deux ensemble forment l'être concret.

« Aristote prétend qu'un être vivant naît de la corruption d'un autre vivant par la chaleur... Mais premièrement, la mort n'est point une corruption ; c'est une cessation de la vie. L'archée s'envole ou s'éteint comme un flambeau, sans que la corruption l'atteigne. C'est seulement après que le corps en a été délaissé qu'il tombe en ruines et perd sa forme.

« Alors, des *ferments* étrangers qui toujours méditent le changement, étant apportés par l'air, introduisent la corruption dans la matière morte ; ils l'imprègnent de leur odeur et y étouffent le baume vital, à moins qu'on n'associe les chairs à des substances fixes comme du sucre, du miel, du sel. Ce sont donc ces fragments qui, attaquant la matière privée de vie, la désagrégent et la disposent à recevoir de nouveaux esprits.

« Les anciens ont méconnu ces ferments, et de là leurs vaines idées sur les effets de la corruption. Mais il est certain que la matière peut se corrompre sans engendrer des êtres vivants, et que ceux-ci peuvent mourir sans que leurs corps se corrompent.

« Quant à la chaleur, elle ne féconde que par accident; elle ne sert qu'à exciter l'architecte séminal qui organise l'individu selon le type de son espèce. Prendre la chaleur pour cause, c'est prendre la lime pour le serrurier.

« Le père lui-même n'est pas le générateur de l'enfant; il ne fournit que le ferment séminal, il n'est que l'occasion de sa génération. Si la matière seule produisait l'être nouveau, on verrait les parents estropiés produire des enfants mutilés comme eux. Mais le véritable générateur du nouvel être c'est un Vulcain intérieur, créé de Dieu, et dont la forme est incorruptible; il est immédiatement efficient dans l'embryon, et persiste avec lui jusqu'à la mort. Sans cet architecte caché, le ferment séminal livré à lui-même tomberait en putréfaction.

« Dès lors, au lieu de dire avec Aristote que *ce qui engendre est autre chose que ce qui est engendré*, il faut dire, au contraire, que *ce qui engendre fait partie de l'engendré.* »

Cette philosophie se rapproche singulièrement de celle de Paracelse; et, quoi que puisse dire son auteur, on en retrouve l'origine dans les livres d'Hippocrate et de Galien. Tous admettent une force première, principe de toute forme individuelle, ayant pour aide une faculté ou un agent susceptible de modeler la matière. Le langage n'est plus le même; les mots de terre, d'eau, d'air et de feu, employés métaphoriquement, comme ceux de soufre, de sel, de mercure dont se servait Paracelse, prennent une signification différente qui permet l'équivoque; mais si l'on tend à pénétrer dans l'esprit des doctrines au lieu de s'en tenir à la lettre, on ne tarde pas à être convaincu qu'elles ont une origine commune, et que, semblables aux individus que modifient les âges, les lieux, les climats, l'éducation, elles se sont métamorphosées par l'action du progrès dans la succession des siècles.

Dans ses études sur la constitution intime des corps, sur leurs éléments, sur les gaz qu'il commence à connaître, Van Helmont dit :

« Les écoles se préoccupent de cette question : si chaque élément perd ou non ses qualités dans le mixte, et s'il y a lutte ou combat entre eux.... Mais un élément c'est ce qui ne se résout en rien, et qui reste le même à quelque opération qu'on le soumette. C'est à tort que Paracelse a prétendu que l'eau en s'évaporant s'annihile; j'ai vu l'eau vaporisée se condenser de nouveau et conserver exactement la même quantité qu'auparavant. L'or, à quelque opération qu'on le soumette, se trouve toujours avoir le même poids. Quand on décompose le verre, on y trouve toujours la même quantité de sable et de cendre qu'on y avait employée. Un élément n'en détruit point un autre. Dieu aime la concorde et l'harmonie : la guerre des éléments est un conte de vieille. » (*Elementa*, p. 42.)

« Mais les éléments peuvent s'imbiber l'un de l'autre; l'eau se loge dans le vide de l'air. Mais l'air ne se change point en eau dans les cavernes pour y former l'origine des fontaines, comme le prétend Aristote. C'est la terre humectée qui, du fond des mers, rapporte l'eau au sommet des montagnes par des veines intérieures, de sorte que l'eau jaillit quand on ouvre ces veines.

« Chaque élément reste donc ce qu'il est; il n'y a que les esprits séminaux qui puissent y opérer des transmutations. L'alcahest de Paracelse convertit en eau les corps les plus solides. C'est ainsi que, selon la nature de l'esprit séminal (c'est-à-dire des agents spécifiques), les eaux qui, d'après la Genèse, sont la matière première élémentaire, peuvent être changées en toutes sortes de terres, de plantes, de fruits, d'animaux, de météores. En voici un exemple ; une branche de saule du poids de 5 livres plantée dans un vase contenant 200 livres de terre, et arrosée seulement d'eau de pluie ou d'eau distillée, pesa au bout de cinq ans 169 livres, et la terre n'avait perdu que 2 onces de son poids. L'eau donc s'était convertie en 164 livres de bois. » (*Complexionum atque mistionum elementalium figmentum*, p. 88.)

« ..... Le feu et la lumière paraissent être de même nature, et ne différer entre eux que par la connexion et l'intensité. Ils sont un être neutre, qui est moins une substance et plus qu'une simple propriété.... Aussi le feu ne se nourrit pas; il ne transforme rien en soi; son rôle est de séparer; il détruit toutes les semences; *il change en gaz leurs matières combustibles.* »

Ayant vu diminuer l'air d'une cloche où brûle une bougie, il devine que ce n'est plus un élément simple et qu'il renferme des parties qui se détruisent par la combustion. C'est en germe la découverte de Lavoisier. « *Alors l'air passerait à quelque chose de plus simple et d'antérieur à lui, et il cesserait d'être élément.* »

C'est lui qui invente le mot de *gaz* pour désigner un fluide plus subtil que les huiles essentielles, ayant un principe intime qui le fait autre qu'une simple vapeur, et sous le nom d'*esprit sauvage* (acide carbonique), il fait connaître « le gaz qui se développe dans la combustion du charbon, dans la fermentation du moût des raisins, dans celle du miel, des fleurs, des fruits, et des feuilles contuses, et qui éclate en mille atomes de l'explosion du salpêtre, du soufre et du charbon combinés. »

Le mécanisme de l'évaporation spontanée de l'eau amenant la pluie était connu de lui.

« Il y a un gaz de l'eau qui, même sous un froid glacial, ne laisse pas de s'évaporer.... On sait quelle mauvaise odeur répandent certains nuages dans les régions basses; il faut qu'ils s'élèvent et se subtilisent pour se débarrasser des miasmes fétides qui pourraient donner la mort aux créatures vivantes. C'est dans l'air que se fait ce départ. L'air, c'est le firmament de la pensée, qui sépare les eaux d'avec les eaux; il contient diverses couches de gaz aqueux qui sont les sources de la grêle et de la neige.... Le *blas* des astres (leur influence) en ouvre et en ferme les portes, et chaque astre a les siennes; de là les vents et les tempêtes.

« Mais, dans ce mouvement perpétuel de la nature, aucun élément ne périt; l'eau descend et remonte de la terre au haut des airs sans qu'une seule goutte se soit perdue depuis l'origine du monde.... Ainsi tous les éléments vivent; ils concourent au bien de l'homme et à la conservation du monde; le fil des actions n'est jamais interrompu, chaque créature obéit aux fins assignées par son créateur, l'homme seul le néglige. » (*Blas aquæ*, p. 59. — *Blas meteorum*, p. 65.)

Sans doute ce ne sont là ni la chimie ni la météorologie modernes, et cette intervention de Dieu et des textes bibliques dans la science n'aurait plus de succès abjourd'hui. Mais il faut faire la part des idées de l'époque, et comprendre que dans ces temps de mysticisme général, cet appel à l'examen de toutes choses par l'expérience et par l'observation, exigeait un grand effort d'intelligence. Il faut savoir enfin que ce n'était qu'un *commencement* de la science, le *début* d'une physique et d'une médecine nouvelles greffées sur l'ancienne médecine, et que, sans être trop sévère pour des erreurs qui sont celles de l'époque, il faut honorer les premières conquêtes scientifiques de ces vaillants esprits qui n'ont eu de leur vivant que des outrages pour récompense de leurs travaux.

En médecine Van Helmont est le disciple immédiat de Paracelse, tant sous le rapport du rôle qu'il attribue *aux forces* que de l'influence des agents substantiels impondérables qui régissent la matière et lui impriment une forme et une destinée spéciales. Aux propriétés spécifiques des corps bruts et des corps vivants dont il repousse l'action sympathique, il substitue, en ne s'occupant que des êtres animés, le fait d'*une force première* aidée d'*un ferment* spécial, dirigeant leur matière à la forme prédéterminée.

Tout ce qui vit commence, s'accroît et périt, et suppose un principe recteur qui conduit « la tragédie » de toute créature vivante.

Ce principe recteur, Van Helmont l'appelle *Archée* ou *Architecte*, c'est-à-dire constructeur des corps; l'*Esprit vital;* le *Vulcain*, ou le forgeron qui allume la chaleur vitale et qui fabrique nos membres; l'*Être séminal*, ou force inconnue, ou propriété spécifique de la semence, ce que de nos jours Blumenback a nommé *Nisus formativus;* d'autres, *Force plastique*, *Principe vital*, *Propriétés vitales*, *Fluide nerveux*, ou *Force nerveuse*, *Magnétisme animal*, *Électricité animale*.

Tous les êtres renferment un semblable principe, d'un ordre plus ou moins élevé suivant leur nature, et auquel obéissent les *ferments*. Il y a dans cette grande idée, qui plus tard a servi de base aux théories prématurées de Sylvius et de Willis, quelque chose que la science moderne ne doit pas répudier, et dont elle tirera le parti le plus heureux.

« Un *ferment* est ce qui convertit quelque chose en sa propre forme par une vertu séminale. C'est ainsi qu'un peu de levûre imprime son type à toute une masse de farine d'orge et la convertit en bière ; puis, quand sa vertu s'est dissipée, cette bière redevient eau.

« Toutefois, ces ferments ne sont point encore la vie ; ils disposent seulement la matière à la recevoir, ils s'emparent d'une substance morte, ils en détruisent la première forme, et la mettent sur le chemin d'une vie nouvelle. Mais le véritable vivificateur c'est une autre *aura* ou *archée*, sorte de gaz spirituel, que le générateur inspire à la semence avec sa propre image et la prescience des formes à donner.

« Il est vrai qu'un ferment pousse quelquefois son entreprenante audace jusqu'à former une âme vivante. Ainsi s'engendrent des poux, des vers, des punaises, hôtes de notre misère, nés soit de l'intérieur même de notre substance, soit de nos excréments. Vous n'avez qu'à boucher avec une chemise sale un vase plein de froment, vous verrez s'y engendrer des rats, produit étrange de l'odeur du blé et du ferment animal attaché à la chemise.... »

A part ce que cette dernière assertion renferme d'inexact, il est certain que comme loi générale la fermentation est bien, comme le dit Van Helmont, l'origine du développement d'un très-grand nombre d'animaux ou de végétaux parasites.

Ces ferments agissent sur la matière pour la dissocier ; ils la subtilisent et la transforment en faisant entrer les éléments qui restent inaltérables dans des combinaisons nouvelles.

« C'est ainsi que le ferment de l'estomac rend le sucre acide ; que le poisson convertit l'eau salée de la mer en une chair suave ; que le ferment d'un vase infecte et fait moisir l'eau la plus pure ; que les végétaux changent en bois l'eau de pluie ; que les rivières, les fontaines, les étangs conçoivent des semences ; que la rosée devient sucrée ; que le vent lui-même, incorruptible à l'air, est altéré sous terre.... Les ferments, par le moyen de la vertu séminale, jouent donc toutes sortes de rôles sur la scène du monde. » (*Imago fermenti imprœgnet massam semine*, p. 90.)

Il faut savoir qu'en accordant à la *fermentation* une si grande part dans la manifestation des actes vitaux, Van Helmont ne se méprend pas sur la signification du phénomène qu'il signale, car il le considère comme un effet d'une cause plus puissante, c'est-à-dire du principe recteur de l'animalité, y compris l'homme, ou, si l'on veut, de l'*archée*. Ce principe, ou esprit vital, est plus qu'un simple accident de la matière et moins qu'une substance impérissable ; car, ainsi que M. Pagès le remarque, Van Helmont n'accorde le nom de substance :

« Qu'à ce qui n'est annihilable ni par la puissance de la nature, ni par celle de l'art ; en sorte qu'il n'y a que les esprits immortels qui soient véritablement substances, c'est-à-dire appelés à toujours subsister. Il prétend que l'âme vitale, de même qu'une lumière, s'allume au moment de la conception, sous l'influence du ferment fourni par les parents ; qu'elle préside au développement du corps, dure autant que la vie, et s'éteint avec elle. Notre corps est donc un logement qui organise une *aura* spéciale, un principe moteur, ce τὸ ἔνορμον d'Hippocrate ; dites agent nerveux, si vous voulez, cela ne changera rien aux faits. Puis, quand le logis est suffisamment préparé, l'âme ou l'esprit immortel, qu'il faut bien distinguer de l'âme vitale, vient l'habiter en s'unissant à celle-ci. »

Chaque être a sa force particulière qui le maintient ce qu'il est, ce que Paracelse appelait son esprit spécifique ; esprit d'un ordre différent, plus ou moins élevé, d'après le rôle qu'il doit remplir. De cet esprit résulte la spécificité de chaque semence, et il y en a quatre espèces, ce qui, pour Van Helmont, constitue quatre degrés dans la forme et dans la hiérarchie des créatures.

« 1° *La forme essentielle*. C'est le cas des êtres dont le caractère essentiel est d'avoir une forme arrêtée : ainsi les cristaux, le soufre, les liquides, les terres.

« 2° *La forme vitale*. C'est quand les êtres ont déjà un prélude de vie, par exemple les aliments.

« 3° *La forme substantielle*. C'est le cas des animaux qui vivent, sentent et se meuvent, c'est-à-dire des êtres qui, avec une forme déterminée, ont quelques attributs d'une substance bien qu'ils soient périssables.

« 4° Enfin la *substance formelle*, c'est-à-dire un esprit immortel, qui est uni à un corps sous une forme donnée : c'est le cas de l'homme. » (*Formarum ortus*, p. 104.)

Le mot *forme* indique ici la destination des êtres ayant des forces spécifiques graduées. D'après M. Pagès, ce ne sont d'abord que des forces inférieures arrêtant les formes du monde inorganique, puis des forces plus parfaites créant la vie latente dans le monde organique non animé ; ailleurs, des forces s'élevant presque aux fonctions d'âme substantielle, et les quatrièmes enfin constituant des individualités impérissables qui procèdent d'une lumière supérieure et éternelle, source de toute vie.

Il y a entre ces forces des rapports intimes et immédiats.

« Bien que l'archée d'un être vivant soit éteint, son cadavre cependant conserve quelque chose de sa vie première, et quand il sert d'aliment à un nouvel individu, il transporte chez celui-ci ce reste de ses qualités. Ainsi, un goût de chou se conserve dans la chair du lapin qui en a été nourri ; le porc a le goût des coquillages qu'il mange sur le bord de la mer ; la grive, celui du genièvre ; le poisson des marais sent la vase. Les aliments, en devenant une partie de nous-mêmes, gardent donc un reste plus ou moins obscur de leur vie première ; c'est ce que Van Helmont appelle une *vie moyenne*, c'est-à-dire qui est entre celle de l'individu d'où ils proviennent et celle du nouvel être dans lequel ils sont entrés. et il appelle *ambulantes* ces qualités qui passent d'un être à l'autre.

« Eh bien, c'est de cette vie moyenne que résultent la puissance des médicaments et la cause des maladies ; car l'hôte étranger qui a logé sa vie en nous irrite notre archée par sa présence, et le porte à se perdre par ses propres fureurs. Les poisons, par exemple, introduisent en nous leur propre vie, ils oppriment la nôtre ; ou bien, par une connexion qu'ils contractent avec elle, ils l'entraînent dans leur sphère d'action, ils l'imprègnent de leur image, de leur contagion, de leur propre lumière (ou vertu), et ne faisant qu'une seule unité, tantôt ils font prédominer l'*idée canine* (hydrophobie), tantôt ils lui font produire des cancers et bourreler le corps. Quelquefois ils excitent de vives idées de fureur, sans matière palpable de fièvre. »

Au-dessous de l'*Archée* qui ordonne et coordonne, il y a donc le *ferment* qui sert de moyen d'action. Chez l'homme, cette action constitue la vie, c'est-à-dire une force générale, *Blas humanum* ou *Blas humain*, divisé en *Blas alterativum* ou *Blas altératif*, et *Blas motivum* ou *Blas moteur*, désignations qui s'appliquent à la vie végétative et à la vie de relation admise par tous les physiologistes. Seulement, la manière dont Van Helmont comprenait la vie végétative et la circulation qui en est la base ne saurait être acceptée, puisque le cours du sang ne lui était pas connu, et qu'il en était réduit à discuter les hypothèses de Galien sur le rôle de l'air enfermé dans les artères.

Ses idées à ce sujet différaient cependant des idées reçues.

« L'air respiré n'est pas destiné, comme le dit l'école, à empêcher que le sang ne s'enflamme pas trop sous l'influence du feu vital. Un soufflet anime le feu au lieu de le rafraîchir, mais l'air introduit par la respiration sert à séparer, à évaporer les parties du sang qui ne se convertissent ni en chair ni en esprit vital. Le sang, pour se volatiser, a besoin de deux ailes d'air et de ferment, sinon ses résidus formeront des nodosités, des squirrhes, des apostèmes, causeront la fièvre et l'asthme.... L'hiver nous mangeons davantage, parce qu'alors l'air est plus dense, la respiration plus active, et, par conséquent, les séparations (sécrétions) le sont aussi.

« Les aliments et les boissons s'élèvent donc peu à peu au grade de chyme, de chyle, de cruor veineux, de sang artériel, d'éther très-subtil ou d'esprit vital qui sert de lit à l'âme immortelle. Ainsi se continue ce Vulcain de la vie par des perfections successives et appropriées. Autant le sang veineux diffère du chyle, autant le sang artériel diffère du veineux.

« Un aliment mis directement dans les artères ou dans les veines n'y deviendrait pas du sang; il a besoin d'être élaboré dans le cœur, vivifié et individuellement illuminé. L'esprit du vin nous enivre, parce que cet étranger, introduit tout à coup dans le cœur et la tête, n'a pas été préalablement travaillé dans les officines d'une manière suffisante.

« Et il ne faut pas regarder l'aliment comme une rosée que les vaisseaux sanguins répandent sur les parties : chaque animal, au moyen de son ferment, fait du même pain une conversion différente; mais, de plus, l'esprit vital lui imprime, dans chaque partie, le cachet de sa destination spéciale. Ainsi l'esprit optique (l'innervation rétinienne), quoique de même nature que celui du goût, ne sait pas goûter, ayant reçu d'autres attributions. Le même esprit devient donc tactile à la main, gustatif à la bouche, visuel dans l'officine optique, moteur dans la moelle épinière, etc., selon la fonction spéciale de la partie.

« Il possède une salure balsamique qui le garde contre la corruption. Mais ce n'est point en tant que salé que l'esprit vital remplit ces fonctions, mais en tant qu'illuminé de vie, c'est-à-dire pourvu d'une lumière, non pas brûlante, ou ignée, ou visible par ses rayons, mais d'une lumière formelle, spécifique, qui individualise, et il y a autant de ces lumières qu'il y a de créatures vitales. Il existe devant Dieu une république et des légions innombrables d'esprits lumineux ; car il y en a plus encore que nous ne voyons de corps sublunaires.

« Il est donc ridicule de confondre la lumière vitale (force vitale) avec la chaleur. S'il se produit des érysipèles qui semblent brûler, ou bien des gangrènes, des eschares, des érosions, c'est en vertu de sels vitaux corrosifs, dégénérés, mis hors la loi, proscrits de la république vitale : le sang dissous devient alors ichor, virus, ictéritie ; la nature corrompue dans son propre blas (force altérante ou motrice) s'irrite, prend les armes contre elle-même, et se blesse d'une infinité de manières. Aussi ces accidents ne se voient-ils que chez les vivants, et nullement dans le cadavre. » (*Endemica*, p. 155. — *Spiritus vitæ*, 157.)

Tout en admettant que la vie imprime aux organes la direction nécessaire à la fin de l'être vivant, Van Helmont n'a pas, comme on l'a dit si légèrement, délaissé l'étude des organes. Il insiste tout particulièrement sur leurs propriétés différentes, qu'il considérait presque comme des entraînements passionnés irrésistibles, et c'est là ce qui l'avait conduit à reconnaître dans chaque organe une force en rapport avec ses fonctions. Cela n'est pas si ridicule que de sots historiens veulent le faire croire, car enfin il est bien évident, comme l'a dit Bordeu, que les glandes hépatiques, rénales, pancréatiques, salivaires, ont des propriétés différentes, et qu'elles sont l'agent par lequel l'être pourvoit instinctivement, et fatalement, à ses besoins.

L'estomac a une activité et des qualités particulières. C'est un viscère vivant, qui goûte, flaire et prend ou repousse les aliments. L'utérus réagit sur toute l'organisation de la femme (*propter solum uterum est mulier id quod est*). C'est le point de départ de l'hystérie, etc.

Entre tous, l'estomac, en outre de ses qualités spéciales, a une influence particulière sur tout le corps. C'est en quelque sorte le *siége de l'âme sensitive*, en ce sens que, bien que toutes les parties soient vivantes, soient sensibles, c'est surtout dans ce viscère que retentissent les contre-coups des passions, des troubles des autres organes, des miasmes et des poisons.

A cette occasion, Van Helmont, indiquant l'action des troubles de l'âme sensitive sur l'intellectuelle, donne cette définition de la folie, reproduite à notre époque par M. Moreau : « La folie est le songe de l'homme éveillé » (*dementia nihil nisi somnium vigil*, p. 247).

A cette action de l'estomac se joint celle de la rate qui lui envoie son ferment, en sorte que les archées de ces deux viscères forment un *duumvirat* qui réagit sur tout le reste du corps, car toutes propriétés de chaque organe et de chaque tissu, c'est-à-dire les archées secondaires, ne sont que des lieutenants de l'estomac. Leur puissance relève de la sienne; et c'est ce concours dans l'état de santé ou de maladie, qui est l'origine des *sympathies* sur lesquelles repose l'action de la vie.

D'après ces idées, Van Helmont refait une nouvelle étude de la digestion, dont l'interprétation, faite au point de vue chimique, indique un réel progrès sur les connaissances du temps.

Les écoles avaient admis trois digestions : l'intestinale, l'hépatique et l'assimilatrice. Van Helmont en admet six (*sextuplex digestio alimenti humani*, p. 167). La digestion de l'aliment humain a six degrés ; elle se fait dans six officines, dont chacune a son ferment et abhorre le ferment de la partie voisine... . Non qu'il y ait jalousie entre les ferments, mais un amour purement aveugle de la fin que chacun doit remplir.

C'est dans l'estomac que se fait la première digestion. Le duodénum fait la seconde ; la troisième est faite par le fiel, « qui convertit en sel la crème acide de l'estomac » ; dans le foie s'opère la quatrième ; dans le cœur et dans les artères, où arrive l'*aura vital*, s'accomplit la cinquième, et la sixième enfin se fait dans les cuisines particulières des membres (*in culinis singulis membrorum*, p. 178). Il y a autant d'estomacs que de membres à nourrir (*sunt totidem stomachi quot membra altilia*, p. 178). Ces estomacs siégent au dedans de chaque partie solide.

Il serait sans doute puéril de considérer cette manière d'envisager la digestion comme une chose parfaite. Chacun en voit les défauts. Mais, en interprétant le sens obscur de cette physiologie naissante, on voit que si Van Helmont ne connaissait pas les détails de la digestion telle que nous la professons aujourd'hui, il en avait deviné le mécanisme.

Elle s'opère : 1° au moyen d'un ferment (la *pepsine*) et du suc gastrique dans l'estomac ; 2° au moyen du ferment pancréatique qui émulsionne la graisse dans le duodénum ; 3° à l'aide du fiel qui forme des sels de soude avec la crème acide de l'estomac ; 4° en passant dans le foie pour se mêler à la glycose ; 5° en passant dans le cœur et dans les artères, où arrive l'*aura vital*, c'est-à-dire l'air introduit par les poumons ; 6° enfin dans tous les tissus où s'accomplit l'acte de nutrition moléculaire, terme final de la digestion. Telles sont les six digestions de l'aliment humain.

« Quant aux vents intestinaux, il y en a autant d'espèces que de ferment digestifs différents. Ceux qu'on lâche en rotant ne sont que l'esprit sauvage (acide carbonique) ; ils éteignent une bougie ; ceux qu'on pousse par le bas brûlent au contact d'une lampe allumée avec une flamme qui offre des couleurs diverses, comme l'arc-en-ciel (hydrogène carboné ou sulfuré). Ces gaz sont une sécrétion de l'intestin, et empêchent les parois intestinales de s'accoler et de se flétrir. »

Qu'est-ce que la maladie ? Les écoles, dit Van Helmont, la définissent une lésion des actions, ce qui est faux ; car la lésion d'action est un phénomène secondaire. Dans certaines maladies, quelques diathèses, cette lésion d'action n'existe pas dans l'intervalle de paroxysmes. Il y a des modifications de la vie elle-même dans l'intimité de l'âme sensitive, exemple : les maladies chroniques et héréditaires.

La santé, c'est l'intégrité de la lumière vitale ; la maladie, c'est cette lumière troublée, éteinte ou dégénérée.

Les écoles « catarrheuses » n'ont pas compris ce texte d'Hippocrate, que tout mouvement, tant vers la maladie et la mort que vers la santé, dépend immédiatement de l'*impetum faciens*, ou âme vitale (*omnem motum ad morborum mortem, atque sanitatem efficienter fieri ab impetum faciente spiritu*) ; ni cet autre principe, que les natures elles-mêmes sont les médicatrices des maladies (*ipsas naturas esse morborum medicatrices*), et par conséquent qu'elles les produisent aussi (*morborum factrices*). Le poivre, le vésicatoire, le caustique, ne produisent rien sur un mort : c'est donc le principe de vie qui produit les phénomènes de la vésication et ceux de la brûlure. C'est l'archée qui allume la fièvre, qui pervertit ses sucs, ses excrétions, et détermine toutes sortes de lésions, hydropisies, calculs, squirrhes, cataractes, cancers, ulcères. C'est cet *impetum faciens* troublé qui, excité par une cause occasionnelle, trouble les fonctions et désorganise la matière selon une idée et des fins arrêtées.

Quand un anatomo-pathologiste trouve une lésion des solides, il dit : « Voici un viscère qui pourrissait depuis longtemps. » Et voilà la cause de la mort. Non pas, dit Van Helmont, la vraie cause n'est pas cette altération qu'on voit, mais bien le principe qui l'a produite.

La gale, qu'on traite par des saignées et par des purgations, ne guérit que par des frictions sulfurées qui détruisent un germe contagieux développé dans la peau, dont la pustule est le fruit; de même, les goîtres et les cancers qui résultent d'un ferment virulent viciateur des sucs destinés à nourrir.

« Quelle folie de ne combattre que les produits de la corruption et non la racine ! »... De même que le ferment digestif, selon son espèce, convertit l'aliment en homme, en chat, en poule, ainsi il y a autant de genres d'altérations qu'il y a de virus différents. Les caustiques agissent en mettant à mort ces ferments étrangers, ces fabricants d'ulcères (*scabies et ulcera scholarum*, p. 255). »

Les organes qui donnent accès à l'air, le nez, le larynx, les poumons, ont une faculté gardienne, et quand le froid fait impression sur ces parties, la muqueuse sécrète un suc muqueux qui les protége, etc.

Certaines maladies sont traitées par un seul remède, les saignées répétées, qui ôtent le sang et les forces, et font désister de son travail la nature frappée d'horreur, tandis qu'il vaudrait mieux arrêter le principe même de la fluxion. La pleurésie est de ce nombre. Elle est due à un aiguillon interne, et, de même qu'une épine dans le doigt y attire le sang et l'inflammation, de même il y a dans la plèvre, *métaphoriquement parlant*, une épine, c'est-à-dire un acidulé, un venin, un stimulant, qui souille l'archée et mortifie la chair. — Si le venin se propage au poumon et l'irrite, la conséquence est semblable, et il se fait une pleuro-pneumonie.

« Alors, vous répétez les saignées et les purgatifs pour arrêter l'augment; et, quant au fond même de la maladie vous l'abandonnez à la nature et aux jours critiques, vous la laissez dégénérer en phthisie; ou bien, si quelque sujet jeune et robuste en réchappe, vous attribuez sa guérison à vos moyens, et vous prenez de là prétexte pour en tuer des centaines d'autres... C'est l'épine radicale, c'est le virus qu'il fallait extirper par un remède balsamique spécial. Une fois cette épine ôtée, aussitôt cessent la douleur furieuse, la fièvre, la toux et les crachats sanguinolents, à moins que l'aiguillon n'ait déjà trop vivement imprimé son cachet dans la partie ou laissé quelque aposthème, qui joue le rôle d'épine à son tour (*plura furens*, p. 317). » (Traduction de Bordes-Pagès.)

La goutte est de même un caractère morbide imprimé au principe de la vie.

« Elle se transmet inexorable jusqu'aux petits-neveux, et se perpétue séminalement, en sorte qu'un père goutteux, même avant d'en avoir éprouvé les attaques, engendre un fils goutteux comme lui. Douce ou cruelle, son essence est la même; elle dort longtemps, et ne paraît que quand son fruit est mûr. Aux approches de l'accès, l'esprit vital engendre un acide fermental, premier indice de corruption (nous disons aujourd'hui acide urique). La région précordiale devient plus susceptible quant aux aliments et à l'air; une fièvre éphémère s'allume : la douleur se fait sentir dans l'articulation, et comme une trompette elle y appelle le suc aqueux du corps, comme pour laver la partie. Le synovie (mot créé par Paracelse) s'épanche et s'agglutine dans le foyer; puis, se desséchant, elle forme ces productions caséiformes, calcaires, crétacées, et d'autres monstres pierreux, qui déforment la superbe structure de l'homme. Les écoles, que font-elles contre cette maladie? Elles répandent à flots le sang, qui est pourtant fort innocent; car que de fois ne s'est-il pas renouvelé sans que le germe de la goutte ait été détruit! Elles ouvrent des cautères, elles font des scarifications, elles purgent, et ne font qu'affaiblir le malade et user la vie. La nature, à la suite de ces pertes, saisie d'épouvante, s'adoucit et paraît soulagée, mais bientôt la goutte reparaît anomale et plus formidable. C'est que l'acide fermental, ainsi que les tufs de l'articulation, ne sont pas la vraie goutte, mais ses produits; les attaquer, c'est s'en prendre aux effets et non à la cause. Quand même vous couperiez le doigt malade, vous ne guéririez pas la goutte. La tumeur suit la douleur et ne la précède pas. C'est dans son essence séminale qu'il faut détruire cette affection.

« Distinguez donc une maladie d'avec ses produits.

« Pour guérir un calculeux, il ne suffit pas d'extraire la pierre de la vessie, il faut détruire la disposition lapidifique des reins qui peut la reproduire; car c'est l'archée rénal qui engendre le calcul par un égarement de sa fonction. La soustraction de la cause matérielle n'enlève pas toujours la maladie; quand vous avez retiré l'épée d'une plaie, il faut calmer les fureurs de l'archée, irrité par la présence de cette étrangère.

« Mais, d'un autre côté, la maladie première peut avoir disparu tandis que ses produits persistent, *et les effets, à leur tour, deviennent cause de maladie*. Aussi le calcul vésical, à titre de corps étranger, peut déchirer l'organe, produire des hémorrhagies et la mort; la sanie d'un ulcère peut corroder des parties saines; et l'eau de l'hydropique, qui n'est qu'un simple effet, erreur de l'archée des reins, peut en s'amassant suffoquer le malade ; *il faut donc s'en prendre tantôt à la maladie, tantôt à ses produits.* » (Bordes-Pagès, *loc. cit.*)

Van Helmont s'essaye ensuite à faire comprendre l'alliance de l'âme immortelle et de l'âme sensitive d'après un songe, puis à expliquer l'action du mal physique et de la douleur, ce qu'il fait au moyen du péché originel, en disant que le fruit défendu, de nature *vénéneuse*, avait eu pour effet d'allumer le feu de la concupiscence, l'insurrection de l'archée et la transmission héréditaire de tous les désordres.

Il n'avait pu observer les malades sans remarquer l'action exercée par certains organes sur les autres, et il donnait à ce phénomène le nom d'*actio regiminis*, action que la structure ne saurait expliquer.

« Les écoles ne comprennent pas que deux objets puissent agir l'un sur l'autre si elles ne voient pas une chaîne matérielle et continue qui les fait communiquer..... Ainsi, sans qu'il soit toujours besoin de connexions et de canaux, nos organes font chacun ce qu'il doit faire ; ils sont entre eux dans une dépendance mutuelle et aveugle..... J'admets assurément l'importance des canaux, des conduits, des actions corporelles; il y aurait de la folie à nier cela; mais il ne faut point perdre de vue l'*actio regiminis* qui s'exerce dans le corps humain. La barbe vient des testicules, puisque les castrats la perdent ; les eunuques diffèrent de tout au tout des individus entiers. Cependant, entre les testicules et le menton il n'y a ni canaux particuliers, ni fibres, ni vapeurs ; non plus qu'entre les plumes du coq ou les cornes du taureau et les testicules de ces animaux. Mais ces organes, de même que l'utérus, agissent sur ce corps par une action sympathique ; ils ont un influx impalpable comme la lune a le sien. »

Toutes les études de Van Helmont devaient aboutir à une nouvelle méthode thérapeutique fondée, comme celle de Paracelse, sur les vertus des simples de chaque substance, c'est-à-dire des principes actifs renfermés dans chaque substance.

Sans croire que la nature puisse tout faire par elle-même pour la guérison des malades, il pense qu'il faut souvent venir à son secours et l'aider dans son travail par des moyens appropriés.

« Tant que ces médecins ont ignoré la pyrotechnie (chimie), ils ont pu dire qu'ils ne faisaient que traiter les maladies ; mais depuis que Paracelse a mis sur la voie des arcanes, ils peuvent se flatter de les guérir. Exemple : le soufre contre la gale et le mercure contre la syphilis, qui avaient été indiqués par Paracelse.

« Pour produire l'effet médicateur, le remède n'a pas toujours besoin d'être digéré et absorbé, ni de pénétrer matériellement jusque dans l'intérieur des viscères. Il suffit que sa présence dans l'estomac fasse impression sur le principe recteur de la vie. Celui-ci, averti par la sensation du remède, modifie ses actes, et produit la médication dans les parties du corps les plus reculées. Plus un remède est subtilisé en atomes, mieux l'estomac en tire parti.

« Les remèdes agissent donc par une éjaculation de leurs forces, par une vertu dynamique, par une odeur, un goût, une effluve, un baume dont l'action est quelquefois instantanée. Quand vous appliquez un emplâtre à une plaie, vous ne pensez pas que cet emplâtre se change en chair; il opère magnétiquement par sa seule présence; il en est de même des remèdes internes. Plus une nature est spirituelle, plus elle est puissante (*quo spiritalior, eo potentior est*, p. 617). C'est le même principe de Paracelse : moins il y a de corps et plus il y a de vertu médicinale (*quo minus est corporis, eo magis virtutis in medicina*). Une substance saupoudrée de sa matière peut communiquer des qualités puissantes à une grande quantité de vésicules. Regardez à la qualité plus qu'à la quantité..... Il n'en est pas en médecine comme en mathématiques : dix fois plus d'aliment ingéré ne fait pas dix fois plus de nutrition..... On s'étonne qu'un remède puisse agir aussi subtilement sur la vie. Mais personne n'oserait s'appliquer sur la peau un plumasseau souillé du pus d'un pestiféré. Pourquoi un remède ne ferait-il pas en bien ce que ce virus fait en mal? Une piqûre venimeuse n'est presque rien quant à la quantité, et sèche ou humide la dent de l'enragé n'en communique pas moins l'idée contagieuse. De même les antidotes agissent par une vertu séminale, qui efface dans l'archée l'idée morbide que lui avait fait concevoir le venin; mais ils restent eux-mêmes externes par rapport à la vie. » (Bordes-Pagès, *loc. cit.*)

Chaque substance de la terre renferme un agent, quelquefois un poison, qui devient un héroïque remède entre les mains du médecin qui en a l'intelligence.

Ces puissances médicatrices, emprisonnées au sein des pierres et des herbes, crient vers le Créateur : Nous sommes ici en vain ; personne ne vient nous dégager de nos chaînes!

C'est par l'action du feu qu'on découvre ces substances et qu'on reconnaît les propriétés des corps.

Chaque substance a sa vertu spécifique, et une chose n'est un poison que relativement.

Certaines substances renferment plusieurs propriétés qu'on ne peut extraire, ce qui oblige à les donner à l'état de crudité. Ailleurs, on se sert de l'eau de l'alcool ou de la calcination pour isoler leur principe d'action ; mais le grand séparateur, c'est le feu, et Van Helmont, pour ce motif, s'appelait *philosophus per ignem*.

Il n'y a jamais absolue nécessité de saigner, de purger ni d'ouvrir des exutoires. Le vrai remède, c'est celui qui, par une vertu spécifique, détruit le venin excitateur de la fièvre.

« Puisque les chiens ont un ferment digestif qui dissout les os sans léser leur estomac, il ne serait pas impossible de découvrir un agent qui développerait du côté des urines un agent capable de dissoudre la pierre dans la vessie. Nul solide ne résiste à l'action de l'*alcahest* (réactif secret et inconnu). L'unité du principe de vie nous permet d'espérer que nous découvrirons l'unité du remède, c'est-à-dire une panacée pour toutes les maladies.

« Il y a une force magique magnétique ou sympathique, un éther universel, *magnale maynum*, qui relie toutes choses, et les tient en correspondance mutuelle, de même que dans une lyre une corde qui vibre en fait vibrer une autre..... Au dernier jour, il suffira à l'auteur de la nature de reprendre les esprits séminaux répandus dans la matière, aussitôt les étoiles tomberont, et le monde actuel périra. »

Si abrégée que soit cette analyse des idées et des doctrines de Van Helmont, elle est suffisante pour établir leur importance, et pour être juste envers ce génie méconnu de ses contemporains, l'histoire doit le placer aux premiers rangs de la phalange de ceux qui ont contribué aux progrès du naturisme.

CHAPITRE XVIII

ÉTUDE SUR STAHL

Sommaire : L'animisme n'est qu'un naturisme transformé. — Prologue sur la philosophie d'Hippocrate. — Éloigner de la médecine ce qui lui est étrange. — Différences entre le mécanisme et l'organisme. — Distinction du mixte et du vivant. — Justification des doctrines de l'auteur. — Vraie théorie médicale comprenant : la vie et la santé, les tempéraments, les choses non naturelles, les passions, les maladies, surtout les hémorrhagies et les congestions sanguines, les mouvements et les spasmes, la fièvre, la phthisie, les hémorrhoïdes, etc.

De toutes les transformations du naturisme antique, idée purement païenne, la plus curieuse est celle qui a eu Stahl pour auteur, et il faut l'envisager comme la conséquence des idées religieuses de l'époque. En effet, la philosophie règle le mouvement des sciences, et la médecine, qui n'échappe pas à cette autorité, reflète constamment par ses doctrines les principes de la philosophie dominante. L'époque où vivait Stahl était essentiellement religieuse et théocratique. Saint Thomas faisait loi en théologie, la pensée chrétienne de la nature de l'homme, considéré comme une âme utilisant les organes pour la fin voulue par le Créateur, devait avoir son écho en médecine. Stahl fut le porte-voix de cette doctrine. En se plaçant sous l'œil de Dieu, qu'il invoquait au début et à la fin de chacun de ses ouvrages, il théocratisait la médecine et créait cet animisme dont les viscissitudes sont celles de la foi, car il trouve surtout ses partisans parmi les fidèles du christianisme. Il n'y a pas à se le dissimuler, l'animisme est la manifestation d'un esprit chrétien. Ses adeptes sont tous animés de la même pensée religieuse, et il n'a d'adversaires que ceux qui, avec raison, repoussent l'alliance de la science et de la foi, ou que ceux qui se sont faits les partisans de l'athéisme et du matérialisme.

Né à Anspach en 1660, Georges-Ernest Stahl vint étudier la médecine à Iéna sous la direction de Wedel. Il fut nommé professeur à l'Université de Halle par la protection de son collègue Fr. Hoffmann, dont il devait être plus tard le plus violent adversaire ; il devint médecin du roi de Prusse Frédéric-Guillaume Ier en 1716, et il mourut à Berlin en 1734.

Dès son apparition dans le monde médical, à ses débuts, par sa dissertation inaugurable, publiée en 1684 à l'âge de vingt-quatre ans, Stahl a montré ce qu'il devait être plus tard au point de vue philosophique. Il n'a pas longtemps cherché sa voie ; il s'y est engagé du premier coup, et le reste de sa vie, conforme à ses commencements, n'a eu pour but que le développement de ses premières idées de jeunesse.

Sa dissertation inaugurale, faite « *avec l'aide et la permission du suprême auteur de toutes choses* », a pour titre : DES INTESTINS ; DE L'ART DE BIEN CONNAITRE ET DE GUÉRIR LEURS AFFECTIONS MORBIDES ET LEURS SYMPTOMES. Il commence par établir que les parties du corps animal qui tombent sous nos sens ne sont que les instruments « *de l'âme* », et qu'elles tombent à l'état « *de confusion et de mort par la retraite de l'agent microcosmique qui les dirigeait.* » Sa pensée éclate tout entière à propos du mouvement péristaltique des intestins, dont il discute les causes, et lorsqu'il dit : « *Je me fais un plaisir de déférer plutôt cette influence à l'âme et à son action immédiate, comme étant dans le corps de l'homme la seule cause efficiente de tout mouvement et comme étant la seule capable d'agir au choix de sa volonté.* » A part ces appréciations nécessaires pour établir sa méthode philosophique, l'auteur reste entièrement dans les détails anatomiques de son sujet. Il commence par étudier la substance des intestins, qui comprend les propriétés générales communes aux différentes parties, c'est-à-dire aux cinq tuniques qui le composent; les propriétés matérielles des intestins à leurs différentes régions, de l'estomac, du duodénum, du jéjunum, de l'iléon, du cœcum, du côlon et du rectum, sous le rapport de leur volume, de leur profondeur, de leur site et de leurs connexions, et il s'occupe ensuite de leur physiologie : « Aucune partie, aucun organe, dit-il, n'agit dans notre corps que d'une manière instrumentale, c'est-à-dire sous l'influence d'une prédestination, » et alors il intitule son chapitre : *De la fin organique des intestins, et du but final de leur organisme formel.* La finalité est, en effet, un des meilleurs arguments à produire en faveur de la doctrine du principe dirigeant de l'organisation. Quand il a terminé tout ce qui concerne la physiologie de l'intestin, par la contenance absolue de ces viscères et par leur contenance relative au temps, c'est-à-dire par le mouvement péristaltique qui les retient en faisant cheminer les aliments, il aborde la pathologie, d'abord par les lésions de consistance, de forme, de longueur, de calibre et d'obstruction; par leurs changements de place, par leurs lésions de contenance relative, par leurs altérations de mouvement, par leurs troubles de sensibilité, enfin par la thérapeutique de ces différents états morbides. Il suit le même ordre, passe en revue le traitement de chacune des lésions qu'il a signalées, et là, reprenant avec méthode son point de départ, il indique succinctement les moyens curatifs en faveur de son temps, et qui, pour la plupart au moins, sont encore ceux que nous employons aujourd'hui.

Nous lui devons un peu plus tard, sur la *Philosophie d'Hippocrate,* un prologue inaugural à l'occasion de la thèse de Cober en 1704.

Ce fut une occasion pour lui de dire publiquement combien lui étaient chères ses études philosophiques, car il débute par cette phrase de Sénèque : « La philosophie est une chose si sainte, qu'elle fait les délices de ceux qui, ne pouvant en savourer les exquises délectations, s'en servent comme d'un faux apanage. » Ce prologue n'est qu'une paraphrase de la fameuse sentence hippocratique : « Le médecin philosophe se rapproche de la divinité », paraphrase ayant pour but d'interpréter plus sagement le pensée de son auteur, évidemment mal comprise par ceux qui l'ont exprimée en disant :

« Le médecin philosophe est semblable à Dieu. » A cette occasion, Stahl développe ce qu'il veut dire en citant cet admirable passage du traité *De la bienséance*, où sont indiquées, à la gloire de la profession médicale, les qualités qu'Hippocrate attribuait au médecin :

« Il convient de bien saisir et comprendre tout ce que je viens de dire, afin de pouvoir appliquer convenablement à la médecine ce qui est dit de la sagesse, et d'appliquer à cette dernière tout ce qui est dit de la médecine. Le médecin, en effet, qui aime et cultive la sagesse, est presque divin, c'est-à-dire, presque semblable à un dieu, car tout ce qui a des rapports avec la sagesse se trouve aussi faire partie de la morale médicale : tels sont, en effet, le mépris de l'argent et du gain, la pudeur et le respect, la modestie dans les vêtements, une bonne réputation, un jugement sain, une juste appréciation des choses, la douceur, l'aménité, l'activité, la politesse, la propreté, une précision digne dans le langage, l'art de savoir distinguer les choses qui sont le plus souvent utiles et même nécessaires à la vie, afin que, par une intelligente discrétion, le médecin philosophe puisse se mettre à l'abri de la crainte des revers de fortune auxquels s'exposent l'avare et le superstitieux. »

Toute la pensée de ce prologue est là, et c'est une exhortation de morale professionnelle faite en l'honneur de la philosophie et de la pratique médicale.

La troisième partie comprend une série de traités médico-philosophiques et critiques destinés à servir d'introduction à la *Vraie théorie médicale*. Stahl s'y montre entièrement à découvert avec ses mérites et ses défauts, et, après avoir lu les quatre dissertations qui composent cette série, il est impossible de ne pas connaître parfaitement leur auteur. Elles ont pour titre :

1° *Sur la nécessité d'éloigner de la doctrine médicale tout ce qui lui est étranger.*

2° *Recherches sur la différence qui existe entre le mécanisme et l'organisme.*

3° *Distinction à établir entre le mixte et le vivant.*

4° *Justification de ma doctrine et de mes écrits jusqu'en* 1707.

La première dissertation, datée de 1707, et qui a pour but d'établir l'inutilité de ce que l'on appelle aujourd'hui les sciences accessoires, pourrait prendre pour épigraphe cette phrase de l'auteur (p. 216) : « *La où le physicien finit, le médecin commence.* » On ne pourrait, sans parti pris, disconvenir de la vérité de ce principe; mais, en l'exagérant, comme le fait Stahl, chimiste et anatomiste à la fois, la science moderne ne peut l'accepter.

Sans doute, la brièveté de la vie et l'amour sérieux de l'art médical nous obligent à en bannir les choses étrangères. Mais il faut s'entendre sur ce qu'on appelle les choses étangères à l'art médical et ne pas y comprendre « *la minutieuse anatomie* » ni la *chimie*, en disant, au chapitre intitulé : « *L'anatomie n'est donc pas indispensable au médecin* » (p. 235) :

« Je dirai donc que je nie de la manière la plus formelle que dans l'universelle *structure*, dans la *structure*, dis-je, et dans la *texture* des diverses parties organiques du corps, — considérées tant d'une *manière spéciale* au point de vue *mécanique*, que d'une manière générale au point de vue de leur contexture et de leur structure, — il puisse s'y trouver la moindre des choses qui intéresse et regarde directement le médecin, quelque chose que l'homme de l'art doive *absolument* savoir et ne doive pas absolument ignorer. »

Il est vrai qu'il ajoute quelques lignes plus bas :

« Ce n'est pas que je professe le moindre dédain pour l'anatomie, et que j'éprouve pour elle la moindre répugnance ou que j'en proscrive *absolument* l'étude; ce n'est pas non plus que je veuille qu'on la néglige, non; mais ce qu'il y a de réel et de constant, c'est que je nie formellement que l'anatomie soit une partie intégrante de l'art médical, qu'elle lui appartienne en propre et qu'elle lui soit d'une utilité effective, bien loin qu'elle lui soit tout à fait indispensable. »

De tels correctifs équivalent à une condamnation, et il est fâcheux que de telles phrases se trouvent dans le chapitre consacré à la nécessité d'écarter les choses étrangères à l'art médical. Il est évident que, parmi les élèves auxquels les maîtres diront que l'anatomie n'a pas d'utilité effective en médecine, il en est bien peu qui voudront affronter les dégoûts et les fatigues qu'entraîne cette étude à ses débuts.

L'éloignement de Stahl, anatomiste, pour l'anatomie à enseigner aux médecins, n'est rien en comparaison de l'antipathie de Stahl, chimiste resté célèbre, contre la chimie médicale. « Pour ce qui est de la chimie, écrit-il, page 237, il est encore vrai de dire que, jusqu'à ce jour, cette science doit être regardée comme complétement étrangère et inutile à la vraie théorie médicale. » Que Stahl se moque, et en cela il a raison, des fantaisies chimiques auxquelles on doit les créations d'acide *hémicrânique*, d'acide *ophthalmique*, d'acide *odontalgique*, d'acide *anginique*, d'acide *pleurétique*, etc., je le comprends ; mais les erreurs et les écarts d'une science d'application ne prouvent rien contre les données exactes de cette science, et l'expérience des deux siècles qui se sont écoulés depuis l'anathème lancé contre la chimie par Stahl prouve une fois de plus la vérité de cet aphorisme de Celse :

Non crimen artis quod professoris est.

En s'écriant avec énergie :

« Mais, vains efforts, inutiles labeurs ! L'iatrochimie n'a été qu'un leurre lancé jusqu'à ce jour aux imaginations faciles et crédules; et ne voit-on pas encore en ce moment une grande partie de nos savants modernes se laisser prendre à cet appât trompeur, sans s'apercevoir seulement qu'ils s'éloignent de la vraie science médicale, qui seule peut satisfaire à leur universelle attente. »

Stahl a engagé son génie passionné sous les nuages de l'avenir qui, malheureusement pour lui, ont jeté sur ses affirmations le plus éclatant démenti. L'avenir, c'était Lavoisier apportant l'explication de la chaleur animale ; Thenard, Dumas, Berzelius, Orfila, Liebig, créant la chimie organique; Spallanzani, Tiedemann, Blondlot, Cl. Bernard, découvrant le mécanisme de la digestion, et tous ceux qui ont constitué l'édifice encore si incomplet de la chimie contemporaine.

A part ces erreurs de la partialité d'un grand esprit, il y a dans cette dissertation quelques pensées aussi heureuses qu'importantes sur la vie et sur l'influence des théories en médecine. Répondant à une idée assez répandue, même de nos jours, *que la théorie n'influe en rien sur une heureuse pratique*, il dit d'un ton qui fera plaisir à plus d'un jeune médecin distingué dont on redoute l'inexpérience :

« Ce qui, dans ma jeunesse, alors que je me livrais à mes études médicales, affectait vivement mon esprit, c'était d'entendre le vulgaire même tenir habituellement ces propos indécents à l'égard des médecins : Que le *meilleur* théoricien (le peuple dit le *plus savant*) est souvent celui qui obtient le moins de succès dans le traitement de ses malades. On voit même souvent les praticiens les plus expérimentés appuyer encore aujourd'hui (1) de leurs suffrages de pareilles sottises, en lançant sur les jeunes médecins le venin de leur malicieuse envie, et déversant sur eux tout le fiel de leur amère et méchante faconde, répétant sans cesse que la pratique diffère beaucoup de la théorie ; ils ne craignent pas d'ajouter que, dans la pratique, non-seulement on oublie peu à peu les plus importantes maximes théoriques, mais encore (ce qui mérite ici une mention

(1) Les hommes n'ont pas changé, car on peut dire qu'en 1864 c'est encore comme en 1707.

particulière) que cet oubli est vraiment nécessaire pour exercer avec succès la pratique de l'art médical. » (Page 216.)

Il ne faudrait pas voir dans ce dépit rétrospectif de Stahl le souvenir seulement d'un sentiment d'intérêt blessé, non, ce serait le petit côté de la question, et de pareilles scories n'existent point dans les œuvres du fondateur de l'animisme. En s'exprimant comme je viens de le dire, ses visées sont plus hautes et n'atteignent rien moins que le problème des sources de la connaissance, en opposant les prétentions de l'empirisme à la puissance de la raison. Ce qui lui était pénible à entendre, comme il le dit lui-même, c'était ce langage qui signifiait *qu'il faut être sourd aux cris de la raison, car elle n'est jamais d'accord avec l'expérience*. Stahl ne pouvait hésiter, et, voyant là des paroles inspirées plutôt par une sorte de cabale médicale que par la saine raison, il proteste contre ce langage, qui semblerait faire que les plus instruits sont les moins capables de donner des soins aux malades.

L'autre pensée par laquelle Stahl termine sa dissertation est relative à la prescience de la vie. Ne voulant pas admettre la définition de quelques philosophes, que le mouvement soit la vie ni que le mouvement dépende des propriétés de la matière, il établit que la nature est la source de la vie par son énergie propre et par les excrétions qu'elle détermine.

« Il en est autrement de la *nature*, auteur et soutien de notre vie, de la nature animale, dis-je, c'est-à-dire de l'âme.

« C'est par le mouvement, en effet, que l'*âme humaine* accomplit son œuvre *dans* et *sur* le corps, autant et aussi longtemps qu'elle le peut ; mais on ne saurait dire d'une manière absolue et vraie que le *mouvement* c'est la *vie* dans le vrai sens de ce mot. C'est encore par le *mouvement circulatoire des humeurs* que la *nature* opère le phénomène de la vie ; mais ce n'est point une raison pour cela de dire que la *circulation des humeurs* c'est la *vie*, car elle n'en est qu'un simple instrument, voire même éloigné. La *nature animale*, enfin, préside à l'existence, à la durée de l'être et l'entretient au moyen d'*incessantes sécrétions* et d'*excrétions* convenables des matières non-seulement *inutiles*, mais encore *nuisibles* : personne néanmoins n'oserait soutenir que ces sécrétions et ces excrétions constituent la vie ; elles n'en sont réellement que le suprême et le plus immédiat *instrument* auquel la nature a recours pour rejeter au dehors tout ce qui lui est impropre et étranger, pour retenir et assimiler au-dedans tout ce qui est utile en vue de la conservation du corps.

« C'est de cette manière que s'accomplit la vie, ce grand phénomène de la *conservation du corps humain* et de la *mixtion;* c'est ainsi que s'effectue *sa préservation* contre toute corruption, à laquelle il est d'ailleurs si naturellement exposé par sa propre constitution matérielle. » (Page 249.)

Il n'y a pas d'autre raison de la conservation vitale que la *nature*, l'art médical ne possédant *aucun* moyen de secours qui soit capable d'y suppléer dignement en cas de suspension ou d'arrêt. Sa puissance se montre partout, même chez les brutes; elle s'exerce en santé comme en maladie, et, sans cette *autocratie méthodique* de la nature, il n'y a pas de conservation vitale possible. « Par elle, dit-il en terminant et en reproduisant la pensée antique, l'homme sujet aux maladies les plus affreuses se trouve spontanément délivré de ses souffrances et est rendu à la santé après avoir été arraché à une mort imminente. » Tout cela est très-vrai; mais encore faut-il ne rien exagérer, car, et c'est là que brille le médecin véritablement instruit, si l'art médical ne peut refaire les organes altérés, il peut les débarrasser de ce qui les gêne, il peut favoriser l'exercice de leurs fonctions, en un mot aider à la nature, écrasée par des efforts supérieurs aux siens. Comptons beaucoup sur la nature, cet excellent médecin qui vient toujours au secours de ses confrères, et ne dit de mal sur personne; rien de mieux, mais comptons aussi sur nous, sur nos propres forces, qui peuvent nous sauver ou nous perdre suivant l'à-propos de leur application. Toutefois, à choisir entre ces deux auxiliaires, *du remède* ou *la nature*, je suis de l'avis d'Hippocrate et de Stahl, et je dirai, en retournant une phrase célèbre : *Melius nullum remedium quam anceps.*

Le second traité médico-philosophique servant de préface à la vraie théorie médicale a pour titre : *Recherches sur la différence qui existe entre le mécanisme et l'organisme.* C'est une dissertation de haute portée dans laquelle Stahl débute par des considérations philosophiques sur la nature des choses, et particulièrement sur les différences qui existent entre le hasard et le destin, l'un instable et incertain, sans but final et posé d'avance ; l'autre, au contraire indiquant une fin constante, inévitable et prévue.

C'est alors qu'en étudiant le *mécanisme* pour indiquer ses différences avec l'organisme, il considère le premier comme une machine qui fonctionne « sans aucun but réel, n'importe le *motif,* la *manière* et la *fin* de son mouvement par rapport aux autres corps. » (Page 288.) C'est un instrument, rien de plus, tandis que l'organisme a ce caractère, de constituer la nature de toute raison, c'est-à-dire la cause instrumentale. Le mécanisme est subordonné à l'organisme, mais peut subsister par lui-même, sans jamais atteindre naturellement et directement au caractère distinctif de l'organisme. Celui-ci se reconnaît à sa destination et à son intervention actuelle pour la production d'un effet tout spécial, unique, et réellement si exceptionnel qu'il résulte d'une raison de constitution spécifique et formelle différente de la constitution générique matérielle. Stahl cite alors comme exemples le cours d'eau, mécanique fluide dont s'empare l'industrie humaine dans des intentions et vers une fin sociale arbitraire, au moyen de canaux, de réservoirs, de bassins, de chutes, pour en faire des instruments et une sorte d'organisme; l'horloge, qui peut marquer les heures, et qui n'est qu'une machine tant que la main d'une personne habile ne la règle pas d'une façon convenable et ne l'a pas montée pour lui donner son caractère d'organisme.

Il y aurait beaucoup à dire sur les comparaisons souvent employées par la philosophie, et qui, dans l'espèce, ne donnent pas à la doctrine de Stahl tout l'appui qu'y recherche son auteur. Elles sont sans force à nos yeux, et il nous semble que Stahl eût été bien plus fort si, au lieu de se laisser aller à des subtilités qui ne seront pas bien comprises, il eût fait du mécanisme l'agencement matériel subitement créé pour l'usage fonctionnel que représente l'organisme, considérant celui-ci comme l'auteur de la création progressive et de l'entretien du mécanisme, sans aucun autre secours que lui-même. Un mécanisme, se créant seul au fond de la terre, dans les airs et dans les profondeurs d'un autre mécanisme, n'est pas simplement un mécanisme comparable à la locomotive ou à l'horloge construite par un ingénieur, il y a là, dans le germe de tout ce qui sera un organisme et avant l'apparition de tout organe, un mouvement sans muscles, une sensibilité sans nerf, et dans ce qui sort de la matière amorphe, une forme distincte qui, sous l'influence d'un ingénieur invisible, quoique tout-puissant, feront certainement le mécanisme dont plus tard aura besoin l'organisme pour se maintenir sous le ciel, se perpétuer tout aussi savamment qu'il s'est produit, et disparaître en laissant son mécanisme en gage à notre mère commune qui est la terre.

Le *développement par soi-même :* voilà en quelques mots, si nous ne nous trompons pas, la différence de l'organisme avec les mécanismes qui réclament toujours l'intervention d'une main étrangère. Stahl a constamment tourné autour de cette solution sans la donner, et il nous semble que c'est là ce qu'il a voulu dire en parlant *du mouvement qui conserve la constitution matérielle du corps* (p. 317) ; de *l'action de l'âme sur le corps* (p. 332) ; de l'*étymologie du mot âme* (p. 335); de *la conscience de la vie*, etc.

Loin de moi la prétention de mettre mes raisons à la place des arguments de Stahl, mais en analysant ce traité si remarquable où je signale une obscurité dans la définition même des choses en discussion, lorsque d'ailleurs je partage les idées de l'auteur sur la différence à établir entre le mécanisme et l'organisme, il m'a semblé utile de donner une définition plus nette de ce qu'il fallait entendre par organisme.

Pour Stahl, la force qui compose, meut et fait agir le mécanisme du corps, et en fait un organisme, n'est, on le pense bien, pas autre chose que l'âme, et l'on va en voir la preuve dans ce qui suit. C'est la conclusion du chapitre.

« Tout ce qui vient d'être dit pourra suffisamment faire comprendre comment un agent qui a l'intelligence et la volonté d'un but et qui ne veut une fin qu'à cause d'elle-même, doit posséder des organes en rapport proportionnel avec ce but final ; il doit être capable de diriger et de gouverner convenablement et dignement ses organes pour atteindre une telle fin ; il doit savoir, enfin, comment ces organes, d'ailleurs si directement et si efficacement utiles à ce but final, doivent, à bon droit et justice, être compris n'existant que pour lui.

» En effet, s'il est réel que toutes ces choses aient lieu avec une convenance qui soit telle, que tout ce qui est vital et tout ce qui s'observe dans l'ordre de la vitalité, soit sensiblement administré par des fins nécessaires ; que l'on reconnaisse donc alors le véritable travail de la nature dans l'administration savante et habile de l'économie vitale ; que l'on conçoive les causes et les rapports des appétits et des aversions, tant des sens que des affections de l'âme, pour la conservation et la préservation du corps ; que l'on daigne comprendre aussi la raison, soit de l'efficacité en général, soit du mode ou des effets en particulier des affections de l'âme sur les actions du corps ; et qu'auparavant, la *synergie* de la nature, absolument nécessaire à l'art médical, soit enfin reconnue, bien nettement vue et fidèlement respectée, non-seulement en acceptant ce secours si désiré qu'elle nous porte, mais encore en l'aidant quelquefois, en la suivant, en l'épiant et la soulageant, en la débarrassant et en préparant les matières et les voies avec autant de sage prudence que d'habileté. »

Quelques lignes plus bas, il termine en disant :

« Je suis donc fermement convaincu et je pose pour fondement de toute ma doctrine que le corps humain est simplement et naturellement organique, et qu'il est l'*instrument* ou l'officine de l'*âme raisonnable*. Devant être formé et conservé en vue des besoins de l'âme, le corps doit, sous tous les rapports possibles, être gouverné par des mouvements sagement proportionnés et directement analogues à une fin désirée vers laquelle ils conspirent sans cesse.

» D'où résulte, d'une manière réciproque et différente, l'efficacité morale et affective des périls du corps sur l'âme, et l'efficacité pathético-physique de l'âme sur le corps, tant dans la structure et la formation que dans l'usage et le mouvement de ce même corps ; d'où résulte, enfin, cette puissance efficace de l'âme sur le corps, en vertu de laquelle il est préservé de dangers si divers, ou délivré des maux qui l'ont déjà atteint. »

Telle est la fin du traité, mais on connaîtra encore mieux l'homme en lisant cette dernière phrase additionnelle : « C'est en rendant de sincères et profondes actions de grâces au ciel que je termine ainsi cette dissertation sur la *différence* qui distingue l'organisme du mécanisme, sur la vérité et sur la nécessité de cette distinction dans le corps de l'animal, et principalement dans le corps de l'homme.

« A Dieu seul en revienne toute la gloire ! »

Le troisième traité du prologue à la vraie théorie médicale, s'intitule ainsi : *Véritable distinction à établir entre le mixte et le vivant du corps humain*. Il renferme une longue discussion sur la nécessité de distinguer les *mécanismes* des *organismes* physiques ; ceux-ci, des *organismes vivants*, ces derniers les uns des autres ; les agrégats physiques, des *mixtes* du même genre ; ceux-ci des mixtes organiques et vivants ; le mixte végétal, du mixte animal ; ce mixte animal, du mixte humain ; mais dans tout cet exposé de termes non définis, la pensée de l'auteur reste confuse, et il ne s'en dégage nettement qu'un seul fait : c'est que la *mixtion*, ou le mélange qui constitue le corps vivant, est sujet à se dissoudre et à se corrompre, dès que le *principe naturel*, *permanent et immanent* de la vie s'en est séparé. Tout le livre tourne autour de cette idée que le mixte est sujet à se corrompre, tandis que le vivant est préservé en tant que vivant de la corruption par la *raison sociale* (p. 380), qui unit toutes les parties du mélange corporel dans une solidarité réciproque ; par ces agents vitaux que l'antiquité appelait tantôt *nature* et tantôt *âme*, dénominations qu'il accepte et qu'il prend à son tour comme point de départ de sa doctrine.

C'est ce principe vital, actif et vivifiant de l'homme doué de la faculté de raisonner, c'est-à-dire l'*âme raisonnable* (p. 395), qui est le principe du vivant contraire aux tendances de décomposition du mixte agissant d'une façon différente chez l'homme que chez les animaux, d'où la fréquence plus grande des maladies chez le premier que chez les autres.

Revenant de nouveau sur ce fait que le corps est l'instrument de l'âme (p. 405), il cherche dans le corps quelles sont les conditions matérielles de la vie, et il les trouve dans un acte mécanique, le *mouvement* (p. 415), de préférence à l'hypothèse des *esprits*, du *baume vital*, de la *puissance astrale* (ENS ASTRALE), ou d'un être intermédiaire entre l'*âme* et le *corps*, entre l'*esprit* et la *matière*, entre le *matériel* et l'*immatériel* appelé *ens medium* par Van Helmont.

Le mouvement est la cause instrumentale de la conservation de cette chose que l'on appelle la vie, et c'est par lui que les matières, non-seulement hétérogènes et contraires à la disposition naturelle du corps, mais encore très-dangereuses, se trouvent éliminées et rejetées entièrement au dehors au moyen d'une perpétuelle et successive agitation, afin que tout effet nuisible au corps leur soit désormais impossible (p. 416).

Sans dire comme quelques philosophes : *La vie c'est le mouvement,* expression qu'il considère avec raison commme ambiguë, si ce n'est inexacte, il dit : *Le mouvement est l'instrument de la vie*, locution très-différente par la finalité qu'elle laisse entrevoir et que l'on comprend à merveille par les développements qu'il lui donne en indiquant que ce mouvement est le principe des sécrétions et des excrétions, d'où résultent la crase naturelle de la vie, et le rejet des substances qui pourraient lui être contraires. Au reste, voici son résumé (p. 426) :

« J'espère donc que, d'après ce qui vient d'être dit, on ne pourra plus désormais reprocher la moindre obscurité ni le moindre doute à ce principe dogmatique de ma doctrine médico-physiologique, savoir : que la vie ou la conservation du corps, au point de vue de la corruptibilité, sans cesse imminente de l'agrégat, toujours exempt néanmoins de l'atteinte réelle de la corruption ; la vie, dis-je, s'accomplit et se maintient dans le corps à l'aide d'un simple acte mécanique, formellement incorporel ou immatériel, je veux dire par le mouvement, et cela, certes, d'une manière très-spéciale, par l'élimination des matières hétérogènes et leur perpétuelle séparation, en tant que étrangères et nuisibles à l'économie, de tout ce qui est bon et pur, afin que, par cette opération incessante et par cette séparation soigneuse et préalable, le corps organique de l'homme soit perpétuellement conservé dans la plus parfaite intégrité.

« J'ose aussi espérer avoir suffisamment démontré non-seulement comment le corps, en tant que simplement *mixte*, diffère du corps *vivant*, et comment, en tant que vivant, il doit nécessairement être *mixte*, mais encore ce qu'on doit entendre par *vie corporelle*, c'est-à-dire en vertu de quoi le corps est dit *vivant ;* je crois encore avoir convenablement prouvé de quelle manière et par quelle méthode ce phénomène, je dirai mieux, cet acte que nous appelons la vie du corps s'accomplit ; par quels moyens, enfin, elle s'établit, s'exécute et se maintient ainsi pendant un laps de temps indéterminé. » (Page 427.)

Après ces conclusions, on pourrait croire les dissertations achevées, mais il n'en est rien. Stahl, tout en disant qu'il ne veut pas être prolixe, rentre dans la discussion, en indiquant la puissance de l'âme sur les mouvements vitaux, sur la maladie et sur les difformités; l'action de la nature sur le rétablissement spontané d'un grand nombre de malades ; les conditions dans lesquelles le médecin doit être simple expectateur ; les moyens d'agir sur les mouvements vitaux en excitant les passions, ou en provoquant les sécrétions et les excrétions ; enfin diverses hypothèses sur le rôle du médecin dans les maladies, qui doit maintenir, protéger et défendre la vie du corps.

Le traité suivant a pour titre : *Défenses et indications justificatives sur les écrits publiés de* 1683 *à* 1707 *par Stahl.* C'est un ouvrage de polémique utile à consulter. Il montre sous une autre forme les idées de l'auteur et fait assez bien connaître les difficultés qu'il a eu à vaincre. On sent le chef de l'école aux prises avec les hostilités ouvertes et les attaques invisibles. Ses réponses sont souvent impersonnelles et s'adressent à quelqu'un en général plutôt qu'à des noms propres. Toutes les publications stahliennes antérieures à 1707 s'y trouvent passées en revue avec la critique des objections soulevées par elles au moment de leur apparition, et sous ce rapport c'est un opuscule intéressant à consulter.

Avec le tome troisième commence le morceau principal des œuvres de Stahl, la *Vraie théorie médicale*, dont la première partie est toute physiologique, tandis que l'autre ne comprend que les choses de la médecine.

Dans la première partie Stahl traite la physiologie d'une façon toute différente que ne le fait notre école moderne. Il la prend de très-haut, dans ses généralités philosophiques, dédaignant un peu trop le détail des actes fonctionnels, qui, en définitive, sont le but de la science véritable. En fait de digestion, la finalité est quelque chose, surtout pour le philosophe et l'homme du monde, mais le mécanisme de la fonction et les réactions chimiques des aliments avec les liquides secrétés sont pour le médecin d'une utilité infiniment plus grande.

En commençant par la définition de la *vie* et de la *santé* il considère l'une comme la conservation d'un corps éminemment corruptible, c'est-à-dire la faculté ou force à l'aide de laquelle ce corps est mis à l'abri de l'acte corrupteur, caractère qui sépare le corps vivant de ce qu'il appelle le corps simplement mixte, et l'autre comme étant la puissance d'exercer régulièrement les fonctions. Il s'occupe ensuite du but final du corps, de la disposition matérielle du corps à la vie, de la structure du corps en général et des lois organiques qui président à la conservation vitale. Ce chapitre est celui dans lequel Stahl pénètre le plus dans les profondeurs du sujet. Il revient à son idée du mouvement considéré comme cause de l'acte vital, et c'est dans la circulation des humeurs et du sang qu'il fait résider l'instrumentation de la vie. De l'énergie de ce mouvement des humeurs à travers les parties poreuses du corps, de son influence sur la pensée ou sur la disposition naturelle de l'âme à penser résultent les *tempéraments*, question importante que l'auteur traite avec une originalité restée célèbre.

Des tempéraments. — Après une critique assez vive de la division ancienne des tempéraments, qui reposait sur la prédominance des qualités élémentaires, telles que le *chaud*, le *froid*, le *sec* et l'*humide*, sur les conditions tirées partie des *humeurs*, partie des *solides*, ou de *quelque partie solide* en particulier, Stahl pose en principe que les tempéraments résultent du mélange différent des éléments constitutifs des *humeurs* formant le *sang*. D'après lui, il y a un tempérament ou mélange des humeurs dit *colérique* ou *bilieux,* un second dit *phlegmatique*, un troisième *sanguin* et le quatrième *mélancolique*. Dans le premier cas, les humeurs contenant une quantité notable de matière sulfureuse sont légèrement fluides et très-aptes à un prompt échauffement ou à une rapide fermentation corruptive. Dans le second, les humeurs dites aqueuses sont beaucoup plus fluides et ne sont presque pas sujettes ni aux violentes inflammations ni aux fermentations, tandis qu'elles sont exposées à toute dégénérescence saline et putride. Dans le troisième, les humeurs conservent un terme moyen entre les deux modes, gardent un état de fluidité convenable et jouissent d'une vivacité, d'une couleur et d'une douce chaleur naturelle. Enfin dans le quatrième, les humeurs du corps possèdent une grande consistance, s'épaississent pendant leur fluidité normale, sont moins sulfureuses et deviennent plus terreuses et plus inertes. Avant d'aller plus loin et d'exposer les caractères de la structure du corps, inhérente à chacun de ces tempéraments, il est impossible de ne pas faire remarquer combien sont chimériques et vaines les altérations humorales indiquées par l'auteur.

« *Tempérament sanguin.* — Les personnes douées d'un tempérament sanguin sont douées d'une stucture et d'une texture lâche, extrêmement poreuse et spongieuse. Cette structure, en effet, est d'une texture si spongieuse et si délicate dans les parties solides ayant une certaine mollesse (comme le tissu charnu, par exemple), que le sang, bien qu'abondant, circule à son aise et avec la plus grande liberté dans les mailles d'un tissu lâche et diffus. C'est pourquoi les corps construits dans de telles conditions et ayant de pareilles dispositions naturelles, possèdent un système vasculaire de petit calibre, de telle sorte que le sang, occupant un très-grand espace dans l'étendue de ces parties poreuses, doit être contenu en moins grande quantité dans les vaisseaux mêmes :

« Et comme le sang, dans les corps ainsi constitués, est naturellement très-fluide, il résulte de cette espèce de mobilité proportionnelle du sang s'harmonisant si bien avec la facilité des voies à parcourir, une prompte et favorable progression du mouvement circulatoire, qui se maintient et dure assez longtemps. C'est pour cela que chez les individus sanguins et chez lesquels il existe une parfaite analogie mutuelle entre les humeurs et les parties, non-seulement la circulation ou mouvement progressif des humeurs s'accomplit tranquillement et librement, mais encore les sécrétions et les excrétions, ainsi que l'acte universel de la vie, s'opèrent de la manière la plus régulière et la plus satisfaisante.

« *Tempérament bilieux.* — Chez les sujets doués d'un tempérament *colérique* ou *bilieux*, la texture coporelle est comparativement plus serrée, plus consistante, moins diffuse, moins lâche, moins épaisse et moins spongieuse dans les parties charnues surtout. Voilà d'où vient que ces parties paraissent plus amaigries, quoiqu'elles soient cependant assez pleines et d'une couleur quelque peu vermeille.

« Mais comme le sang des personnes bilieuses est extrêmement subtil et légèrement fluide, une petite capacité des pores et des méats suffit à son mouvement et à sa circulation. Du reste, une impulsion plus forte du sang à l'aide d'une plus énergique contraction du cœur propre à ce genre de tempérament, supplée à cette étroitesse des voies circulatoires; d'ailleurs, en pareil cas et avec une semblable constitution, les vaisseaux sanguins ont une capacité plus grande; c'est-à-dire que, la masse sanguine occupant chez ces individus une moins grande étendue dans toutes les parties du corps, il faut nécessairement qu'ils soient en plus grande quantité dans les vaisseaux eux-mêmes. Toutes les fonctions vitales se passent du reste assez régulièrement dans de pareilles constitutions, et tout ce qui s'éloigne du type normal est aussitôt réparé par un acte vital d'autant plus énergique qu'il est ordinaire et même propre et particulier à ce genre de tempérament; en sorte que le mouvement du pouls reçoit effectivement une nouvelle et plus énergique impulsion.

« *Tempérament phlegmatique.* -- Chez les sujets lymphatiques dans lesquels le sang est mêlé à une substance plus aqueuse, et est par conséquent léger et peu consistant, il arrive aussi que tous les autres tissus solides sont d'une mollesse telle, que par elle on peut aisément comprendre quel est l'accord, le rapport intime et naturel qui existe entre les parties solides et les fluides. En effet, quoique ceux qui ont pour partage une fluidité trop aqueuse du sang aient aussi le reste de l'économie corporelle d'une texture extrêmement lâche et poreuse, de telle sorte que les voies soient largement ouvertes à la matière fluide, il arrive cependant, en de pareilles circonstances, que les tissus de ces mêmes parties sont doués d'une mollesse intime et particulière, en vertu de laquelle les fibres qui composent ces tissus sont profondément et abondamment imbibés d'une humidité aqueuse. Voilà d'où vient que lorsque de pareils tissus se gonflent, ils conservent une sorte de mollesse toute particulière, et que ces parties dans un tel état de gonflement, se comprimant les unes contre les autres, offrent au passage du sang épaissi une résistance d'autant plus grande que le gonflement est plus marqué. Or, c'est là ce qui procure à ces personnes lymphatiques, outre ce gonflement, cette mollesse des tissus, cette diminution de la chaleur naturelle des corps, ainsi que cette couleur si pâle, si remarquable, qui est si commune et comme propre et particulière à ces sortes de tempéraments.

« De pareilles constitutions organiques ont des vaisseaux sanguins étroits et resserrés; et chose vraiment remarquable qu'on ne doit pas oublier! une pareille crase sanguine et une semblable structure et texture du corps favorisent beaucoup plus que tout autre genre de tempérament une abondante collection de la graisse, c'est-à-dire de l'embonpoint.

« *Tempérament mélancolique.* — Les sujets dits mélancoliques ont les tissus de leurs organes plus épais et à l'abri de toute espèce de mollesse, soit physique, soit morale ou vitale. Les parties poreuses, plus denses que dans tout autre tempérament, offrent un aspect plus serré, comme on le dit vulgairement, une constitution plus sèche et comme plus amaigrie. C'est précisément pour ce motif que les individus doués d'un pareil tempérament paraissent avoir les chairs plus denses et plus fermes et les os plus développés que les autres personnes.

« En outre, la consistance et la densité des tissus se refuse à laisser circuler aussi facilement et aussi profondément le sang déjà trop consistant par lui-même ; à peine pénètre-t-il jusque dans les mailles étroites de la peau, mais non pas suffisamment pour lui communiquer une couleur tant soit peu vermeille. Aussi, voilà pourquoi les mélancoliques sont généralement d'un teint pâle, livide, tombant même sur le noir.

« En revanche, les individus qui ont une pareille constitution, sont doués, en dédommagement d'une texture si dense, d'une capacité considérable des vaisseaux ; leur pouls est un peu lent, mais énergique et très-développé. »

A cet exposé des tempéraments littéralement emprunté à Stahl, je préfère les données de la médecine moderne, qui sont beaucoup plus compréhensibles et un peu moins hypothétiques. Nos tempéraments sanguin, bilieux, phlegmatique et nerveux sont infiniment plus vrais et mieux définis que ceux de Stahl, et l'on en trouve un de plus, le tempérament nerveux, dont il est impossible de ne pas tenir compte. Si les caractères anatomiques des tempéraments, tels que les comprenait Stahl, laissent beaucoup à désirer, il n'en est pas de même de leurs qualités intellectuelles et morales.

« Les sujets *sanguins* jouissent d'une liberté complète d'esprit ; ils sont naturellement gais, calmes, voluptueux ; ils aiment à se procurer abondamment les choses qui leur sont agréables, et savent se les ménager habilement ; ils aiment le repos ; ils sont parfaitement aptes aux affaires de peu d'importance, avides d'honneurs, recherchant la gloire, surtout quand ils peuvent l'acquérir sans trop de difficultés ; naturellement sincères, francs, sans ruse ni astuce, ils ne sont ni portés ni propres à la dissimulation ; ils sont les défenseurs de l'équité et de l'égalité ; impropres aux affaires difficiles, et hésitant devant les choses qui demandent une prompte décision, ils manifestent même de la crainte et de l'inquiétude en face d'obstacles subits et graves, devant lesquels peuvent surgir certains dangers ; incapables de donner un sage avis dans les moments pressants qui font pressentir un péril imminent, ils se livrent au désespoir aussitôt qu'il se présente ; mais ils sont tout rayonnants de gloire et de bonheur s'ils peuvent se sortir d'une mauvaise affaire. En d'autre termes, ils exaltent avec emphase leur habileté et leur valeur une fois qu'ils ont surmonté une difficulté; mais ils sont d'une timidité extrême lorsqu'ils éprouvent la moindre contrariété, tandis que, aussitôt après que le danger s'est dissipé, ils prônent bien haut leur génie, et sont complétement rassurés.

« Les personnes à *tempérament bilieux* jouissent aussi, le plus souvent, du libre essor de leurs facultés intellectuelles; ils sont même assez calmes pour ne pas manifester de la crainte au moment du danger, et attendent avec assez de résignation ce qui peut leur arriver de fâcheux : aussi sont-ils vigilants, alertes et vifs; ils sont aptes et prompts aux affaires, et manifestent surtout dans leur administration une vivacité, une adresse et une habileté sans exemple; peu patients quand il surgit des embarras, emportés et violents par nature, ils sont toujours prêts à résister et à lutter avec opiniâtreté contre tout obstacle qui vient renverser ou contrarier leurs projets; intrépides dans le danger, ils sont ardents et fougueux dans l'emploi des moyens propres à le dissiper; ils sont actifs et laborieux dans le besoin, et si parfois il leur survient quelque chose de très-fâcheux, ce n'est pas là pour eux un motif de devenir timides; ils deviennent même téméraires, et portés à trouver une excuse de leur défaite dans la grandeur des dangers qu'ils s'exagèrent plutôt que de ne pas en tenir compte. Ils sont, par cela même, glorieux, fiers, méprisant et dédaignant facilement les autres; naturellement courageux, ils ont en horreur l'oisiveté; toujours prêts à agir, ils persistent résolûment dans leurs entreprises, jusqu'à ce qu'ils aient atteint le but qu'ils se sont proposé.

« Les *sujets phlegmatiques*, au contraire, sont indolents, lâches et engourdis; ils jouissent, sans doute, des plaisirs et des biens qu'ils possèdent, mais en manifestant à cet égard une satisfaction des plus insignifiantes, provenant évidemment non d'une profonde appréciation, d'un sentiment intime du peu d'importance de ces objets, mais bien certainement plutôt d'un jugement froid et d'une sensibilité complétement engourdie.

« Ils poussent l'esprit de sécurité et l'amour du repos jusqu'à l'oisiveté et à l'engourdissement le plus absolu; ils sont lents, apathiques et négligents dans toutes leurs actions; généralement ennemis du travail, se dégoûtant facilement de leurs travaux ordinaires, et se montrant enfin languissants et exténués de fatigue à la moindre occupation; impropres à toute affaire, ils sont sans soucis, avares par-dessus tout, dans la crainte principalement qu'en perdant les biens présents ils ne soient forcés de se livrer à de nouveaux travaux.

« Ils sont méticuleux, timides et inquiets à la moindre difficulté qui surgit dans leurs affaires, se livrant facilement au désespoir dans les dangers pressants; ils affectent une plus parfaite tranquillité d'âme dans les moments extrêmes (comme, par exemple, à l'instant de la mort) que dans les épreuves dangereuses moins graves, mais par lesquelles ils sont si profondément impressionnés.

« Les *mélancoliques*, d'ordinaire assez confiants et rassurés à l'égard des choses présentes, sont continuellement dans le doute pour l'avenir, dont ils se défient sans cesse, car ils sont naturellement défiants et soupçonneux.

« Ils pèsent et apprécient les choses avec justesse et discernement, sans haine et sans passion; ils font preuve d'un jugement droit et sain dans l'estimation des choses utiles et agréables, fâcheuses ou contraires, incertaines et dangereuses, à moins que leur esprit ne soit absorbé et sans cesse attentif à ce qui peut leur arriver de pire que le mal qu'ils éprouvent déjà et dans lequel ils sont tombés.

« Voilà pourquoi ils sont circonspects, vigilants, prévoyants et pensifs; d'une assiduité rare, ils sont toujours prêts à des travaux modérés et attentifs à ceux qui sont nécessaires; industrieux, soucieux, pleins de sollicitude et de vigilance, ils sont infatigables, à moins que la crainte et le tremblement qui en est la conséquence ne viennent, dans les choses dont les résultats sont douteux, abattre et saper leurs forces. Dans les événements sérieux et hérissés de grandes difficultés, ils sont moins faciles à se désespérer que prompts à prendre une détermination extrême en vue des maux qui leur paraissent d'une imminente gravité et qu'attentivement appliqués à parvenir à leur but. Les sujets mélancoliques sont, en outre, fermes dans leurs résolutions, attendu surtout qu'ils n'entreprennent jamais rien sans raison valable et majeure, mais alors seulement que la chose leur a paru très-importante. Ils sont ennemis de la fraude, si ce n'est lorsqu'ils croient nécessaire d'user de ruse et d'adresse; amis de la justice et de l'équité, ils abhorrent par cela même la fourberie et la dissimulation lorsqu'ils connaissent franchement la vérité d'un mensonge. Véridiques autant qu'il est donné à l'homme de l'être, ils sont généralement des juges intègres et incorruptibles; ils sont de sincères et fidèles amis, mais difficiles à se laisser aller et peu confiants. Généralement équitables et bons, ils ne sauraient avoir, à leur tour, confiance en la justice des autres; car ils sont naturellement soupçonneux, et voient toujours les événements sous un aspect fâcheux » (page 115).

L'originalité et la finesse de cette étude morale des tempéraments ne sauraient échapper à personne et révèlent un talent de premier ordre. Il est dificile d'analyser avec plus de vérité l'influence de la constitution physique sur les facultés morales, et sauf quelques affirmations un peu exagérées ou contestables, comme celle-ci : « *avides d'honneurs, recherchant la gloire quand ils peuvent l'acquérir sans trop de difficultés* », p. 112, ou cette autre, p. 115 : « *Ils sont ennemis de la fraude, si ce n'est lorsqu'ils croient nécessaire d'user de ruse et d'adresse* », les effets moraux de tempérament sont racontés par Stahl avec une vivacité et une variété d'expressions qui ne sauraient passer inaperçues.

A l'étude des tempéraments succède celle de l'activité vitale, différente selon les périodes de la vie, très-considérable pendant les sept premiers septénaires, et diminuant à partir de la cinquantième année sans qu'on puisse en donner la raison satisfaisante. Pour lui, l'usure de l'organisation, la constitution vicieuse de la matière et des organes n'expliquent rien, et il déclare ne pas comprendre pourquoi « l'acte vital conservateur qui se maintient pendant cinquante, soixante-dix et même cent ans, ne peut point manifester perpétuellement sa puissance. »

Après avoir montré le mouvement des humeurs et du sang constituant une partie de l'instrumentation de la vie, formant les tempéraments et entretenant l'activité vitale, Stahl revient pour la développer sur son idée que les *sécrétions* et les *excrétions* sont les *véritables derniers actes de la vie*. Pour lui, en effet, ces deux fonctions ne sont pas des actes mécaniques ou chimiques, elles sont le résultat de l'*action d'un agent directeur très-spécial ainsi que d'une très-sage et habile direction élective.* » (Page 141.) La lymphe, le sérum, la sueur, l'urine, le mucus, la bile, les excréments, le sperme, le lait, la salive, la graisse, etc., sont les preuves de cette action élective.

Dans la section suivante, Stahl étudie l'influence des *choses non naturelles* sur la vie : 1° l'air, 2° les aliments, 3° les aliments et les boissons, 4° le sommeil et la veille, 5° les passions de l'âme ou affections de l'esprit, 6° enfin les humeurs qui doivent être excrétées.

1° *De l'air.* — A l'époque de Stahl on ignorait complétement le rôle attribué plus tard à l'air dans la respiration, dans l'hématose et dans la calorification par Lavoisier. Alors, on ne considérait cet agent que comme un moyen de déplisser les bronches, les vaisseaux du poumon, et par cela même de précipiter le cours du sang dont l'activité engendrait de la chaleur. On ne savait pas davantage qu'il y eût du gaz oxygène dissous dans le sang et dont le contact et l'échange au sein des tissus produisaient une notable élévation de température. De ce défaut de connaissances résultaient de nombreuses erreurs, et Stahl a pu écrire : « Pour ce qui est de l'air, bien qu'il ne soit pas absolument nécessaire à la vie, ce qui est démontré par l'existence du fœtus dans le sein de sa mère sans qu'il ait aucune communication avec l'air atmosphérique, il devient d'une absolue nécessité après sa naissance.... » (page 244.) Nous ne ferons pas à Stahl le reproche d'ignorer les découvertes de Lavoisier ou de Magnus, mais c'est une remarque importante à faire si l'on veut comprendre la théorie singulière, et désormais à oublier, de Stahl sur la respiration.

2° *Aliments et boissons.* — Stahl ne connaissait pas mieux la théorie de la digestion que celle de la respiration, aussi ne sort-il guère des vulgarités du sujet qu'il traite en hygiéniste superficiel plutôt qu'en physiologiste étudiant les modifications intimes de l'aliment depuis son introduction dans l'estomac jusqu'à son animalisation. C'est ce qu'on juge plus sûrement encore à l'occasion d'un chapitre intitulé *De la nutrition*, qui se trouve un peu plus loin (p. 318), et où, au milieu d'appréciations remarquablement élevées, se trouvent des erreurs que les connaissances arriérées de l'époque font comprendre sans les excuser.

3° *Mouvement et repos; — 4° des excréments.* — Ces deux chapitres ne renferment que des notions d'hygiène vulgaire aussi anciennes que la médecine.

5° *Du sommeil.* — Le chapitre sur le sommeil rappelle immédiatement l'attention du lecteur sur le philosophe médecin qui a montré dans l'analyse des facultés de l'âme une si grande expérience du sujet.

Le *sommeil* est pour les *organes des sens* ce que le *repos* est au *mouvement volontaire*. C'est un mode d'activité de l'âme, « un effet auquel l'âme se prête, qu'elle laisse librement s'accomplir, ou mieux encore comme un phénomène que l'âme elle-même *doit*, *peut* et *veut* habituellement se charger de produire et d'exécuter avec un ordre et une méthode à elle propres » (page 288.) Il y a là une véritable erreur du physiologiste, car s'il est incontestable que le sommeil soit indispensable à la lucidité dans l'état de veille et à la prompte disposition de l'âme à sentir et à penser, il est certain que la fatigue des organes des sens en est le point de départ, et que c'est à l'épuisement de la sensibilité sensorielle qu'il faut en attribuer la manifestation. A cet égard, le sommeil s'impose à l'activité humaine, et c'est là un effet du physique sur le moral contre lequel celui-ci peut entreprendre une lutte temporaire dans laquelle il finira toujours par succomber.

L'activité humaine peut résister au sommeil, mais il faut que tôt ou tard elle cède à la fatigue ; la lutte est impossible et le bourreau qui, par ses excitations continuelles, empêche l'homme de s'endormir, ne met pas plus de huit jours à le tuer.

Tout ce que dit Stahl des effets de l'*activité de l'âme*, des *passions*, de l'*habitude*, des *tempéraments* bilieux, mélancoliques ou sanguins ; — des *âges* sur la durée et sur la lourdeur du sommeil, ne change rien à cette manière de voir. L'homme s'endort forcément après avoir épuisé la sensibilité propre aux organes des sens, absolument comme lorsqu'il a épuisé la force contractile des muscles par le mouvement, il prend le repos nécessaire à la reproduction de la contractilité.

Dans le chapitre suivant consacré à l'effet des *affections de l'âme*, Stahl, après avoir déclaré que les actes vitaux ont, par leur régularité et par leurs altérations, une grande influence sur les mouvements de l'esprit, déclare qu'il y a réciprocité et, que les affections de l'esprit ont une telle influence sur les actes vitaux, « que les affections morales les plus légères ont un grand retentissement sur l'organisme et y produisent quelquefois des effets très-fâcheux, provoquant tantôt un excès, tantôt un défaut dans les mouvements vitaux. » (Page 299.) La joie, la colère, la frayeur, le dégoût, etc., provoquent dans l'acte circulatoire de grands et soudains changements, ayant une grande influence sur la production secondaire des maladies les plus variées. L'habitude, affection de l'âme qui nous porte à entreprendre et à exercer normalement et convenablement certaines actions, a une influence analogue, et l'on sait, en effet, qu'elle est l'origine d'accidents pathologiques plus ou moins graves. Tout cela explique à merveille l'influence du moral sur le physique, et c'est un point désormais acquis à la science.

Il ne suffisait pas à Stahl de rechercher les conditions générales de la *constitution* et de la *conservation* de l'homme. Voulant approfondir davantage ce sujet, il revient sur ses pas et s'occupe de nouveau de la nutrition. Son intention est de faire connaître les circonstances spéciales (p. 318), et dès les premières ligne il pose le problème à son point de vue, en termes suffisamment explicites pour ne pas laisser prise à l'équivoque.

Voici comment il s'exprime :

« *Dans le phénomène de la nutrition, l'âme manifeste une puissante énergie, tant de volition que de direction motrice pro-*

portionnée à des intentions certaines. Ses différentes phases sont l'*appétit ;* l'introduction des aliments dans la bouche et leur mélange avec la salive ; le séjour des aliments dans l'estomac et les intestins; le broiement et le ramollissement convenable des aliments nécessaires à former la crase corporelle ; la distribution de la matière alimentaire aboutissant à l'assimilation de ses particules. Nul doute que dans la nutrition, la vie, différente selon les âges et les constitutions, n'agisse différemment sur la masse alimentaire pour y prendre, selon les tissus et même dans les parties différentes d'un même tissu, des molécules particulières en leur imprimant *une direction proportionnée à des intentions certaines.* »

Mais il y a dans cet acte des phénomènes chimiques qui constituent la théorie moderne de la digestion, et sous ce rapport, Stahl, qui dédaigne profondément la partie physique du sujet (p. 318), se place volontairement et pour toujours bien au-dessous de notre physiologie actuelle

Ici, le seul mérite de Stahl est de rapporter à l'âme ce qu'il attribue à la vie en général, afin d'éviter l'erreur de quelques-uns de ses contemporains, qui pensaient que certaines parties des animaux prises en nourriture sont plus propres à la nutrition de certains organes que ne le sont d'autres parties différentes de ces mêmes animaux. Il voulait évidemment parler des adeptes de Van Helmont, car il fait comprendre que cette manière de voir suppose l'existence de ces *esprits architectes* intimement unis à la substance matérielle de ces portions animales dont nous nous nourrissons, et qui, pour ce motif, devraient déployer et exercer leur énergique efficacité dans un tout autre corps. Dans la crainte qu'on ne l'accuse de rapporter des choses que personne n'a jamais dites, il cite avec une certaine ironie des exemples qui sont aussi curieux que divertissants; il se demande comment on a osé prétendre que la tunique interne de l'estomac des poules ait la faculté de donner de la force et de la vigueur à l'estomac ; comment l'utérus du lièvre en tant qu'animal fécond pouvait avoir la propriété de guérir la stérilité des femmes ; et comment les poumons de renard ont la puissance de remédier aux affections pulmonaires de l'espèce humaine. Sous ce rapport, il est superflu d'ajouter que la critique de Stahl était fondée, et que sa doctrine, bien que trop générale, était mille fois supérieure à de telles absurdités.

Après l'exposé des principes de la conservation de l'individu devaient venir ceux qui concernent la conservation de l'espèce, et la section IV de ce volume a pour objet la *génération.* Bien que cet exposé se ressente beaucoup de l'époque de sa publication pour le rôle accordé à la femelle dans la reproduction des êtres, puisque la science ne connaissait alors que les travaux de Malpighi sur l'œuf des gallinacés et qu'elle ignorait ceux de Graaf et de Baër, Stahl reste toujours à la même hauteur philosophique et ses conclusions sont toujours identiques. La matière n'est rien et elle obéit à une action étrangère.

« Attribuer à l'âme humaine cette puissance de *former* le corps et de l'entretenir par une *nutrition* continuelle durant toute la vie, ce n'est point lui imposer une fonction plus difficile que celle que nous lui attribuons en lui assignant la puissance de *régir* et de *diriger les mouvements du corps;* c'est là, sans contredit, un fait dont les sages appréciateurs sont pleinement convaincus. » (Page 386.)

Cet argument, qui est devenu celui de tous les animistes, se retrouve presque textuellement dans le livre récent de M. Bouillier sur l'*unité du principe vital et de l'âme pensante*. La crainte de n'être pas assez explicite tourmentait Stahl, car il ajoute aux lignes précédentes le paragraphe suivant :

« Si nous revenons si souvent sur ces matières, c'est afin que l'on n'oublie jamais que le rôle principal appartient ici aux *actions* et nullement aux *matières*, et que ces actions ne s'exécutent pas *dans* mais bien *sur* ces matières ; de telle sorte que ces dernières sont absolument passives, généralement très-indifférentes à l'égard des actions, et purement obéissantes à la *disposition tout active et l'arrangement qu'en fait l'âme pour confectionner telle ou telle structure, telle ou telle forme :* c'est là ce qu'il importe de remarquer. (Page 386.)

Pour Stahl, qui avait adopté les travaux de Malpighi pour les généraliser, la matière de la formation du fœtus était fournie par la femelle, et contrairement à Leuwenhoeck, qui pensait que le principe matériel venait de l'homme, il devina que chez la femme il devait en être de même que dans le règne animal. Il écrit même cette phrase significative à propos des grossesses extra-utérines dans les trompes de Fallope :

« Elles constituent dans l'espèce humaine les conduits à travers lesquels les ovules sont transportés des ovaires dans la cavité utérine et tiennent exactement la place des trompes utérines des espèces bestiales qui produisent plusieurs petits à la fois, et qui, conservant ordinairement dans ces trompes non pas un seul, mais plusieurs fœtus, les y portent jusqu'à parfait développement et même jusqu'au jour de leur naissance. » (Page 389.)

Une fois ce fait établi, Stahl donne les détails de la formation du fœtus par ses adhérences à l'organisme maternel, il indique ses enveloppes, sa position, le terme de sa délivrance et un peu le mécanisme de sa naissance. Ce sont des choses qu'il suffit d'indiquer.

Après avoir achevé l'étude de tout ce qui peut se rapporter d'une manière directe à l'acte même de la conservation vitale, Stahl déclare qu'il n'est pas moins utile d'étudier un acte qui, bien qu'il ne paraisse pas concourir directement à la conservation de la vie, est du moins d'une grande utilité pour faire éviter au corps les plus communes occasions de destruction, et que l'on retrouve dans toutes les fins principales de la vie humaine. Il s'agit du *sens en général* et des *sensations*, cela fait l'objet de la section V.

D'après Stahl, la *fin première* de la sensation est de toute manière la conservation de la structure du corps par le moyen des mouvements volontaires locaux, en mettant le corps à l'abri de tout objet nuisible ou en l'éloignant de tout ce qui pourrait l'affecter péniblement, et la sensation est un phénomène actif de l'âme : 1° parce qu'il y a pour elle nécessité de conserver la structure du corps; 2° parce qu'elle agit *sur* et *par* les organes sous l'influence du sentiment.

Les nerfs ne sont alors que l'instrument suprême et immédiat de la sensibilité à l'aide duquel la perception ou notion réelle des espèces sensibles est transmise à l'âme. Ils n'agissent que sous l'empire de cet agent moteur qui les met en action, selon l'impulsion de la volonté, et en tant que ce mouvement impulsif est volontaire.

Malheureusement pour cette doctrine, il y a deux espèces de sensibilité : l'une *consciente*, qui peut aider l'homme à se défendre contre ce qui pourrait nuire à la structure de son corps, à condition que l'objet nuisible se montre en face ou dans l'état de veille; et l'autre *inconsciente*, incarnée dans les tissus, quelle que soit leur structure. La première a pour instrument des nerfs communiquant les impressions aux centres nerveux qui réagissent par la volonté ; et la seconde, indépendante des nerfs, paraît être un des attributs de la vie, car elle existe avant l'apparition du système nerveux, à une époque où la réaction a déjà lieu, mais sans l'auxiliaire de la volonté. Au point de vue physiologique, ces faits contredisent absolument la théorie de Stahl, qui demande à la volonté plus qu'elle ne peut accorder, et son ensemble n'eût pas été modifié, si tenant compte des actes prévoyants mais inconscients de la nature, il lui eût laissé la toute-puissance d'action contre les perceptions sensibles et insensibles dont les nerfs et les tissus non pourvus de nerfs sont l'instrument de propagation.

Malgré ses idées dogmatiques, Stahl ne dédaignait pas les lumières de l'observation, et, comme le premier empirique venu, il disait que la pathologie devait consister dans l'observation exacte et sérieuse des maladies, tant sous le rapport de leur caractère universel, qui nous aide à découvrir quels en sont le siège, la marche et les symptômes, que sous le rapport des causes dont la juste appréciation nous fournit les indications thérapeutiques qui en découlent et les médications propres à en triompher.

Nonobstant ce principe, dont il s'écarte assez facilement, Stahl expose la pathologie spéciale avec un grand bonheur d'observation, mais il ne pénètre pas toujours au fond des questions. Il ne fait souvent que les effleurer sans les résoudre. Son exposition est une lumière pour la pathologie; elle la fait comprendre d'une certaine manière à qui la connaît déjà, mais elle ne l'apprendrait pas à celui qui l'ignore. C'est le manifeste d'un chef d'école, et non le tableau de nos maladies. Qui ferait ainsi aujourd'hui ne trouverait pas de lecteurs. Nous détestons la prolixité; et en médecine il est certain que les preuves valent mieux que les hypothèses.

Stahl débute par quelques considérations sur l'étude des causes efficientes ou instrumentales; procatarctiques, c'est-à-dire occasionnelles, ou prédisposantes, c'est-à-dire antécédentes, et enfin continentes, et il s'occupe de la *souffrance en général.*

Dès le berceau, l'homme tout entier n'est que maladie, a dit Hippocrate. Cela est vrai, mais sont moins malades 1° ceux qui, suivant un régime de vie simple et frugale, mettent un juste rapport entre la quantité et la qualité de leurs aliments; 2° ceux qui, menant une vie active et laborieuse, sont plus spécialement soumis aux fatigues du corps qu'aux travaux de l'esprit; 3° ceux qui sont exempts des passions vives et des mouvements immodérés de l'âme; 4° enfin, ceux surtout qui, complètement à l'abri de toute perturbation accidentelle et violente, s'accoutument peu à peu à certaines commotions devenues plus faciles à supporter plutôt par le fait même de leur fréquente répétition que par leur propre modération.

Sont au contraire plus souvent malades ceux qui usent d'un régime plus varié que simple, ceux qui, plongés dans la nonchalance et dans l'oisiveté, se livrent avec excès aux plaisirs de la table; ceux dont les mœurs sont un peu trop relâchées ou qui se laissent aller aux caprices et aux aberrations de leur esprit, ce à quoi sont particulièrement exposés les gens qui font un usage immodéré de la faculté de raisonner; ceux qui ont des habitudes morbifiques, et enfin ceux qui ont chez leurs parents des maladies héréditaires.

Mais, quoi qu'il arrive, il y a chez le malade une énergie morbide qu'anéantit ordinairement l'énergie vitale au moyen de laquelle le corps retrouve son équilibre et rentre dans son intégrité. Cette pensée revient à chaque page et fait l'objet de deux chapitres, l'un (p. 42) ayant pour titre : *Disposition apparente du corps à subir des lésions, et de la force vitale à s'opposer à la transformation de ces lésions en maladies*, et l'autre (p. 45), dans lequel Stahl indique la cause de ce phénomène.

La section IV est consacrée aux véritables causes particulières des maladies : telles que la *pléthore*, l'*épaississement du sang*, la *diversité naturelle des mouvements extraordinaires nécessaires*, c'est-à-dire l'action vitale individuelle, la *disposition du tempérament à la maladie*, la disposition suivant les âges, etc.

Après cette étude de ce que Stahl appelle « la disposition tant du corps que de l'économie vitale touchant les causes et les effets opposés à l'ordre et au caractère naturel des choses », vient l'exposé « des espèces subalternes d'affections plus simples », *hémorrhagies*, *congestions sanguines*.

§ Ier. — HÉMORRHAGIES.

Les hémorrhagies spontanées d'un sang pur et vermeil, sans douleur ni malaise, sont des évacuations utiles dont on méconnaît trop souvent l'importance finale. Leur retour est utile ainsi que leur régularité, réglé par l'habitude, « ce vrai tuyau de toute direction motrice », et leur suppression est chose dangereuse. C'est une nécessité incontestable de connaître et de bien apprécier, d'une part : la puissante efficacité des efforts et des mouvements tendant à l'excrétion libre du sang, et d'autre part, les phénomènes particuliers qui suivent inévitablement de tels efforts, impuissants à atteindre leur but final, salutaire, et qui leur succèdent d'une manière naturelle, régulière et proportionnée.

Les hémorrhagies par violence, telles que les lochies, les épistaxis précédées de prurit ou d'écorchure nasale; — les hémoptysies et les métrorrhagies, suite d'un effort : — les hémorrhagies par traumatisme ou par *crainte du danger* que court l'économie corporelle à l'occasion des stases et des engorgements qui peuvent résulter d'une trop grande abondance de sang, forment la seconde classe d'hémorrhagies admise par Stahl.

D'après lui, la vraie disposition causale aux hémorrhagies est la pléthore, aidée du mouvement tonique formant ce *molimen hæmorrhagium*, ou effet hémorrhagique, qui précède tous les écoulements sanguins de cette nature. Ces hémorrhagies, proportionnées à la surabondance actuelle du sang, sont très-utiles : 1° en vue d'un but final déterminé, et elles sont nécessaires pour éviter de plus graves dangers ultérieurs, attendu que la nature juge plus convenable de prévenir ces fâcheux effets que d'en attendre les funestes conséquences; 2° elles sont naturellement constantes, régulières et s'accomplissent ordinairement sans accidents, d'une manière paisible, tranquille, normale, et avec une périodicité qui ne se dément presque jamais, ainsi qu'on le voit par le retour régulier des menstrues chez les femmes; 3° toutes celles qui sont spontanées, c'est-à-dire ayant lieu sans le concours d'une cause violente externe, s'accomplissent à l'aide de certains mouvements et de directions particulières; 4° plus les obstacles éprouvés par ces mouvements dans leur effectuation sont grands, plus aussi sont variés et manifestes les symptômes qui en résultent et rendent plus embrouillée la conception du fait en lui-même; en sorte que, méconnaissant l'action réelle et la direction des mouvements vitaux vers une fin salutaire, et prenant le change par le concours de ces circonstances étrangères, on est entraîné dans des erreurs bien graves en regardant comme simplement passifs et morbides les actes entrepris par l'agent vital conservateur.

De l'hémorrhagie nasale. — Cette hémorrhagie, produite par les causes générales des hémorrhagies, est, dans sa manifestation spontanée, un acte toujours salutaire, prévenant et soulageant diverses affections, tandis qu'au contraire bien des incommodités sont le résultat inévitable d'un désordre ou d'un arrêt survenu dans la libre excrétion du sang. L'époque inconvenante de ces hémorrhagies, leur trop grande abondance, leur retard et leur disparition, produisent les épanchements, les gonflements, les engorgements, les stases, les inflammations suppuratives, la gangrène des fièvres aiguës et malignes, des apoplexies, etc., etc.

Ici, comme partout, apparaît le doctrinaire partisan systématique des causes finales, car il déclare que « l'homme seul, parmi les êtres vivants et animés, est exclusivement sujet au phénomène habituel et ordinaire des excrétions hémorrhagiques », et on le voit un peu plus loin dire que l'activité d'une hémorrhagie se trouve dans une intention erronée amenant après elle une aberration dans l'intention des mouvements vitaux et provoquant une excrétion violente, précipitée, désordonnée et surtout opiniâtre. Tout en acceptant l'idée d'un *consensus* qui relie entre elles toutes les parties d'un être vivant, il est évident qu'il y a exagération dans l'opinion qui consiste à prêter une intention bonne ou mauvaise à tous les actes morbides. Dans beaucoup de cas ces phénomènes sont la conséquence d'actions étrangères contre lesquelles il n'y pas moyen de résister.

De l'hémoptysie. — Des considérations vagues et hypothétiques sur la fréquence et les causes de l'hémoptysie remplissent les premières pages de ce chapitre. Les effets ne sont pas indiqués avec plus de précision, et Stahl finit par conseiller contre cet accident l'usage des amulettes (p. 185), en raillant les vaines théories de ceux qui croient que les hémoptysies dépendent de la rupture, de la diérèse ou de l'érosion des vaisseaux pulmonaires.

De l'hématémèse. — A part l'indication d'un remède réputé spécifique contre l'hématémèse (35 gouttes d'huile essentielle de millefeuille trois fois par jour, aux heures des repas), ce chapitre sur l'hématémèse est à peu près aussi vague que le précédent.

Du flux hémorrhoïdal. — Bien que les hémorrhoïdes et le flux qu'elles entraînent aient été bien connus d'Hippocrate, qui en avait tracé les caractères généraux, leur appréciation n'était pas chose très-vulgaire au temps de Stahl, qui signale, en commençant, l'oubli des connaissances anciennes à cet égard. Pour lui, un état morbide précède l'apparition des hémorrhoïdes, dont elles sont en quelque sorte la crise ; leur permanence est nécessaire et leur suppression ou leur guérison dangereuse. A leur disparition succèdent, en effet, l'hydropisie, l'asthme nerveux et convulsif, les coliques nerveuses, les inflammations du foie, de la rate et du mésentère, l'hématémèse, toutes les conséquences de l'étisie et de l'apoplexie, l'hypochondrie vraie, la mélancolie et la manie, etc. On ne peut s'empêcher de voir là les conséquences fausses d'un système qui, tout en prétendant recevoir de l'observation la lumière dont l'esprit a besoin, se sert de vues théoriques pour torturer les faits et en déduire plus qu'ils ne peuvent donner. Tout ce tableau des souffrances causées par les hémorrhoïdes, vrai par exception, est faux si on le considère d'une manière générale, et dans notre climat au moins il y a des hémorrhoïdes passives produites par la constipation et les tumeurs du ventre, dont la guérison n'offre aucun danger.

De l'hématurie. — Le vague et l'incertitude qui règnent dans les considérations cliniques de Stahl sur l'hématémèse, sur l'hémoptysie, sur le flux hémorrhoïdal, sont encore plus marqués ici.

Ce sont toujours les mêmes principes généraux, excellents pour la cause générale des hémorrhagies, mais insuffisants pour la connaissance approfondie des hémorrhagies d'un viscère profond. Ce qu'il faut ici, c'est l'étude des lésions qui produisent l'écoulement du sang, et, il faut le dire à la décharge de l'auteur, l'anatomie pathologique, toute à faire, n'avait pas encore donné à la science la précision qu'elle possède aujourd'hui. Au point de vue dynamique, l'histoire des hémorrhagies, telle qu'on la trouve dans Stahl, ne manque pas de grandeur, mais elle a le défaut de tout embrasser, ce qui est une erreur, et elle laisse entièrement de côté ou à peu près tout ce qui se rattache à la dégénérescence des organes.

Des hémorrhagies utérines. — Stahl confondait le flux menstruel avec les hémorrhagies utérines, et en considérant ce flux, dont il ignorait le mécanisme, comme utile, comme salutaire et comme indispensable, il confondait deux choses essentiellement différentes.

Comparer le flux menstruel au flux hémorrhoïdal, c'est-à-dire un acte physiologique à un état morbide, est chose impossible, et si le flux menstruel trop abondant ou retenu est une cause de maladie, ce qui est très-réel, il faut reconnaître que le désordre ne ressemble point à celui qui résulte d'une hémorrhagie utérine ordinaire. Tout ce que dit Stahl de l'époque et de la cessation des règles, des causes de leur retour et de leur disparition brusque, est fort exact; mais cela ne représente en rien l'histoire des hémorrhagies utérines, telle que nous la comprenons aujourd'hui.

De la lochiorrhée. — Tel est le nom que Stahl donne aux *lochies*, écoulement muco-sanguinolent qui succède à l'accouchement et dure quelques semaines. Ce n'est pas la conséquence de la plaie utérine produite par le décollement du *placenta*, et c'est une hémorrhagie n'ayant rien de traumatique. Elle résulte :

« De l'activité réelle et franche des mouvements vitaux, seuls capables de diriger d'une manière régulière et successive le phénomène éruptif, tant dans la durée que dans la proportion, sa marche tranquille et sa terminaison naturelle. Rien ne serait plus irraisonnable et contraire à l'expérience que de vouloir attribuer à une cause simplement mécanique de tels actes se passant dans un corps vivant et animé. » (Page 268.)

Le flux lochial est avantageux, et sa suppression produit dans ce premier moment des *fièvres aiguës inflammatoires*, des *douleurs nerveuses de l'utérus*, des *altérations graves du mésentère*, et plus tard l'aménorrhée et des affections hystériques hypochondriaques et spasmodiques. Ce sont là autant d'assertions contraires aux résultats de l'expérience.

Hémorrhagies vraiment passives.

Si Stahl a, par système autant que par défaut de connaissances, exagéré le rôle de l'action dynamique dans la production des hémorrhagies, qu'il appelait pour cette raison *actives*, il n'a pas méconnu celles qui constituent les hémorrhagies *passives* étrangères aux actes vitaux spontanés de la nature. Ce sont celles qui résultent de la rupture des vaisseaux, de l'arrachement des tissus, des plaies et des blessures profondes des parties organiques, et des érosions vasculaires internes. Nulle part il n'est question : des hémorrhagies mécaniques par compression des vaisseaux, — des hémorrhagies produites par les tubercules non ulcérés du poumon, — des hémorrhagies du cerveau par oblitération des artères cérébrales, — des hémorrhagies par altération du sang, etc., c'est-à-dire de celles qui sont de beaucoup les plus nombreuses et pour lesquelles l'étude approfondie de la structure matérielle du corps humain est absolument nécessaire.

§ II. — DES CONGESTIONS SANGUINES.

Après l'étude des hémorrhagies, Stahl commence celle des congestions sanguines, indiquant plutôt un état réel d'activité qu'un simple état de passivité, et devenant la source de divers états passifs connus sous le nom de *fluxion*, d'*engorgement*, de *stase* et d'*obstruction*. C'est là une vue importante et depuis cette époque un peu trop négligée.

L'acte impulsif de la congestion est un mouvement tonique actif aboutissant à l'obstruction, où il n'y a rien que de passif, état remarquable et négatif de toute activité. Il peut se faire partout, et détermine, avec la présence du sang, une tension locale avec irritation gravative, rougeur, chaleur et gonflement des parties. Il se produit ordinairement chez les pléthoriques, avec l'*intention spontanée d'un allégement de la masse sanguine* (p. 286), c'est-à-dire d'un effort hémorrhagique. On l'observe d'une façon périodique ou intermittente, et il aboutit soit à l'*hémorrhagie*, soit au *rhumatisme*, c'est-à-dire à des déplacements congestifs rapides, soit à l'*inflammation*, soit à la *douleur*, considérées au point de vue de sa provenance congestive.

1° *Congestions sanguines en tant qu'actes hémorrhagiques.* — Les congestions hémorrhagiques ont lieu dans l'enfance, vers la tête; à l'adolescence et chez l'adulte, vers la poitrine ou vers l'anus; et parmi les maladies qui en résultent, Stahl cite le coryza, la toux humide, la diarrhée, les tumeurs froides œdémateuses ou squirrheuses, etc. Ce sont là des assertions à démontrer.

2° *Du rhumatisme.* — Pour Stahl le rhumatisme est une affection idiopathique, c'est-à-dire *subsistant par soi* (p. 297), constituant une espèce particulière et propre qu'on ne doit jamais regarder comme cause d'autres maladies et comme capable d'engendrer d'autres espèces morbides auxquelles on donne aussi parfois le nom d'*idiopathiques* ou d'*essentielles*. C'est une forme de la congestion. Il engendre certaines maladies qui comprennent à leur tour diverses espèces morbides spécifiques qu'il vaudrait mieux regarder comme effets que comme causes (p. 399). C'est un des meilleurs chapitres de la *Vraie théorie médicale*, et les données qu'il renferme, même pour l'époque, ont été confirmées par l'observation ultérieure.

3° *De l'inflammation.* — Quand la congestion produit la stase du sang, il se fait une coagulation, et c'est le premier effet matériel de l'état inflammatoire. La chaleur, le gonflement, la rougeur, la tension et la douleur viennent ensuite, et après, arrivent la *résolution* ou la *suppuration*, la *mortification* et la *gangrène*, avec un état fébrile plus ou moins prononcé.

Il y a trois sortes d'inflammations : l'*érysipèle*, le *phlegmon* et l'*abcès*.

Partout la stase sanguine en est le point de départ, et le médecin, dès le début, doit tendre à l'empêcher en modérant la violence du mouvement fluxionnaire, et si après d'inutiles tentatives la suppuration s'établit normalement, il doit saisir avec habileté le moment opportun pour faciliter au pus sa sortie. Il veillera ensuite à la purification des tissus lésés, afin que la nature, dans son acte médiateur, puisse, sans entrave et d'une manière régulière, arriver à la consolidation et à la cicatrisation complète des parties affectées.

Des douleurs. — Pour Stahl, les douleurs qui ne puisent pas leur source dans des causes externes dépendent communément tant de l'effet que de l'acte propre de la congestion. Brûlantes, ardentes, prurigineuses, pongitives et lancinantes, mordicantes, tensives, gravatives, *glaciales* ou *horripilantes*, *versatiles*, *âcres*, *aiguës*, *té-*

rébrantes, etc., ou innommées, leur cause est originairement la même. C'est là une erreur, et ici nous devons noter une omission importante relative aux souffrances causées par les maladies organiques des nerfs et par les névralgies, où il serait difficile de démontrer l'existence d'une congestion.

Sous le titre : *Des mouvements insolites qui se produisent dans le corps,* Stahl a décrit les altérations et les anomalies morbides des mouvements vitaux et animaux, et cela comprend : 1° les *variations toniques anormales;* 2° les *spasmes;* 3° les *convulsions;* 4° les *défectuosités des mouvements vitaux.* C'est une des plus importantes sections de la *Vraie théorie médicale.*

C'était l'idée de Stahl, fort exacte d'ailleurs, que l'exercice régulier des mouvements vitaux et animaux suppose dans les parties un degré suffisant de vigueur et d'énergie, variable selon les circonstances, qui est le *ton* et que l'on appelle *mouvement tonique.*

Mais si ces mouvements toniques affectent une marche irrégulière, sont violents, désordonnés, lents, languissants, précipités, etc., il s'établit une véritable aberration et confusion dans la régularité des fonctions organiques.

1° *Variations anormales des mouvements toniques.* — L'acte et le mouvement toniques sont le point de départ de la progression universelle des humeurs, et ils peuvent être augmentés ou diminués. C'est par eux que s'expliquent la chair de poule, l'horripilation, le rapetissement des parties, les sécrétions et excrétions par lesquelles se terminent les fièvres aiguës, les crispations, les angoisses épigastriques, cardiaques, etc.

2° *Spasmes.* — L'exagération du mouvement tonique qui soumet les membres à une roideur permanente en les enlevant au pouvoir du malade, forme le *spasme*, ordinairement partiel, quelquefois général en formant le tétanos. Elle engendre le torticolis, la contracture des membres, de l'œsophage, de l'estomac, de l'intestin, la strangurie, le ténesme, les crampes, etc.

3° *Convulsions.* — Les alternatives de contraction et de relâchement des parties musculaires constituent les convulsions, et elles résultent des causes morales, des maladies aiguës, des corps étrangers de l'oreille, de l'irritation du système nerveux, de la constipation, des lombrics, etc.

4° *Défectuosité des mouvements.* — Le dernier genre de lésion des mouvements vitaux dont s'occupe Stahl comprend : 1° les *débilités* proprement dites ou l'absence complète des forces; 2° l'*impuissance* et le *tremblement* des organes; 2° la *paralysie;* 4° enfin l'*apoplexie* et l'*hémiplégie*. Ce ne sont pas des degrés différents de la lésion des mouvements toniques, mais des espèces différentes, et elles consistent « dans un relâchement extraordinaire du mouvement tonique vital. » (Page 428.) Stahl ajoute même : « Quant aux causes médiates qui finissent par produire dans l'organisme cette grande *atonie*, il nous répugne de nous servir à leur égard des expressions à la mode, et de les rapporter à l'obstruction des nerfs et à l'interception de l'influx des esprits. De pareilles expressions, en effet, ne réveillent aucune idée, ne facilitent pas la découverte d'un agent thérapeutique convenable, ne résolvent pas les difficultés insurmontables à tout traitement médical, ne sont nullement en harmonie avec un phénomène si remarquable, et n'indiquent en rien comment il se fait qu'une obstruction de cette espèce arrive aussi rarement; il est donc bien évident que leur emploi affecté est sans excuse et ne vaut pas plus que si l'on avait franchement gardé le silence. Ce qu'il y a de certain, en outre, c'est que cette vieille hypothèse qui fait retomber toute la faute sur le système nerveux et sur la suspension de l'influx des esprits vitaux, n'est aucunement d'accord avec la vérité, attendu qu'en pareil cas il n'y a purement et simplement que défectuosité dans le mouvement tonique vital. Il est dès lors logique de penser que, après avoir perdu la cause de leur origine, les actes volontaires soumis à une direction n'ont plus lieu. »

Cette manière d'envisager les paralysies plutôt comme lésion des mouvements vitaux que comme la conséquence d'une altération matérielle du système nerveux, est la pensée dominante de Stahl. C'est évidemment là une exagération, et sans nier que dans beaucoup de cas il ne puisse se produire des paralysies essentielles, ces faits sont infiniment moins nombreux que les cas de paralysie symptomatique, et il serait plus conforme à la réalité de faire à ces dernières une place plus grande qu'aux autres. Or, Stahl a fait précisément le contraire, et il a même presque entièrement méconnu le groupe des paralysies symptomatiques.

§ III. — DES FIÈVRES.

Une section tout entière de la *Vraie théorie médical* est consacrée à l'étude de la *fièvre* et des *fièvres en général*.

La fièvre, phénomène utilitaire, destinée à favoriser l'atténuation du sang par le mouvement local, consiste « .... dans une altération remarquable et assez uniforme du mouvement du sang, constamment accompagnée de sensations alternatives de chaleur, de froid, et d'atonie ou d'impuissance d'exécuter librement les mouvements volontaires. » — Elle a ses périodes d'*invasion*, d'*augment*, d'*état* et de *terminaison* par crise ou lysis. Elle tend à l'élimination des matières qui, d'une manière directe ou éloignée, poussent à la dissolution du corps vivant.

Après avoir signalé les causes *internes* et *externes* de la fièvre, Stahl en étudie les effets, la marche *continue* ou *intermittente*, la durée *aiguë* ou *chronique*, et revenant de nouveau sur la fin avantageuse de ce phénomène eu égard à la conservation de l'individu, il en déduit le traitement par la proscription énergique de tout ce qui pourrait entraver le travail de la nature. C'est en s'adressant au médecin qu'il dit :

« Il verra combien il serait désavantageux de combattre par des tentatives téméraires les salutaires efforts et les mouvements généreux de la nature, de les affaiblir par des moyens inopportuns, ou même de les négliger sous un prétexte quelconque; il comprendra combien il est utile, au contraire, et à tous égards, de suivre sans réserve, en éludant les autres modes de curation, la méthode naturelle qui est indiquée par cette observation souverainement importante, et qu'on ne devrait jamais oublier, savoir : « Que c'est précisément à l'aide des assauts « fébriles ainsi que des effets légitimes et proportionnés de l'attaque, » que les hommes sont intégralement délivrés des fièvres, *par la puissance spontanée de la nature*, en dehors de tout concours de la médecine, « et sans l'intervention d'aucun moyen artificiel. »

Toute la fin de cette partie consacrée aux fièvres n'est que le développement de cette pensée en termes différents, qui ne sont qu'une apologie assez bien motivée, on doit en convenir, des efforts de cette *nature médicatrice* dont il a été tant de fois question jusqu'ici. C'est là où il dit que la fièvre présuppose une énergie appréciatrice des choses et des actes à effectuer, et en faisant appel à l'observation il en fait ressortir l'importance par ces mots :

« Loin de négliger ou de troubler en quelque manière les actions fébriles, franches ou réelles, qui, par des sécrétions successives et proportionnées, par des excrétions opportunes, par une efficace expulsion de la matière morbifique, opérée à l'aide de ses actes préservateurs, tendent simultanément à une issue dont le résultat est la conservation salutaire de la vie, l'art doit, au contraire, les respecter, les diriger, les aider même en quelque sorte, et les pousser sagement vers leur fin naturelle. Telle est notre théorie générale des fièvres. » (Page 463.)

Tous ceux qui ont étudié la médecine avec soin et observé beaucoup de malades seront de l'avis de Stahl sur ce point : Laisser agir la nature dans les fièvres dont on ne connaît pas la cause et n'intervenir que sur des indications précises, quand on sait ce qu'on veut obtenir et pourquoi on agit, telle doit être la règle de la pratique.

La troisième partie de la *Vraie théorie médicale* est consacrée à la pathologie très-spéciale et à l'étude de chaque espèce morbide en particulier. De là des répétitions que nous tâcherons d'éviter en nous bornant à faire ressortir les pensées de l'auteur sur quelques points nouveaux, et à montrer les mérites très-réels de son talent d'observation. Dans cette troisième partie, Stahl revient sur la question des hémorrhagies et décrit l'épistaxis, l'hémoptysie, l'hématémèse, les hémorroïdes, l'hématurie, l'hémorrhagie utérine, en indiquant les maladies qui se rattachent plus particulièrement à chacune d'elles.

Ainsi l'hémoptysie est l'occasion pour lui de décrire la *phthisie* d'une façon très-remarquable. C'était pour Stahl une maladie héréditaire, produite soit par l'hémoptysie, soit par la congestion pulmonaire, et produisant l'ulcération des poumons. Sans ulcération des poumons « ayant pour compagne assidue la fièvre hectique », il n'y a pas de phthisie, car il ne veut point appeler de ce nom le marasme, la consomption, l'*étisie*, dus à des causes toutes différentes. Sauf l'indication du tubercule, la lésion pulmonaire était alors considérée comme indispensable à la constitution de la maladie, et cette lésion lui était si bien connue qu'il dit :

« Une fois l'ulcération établie, quelle que soit la partie restreinte où elle s'est greffée et localisée, son opiniâtreté devient telle qu'on doit la regarder désormais comme incurable. » (Tome V, p. 60.)

Puis il ajoute :

« En voilà bien assez, sans doute, pour ranger parmi les hontes de la science médicale cette superstitieuse crédulité qui porte les hommes à faire journellement un impudent trafic de ces ingrédients dont l'emploi répugne à l'expérience et au simple bon sens. »

A l'hématémèse Stahl rattache le *mal hypochondriaque*, qu'il décrit, tantôt comme la conséquence d'un engorgement de la rate, tantôt comme le résultat d'une gêne à la circulation de la veine porte ou de la circulation menstruelle, mais on voit qu'il n'a sur ce syndrôme que des données assez confuses.

Son chapitre sur les hémorrhoïdes, justement renommé, renferme une description de cette maladie faite autrement que nous ne la faisons aujourd'hui. La partie descriptive y est sacrifiée à la partie dogmatique ; mais il n'y a pas lieu de s'en plaindre, car rien d'essentiel ne manque, et les faits arrivent juste à leur place pour justifier le rôle que l'auteur attribue à la circulation hémorrhoïdale, à son influence sur les fonctions circulatoires, digestives ou intellectuelles, et pour faire comprendre l'utilité de certains flux hémorrhoïdaires. Il y a évidemment là de l'exagération ; mais on ne peut disconvenir que, dans les climats chauds spécialement, les hémorrhoïdes et le flux sanguin qu'elles entraînent ne soient tels que les représente la description de Stahl. On se demande cependant quel rapport cet auteur a pu trouver entre la sciatique et les hémorrhoïdes pour faire de la première de ces maladies une annexe de l'autre. Sans doute les hémorrhoïdes peuvent localement agir sur le plexus sacré et amener une sciatique ; mais cela est assez rare, et cette névralgie reconnaît d'autres causes toutes différentes. D'ailleurs, la description qu'en donne Stahl est fort incomplète et à tous égards laisse beaucoup à désirer.

Ce volume renferme un long chapitre sur le flux menstruel et sur la métrorrhagie ; mais il est évident que l'auteur n'a pas la moindre idée du rôle physiologique de la menstruation. C'est là une erreur du temps. Ainsi il écrit :

« Personne ne soutiendra que le flux menstruel soit une chose absolument indispensable à la femme, pas plus qu'il n'est une fonction contre nature (lorsque sa marche est régulière) ; il est plus raisonnable de penser que c'est un genre d'évacuation que l'on peut ranger parmi les choses non naturelles, et qui se prête admirablement au bien-être de toute l'économie, quand il s'effectue avec une régularité successive, tandis que par ses défectuosités il peut engendrer toutes sortes d'indispositions. » (Tome V, p. 127.)

Telle est son opinion sur le flux menstruel. Il ne soupçonne pas davantage la cause de son abondance ou de sa diminution ou de sa suppression, car il attribue la première à la pléthore et les autres à la faiblesse. On sait au contraire aujourd'hui que les règles excessives sont beaucoup plus souvent la conséquence de l'anémie et de l'état de faiblesse qui prédispose à la phthisie pulmonaire. Mais si la dissertation de Stahl pèche un peu par sa base physiologique, elle devient plus vraie sous le rapport clinique et dans ce qui a trait aux conséquences de l'aménorrhée, de la dysménorrhée et de la ménopause. Ainsi l'hystérie, dont il fait une sœur de l'hypochondrie, en regardant ces maladies comme « convulsives, spasmodiconerveuses », est la conséquence ordinaire des désordres de la fonction utérine.

« S'il n'y a pas entre l'affection hystérique et les évacuations viciées de la matrice un lien immédiat et direct, il existe au moins un rapport de succession que l'on doit reconnaître ici comme le fondement vrai de tout mal, ce qui fait qu'on ne peut s'attendre à aucun soulagement réel et durable, sans la correction, le rétablissement ou l'amélioration du flux menstruel; du reste, toute négligence, à cet égard, serait infailliblement suivie des dangers les plus graves, surtout si l'on porte son attention et que l'on dirige la médication vers un but absolument contraire. » (Page 176, t. V.)

Pour lui, toute l'hystérie est sympathique des désordres de la fonction utérine, et bien qu'il ne la dérive pas dans ses phénomènes avec la minutieuse exagération des nosographes contemporains, il en donne une excellente idée, de façon à conduire le médecin dans une thérapeutique aussi vraie que rationnelle.

L'*hématurie* ou pissement du sang; — la *néphrite* simple et calculeuse, dans ses rapports avec la sciatique et la goutte; — la théorie de la formation des *calculs des reins et de la vessie;* — les différentes espèces d'*hydropisie;* — les affections congestives comprenant la *céphalée*, le *coryza*, l'*odontalgie*, le *rhumatisme*, les *affections inflammatoires*, la *gangrène*, le *cancer*, le *squirrhe*, les *affections spasmodiques*, notamment l'*épilepsie;* l'étude de l'*arthrite* et de la goutte, comprenant leurs différences, leurs corrélations, leurs causes, leurs conséquences, enfin les *paralysies;* les *délires* et les *affections nerveuses* (aliénation, érotomanie, fureur utérine, hypochondrie, hallucination, monomanie, rage et hydrophobie), remplissent la fin de ce volume. — Ce sont des descriptions plus spéciales que générales, où se retrouve l'esprit philosophique de l'auteur, atténué par le détail des faits pathologiques. Il faut toujours en arriver là. Des hauteurs d'une doctrine, dominant toute l'étendue d'une science, il faut descendre si l'on veut en connaître tout le domaine. Qui reste dans les nuages s'expose à perdre de vue la terre où il est obligé de vivre, et s'il est d'une absolue nécessité de s'élever pour reconnaître le pays et la route que l'on veut suivre, il faut, dans la vie réelle et pratique, se servir de ce qu'on a appris en s'élevant pour arriver au but qu'on se propose. Ce n'est pas tout de regarder en haut, il faut savoir ce qui se passe à ses pieds. Ainsi a fait Stahl. Mais dans cette partie de sa tâche, il est évidemment inférieur à lui-même, et nous ne lui en faisons pas un reproche. Si les principes généraux et les vérités fondamentales d'une science varient peu, en revanche les vérités de fait changent sans cesse : ce fait que l'on croit vrai aujourd'hui et par lequel on remplacera la vérité d'hier, sera probablement l'erreur de demain, quand aura surgi la découverte d'une nouvelle vérité de fait. A cet égard la science pratique et les vérités de fait au temps de Stahl ne sont plus sur beaucoup de points notre science ni ce que nous appelons des vérités. Il ne faut donc pas juger la pathologie spéciale de Stahl par la nôtre, sous peine de nous donner un avantage immérité sur lui. Ses descriptions rentrent un peu dans le domaine de la curiosité historique plutôt que dans celui de la critique, et il ne faut y rechercher qu'une chose, c'est la pensée doctrinale. Sous ce rapport, si l'homme s'y montre moins à découvert que dans les traités qui précèdent, et il était impossible qu'il en fût différemment, on le retrouve toujours semblable à lui-même, subordonnant à l'action vitale les phénomènes du mécanisme humain.

Parmi les autres traités de Stahl il en est un qui a fait beaucoup de bruit et qui a une très-grande importance, je veux parler de celui qui a pour titre *De vena portæ, porta malorum hypochondriaco, splenetico, suffocativo, hysterico, colico, hæmorrhoidoriorum*. Ce traité a été traduit dans une thèse de M. J. Brongniart sur la *dyscrasie veineuse*. Après avoir fait l'anatomie et la physiologie de la veine porte, en montrant que la respiration et les contractions péristaltiques des intestins sont la cause du cours du sang dans son intérieur, Stahl s'occupe de la question pathologique. Il montre que les maladies de cette veine se rattachent à quatre points principaux : 1° les changements survenus dans la capacité de la veine, soit à cause du resserrement des ramifications veineuses, soit à cause de l'épaississement du sang qui, par reflux, produit l'engorgement des parties situées au-dessous ; 2° les altérations de consistance du sang devenu trop épais par les aliments acides, visqueux, gras, féculents, etc. ; 3° les troubles passifs du cours du sang dans le système même de la veine porte ; 4° enfin les troubles des mouvements actifs des solides et des liquides dépendant du système de la veine porte, c'est-à-dire l'affaiblissement du mouvement tonique des capillaires amenant les congestions des viscères du ventre, suivis de dyspepsie, de flatulence, d'hémorrhoïdes, etc., troubles désignés sous le nom d'*hypochondriaco-splenico-coliques*.

Tout cela est très-exact. Il n'est pas douteux que tous les désordres de la circulation porte soient suivis de congestions spléniques, intestinales, utérines, organiques, hémorrhoïdaires, etc., qui engendrent des malaises souvent indéterminés, amenant l'hypochondrie, l'hystérie, les hémorrhoïdes, la dyspepsie, le nervosisme, etc. ; mais il n'y a pas que cela qui puisse produire ces accidents. La science a marché, et il faut ajouter à ces vérités un peu confuses de Stahl les troubles découverts à notre époque, de la sécrétion gastrique, pancréatique et biliare, ceux de la fonction glycogénique du foie et de l'action de la rate sur les globules rouges du sang. Toutes ces circonstances exercent une action réelle sur l'*état hypochondriaco-suffocativo-hysterico-colico-hæmorrhoidariorum*, et c'est cette action toute primitive qui réagit ensuite sur la circulation de la veine porte. Il ne faudrait donc pas rapporter aux troubles primitifs de cette circulation un état morbide déterminé par d'autres causes, et où le désordre de la circulation porte n'est au contraire qu'un effet purement mécanique et secondaire.

Nous en avons assez dit dans cette exposition des détails de l'œuvre de Stahl pour montrer quelle a été la force de ce champion du naturisme habillé en animiste. Tout le monde n'aurait pas été égalcment propre à réaliser cette transformation et à personnifier ce que les hippocratistes appelaient la *nature* dans un être immatériel considéré à la fois comme principe de la conscience et de la vie. Il fallait pour cela une organisation privilégiée, une haute aptitude philosophique et un savoir médical rare à cette époque. Stahl offre toutes ces qualités, mais la première, au point de vue de sa doctrine, c'est sa qualité de philosophe chétien. Ici je ne juge pas, mais je constate, parce que l'historien qui passerait à côté de cette circonstance particulière de la vie de Stahl ne comprendrait pas les origines ni les développements de l'animisme. En supprimant ce fait, on éteint le flambeau qui éclaire la *Vraie théorie médicale* ,et l'on reste devant la doctrine sans pouvoir en découvrir la raison d'être. Chrétien vraiment philosophe, logicien vigoureux, anatomiste distingué, mettant les organes au-dessous de leurs forces d'action, chimiste supérieur ayant contribué à la naissance de la chimie moderne par ses découvertes du *phlogistique* et des *ferments;* physiologiste poursuivant le secret des actions normales comme prélude des actions morbifiques; enfin médecin aussi avancé qu'on pouvait l'être de son temps, tel a été Stahl. Il serait injuste de lui contester ces mérites, et l'esprit d'opposition des systèmes contraires au sien a toujours eu tort de l'amoindrir pour le faire oublier. On ne refait pas l'histoire, et la partialité des historiens ne prévaut que pour un temps contre la réalité. La doctrine de Stahl a eu et aura ses éclipses, mais elle occupera toujours une place d'honneur dans l'esprit des médecins distingués. Elle renferme un principe impérissable, car sous le nom d'*animisme* elle accorde à l'âme le rôle que d'autres attribuent à la nature, et, il faut le reconnaître sans hésitation, la nature est le premier des médecins.

Stahl n'a qu'un seul tort, c'est de n'avoir pas vu qu'entre l'âme, principe de la vie, et le mécanisme de la vie, c'est-à-dire l'organisation, il y a quelque chose d'intermédiaire et de particulier, qui est à la vie ce que le fluide nerveux est à la contraction musculaire; ce que la vapeur et l'électricité sont aux organes d'une locomotive ou d'un télégraphe; enfin ce que l'ingénieur est à la machine dont il réalise la conception dans un mécanisme compliqué. En attribuant à l'âme la direction des fonctions, il lui a donné des attributs au-dessous de sa nature, essentiellement libre et incorporelle, et la belle pensée de l'animisme n'a été délaissée que pour avoir méconnu les véritables éléments de la nature de l'homme, qui sont, d'une part; l'*agent vital* promoteur de la matière organique dans la création ou dans l'entretien des organismes, et de l'autre, l'*organisation* avec toutes ses propriétés de tissu. Laissez à l'agent vital son rôle subalterne d'agent de formation et d'entretien, ainsi qu'aux propriétés organiques leur rôle d'exercice fonctionnel, et l'animisme ainsi modifié ralliera bientôt autour de lui tous les dissidents du vitalisme, et ceux qui soutiennent ce principe fondamental, que l'*organisation n'est pas la vie*, vérité qu'un poëte moderne a si bien exprimée en disant :

« Non, ce globe n'est pas ton père,
« Le nid n'a pas créé l'oiseau. »

LIVRE TROISIÈME

DU VITALISME

SOMMAIRE : Définition du vitalisme. — La vie est une cause et non un effet de l'organisation. — Le vitalisme est une métamorphose de l'animisme. — Sydenham. — Bordeu, Barthez, créateur du vitalisme. — Comment le vitalisme succéda à l'animisme. — Du principe vital selon le professeur Fizes. — Barthez adopte l'idée d'un principe vital distinct de l'âme pensante pour expliquer les mouvements de la vie. — Ce principe n'ayant rien de mécanique est immatériel comme l'âme, et il tient sous sa dépendance : 1° les forces musculaires et toniques; 2° les forces sensitives; 3° la chaleur vitale, et 4° les sympathies. — Réfutation de cette doctrine par Cuvier. — Doctrine de M. Bouchut à cet égard. — L'âme est le principe de la vie ayant à son service, pour la formation et l'entretien du corps, un agent spécial distinct de l'organisation. — L'agent vital est une substance matérielle diluée dans le germe, et est incorporé à la substance des êtres dont il forme la bonne ou mauvaise nature. — On peut agir à volonté sur l'agent vital. — Des maladies et de la divisibilité de l'agent vital. — L'agent vital n'est pas la vie, mais doit être considéré comme étant la condition matérielle de la vie. — On suspend l'action de l'agent vital par le froid, la chaleur et les poisons. — Dans le vitalisme de Barthez, l'homme est pourvu de deux âmes et d'un corps, tandis que dans le vitalisme séminal de l'auteur, il n'y a 2° que l'âme pensante, 3° un agent vital matériel distinct de l'organisation, et enfin l'organisation.

L'abandon des études historiques et philosophiques en médecine a fermé l'esprit de la plupart des médecins aux notions élémentaires du langage médical et des doctrines qu'il représente. — On s'est livré à la recherche exclusive des faits matériels, physiologiques, chimiques, thérapeutiques ou autres, sans se douter que si cette recherche est indispensable, et constitue la base de tout progrès scientifique, il faut quelque chose de plus pour lui donner sa véritable importance. Sans l'auxiliaire de la raison et de la réflexion, qui donne aux faits leur signification, et qui les greffe sur la tige de la science, les faits ou ce qu'on appelle les faits, c'est-à-dire les résultats du témoignage des sens, ne signifient rien — Il est presque aussi difficile d'établir un fait que de bien raisonner à son égard, et, quoi qu'on dise de la précision qui résulte d'une constatation de fait, je me défie presque autant de celui qui les recueille que de celui qui les généralise. — On a donc tort de dévoyer les esprits pour les pousser vers le culte absolu de l'expérience au mépris de la recherche des lois générales, car si la raison est difficile, l'expérience est trompeuse, et les faits ne valent que par le talent de celui qui les observe. — Sachons donc faire la part de l'observation et de la raison sans plus dédaigner l'une que l'autre et ne laissons pas l'Empirisme prendre faveur au point d'étouffer toute idée générale et de réduire la science à une constatation grossière de ce qui tombe sous les sens.

C'est à l'abandon des études de pathologie générale et de philologie qu'il faut attribuer la confusion et le malentendu qui règnent entre les médecins sur la signification du mot Vitalisme. Peut-être même y a-t-il quelque chose de volontaire et au fond d'hypocrite dans ce malentendu, car, autour des questions de doctrine, il se forme des passions dont la tyrannie courbe les esprits faibles de façon à les pousser à des compromis de langage, et à des fusions d'idées, qui, en voilant la situation, permettent aux timides de rester bien avec tout le monde. Ainsi en a-t-il été du vitalisme. Dans son opposition à l'organicisme, en affirmant un principe inconnu de la vie comme directeur des organes, ou une force vitale distincte des organes, il fallait soutenir cette opinion contre les railleries des organiciens, contre leur colère même, et alors de même que certains organiciens trahissent leur principe en pactisant avec le vitalisme, de même il y a des vitalistes honteux qui veulent à tout prix l'accorder avec l'organicisme. Cette alliance n'aurait rien que de très utile si elle était faite au profit de la vérité, mais elle est beaucoup plus la preuve de tendances conciliatrices que le témoignage d'une observation rigoureuse de la nature. Je comprends que le vitalisme aille au devant de l'organicisme car en même temps qu'il a imaginé la force vitale il a dû faire la part du jeu des organes, mais il m'est plus difficile de comprendre les avances de l'organicisme à la doctrine de la force vitale indépendante des organes.

Comme on le voit, le vitalisme a besoin d'être défini si on ne veut confondre avec lui, par suite d'un éclectisme bien intentionné, des doctrines qui lui sont absolument contraires. Il est certain que cette doctrine n'a jamais méconnu le rôle et l'importance de l'organisation pas plus que l'organicisme n'a oublié qu'il avait affaire à des tissus et à des organes vivants. Mais dans quelle mesure, dans quelle coordination, dans quelle hiérarchie organique la médecine doit-elle placer la vie et l'organisation? Tel est le problème à résoudre et, il faut bien le dire, les vitalistes et les organiciens lui ont donné chacun une solution différente et opposée.

Le vitalisme est la doctrine médicale de la vie considérée comme une force indépendante de l'organisation. On pourra discuter son principe, mais tel est-il que si on le change, ce mot de vitalisme doit cesser d'être. Si étrange que soit cette proposition « une force indépendante de l'organisme » elle peut être comprise au moyen d'une explication qui, du reste, est indispensable et que nous donnerons plus loin. Pour le moment, constatons seulement que le vitalisme a pris naissance dans cette idée que la vie est la cause ou le principe de l'organisation, au lieu d'en être l'effet comme le prétendent les organiciens, que cette cause est un principe inconnu, l'X des algébristes, ou une force vitale non moins inconnue dans sa nature, mais toujours indépendante de l'organisation et formant, chose incroyable pour un physicien, un principe sans matière semblable à l'âme, ou une force sans substance, ce qui n'est qu'une hypothèse.

Ceux qui admettent que la vie est cause, quel qu'en soit le principe, sont des vitalistes, tandis que ceux qui la considèrent comme un effet de la matière organisée ne sont que des organiciens. Là est le *critérium* de la doctrine et, maintenant que nous savons ce qu'elle est, je vais dire d'où elle vient et quelles transformations elle a subies.

Le Vitalisme n'a de nouveau que le nom et il est la conséquence des métamorphoses que l'idée de la vie a subies dans le cours des siècles. Son principe est aussi ancien que la science, et Hippocrate en faisant jouer *à la nature* le premier rôle dans les actes de la maladie est le premier vitaliste. Mais sur le naturisme hippocratique sont venus se greffer le pneumatisme d'Athénée donnant au *pneuma* le rôle précédemment accordé à la nature, plus tard, l'*archéisme* de Van Helmont, et l'*animisme* de Stahl, et enfin le *vitalisme* de Barthez; mais sauf la forme ou la richesse des détails et la nouveauté des aperçus, le principe de toutes ces doctrines est à peu près le même.

C'est au moment où l'animisme triomphant avait réussi à se faire adopter par un assez grand nombre des médecins de Montpellier que Fizes, Bordeu, Fouquet, Barthez, ne pouvant croire à l'intervention de l'*âme* dans la production des actes physiologiques les plus vulgaires ou des actes morbides de l'organisation, cherchèrent une nouvelle solution du problème. Des essais non poursuivis montraient le chemin à suivre; dans ses cours Fizes parlait d'un principe vital autre que l'âme auquel il attribuait les fonctions organiques ; Bordeu considérait chaque tissu et chaque organe comme étant doués d'une petite vie particulière dont l'ensemble formait la vie générale ; Fouquet imaginait le rôle de la sensibilité, mais dans toutes ces tentatives il n'y eut pas de systématisation philosophique. L'idée était dans l'air, c'était une protestation contre la doctrine de Stahl, et elle y serait peut-être restée pour toujours si Barthez ne l'en avait tirée pour lui donner une vie propre et impérissable dans l'histoire. Par ses méditations et par la manière dont il a su grouper les faits autour d'un principe vital inconnu, qui n'est qu'une hypothèse et une abstraction sur laquelle la médecine n'a aucune prise, Barthez est assurément le fondateur du vitalisme moderne devenu un drapeau pour l'école de Montpellier, défendu par Bérard et par Lordat, mais perdant chaque jour du terrain par l'impossibilité où il se trouve de se justifier par l'observation. A la doctrine du principe vital de Montpellier, les dissidents ont substitué *une force vitale* dont ils ne connaissent pas la nature, qu'ils font de même indépendante des organes, mais il est évident que ce mot n'est qu'un compromis entre ceux qui font de la force vitale quelque chose d'identique au principe vital de Barthez et ceux qui, résolûment organiciens, admettent que la force vitale résulte du concours des organes nécessaires à la vie. A la faveur de ces mots semblables, employés comme drapeaux, par les deux camps opposés, l'équivoque se produit, tout se confond, et on n'est jamais si éloigné que lorsqu'on paraît plus près de s'entendre.

Mais une fois le principe admis, qu'en ont fait les vitalistes au point de vue de la pathologie et de la physiologie. C'est là où ils ont échoué et où il leur a été difficile de formuler des conclusions conformes aux données de l'observation, et, par cela même, susceptibles d'être généralement acceptées.

Comment soutenir qu'un principe vital immatériel ou qu'une force vitale puisse être malade, et surtout, comment le démontrer. C'est évidemment supposer une altération inconnue dans une chose elle-même inconnue. Dire à celui qui a mal au poumon, c'est le principe vital; à celui qui est paralysé, c'est le principe vital; à ceux qui ne digèrent pas, c'est le principe vital et toujours le principe vital, laissant ainsi une place trop restreinte aux effets des propriétés organiques, cela ne signifie rien et n'avance guère la science. Le tort des premiers vitalistes, y compris Barthez, c'est de n'avoir pas suivi leur système jusque dans ses conséquences pratiques, de n'avoir pas fait connaître les propriétés et les attributs de cette force vitale ayant pour effet la vie, dont les altérations engendrent la maladie, et sur laquelle il faut appliquer des remèdes dans un but de guérison. Quant à leurs successeurs, eux ne se sont pas gênés et avec cette ignorance des sectaires, qui ne raisonnent pas et qui poussent à outrance les déductions de leur principe, ils ont fait du principe vital et de la force vitale l'abus que je viens de signaler en allant jusqu'au ridicule.

Ainsi sont les systèmes, nés du besoin de répandre une vérité utile, ils en abusent vite et généralisent inconsidérément, de sorte que les objections arrivent, entraînant par leur poids dans une déconsidération imméritée des idées véritablement dignes du respect des observateurs.

Si le vitalisme arrive jamais à établir qu'un agent venu du dehors, étranger aux organes du nouvel être, y pénètre pour lui donner la vie, s'associe à sa substance pour en diriger les premiers actes, pour former ses premiers organes, pour les entretenir malgré leur destruction moléculaire continuelle, et dans cette association intime lui apporte une forme et des maladies semblables à celles de son origine, le problème sera résolu. Il sera évident qu'avant la formation des premiers tissus et des premiers organes de l'homme il y a quelque chose qui n'est pas l'organisation, et cependant qui est la vie, que ce quelque chose est un agent susceptible d'altération suivant des lois étrangères à l'individu, qu'il est susceptible de maladie puisqu'il les apporte à celui qu'il fait vivre, enfin qui après avoir formé l'organisation humaine, lui donne des propriétés spéciales dont l'intégrité est absolument nécessaire à la conservation du tout. Ce sera peut-être alors une nouvelle transformation du vitalisme, car, à côté de l'hypothèse d'un principe immatériel, non susceptible d'analyse, ou d'une force vitale sans substance, s'il faut admettre qu'un agent matériel bien connu est le principe de la vie physique, le vitalisme mourra pour renaître sans le nom de *Séminalisme* ou *Vitalisme séminal.*

Nous en sommes peut-être arrivés là, car je me propose d'établir qu'il y a dans la semence un *ferment vital* dont l'action sur la matière de l'ovule explique ses transformations ultérieures. En ce moment je me borne à établir ce qu'a été et ce qu'est devenu le vitalisme et je vais faire connaître la doctrine des principaux vitalistes.

CHAPITRE PREMIER

SYDENHAM.

Thomas Sydenham, né en 1624, mort en 1689, est le représentant le plus remarquable de l'hippocratisme moderne au XVIIe siècle. Bien que sa médecine soit considérablement mélangée à l'humorisme, au mécanisme ou à la chimiatrie de son temps, elle relève principalement du *Naturisme* et du *Vitalisme*, c'est-à-dire de cette doctrine médicale qui, sans faire aucunement abstraction des parties constituantes du corps et des effets secondaires qu'une première lésion peut entraîner, tient un compte sérieux du principe de la vie et de l'intervention de la nature dans la production et dans la guérison des maladies. — Observateur attentif et clairvoyant, donnant peu à l'hypothèse et à la superstition si ce n'est en thérapeutique, clinicien de premier ordre, recommandable par plusieurs descriptions pathologiques, il a laissé dans la science un nom justement honoré.

On lui doit un livre de *médecine pratique* qui se laisse lire encore avec intérêt et où l'on trouve la pensée philosophique nettement exprimée sans emphase, avec un art infini et alliée aux plus solides connaissances des maladies. J'en donnerai une idée en exposant ce qu'on y trouve et, ensuite, par l'analyse de quelques chapitres, on pourra juger l'importance de l'œuvre.

Dans cet ouvrage, se trouve une doctrine des maladies aiguës et chroniques; — une exposition des maladies épidémiques et des constitutions médicales; — des fièvres continues et intermittentes, — de la peste de Londres, — des petites véroles, — de la dysenterie, — de la rougeole, — de la goutte; — de l'hydropisie — de l'affection hystérique comprenant l'hystérie, l'épilepsie et le nervosisme, du mal vénérien, et une méthode complète pour guérir toutes les maladies, avec une description exacte des symptômes qui les accompagnent.

Maladies aiguës de Sydenham.

Au début, Sydenham commence par des considérations sur les maladies aiguës; puis, il anime la maladie et la nature qui lui semblent des êtres intelligents capables de se conduire dans le but de sauver la personne affectée.

« La *maladie est un effort de la nature pour conserver le malade.* »

La nature a ses voies de réussite et elle rétablirait plus souvent la santé si elle n'était empêchée par des ignorants.

Elle appelle à son secours quand elle en a besoin la fièvre pour séparer du sang les particules qui l'infectent et pour les évacuer par des sueurs, par le cours de ventre, par les éruptions ou par d'autres voies...... elle sauve le malade si elle produit une évacuation critique de la matière morbifique, ou elle le tue si elle ne peut produire cette évacuation. — Ses efforts sont violents et dangereux. — Telle est la philosophie générale des *maladies aiguës*.

Mais quand la matière morbifique est de nature à ne pouvoir exciter la fièvre pour opérer la dépuration du sang ou........, et qu'elle ne parvient pas du tout à la coction ou qu'elle n'y parvient que plus tard, c'est qu'il y a *maladie chronique*. Aussi les *mala-*

dies chroniques sont celles qui naissent de matières incapables de coction. C'est là le principe contraire de la maladie aiguë.

Les considérations de l'auteur dans ses deux premières sections sont relatives *aux maladies épidémiques*, à la fièvre continue de 1661, 1662, 1663, et à la fièvre pestilentielle, c'est-à-dire à la peste de Londres en 1665 et 1666.

Pour ce qui regarde la fièvre continue, la dissertation est fort générale et s'applique peu au caractère diagnostic de la maladie. D'après Sydenham, le caractère épidémique est moins dans la forme symptomatique d'une affection que dans sa résistance au traitement qu'on lui oppose. Ainsi il est évident que l'épidémie a changé de caractère, que la constitution vient de changer puisque des moyens mis en usage jusque-là (sauf indication que l'auteur est loin de négliger), puisque ces moyens ont besoin d'être remplacés par d'autres.

Les indications thérapeutiques sont traitées avec très-grand soin par l'auteur, et les complications, la phrénésie et la passion iliaque, tiennent en particulier une place très-honorable dans ses réflexions.

On s'étonne seulement qu'un homme aussi judicieux que Sydenham, ose conseiller dans la passion iliaque, c'est-à-dire dans les volvulus, en outre des purgatifs et adjuvants, l'*application d'un chien vivant à nu sur le ventre.*

Dans la section 3, Sydenham parle d'une *épidémie de variole* peu grave qui dura 1667, 1668 et une partie de 1669. Seulement, à la fin, il y eut encore à l'état d'épidémie une sorte de fièvre fort semblable de la variole, sauf l'éruption et ce qui en dépend.

— En même temps que cette fièvre spéciale qu'on voudrait faire croire une variole sans éruption, il y avait une diarrhée souvent dysentérique qui semblait être la fièvre jetée en dedans et qui exerçait son acte sur l'intestin au lieu de l'exercer sur la peau.

Ces petites véroles furent *régulières*, ce qui les distingue d'autres petites véroles venues les années suivantes qui furent irrégulières. Elles débutaient par du froid, des frissons suivis de chaleur et de grande douleur à la tête et aux lombes; par des envies de vomir et des sueurs, surtout chez les adultes mais (point chez les enfants); chez ces derniers il y avait assoupissement et souvent des convulsions précédant l'éruption, ce qui était de bon augure. Pour Sydenham ce phénomène est presque un indice certain de la venue de la variole; c'est une erreur, chez beaucoup d'enfants, les maladies aiguës débutent par les convulsions.

Vers le 4e jour au moment de l'éruption les symptômes s'amendent; l'éruption paraît au visage, au cou, à la poitrine et sur le corps avec un mal de gorge plus ou moins violent. — Au 8e jour une auréole inflammatoire entoure les pustules, en même temps que paraît la tuméfaction de la face et bientôt des mains; alors les pustules blanchissent et se suppriment; au 11e jour diminution de l'enflure et les pustules se dessèchent jusqu'au 14e jour, pendant toute la maladie il y a constipation.

Les symptômes des varioles confluentes régulières sont les mêmes, à part la violence du mal, et la diarrhée précède quelquefois l'éruption, ce qui n'a pas lieu dans la variole discrète.

Pour Sydenham la confluence ou la discrétion de la maladie se juge sur le visage. C'est aussi là où il juge la gravité de la maladie, c'est d'après ce caractère qu'il regarde la variole comme maligne ou bénigne.

Dans la variole confluente il y a toujours salivation chez les adultes — (vrai) et diarrhée chez les enfants qui eux n'ont pas de salivation?

Dans la plupart des varioles confluentes, le danger est extrême et les malades meurent vers le 11e jour, — et si la salivation, le gonflement du visage et des mains n'arrivent pas, la mort est certaine.

Cette affirmation est peut-être trop positive, mais elle renferme quelque chose de très-vrai, du moins quant à l'enflure.

Sydenham aurait dû parler aussi de la mort subite qui a lieu à cette époque et que l'on rapporte à une sorte d'asphyxie causée par les pustules de la gorge et du larynx. C'est un fait qu'il n'a pas vu, et sur lequel M. Piorry a attiré avec raison l'attention.

Le traitement est indiqué avec beaucoup de soin, d'après les idées du temps, pour aider la nature à séparer le principe morbifique qui doit sortir dans la variole, et ensuite à faciliter son expulsion par la libre suppuration et la cicatrisation des pustules de la maladie.

La fièvre continue qui régna en même temps que la variole et qui en avait plusieurs symptômes, mais sans l'éruption, souvent avec diarrhée et dysenterie, est regardée par l'auteur comme une fièvre de petite vérole (febris variolota.) C'est peut-être une erreur, et le diagnostic est assez mal établi pour qu'on en puisse juger ainsi. Il n'y a pas anatomie pathologique indiquée, et c'est une pure hypothèse de Sydenham que de croire que l'affection de l'intestin qu'il assure exister sans l'avoir vue est de nature variolique.

Parce qu'il y a fièvre et douleur à la fossette du cœur comme dans la variole, ce n'est pas une fièvre varioleuse, il n'y a eu ni vomissements, ni douleurs lombaires si caractéristiques. De plus il y a eu diarrhée chez la plupart des malades; aussi rien ne dit qu'il n'y ait pas phlegmasie de l'intestin, comme dans ce qu'on appelle affection typhoïde de nos jours, ce qui n'existe pas dans la variole. Aussi l'auteur peut s'être trompé; ce qui pourrait encore le faire croire, c'est que maintenant qu'on localise mieux on voit rarement des varioles sans éruption.

Plus loin, Sydenham revient dans une lettre exprès sur le traitement de la variole confluente et il fait avec le plus grand soin l'énumération des moyens qu'il emploie contre elle.

Son *traité de la goutte* est une œuvre complète à laquelle la science moderne n'a ajouté que les analyses du sang qu'on dit chargé d'acide urique, les hypothèses relatives à la diathèse urique, et l'anatomie pathologique des concrétions tophacées articulaires. C'est un livre qu'il y a tout profit à lire tant sous le rapport étiologique que sous le rapport clinique ou thérapeutique, et il serait réimprimé aujourd'hui qu'il vaudrait bien la plupart des livres sur le même sujet qui s'impriment continuellement.

Pour lui la GOUTTE est une affection héréditaire, fébrile ou non fébrile, caractérisée par la présence de certains troubles de l'estomac et de douleurs plus ou moins vives dans les petites articulations qui sont gonflées, déformées ou remplies à leur pourtour de dépôts calcaires à base urique.

Il y a une goutte aiguë et une goutte chronique qui se divisent : en goutte régulière et irrégulière.

La goutte fixe, vague œdemateuse, vérolique scorbutique, acide, alcaline, ne sont que des variétés de la vraie goutte qui est une et identique.

Les symptômes de la goutte aiguë régulière, sont l'apparition ordinaire en hiver sans presque aucun avant-coureur, si ce n'est des crudités d'estomac et de l'indigestion. — L'accès arrive la nuit, tout à coup par une douleur à l'orteil, au talon ou à la cheville; (elle ressemble, dit le goutteux Sydenham, à celle qui accompagnerait la dislocation des os de ces parties, avec un sentiment d'une eau qui ne serait pas tout-à-fait froide, répandue sur les membranes de la partie affectée et bientôt après il survient un froid, un tremblement et une fièvre légère. Cette douleur devient graduellement plus forte jusqu'au soir. Elle ressemble tantôt à une tension violente ou à un déchirement des ligaments, tantôt à celle que cause la morsure d'un chien et quelquefois à celle qui est produite par une violente compression (Sydenham). — Le poids de la couverture est insupportable, marche impossible, agitation croissante.

C'est inutilement qu'on cherche à apaiser la douleur, elle ne cesse que le lendemain, vers deux ou trois heures du matin ; après que l'accès a duré un jour et une nuit, le malade repose et dort.

Au réveil la douleur est encore vive et dure pendant quelques jours, avec du gonflement des articulations, tandis qu'avant il y avait seulement gonflement et distension des veines.

— Peu de jours après, un nouvel accès vient dans l'autre pied, rarement pour la première fois le mal affecte les deux pieds simultanément.

Après que les pieds ont été pris, les accès qui suivent sont sans règle, tant pour le commencement que pour la durée, à l'exception de la douleur qui augmente toujours le soir et diminue toujours le matin.

Une foule de petits accès composent aussi l'accès entier de goutte qui dure de quinze jours à trois ou quatre mois suivant les sujets.

D'abord l'urine est très-colorée, et laisse un dépôt de sable rouge ; l'appétit est perdu, la soif intense, il y a constipation.

A la fin de l'accès on constate une démangeaison insupportable des parties malades, desquammation furfuracée, retour de l'appétit et des fonctions.

Les symptômes de la goutte chronique régulière, sont à peu près les mêmes que ceux de la goutte aiguë sauf l'intensité, elle succède à de petits accès aigus et on y constate la déformation des articulations goutteuses, le sable des urines, les troubles gastriques, des vents, de la constipation, des névralgies de la tête, des mâchoires, des côtes ou du nerf sciatique.

Dans la goutte irrégulière compliquée, il y a de la gravelle, des maladies de l'estomac, des maladies de la tête, et quelquefois de l'apoplexie.

Sydenham aborde enfin, avec les plus grands détails, le *Traitement de la goutte*, son traitement hygiénique, le traitement de l'attaque et le traitement curatif.

Il est *impossible* à moins d'avoir souffert d'un mal, et c'était la situation de Sydenham, de mettre plus de soin et de montrer plus de perspicacité et de sagacité clinique que cet auteur dans l'exposé de la thérapeutique d'une maladie, mais nous ne le suivrons pas jusque-là.

Un sujet moins bien réussi est celui de l'*affection hystérique.*

Sydenham range sous ce nom et réunit dans une même classe l'*hystérie*, l'*hypochondrie* et le *nervosisme*. Ces trois formes de désordres nerveux ne sont pour lui que l'affection hystérique. Je ne crois pas que cela soit exact et, à ne suivre que les inspirations de la clinique, il me semble évident que l'hystérie chez la femme ne ressemble guère à l'hypocondrie de l'homme. Or, à plus forte raison ne ressemble-t-elle pas à l'état nerveux, aigu ou chronique, constituant le nervosisme (1), l'hystérie, les convulsions, les spasmes et la folie religieuse ou amoureuse, sans troubles de nutrition, tandis qu'avec l'hypocondrie, la nutrition est gravement troublée en même temps que l'esprit est malade et semble affecté de mélancolie ou de lypémanie suicide. Quant au nervosisme, ce sont des troubles nerveux variés très-nombreux allant d'un organe à un autre, et rendant l'existence extrêmement désagréable. Sous ce rapport, Sydenham me paraît avoir réuni des maladies de même nature, mais parfaitement distinctes dans leur manifestation et méritant chacune leur description particulière.

Son livre renferme encore deux mémoires très-remarquables : l'un sur la *dysenterie*, et l'autre sur le *mal vénérien*, et il se termine par une partie intitulée *méthode complète pour guérir presque toutes les maladies* avec une description exacte des symptômes qui les accompagnent. C'est un abrégé de pathologie qui a dû être très-utile aux praticiens, car il donnait en peu de mots les moyens de reconnaître le mal en indiquant aussitôt les moyens de le guérir. Un pareil livre bien complet, écrit par un grand médecin, serait le plus utile ouvrage dont on pourrait doter la médecine pratique.

CHAPITRE II

BORDEU

Théophile Bordeu, né en 1722 à Iseste en Béarn, mort en 1776, fut un des grands médecins du XVIIIe siècle. — Après avoir fait ses études à Montpellier, il vint se faire recevoir docteur à Paris; puis il partagea son temps entre la pratique, l'inspection des eaux minérales, et un travail de cabinet auquel la science est redevable de productions fort remarquables.

Bordeu, que plusieurs biographes rangeraient assez volontiers parmi les méthodistes, appartient au contraire au *Vitalisme* sorti de l'Ecole des naturistes et des animistes. Il n'a pas inventé le mot mais ses idées sont tellement celles de cette doctrine que je n'hésite pas à le placer après Van Helmont et Stahl dont il dérive, et avant Barthez dont il est le précurseur.

Comme l'a très-bien fait remarquer Broussais, les idées de Van

(1) TISSOT, *Traité des maladies des nerfs;* E. BOUCHUT, *De l'état aigu et chronique ou nervosisme*. Paris, 1 vol. in-8°, 1860.

Helmont sont la base de la doctrine de Bordeu sur la nature de l'homme. — « Le corps est un assemblage d'organes qui vivent chacun à leur manière, qui se meuvent, agissent, se reposent dans des temps marqués. Ils sont placés, et, pour ainsi dire, implantés dans une substance spongieuse comme les fruits sur la tige. La vie générale est la somme des vies particulières à chacun de ces organes qui sont doués de mouvements particuliers. Ces mouvements dépendent des nerfs, dont on peut considérer l'ensemble comme un polype dont les racines ou les bouches s'étendent aux organes des sens et à toutes les parties, donnant à chacune l'espèce de sensibilité et d'activité ou de mouvement vital dont elles sont pourvues et que le sentiment gouverne; car la vie n'est que sentiment. Le cerveau, le cœur et le ventricule sont le *triumvirat*, le *trépicd de la vie :* par leur union et leur concert merveilleux, ils pourvoient à la vie de chaque partie et à chaque fonction; ils sont enfin les trois principaux centres d'où partent le sentiment et le mouvement et où ils reviennent après avoir circulé ; car la santé se soutient par cette circulation constante. Les fonctions particulières comme les sécrétions et les excrétions, le mouvement musculaire, le sommeil et la veille, l'usage des sens internes et externes sont subordonnés et doivent leur conservation aux trois causes générales précédentes. Toute fonction a de plus une manière de l'exécuter déterminée et symétrique. Dans chaque excrétion, par exemple, il y a une force qui apprête, une autre qui travaille, une autre qui évacue ; après quoi l'organe reprend son premier état. Tout cela est pourtant marqué, dans chaque sujet, d'un caractère propre et distinct résultant de l'âge, du sexe, et du tempérament ; c'est ce qu'on appelle idiosyncrasie. En vain le chimiste et le mécanicien voudraient, continue Bordeu, se flatter de connaître l'art merveilleux qui règne dans les lois vitales ; ils ne parviendront ni à faire du sang, ni à fabriquer une machine semblable au cœur, au cerveau, à l'estomac, à plus forte raison ne connaîtront-ils jamais l'harmonie des organes. Il y a donc trop loin des lois de la chimie et de la mécanique à celles de la nature. De là, la nécessité d'observer les phénomènes qui se passent dans le corps vivant au lieu de les expliquer par la physique et la chimie ; de connaître le génie de tous les organes, leur liaison, l'ordre des fonctions et le temps où elles s'exécutent. »

Lors même qu'on ne voudrait pas partager ces idées de Bordeu sur la nature de l'homme réduite à un système nerveux communiquant l'activité vitale à toutes les parties reliées par ce centre commun, il est certain que cette théorie est clairement exposée et susceptible de satisfaire ceux qui n'y regardent pas de trop près.

Elle rappelle la théorie nerveuse de Hoffman et de Cullen en même temps que l'idée de Van Helmont sur les archées répandues dans tous les organes et obéissant à une archée centrale. Mais ce n'est qu'une erreur, car la vie existe longtemps avant l'apparition du système nerveux, et c'est elle qui le forme pour en faire le régulateur de ses organes et de ses fonctions. Une fois formé, il remplit le rôle que signale Bordeu, mais, avant d'être formé, l'ovule animé a déjà montré qu'il jouit d'une certaine sensibilité à laquelle les nerfs sont entièrement étrangers.

A l'exemple de l'école hippocratique, Bordeu admet que les maladies sont le résultat d'un travail préparateur qui forme la matière morbifique avec fièvre d'irritation ; d'un travail d'élaboration, ce qu'autrefois on appelait coction, et d'un travail d'excrétion, jadis appelé crise. C'est toujours la même manière de voir exprimée en termes différents.

La théorie des maladies chroniques est la même, aussi leur guérison par les eaux des Pyrénées s'explique-t-elle par le fait des évacuations que procurent ces eaux.

C'est dans la thérapeutique que Bordeu se montre tout-à-fait naturiste, car, d'après lui, le médecin n'a d'autre but que celui de favoriser les crises, ce qui se fait aisément dans les maladies aiguës, puisque la nature y marche avec célérité. Cependant si le travail élaborateur est languissant, Bordeu n'hésite pas à recommander une médecine active qui ramène l'état aigu. — Dans quelques cas même, il croit qu'on peut *étrangler* une maladie inflammatoire, idée qui s'est reproduite de nos jours sous le nom de juguler une maladie.

Dans les maladies chroniques, redoutant de ne pas voir apparaître une crise naturelle, il essaie de la hâter par des stimulants ou même de ramener ces maladies à l'état aigu, pour arriver à une solution favorable, et c'est aux eaux des Pyrénées qu'il dit qu'on doit s'adresser. Il les conseille dans presque toutes les maladies chroniques. D'après lui, elles produisent d'abord une grande excitation avec fièvre aggravant l'état des malades, mais bientôt après, les évacuations par les sueurs et par les urines, un érysipèle ou un phlegmon servant de crise et amenant la guérison de la maladie.

Si ces moyens ne guérissent pas, c'est que la lésion viscérale est trop profonde pour être susceptible de coction, et alors l'état du malade un peu plus grave qu'avant ne tarde pas à se terminer par la mort.

Telle est la philosophie médicale de Bordeu, mais, pour la mieux connaître, il faut lire son premier chapitre *des maladies chroniques* où elle est exposée avec autant d'esprit que de clarté :

Théorème premier. — Le corps vivant est un assemblage de plusieurs organes qui vivent chacun à leur manière, qui sentent plus ou moins, et qui se meuvent, agissent ou se reposent dans des temps marqués ; car, suivant Hippocrate, toutes les parties des animaux sont animées. »

II — Les parties qui composent cet assemblage sont liées entre elles par une substance spongieuse, muqueuse, cellulaire, au sein de laquelle les organes qui sont autant d'expansions des nerfs, sont logés et surplantés comme les fleurs et les fruits le sont dans leurs boutons. »

III. — La vie générale, qui est la forme de toutes les vies particulières, consiste dans un flux de mouvement réglé et mesuré, qui se fait successivement dans chaque partie, détermine l'exercice de ses fonctions, et forme la trame entière de notre vie. C'est ainsi que toutes les parties sont causes, principes, et causes finales. »

IV. — Il est une série de mouvements et de fonctions propres à chaque sexe. Ces diverses séries, et d'autres causes qui seront rapportées plus bas, forment la vie particulière de chaque individu : elles produisent aussi la santé, lorsqu'elles sont secondées par une distribution louable du suc alimentaire ; car la santé est une modification de la vie sujette à varier même dans un sujet déterminé. »

V. — Mais comme la santé n'est pas constante et uniforme, il n'en est pas non plus de parfaite, c'est-à-dire qu'il n'existe pas un état parfait des parties et de leurs mouvements. Cet état se conçoit seulement comme l'on conçoit le mouvement perpétuel, ou la matière première en physique, la privation absolue de frottement en mécanique, le changement à volonté des mixtes en chimie, et le point sans étendue en mathématique ; d'où vient qu'on peut le regarder comme l'objet idéal de la médecine. »

VI. — La vie ou la santé particulière dont chaque homme jouit, laquelle s'éloigne ou s'approche de la santé parfaite selon l'action plus ou moins énergique de certains organes, établit les divers tempéraments ou les divers ordres des fonctions. »

VII. — Ces tempéraments divers forment les diverses santés particulières ; ils ont tous des rapport mutuels et les différences qui s'y rencontrent ne les empêchent pas de subsister chacun dans leur espèce. »

VIII. — Il est des fonctions générales ou des fonctions communes à tous les tempéraments ; savoir, l'action du cerveau et des nerfs, l'action du cœur, la respiration et la digestion. Ces fonctions par leur concert mutuel, favorisent l'exercice de la vie et la conservent et elles sont la source des changements notables que le corps éprouve. »

IX. — L'estomac, organe principal de la digestion, réveille et attire à lui l'action des autres organes et de toutes les parties, pour qu'ils l'aident dans sa fonction. Cette fonction de l'estomac consiste à extraire le suc muqueux des aliments, suc qui est ensuite séparé des matières grossières, et mêlé au sang par les puissances digestives, en suivant la direction de leurs mouvements, qui se portent de l'estomac aux intestins et au mésentère. »

X. — Par la force du cœur et de la respiration, les mouvements sont déterminés de toutes les parties du corps vers sa circonférence. Dans ce cours circulaire des mouvements le chyle est converti en sang; la matière muqueuse, albumineuse ou nourricière est séparée et appliquée en manière de petites lames à la substance cellulaire, d'où les parties, ou plutôt le tissu cellulaire lui-même, tire sa force et son accroissement. »

XI. —Les nerfs dont le dépôt commun est au cerveau, sont les organes les mieux pourvus de vitalité. Leurs fibrilles, qui se distribuent à tout le corps, et dont l'arrangement varie suivant l'usage qu'elles doivent produire, constituent l'action différente de chaque partie, ou la différence de sentiment qui règle leurs fonctions. Le système nerveux peut, eu égard à ses propriétés essentielles, être comparé à un polype, dont les racines ou les bouches s'étendent aux organes des sens, à toutes les parties, donnant à chacun l'espèce de sensibilité et d'activité, ou du mouvement vital dont elles sont pourvues, et que le sentiment gouverne; car la vie n'est que sentiment et mouvement. »

XII. — Le cerveau, le cœur et le ventricule sont donc le triumvirat, le trépied de la vie : par leur union et leur concert merveilleux, ils pourvoient à la vie de chaque partie, et à chaque fonction; ils sont enfin les trois principaux centres d'où partent le sentiment et le mouvement, et où ils reviennent après avoir circulé; car la santé se soutient par cette circulation constante. »

XIII. — Les fonctions particulières comme les sécrétions et les excrétions, le mouvement musculaire, le sommeil et la veille, l'usage des sens internes et externes, sont subordonnées et doivent leur conservation aux trois causes générales précédentes. Toute fonction a de plus une manière de s'exécuter déterminée et symétrique. Dans chaque excrétion, par exemple, il y a une force qui apprête, une qui travaille et une troisième qui évacue; après quoi l'organe reprend son premier état. Mais comme cet ordre symétrique est sujet à être dérangé par les affections de l'âme, il faut toujours bien prendre garde à ces affections. »

XIV. — Quoiqu'il existe des fonctions générales communes à tous les individus : quoique les nerfs soient dans tout les modérateurs des parties; quoique l'ouvrage de la digestion, la sanguification, et la nutrition reconnaissent universellement le même mode et la même matière ; tout cela est pourtant marqué dans chaque sujet d'un caractère propre et distinct résultant de l'âge, du sexe et du tempérament. Ce caractère, qu'on a nommé idiosyncrasie, se rencontre dans les animaux et les végétaux de toute espèce. »

XV. — Il règne dans les lois de l'économie animale un art merveilleux qu'on n'imitera jamais. Le chimiste et le mécanicien ont beau le rechercher ou se flatter de le reconnaître, jamais ils ne parviendront, l'un à faire du sang, et l'autre une machine semblable au cœur, au cerveau ou à l'estomac; à plus forte raison ne connaîtront-ils jamais les rapports qui font l'harmonie des organes : la nature est plus profonde que le plus sublime mathématicien, physicien ou chimiste.

XVI. — Il y a donc trop loin des lois de la chimie et de la mécanique à celles de la nature. Appliquons-nous par conséquent à observer les phénomènes qui se passent dans le corps vivant, à connaître le génie de tous les organes, leurs liaisons, l'ordre des fonctions, et les temps où elles s'exécutent : toutes ces choses dépendent de certains mouvements qu'on peut apercevoir, mouvements qui sont les vrais fondements, la base de notre art, et qui méritent de fixer à jamais notre attention.

XVII. — Par maladie on doit entendre un dérangement dans les fonctions, dépendant de quelque vice organique, ou de l'action augmentée ou diminuée de quelque partie, car nous sommes malades, a-t-on dit, quand nos fonctions sont troublées, ou quand l'énergie de nos parties, leur ton, est détruit. L'on trouve dans Arétée, et dans d'autres médecins, des vestiges de l'organisme, qui a été depuis peu mieux compris et mieux développé qu'il ne l'avait été jusqu'ici. Comme c'est de cet organisme bien conçu que dépend la connaissance de la santé et des maladies il sera par conséquent fort utile d'y lier les observations que nous rapporterons dans la suite : nous demandons donc, pour l'exercice de la santé, une suite dans les mouvements organiques, réglée et déterminée : quand ils s'écartent de cette harmonie, il en naît ce que nous appelons indisposition ou maladie.

XX. — Les maladies doivent être distinguées selon que leur caractère est plus ou moins marqué et indestructible, en opiniâtres, en régulières ou irrégulières, en évidentes ou occultes, en courtes ou longues, en graves ou légères, en bénignes ou mortelles. Les maladies sont bénignes quand elles remettent l'idiosyncrasie dans ses droits : elles sont mortelles, ou essentiellement, quand elles éludent tous les efforts de l'art, et qu'elles s'augmentent de jour en jour ; ou accidentellement, quand on commet des fautes dans le traitement, ou qu'on les abandonne à la nature, déjà trop faible pour les surmonter. Il y a aussi des maladies incurables qui ne sont point mortelles, parce que la vie peut subsister avec elles. De là naissent des espèces de tempérament factices, immuables, qui ont fréquemment lieu dans les longues affections. »

XXI. — Chaque maladie a sa marche et sa révolution, ou un espace de temps qu'elle parcourt : elle a ses temps d'accès et de durée, qu'il est, pour ainsi dire, impossible de changer. Un observateur attentif peut y remarquer dans toutes, comme dans l'excrétion d'une glande, ou dans l'ouvrage de la digestion : 1° certains changements du corps, qui annoncent les approches de la maladie ou sa préparation ; 2° les phénomènes qui indiquent sa présence ou sa formation ; 3° l'effort combiné de tous les organes, qui termine la maladie, soit en la déracinant tout-à-fait, et ramenant la santé, soit en la changeant en une autre, ou bien cet effort cède lui-même à la violence du mal, et s'éteint avec la vie du malade. Cet ordre des changements, qui est commun à toutes les maladies, paraît établir entre elles la ressemblance de forme qu'Hippocrate a dit leur appartenir, et que leur véhémence ou leur petitesse, leur lenteur ou leur célérité, etc., ne sauraient leur ôter. »

XXII. — Maintenant qu'on regarde la maladie comme un effort salutaire que fait la nature pour se mettre en liberté, ou comme un désordre dans les mouvements, qui tend à la destruction de notre machine, c'est une question que nous renvoyons à l'école, à l'exemple des vrais médecins cliniques, qui ne s'occupent point de ces sortes de discussions métaphysiques, d'autant que l'une et l'autre opinion peuvent être renversées de fond en comble, et sont également à craindre, à cause des doutes qu'elles font naître sur le pouvoir qu'a la nature dans les maladies, la fin qu'elle s'y propose, et sur la retenue que le médecin doit y garder, ou l'activité qu'il doit y apporter. Qu'on vante donc tant qu'on voudra ces opinions, le devoir du médecin est de se préserver de tout esprit de système, de s'appliquer à connaître les cas où il doit agir, et ceux où il doit être simple spectateur, et d'éviter surtout l'excès dans lequel tombent ceux qui violentent la nature, ou ne lui prêtent pas assez de secours, parce qu'ils n'ont pas une connaissance exacte ou suffisante du caractère des maladies, de leurs temps, de leur marche, de leurs symptômes, et, en un mot, de l'art de guérir. »

XLIII. — Le médecin doit, dans le traitement de chaque maladie, s'appliquer à la simplifier autant qu'il est possible, à lui donner une marche et une terminaison semblables, par exemple, à celles de la digestion. Cette conversion des maladies compliquées en simples, des malignes en bénignes, est sans contredit un objet des plus importants dans l'art de guérir. Le médecin doit encore, si les forces du malade, le degré et le caractère des maladies le permettent, changer les chroniques en aiguës, les invétérées en récentes, les particulières en générales. Quant à celles qui sont incurables de leur nature, qui forment un tempérament ou une constitution immuable, ou qui sont décidément mortelles, il doit éviter de les entreprendre, et surtout de les combattre de front, puisque l'art n'y peut presque rien. Il faut donc qu'il sache bien distinguer les maladies guérissables des incurables, et qu'il connaisse aussi les signes diagnostiques bien évidents de chacune en particulier, soit stomacale, pectorale, etc., et ceux de leur progression. Mais existe-t-il de ces signes tellement démonstratifs ou évidents, qu'on puisse dire d'une fièvre pectorale, par exemple, qu'elle est dans le temps d'irritation, ou dans celui de coction, qu'elle parviendra dans peu, ou tard, à l'expectoration, et ainsi du reste? »

XLIV. — L'on peut raisonnablement comparer une maladie à la fonction d'une glande, et nommer son dernier temps, temps d'excrétion, puisqu'il est certain que toute affection, soit aiguë ou chronique, qui se guérit bien, ou selon les vœux de la nature, finit toujours par quelque évacuation. Les plus célèbres des anciens donnaient à cette évacuation le nom de crise ou de solution, et celui d'appareil critique à la fièvre qui la prépare, ou à la troisième fièvre dont nous avons parlé ailleurs. Dans toute maladie où l'effort critique, c'est-à-dire la troisième fièvre, est assez considérable, la crise a lieu ou devient sensible, et elle est insensible quand l'effort est lent et peu vif. Nous remarquerons ici que le mot d'excrétion est moins ambigu que celui de crise, qui grossit trop l'idée figurée et systématique du combat que la nature livre à la maladie. Poursuivons. Comme il se fait dans l'état de santé des évacuations qui, loin d'être utiles, sont préjudiciables, telles qu'une sueur forcée et pareille excrétion de semence ou de lait, il se fait aussi des crises imparfaites ou nuisibles, dépendantes de la nature ou de l'art. De plus, comme certaines excrétions naturelles, par exemple celles de la semence, sont accompagnées de la convulsion du corps, laquelle répond à l'étendue du domaine de l'organe excrétoire, tandis que d'autres se font peu à peu et presque imperceptiblement, comme la séparation de la bile et celle du suc pancréatique, il y a également des crises qui sont précédées de mouvements très-apparents, et d'autres dont l'appareil est insensible. Toute crise encore, ainsi que toute excrétion, suppose une préparation des humeurs, laquelle est l'ouvrage de la vie dans les deux cas ; et comme tout organe excrétoire, dans l'état naturel, s'érige et est aidé de l'action des autres organes, avant et pendant l'évacuation, de même dans les crises parfaites qui s'opèrent précisément dans les mêmes organes que les excrétions, toutes les parties du corps conspirent avec l'organe qui est en travail. La plupart des excrétions ou sécrétions s'achèvent dans l'espace de vingt-quatre heures ; les crises ont aussi leurs temps, et peut-être leurs jours et leurs heures marqués : enfin, comme il y a grand sujet de croire que l'ordre des excrétions répond à celui de la digestion, pareille conformité a lieu entre les progrès de la crise et les redoublements de la fièvre qui l'accompagne. C'est ainsi qu'en poussant plus loin la comparaison des crises avec les excrétions, on résoudrait bien des problèmes qu'on n'a pu expliquer jusqu'ici, et dont la solution répandrait un grand jour dans la médecine. »

XLV. — Il faut noter que la crise se fait assez facilement dans certaines affections, et très-difficilement dans d'autres ; ce qui fournit une distinction des maladies très-importante, qui mérite d'être méditée sans cesse. La crise, pour être entière et parfaite, doit s'accomplir comme l'excrétion dans un temps déterminé avec aisance et avec tous les autres caractères louables qui lui appartiennent ; de manière que le corps reste en état de bien faire ses fonctions. Mais rien ne nuit tant au travail des excrétions, soit en santé, soit en maladie, que la trop grande sensibilité de nerfs ou leur agacement, qui est souvent causé par les affections de l'âme. Les maladies où cette redoutable disposition du genre nerveux se rencontre, sont nommées nervales ; et on nomme humorales celles où elle n'a pas lieu, et où la crise se conduit bien. Cette considération en général sur l'état des nerfs, ne doit jamais être perdue de vue dans la pratique ; elle sert à distinguer les maladies bénignes des malignes, les longues des courtes, celles qu'on doit brusquer d'avec celles que le temps, la patience, le régime, et quelques autres légers secours, guérissent. »

XLVI. — L'art guérit les maladies, en préparant et en excitant la crise, soit qu'il procure l'augmentation de la fièvre, ou d'autres symptômes qui en tiennent lieu, comme quand on fait vomir, qu'on purge fortement, ou qu'on provoque la sueur (augmentation qu'on pourrait nommer appareil critique artificiel), soit qu'il détermine quelque excrétion lente, que les anciens appelaient fluxion, fût-elle occasionnée par la nature ou par l'art. Le grand art du médecin est d'accélérer ou retarder les crises à propos, et par conséquent de bien connaître les cas où il doit employer l'un ou l'autre moyen. De plus, l'art peut et entreprend quelquefois de changer une maladie qui menace de prendre une mauvaise tournure ; il peut, dis-je, par certaines évacuations, ou par d'autres moyens, la suspendre, l'étrangler et écarter des crises qui seraient funestes si la maladie était livrée à son cœurs. Il faut pourtant avouer que ces tentatives sont pleines de danger, et qu'il vaut souvent mieux, dans un cas douteux, se prêter aux mouvements de la nature, qui vient heureusement à bout, à la longue, de ce que l'art semblerait pouvoir faire en un seul coup. Un médecin par excellence, qui posséderait véritablement les trésors de l'art, et dont les Anciens auraient pu dire, à bon droit, qu'il est comparable à un Dieu, serait celui qui pourrait bien prévoir les suites d'une maladie que l'art aurait changée de la manière que je l'ai dit, et qui saurait déterminer tous les cas où ce moyen serait praticable. »

XLVII. — Ce qui a été dit fait comprendre la ressemblance qu'il y a entre une maladie aiguë et une maladie chronique, puisque la différence de leur forme et de leur marche ne change rien à leur essence, suivant laquelle elles font toutes un effort excrétoire terminable par une évacuation, si le malade ne meurt; elles ont aussi trois temps principaux. Toute affection qui se change difficilement en aiguë, ou dont la coction a peine à se faire, est une affection chronique. Celle qui est aiguë, devient chronique quand on l'étouffe ou qu'on supprime le travail de la crise. On peut ainsi monter par degrés de la maladie la plus simple à la plus compliquée. Il faut espérer qu'on sera un jour assez heureux pour connaître l'ordre et les révolutions des maladies chroniques, comme on connaît celles des aiguës, où il reste pourtant encore des recherches à faire. Chaque changement d'âge ne serait-il point une crise, ou ne la favoriserait-il pas? Si la chose était ainsi, on pourrait regarder la puberté, dans les personnes des deux sexes, comme la crise de l'enfance et de ses infirmités. Hippocrate remarque que le pachisme durait au moins six ans ; qu'une espèce se guérissait dans six mois, et une autre espèce dans deux ans. Baillou demande s'il n'y aurait pas des maladies d'un an et de sept ans. Notre art sera bien plus beau et plus parfait quand on connaîtra sûrement celles qui doivent durer des jours, des mois et des années, et la méthode de les traiter. Ce dernier point est vraiment important, et d'autant plus désirable, qu'aujourd'hui, comme autrefois, on voit trop souvent des traitements discordants, confus et tumultueux, suivant les expressions de Cœlius Aurélianus, et de Baillou. »

Maintenant si l'on veut connaître Bordeu tout entier il faut le suivre en le considérant dans chacun des mémoires qui composent ses œuvres : — sur les *articulations des os de la face* — sur la *physiologie des glandes*, — sur les *crises*, — sur le *pouls*, — sur les *écrouelles*, — sur la *colique de Poitou*, — sur l'*histoire de la médecine*, — sur les *maladies chroniques* et leur traitement par les eaux d'Aquitaine, mémoire dont je viens de parler ; — enfin sur l'*analyse médicale du sang*.

Ses *recherches anatomiques et physiologiques, sur la structure et la fonction des glandes* sont remplies d'aperçus ingénieux et de faits nouveaux. Il parle successivement de la Parotide, des glandes sous-maxillaires, de la Thyroïde du Pancréas, et il discute avec grand soin la question de savoir si l'excrétion se fait par la compression exercée sur la glande par les parties voisines. C'est une explication qu'il n'accepte pas. Il parle ensuite du cerveau et des hypothèses ayant cours de son temps sur la structure glanduleuse de cet organe; — de la fonction des glandes bronchiques qui ne sont que des ganglions des lymphatiques; du testicule et de l'excrétion séminale, de la mamelle et de la formation du lait, mais partout on voit qu'il admet une action fonctionnelle du tissu, véritable érection du tissu glanduleux dont l'excitation amène la contractilité et la sortie du liquide sécrété.

Un mémoire plus intéressant et qui a moins vieilli, bien que son sujet soit bien vieux, est celui qui a pour objet les *Crises*. Dans ces recherches, on peut lire avec fruit l'histoire des crises depuis l'antiquité jusqu'à nos jours, et, dans nos bibliothèques, il n'y a pas un mémoire qui vaille autant que celui-là pour le médecin qui voudrait se familiariser avec la question. — Ce n'est pas que Bordeu adopte entièrement la doctrine des crises telle que les anciens nous l'ont laissée et qu'on la trouve exposée dans Galien, non — Bordeu admet que la plupart des maladies se terminent par des crises qu'il faut observer et favoriser par tous les moyens. A ce titre, il appartient à l'école des naturistes, mais il n'admet pas aveuglément la doctrine des jours critiques. Il n'est pas fixé à cet égard et il réclame de nouvelles recherches, de nouvelles observations faites avec un soin tout particulier, tel que n'en peuvent faire indistinctement tous les observateurs. Il se méfie tellement des mauvaises observations qu'il demande dans une apostrophe remplie d'esprit qu'on exigeât des preuves d'observation à chacun des observateurs qui devraient communiquer leurs journaux à tout le monde.

Voici cette apostrophe :

« Ces sortes de précautions sont nécessaires parce qu'on se trompe souvent soi-même; on adopte une opinion quelquefois par hasard, on se rappelle vaguement tout ce qu'on a vu de favorable à cette opinion; mais pour le reste on l'oublie insensiblement. L'observateur ou celui qui pourrait fournir des observations bien faites ne serait point à ce compte celui qui se contenterait de dire : *j'ai vu*, j'ai fait, *j'ai observé;* formules avilies aujourd'hui par le grand nombre d'aveugles de naissance qui les emploient. Il faudrait que l'observateur pût prouver ce qu'il avance par des pièces justificatives et qu'il démontrât ce qu'il a vu et su voir en tel temps; ce serait le seul moyen de convaincre les Pyrrhoniens, qui n'ont que trop le droit de vous dire : *où avez-vous vu? comment avez-vous vu?* et qui plus est encore, *de quel droit avez-vous vu? de quel droit croyez-vous avoir vu? qui vous dit que vous avez vu?*

On a dans ces lignes un échantillon de la verve railleuse et supérieure de Bordeu et, dans ce cas, elle s'exerce fort à propos, en accablant à la fois, les mauvais observateurs et l'observation insuffisante. C'est qu'en effet rien n'est plus difficile qu'un fait à observer, et ceux qui repoussent l'emploi de la raison dans nos études réduisent la médecine à l'empirisme ou à l'observation apparente, abaissent la science en croyant l'élever. Du moment qu'un fait n'a pas toujours la même signification pour tous les médecins qui en sont témoins, il est évident qne c'est à celui qui raisonne le mieux qu'appartient le droit de l'interpréter. C'est aussi l'opinion de Bordeu et on n'a qu'à lire les deux dernières pages de son mémoire sur les crises pour en être convaincu.

Immédiatement après ce travail on en trouve un autre qui en dépend un peu et qui est intitulé : *Recherches sur le pouls par rapport aux crises.* Depuis Galien et Solano il n'avait jamais été rien entrepris de pareil. Cette étude du pouls est faite à un point de vue anatomo-physiologique nouveau, et elle confond l'esprit par la multiplicité et la minutie des détails qui encombrent au lieu d'éclairer. On y trouve une nouvelle nomenclature, car au lieu de nommer le pouls par ses qualités il le dénomme d'après la région d'où émanent ses altérations. Ainsi relativement aux crises, lorsqu'une évacuation du côté de la tête se prépare il existe un *pouls capital*, si elle a lieu par les organes excrétoires de la poitrine il y a un pouls particulier dit *pectoral*, et si elle se fait par le bas-ventre le pouls subit d'autres modifications qui le font appeler *intestinal.*

Le pouls est *critique* ou *non-critique ; — simple* quand la crise a lieu par un seul organe, *composé* quand elle se fait par plusieurs d'entre eux.

Il est *supérieur* ou *inférieur* selon qu'il est influencé par une crise s'opérant au-dessus ou au-dessous du diaphragme.

Le *pouls supérieur* compte trois espèces, le pouls *pectoral*, le pouls *guttural* et le pouls *nasal*.

Le *pouls inférieur* comprend le pouls *stomacal*, *intestinal*, de la *matrice*, du foie, des *hémorrhoïdes*, des *urines*, de la *sueur* critique, etc.

Ces différents pouls supérieurs et inférieurs peuvent être combinés ensemble, puis vient l'étude du *pouls d'irritation*, c'est-à-dire du *pouls non critique*, simple ou combiné avec le pouls critique dans les maladies qui se terminent bien ou mal et dans les maladies chroniques.

Il termine enfin, par une étude des modifications du pouls d'abord sous l'influence de la saignée et des remèdes administrés aux malades, puis sous l'influence de l'âge et de quelques conditions accidentelles, amenant des exceptions aux faits qu'il vient d'indiquer.

Bordeu a bien raison de se moquer de ceux qui ne savent que compter le pouls et inventer des *pulsiloges*, c'est-à-dire des *sphygmomètres*, pour compter le pouls, s'il est vrai qu'il a trouvé dans ses observations toutes les nuances qu'il décrit. Malheureusement ces divisions et ces distinctions si subtiles du pouls ne reposent sur rien de sérieux et il est presque impossible de s'en servir. Sauf quelques variétés toutes les autres sont imaginaires et trahissent une sensibilité d'appréciation tellement exceptionnelle qu'il faut douter de pouvoir l'acquérir.

Dans le mémoire suivant consacré aux *écrouelles*, Bordeu débute en disant : « On regarde comme écrouelleux ceux qui sont sujets à « des fluxions aux yeux, à des maux d'oreilles, qui ont la lèvre supé- « rieure gonflée, le nez morveux, rouge, douloureux, les jambes « élargies, les glandes du cou engorgées et les autres plus ou « moins tuméfiées, le ventre bouffi, les extrémités amaigries, les os « recourbés, etc. »

« Plus tard les glandes du cou suppurent, les yeux s'éraillent, les « lèvres se gercent, les extrémités des os grossissent, il se forme « des ulcères dans les articulations et ailleurs, la toux et la fièvre se « mettent de la partie, et la maigreur, le marasme et le dévoiement « précèdent la mort de ceux qui succombent.

« Ceux qui résistent vivent avec des glandes engorgées au cou, sous « les aisselles et aux veines, avec des ulcères et des caries des os, « de la toux, des fièvres passagères, des indigestions plus ou moins « fréquentes, et des tumeurs aux viscères du bas-ventre. »

Il expose ensuite la guérison spontanée de ce mal vers l'âge de la puberté, sa fréquence plus grande chez les enfants, sa nature héréditaire, son siége primitif dans les humeurs, ses lésions anatomiques dans les glandes suppurées, hypertrophiées, quelquefois remplies de *tubercules comme des lupins ou des grains de sesame* (tome I, p. 435), enfin le traitement variable selon les trois périodes de la maladie par les purgatifs, les absorbants, les amers, le quinquina, les antiscorbutiques, le laitage, les eaux minérales, les frictions mercurielles et le changement d'air.

Eh bien, on peut le dire avec sincérité, sauf les modifications du langage, les changements de dénomination, et peut-être une plus grande précision de détails anatomiques, cette histoire *des écrouelles* qu'on appelle aujourd'hui *des scrofules* est à bien peu de chose près semblable à celle de nos traités modernes de pathologie. Il en est ainsi de beaucoup de choses en médecine, la forme change mais le fond reste le même. Comme pour les vêtements, une vieille mode nous semble ridicule et nous nous croyons mieux que nos ancêtres, mais nos descendants riront de nos habits comme nous rions de ceux que portaient nos pères. L'habit change mais l'homme reste et il est toujours le même. Oui, le langage de Bordeu sur les écrouelles est démodé, et il nous paraît étrange, mais au fond, comme ses observations sont exactes, celui qui voudra bien ne pas s'en tenir seulement à la superficie des choses, trouvera dans ce travail de bonnes et excellentes observations qui ne vieilliront jamais, et dont il pourra faire son profit. N'apprît-il rien de nouveau, cette recherche historique lui prouvant qu'on savait, au temps de Bordeu l'histoire, la nature et le traitement de la scrofule aussi bien qu'aujourd'hui, que ce serait déjà quelque chose.

Bordeu consacre ensuite quelques pages assez confuses à la description de la *colique de Poitou*, qui n'est que la *colique métallique* du plomb et du cuivre traitée à la Charité par le macaroni et par le mochlique, espèce de macaroni modifié, et à des considérations générales sur l'*histoire de la médecine* dans les rapports avec l'inoculation. Ce travail ment à son titre et n'est pas une histoire de la médecine. C'est une excursion libre et rapide dans le passé ne ressemblant guère au pédantisme, à l'érudition et à la philologie de nos historiens qui croient que des dates et des commentaires historiques valent mieux qu'une étude sur la pensée d'une époque. Bordeu érudit ne fait pas étalage d'érudition, et ne cherche pas à se faire aimer par amour du grec, ni par des citations textuelles qui ne font souvent rien à l'histoire. Les généralités sur l'origine de la science ne sont qu'une entrée en matière formant introduction à ce qu'il veut raconter de l'histoire de l'inoculation variolique. Elles sont intéressantes et spirituelles, mais trop incomplètes pour être utiles. C'est trop ou trop peu. Elles constituent un véritable hors-d'œuvre dont il pouvait se passer et que pour mon compte je n'apprécie guère.

Dans ce travail de fantaisie extrêmement original, Bordeu divise les médecins en 8 classes, 1° les *empiriques*, 2° les *dogmatiques* et notamment les mécaniciens et les physiciens modernes, 3° les *observateurs* qui dans le traitement des maladies suivent la nature pour guide, 4° les *praticiens*, les Pyrrhoniens ou les antisystématiques qui composent leur secte des débris des autres, 5° les *médecins militaires*, 6° les *médecins théologiens*, 7° les *médecins philosophes*, 8° les *médecins juristes*. Puis il se demande *quel doit être l'avis de ces médecins sur l'inoculation.*

Vient alors une longue exposition du principe de chacune de ces classes de médecins avec une conclusion spéciale relative au sujet en question.

Pour lui la secte empirique est la mère de toutes les autres, même de celles qui, lui empruntant leur origine, l'ont le plus dédaignée ou injuriée. Elle a ses avantages et il lui attribue la découverte de l'inoculation. C'est la médecine naturelle ayant pour base une sorte d'instinct qu'on retrouve chez les sauvages et chez les bêtes.

« Il est une médecine populaire et née pour ainsi dire avec les hommes; ils l'ont toujours portée partout et partout cultivée avec un soin égal; la nécessité le leur a dictée comme elle leur apprit à se préparer divers aliments et diverses boissons; ils ont dû songer à se soulager ou à se guérir, comme à se couvrir, à se loger, à se garantir de tous les accidents possibles. Telle est la médecine empirique fondée sur des expériences journalières. Les pères l'apprirent à leurs enfants; les diverses générations la firent passer des unes aux autres; et notre génération la prépare à celles qui lui succéderont. » (Tome 2, p. 551.)

Une fois l'exposition de toutes ces doctrines terminée, il conclut que, *à priori*, selon leurs principes les médecins empiriques, et dogmatiques, observateurs, praticiens, militaires, philosophes doivent accepter l'inoculation; seuls les médecins théologiens et juristes pourront être en méfiance, mais la théologie et la justice devant consulter la science avant de prendre parti ne tarderaient pas à accepter la nouvelle méthode si les hommes les plus compétents considéraient cette opération comme pouvant être favorable à l'humanité.

CHAPITRE III

BARTHEZ

Paul Barthez, né à Montpellier en 1734, mort en 1806, fut un des plus célèbres médecins du XVIIIe siècle et son nom restera attaché à l'histoire des doctrines médicales par ses travaux sur le vitalisme. Par sa philosophie il est évidemment de l'école d'Hippocrate, et son livre de la *science de l'homme* dans lequel il développe ses idées sur le principe vital en est la preuve. Né peu après la mort de Stahl, créateur de l'animisme, il en est la métamorphose scientifique, car, au rôle de l'âme dans la formation et dans la guérison des maladies, il substitua l'hypothèse d'un principe vital inconnu dans sa nature, qui devait enlever à l'âme la conduite de la physiologie et de la pathologie. Sa vie ne fut d'abord qu'une longue et désagréable lutte d'intérêt contre ses confrères de Montpellier, puis il vint à Paris où par son caractère il se fit encore des ennemis, mais grâce à des protecteurs influents, il put enfin trouver la situation qu'il ambitionnait et à laquelle son talent lui donnait le droit de prétendre. Ne faisant pas ici la biographie des hommes que je veux faire connaître, je laisse de côté tout ce que l'on raconte de leurs travers pour ne montrer que leur côté scientifique. Si l'on veut en savoir plus long sur la vie intime de Barthez on n'a qu'à lire les documents de la biographie médicale, mais cela n'a aucun intérêt pour moi.

Barthez a beaucoup écrit, mais de ce qu'il a laissé il n'y a guère à signaler que sa *mécanique des mouvements de l'homme et des animaux*, son traité des *maladies goutteuses* et enfin ses éléments *de la science de l'homme.*

C'est dans ce dernier ouvrage qu'il expose les idées qui ont fait de lui un chef d'école, et bien que ces idées ne lui soient pas personnelles, et qu'elles eussent cours de son temps autour de lui, la manière supérieure dont il se les est appropriées et le talent dont il a fait preuve en les exposant au public lui en assurent la possession et la gloire pour la suite des siècles.

Certaines personnes affectent de dire qu'il est inutile de connaître la nature de l'homme pour s'occuper avec tout le fruit désirable de ses maladies et de leur guérison, c'est une erreur. A moins de réduire la science médicale à un Empirisme plus ou moins perfectionné, il est impossible de ne pas voir qu'il est indispensable au médecin de savoir si l'homme n'est que matière, s'il n'est qu'un simple composé d'organes et de fonctions, et s'il n'y a pas au dedans de lui un principe supérieur aux organes destinés à les construire, à les diriger et à les entretenir. Quand on dit que cette recherche est inutile, on se ment à soi-même et on sent très-bien que ce n'est là qu'un aveu déguisé d'impuissance.

Dès l'origine de la science le problème de la nature de l'homme s'est imposé aux médecins, et il est si peu chose inutile à résoudre que, d'après la solution qu'on lui donne, on a sur la formation des maladies, sur leur marche et sur leurs terminaisons, des idées absolument opposées. — Au temps d'Hippocrate, ce problème était résolu au bénéfice de la *nature* qui était la force dirigeante, protectrice et conservatrice des organes, destinée à l'entretien de la vie humaine. D'où les idées persistantes de *nature médicatrice* empruntées à cette époque et le mot de *naturisme* pour faire connaître la tendance philosophique de la doctrine. Mais, tout se transforme sans cesser d'être. Au rôle de la nature, on a substitué celui du *pneuma* dans la doctrine de pneumatisme; — celui de l'*archée* dans la doctrine de Van-Helmont; — puis tout ce qu'expliquait la nature, le pneuma et l'archée fut considéré comme étant sous la dépendance de l'*âme*. C'est l'animisme de Stahl. Pour qui sait comprendre, toutes ces doctrines ne sont au fond que la même idée revêtue d'un costume différent et affublée d'un nouveau nom.

Malgré son retentissement, la doctrine de Stahl n'a jamais pu conquérir tous les suffrages. Les médecins répugneront toujours à considérer l'âme raisonnable et libre, cette lumière de la conscience et ce principe de toute responsabilité morale, comme l'agent des fonctions vitales inférieures dans ce qu'elles ont de fatal et d'inconscient, enfin comme une substance capable de s'altérer, d'être malade ou fragmentée par un chirurgien.

Les *Petites vies* des organes que Bordeu crut devoir admettre à la place de l'âme, et sa *Sensibilité générale ou partielle*, n'ont pu davantage suffire pour rendre compte de la multiplicité des actes vitaux, sympathiquement coordonnés dans un but supérieur de conservation individuelle, et l'animisme abattu, il fallut le relever.

Comme dans les sociétés monarchiques, on entend crier : Le roi est mort, vive le roi ! les partisans de la force vitale ne laissent jamais vacant le trône de leur opinion et, sous des noms divers, ils lui rendent un perpétuel hommage.

A l'animisme succéda ainsi le *vitalisme* dont Barthez fut le brillant porte-drapeau.

Le nouveau pontife fut-il toujours bien inspiré dans la forme qu'il crut devoir donner au dogme de la puissance vitale? Dans cette métamorphose du naturisme, réussit-il toujours à concilier les droits de la philosophie et de l'observation? C'est ce que je vais rechercher en étudiant son œuvre.

Bordeu, qui n'acceptait pas la personnification de *la nature* des anciens, *des archées* de Van-Helmont, ni *de l'âme* de Stahl, croyait cependant à la réalité d'une cause générale des phénomènes vitaux et de la coordination de ces phénomènes pour la conservation de l'être et il en avait chargé la sensibilité. Il admettait une *sensibilité générale* et des *sensibilités propres*, tout autant de sensibilités individuelles, spéciales, et même indépendantes qu'il y a d'organes et de tissus. C'étaient là pour lui les *forces de la vie*, et il réclama indirectement, mais très-malicieusement contre Barthez lorsque celui-ci commença à parler de son *principe vital*. Il fit remarquer que cette idée avait déjà été lancée en public par un autre, le professeur Fizes, et que Barthez n'avait fait que la reproduire.

« Notre professeur Fizes, dit-il, ne cessait de nous parler du *principe vital*..... Il nous permettait quelques demandes et nous lui en faisions pour nous instruire..... Nous lui demandions pourquoi ce principe créateur de toute action dans le corps, et créateur d'une fièvre quelquefois salutaire, procurait aussi la fièvre destructive de la vie. Nous demandions enfin ce que c'est que ce principe vital qui opère le blanc et le noir, qui préside à ce qui lui est opposé comme à ce qui est nécessaire à son existence? Fizes nous en donnait plusieurs définitions, mais toutes obscures, n'apprenant rien.

Le système de Fizes, continue Bordeu, paraissait être dans l'oubli; le nom du principe vital commençait à vieillir, mais il vient de prendre un nouvel éclat entre les mains d'un de ses successeurs.

M. Barthez, s'élevant bien au-dessus de son devancier, n'a retenu que son expression. Il n'est point mécanicien comme Fizes, mais il le suit dans ce dégoût qu'il avait pour la *nature* des anciens, pour l'*archée*, pour l'*âme* des Stahliens et peut-être pour la *sensibilité* et la *motilité vitale* (c'était la doctrine de Bordeu).

« Ainsi le *principe vital*, continue Bordeu, n'est plus la mécanique du corps dépendant de sa structure; il n'est point la nature, il n'est point l'âme, la sensibilité de l'élément animal : comment et en quoi en diffère-t-il? Ce sera à MM. Lamure et Venel, et ensuite à M. Fouquet qui s'est déclaré ouvertement pour la *sensibilité*, à éclaircir ce qui peut avoir trait à cette question. Je me contente de les interpeller en passant. Ils diront s'il n'est pas vrai que nous faisons jouer à la *sensibilité* le même rôle qu'on attribue aujourd'hui au principe vital. » (*Œuvres complètes*, p. 971.)

Quoi qu'il en soit, par les développements donnés au sujet, par l'importance de l'argumentation, par le nombre des preuves et même par son titre de : *Nouveaux éléments de la science de l'homme*, Barthez a pour toujours attaché son nom à un des plus grands problèmes de philosophie naturelle qu'il soit donné à l'homme d'aborder. Il l'a fait avec plus de talent que de vérité, car en laissant dans l'ombre certaines difficultés que je signalerai, il lui sera impossible d'arriver à une solution définitive. Malgré tous ses mérites, son travail restera incomplet ou insuffisant, et il faudra que l'idée, mûrie par de plus sérieuses méditations, prenne une forme nouvelle dans le cerveau d'un autre philosophe.

Barthez, fort enthousiaste de Newton dont il admirait et la méthode et les découvertes relatives aux lois de l'attraction planétaire, crut avoir fait, pour la nature de l'homme expliquée par la présence d'un principe vital hypothétique, ce que l'auteur anglais avait réalisé en formulant les lois de la gravitation. Il ne vit point que ce n'était là qu'un mot. Ne voulant pas, comme Fizes ni comme Bordeu, accorder à l'âme la cause de l'action spontanée dans toutes les parties du corps. parce que « la nature et les facultés de cet être n'ont été définies que par des notions purement métaphysiques ou théologiques, » (page 20, tome I). il rapporte les divers mouvements qui s'opèrent dans le corps humain vivant « à deux principes différents dont l'action n'est point mécanique. L'un est l'âme pensante, et l'autre le principe de la vie » (tome I, page 20).

Il appelle principe vital de l'homme la cause qui produit tous les phénomènes de vie dans les corps humains. Le nom de cette cause lui est assez indifférent, et il peut être pris à volonté. S'il préfère celui de principe vital, c'est qu'il présente une idée moins limitée que le nom d'*impetum faciens*, το ενορμον, que lui donnait Hippocrate, ou autres noms par lesquels on a désigné la cause des fonctions de la vie (tome I, p. 47). Pour lui, enfin, ce principe est distinct du corps et de l'âme, et l'on ignore s'il est « une substance ou seulement un mode du corps humain vivant » (tome I, p. 61).

Est-ce quelque chose de matériel ou n'est-ce rien de tangible? Barthez n'en sait rien ; il déclare même ne pas se soucier de résoudre le problème. « Il ne m'importe qu'on attribue ou qu'on refuse une existence particulière et propre à cet être que j'appelle principe vital » (p. 107). — Il le matérialise à chaque instant, mais dans sa pensée il n'y a rien là qui l'oblige. C'est pour la commodité du langage ; « dans tout le cours de cet ouvrage, dit-il, je personnifie le principe vital de l'homme pour pouvoir en parler d'une façon plus commode. Cependant comme je ne veux lui attribuer que ce qui résulte immédiatement de l'expérience, rien n'empêchera que dans mes expressions qui présenteront ce principe comme un être distinct de tous les autres et existant par lui-même, on ne substitue la notion abstraite qu'on peut s'en faire comme d'une simple faculté vitale du corps humain qui nous est inconnue dans son essence, mais qui est douée de forces motrices et sensitives » (p. 107). Cette manière de s'exprimer a de graves inconvénients ; elle a occasionné des méprises qui ont beaucoup nui à Barthez. Il faut parler comme on veut être entendu, et quand on professe que le principe vital est affecté de maladies graves (t. II, p. 312), qu'il est affaibli, qu'il agit de telle ou telle façon, qu'après la mort il se réunit au principe de l'univers (t. II, p. 339), comment ne pas croire qu'il s'agit d'un être réel plutôt que d'une abstraction ?

A ce principe vital métaphysique, inhérent à toutes les fibres du corps, Barthez attribue : 1° *Les forces musculaires et toniques* formant la cohésion des tissus par la contractilité ; 2° *les forces sensitives générales et partielles* étudiées dans les solides et dans les liquides ; 3° *la chaleur vitale*, phénomènes qui ne sont que des propriétés de tissu ou la conséquence d'actions électro-chimiques, et 4° *les sympathies*. Barthez aurait pu lui accorder encore l'établissement des autres fonctions, puisque toutes sont sous la dépendance de la vie, et on ne voit pas comment à côté des facultés motrices, sensitives et calorifiques inhérentes au système nerveux, il ne parle pas des fonctions respiratoires, digestives, sécrétoires, etc., qui constituent l'ensemble de l'être vivant. Sibien inspiré que soit Barthez dans la première idée de son œuvre, corrélative de celle des autres naturistes, il reste trop constamment dans les hauteurs inaccessibles de la spéculation intellectuelle, dans les généralités du mouvement de la vie, et il n'aborde aucune des difficultés pratiques de la question qu'il a voulu résoudre. Ce n'est pas tout de proclamer la qualité du principe de la vie et la nécessité qu'il y a d'admettre chez l'homme un principe vital différent de l'âme raisonnable, consciente et libre, car d'autres l'ont fait comme lui ; il faut, pour sortir des voies battues, dire sans équivoque ce qu'est ce principe et, si on ne le peut, énoncer au moins les phénomènes ou les lois qui permettent d'en démontrer l'existence. Quand un physicien parle de l'attraction planétaire et de la gravitation, il s'occupe de la nature du phénomène, il le constate, et il en établit les lois d'une façon mathématique par des calculs que chacun peut vérifier. Barthez, qui a voulu imiter la méthode de Newton, et qui semble avoir calqué ses raisonnements sur ceux de l'astronome anglais, constate bien que les phénomènes vitaux, différents de ceux de la matière brute, doivent avoir une cause différente, ce que les anciens avaient déjà dit, mais rien n'indique là l'existence d'un principe vital autre que l'âme, et, en admettant cette assertion, chacun peut voir qu'il ne s'agit là que d'une hypothèse.

Barthez ne sait en effet quelle est la nature de ce principe ; c'est tantôt une abstraction, l'x des algébristes, et tantôt, au contraire, une substance que modifient l'âge, le climat ou la maladie; mais dire que les maladies dépendent de l'affection du principe vital, comme l'écrit Barthez, c'est dire qu'elles dépendent de l'affection de la cause inconnue des phénomènes de la vie. Or, si cette cause n'est pas connue, ses affections ne peuvent l'être davantage. De plus, si la nature du principe vital est inconnue et aussi peu importante à connaître que celle de la gravitation, les phénomènes au moyen desquels on en découvre l'existence, sont-ils reconnus comme vrais par tous les médecins, les lois de son exercice sont-elles enfin révélées? Non. Barthez ne fait connaître aucune des lois de la vie, aucun de ses attributs, et les phénomènes sur lesquels il appuie son hypothèse sont : l'existence des forces motrices, des forces sensitives, de la chaleur animale et des sympathies. Or, de ces quatre phénomènes, les trois premiers dépendent entièrement de certaines propriétés de tissu, sont des fonctions du système nerveux, du système musculaire, de l'absorption d'oxygène au poumon et dans les tissus, et à cet égard les fonctions glandulaires, digestives, etc., pourraient être invoquées au même titre comme une preuve de l'existence du principe vital. Il est évident qu'il n'y a pas là autre chose que des manifestations de la vie organisée, et ces phénomènes n'ont pas le caractère de lois comparables à celles qui nous font admettre une force de gravitation.

Quant à la sympathie, c'est peut-être le seul phénomène qui par ses allures échappe un peu à la localisation des propriétés de tissu et qu'il faille considérer comme un attribut de la vie ; encore doit-on reconnaître que dans beaucoup de cas c'est une manifestation du système nerveux ganglionnaire. Barthez n'a donc apporté à l'appui de son hypothèse du principe vital aucun phénomène nouveau, ni formulé aucune loi qui la convertisse en fait général de physiologie. Il n'a popularisé qu'un mot en le substituant à ceux qui avaient cours sur la même idée. C'est aussi l'opinion de Cuvier qui a dit à cette occasion : « Son principe vital qui n'est ni matériel, ni mécanique, ni intelligent, est précisément ce qu'il fallait expliquer. Dire que le phénomène de la contraction musculaire est un effet du principe vital, que la sensibilité est un autre produit de ce même principe, c'est énumérer des phénomènes, mais ce n'est pas les expliquer.

Barthez attribue au principe vital ces phénomènes, et il croit avoir répandu sur eux une grande lumière, tandis qu'il n'a fait que les énoncer en d'autres termes. »

Tant que les philosophes ne sortiront pas du vague et des généralités de la question, il sera impossible que la doctrine du principe vital puisse rallier à elle tous les médecins désireux de voir les principes généraux de la science s'accorder avec les exigences de l'observation. Que m'importe le principe vital, dit l'un ? En quoi peut-il modifier les pratiques de l'art, dit l'autre ? et tous les deux se déclarent ennemis des principes abstraits dont les lois sont inconnues et qui restent par cela même sans application. En effet, le principe vital compris à la façon de Barthez, n'est qu'une occasion de vaines discussions métaphysiques sur l'unité ou la dualité du principe de la vie. N'y a-t-il qu'un principe immatériel de la vie, dont les forces différentes président à la raison, à la conscience, à la sensibilité et aux opérations vitales nécessaires à la conservation de l'être, comme le croient la plupart des médecins de Paris qui accordent aux propriétés des humeurs, des tissus et des organes une action autocratique réelle ? En existe-t-il deux également intelligents de leur fin, l'un pour la raison, la volonté, la conscience et la responsabilité morale, l'autre, au contraire, pour la vie et la responsabilité de l'être physique, tous les deux immatériels et impérissables, le premier sensible et libre, l'autre inconscient et l'esclave des propriétés physiques de la matière introduite dans le corps vivant ou des propriétés vitales des tissus ; celui-ci enfermé dans le corps comme dans une boîte sans s'occuper de ce qui s'y passe, l'autre étant la fatalité de l'être pour son développement matériel et pour sa conservation limitée ? C'est ce que Barthez ne démontre pas. Il affirme qu'il en doit être ainsi parce que dans sa pensée les phénomènes de la vie indiquent une cause spéciale, mais cette raison également invoquée par les naturistes et les animistes, est tout aussi probante pour la doctrine de la *nature* ou de l'*âme* présidant à la vie que pour la doctrine du principe vital. A cet égard les raisons de Barthez ne sont pas valables. Ce qu'il eût fallu démontrer par un grand renfort de bonnes preuves, c'est la différence des deux principes immatériels constituant la nature de l'homme, l'*âme* d'abord, le *principe vital* ensuite, *cette âme de seconde majesté*, comme l'appelle si poétiquement le professeur Lordat. Or, Barthez a évité la difficulté en la supprimant ou en laissant à ses successeurs et à ses adeptes le soin de la résoudre. C'est là l'écueil *du vitalisme* auquel il a attaché son nom, écueil dangereux où trébuche l'observation et où la raison vient se briser au détriment de la doctrine.

M. Bouillier, qui tout récemment a repris la question dans le même sens que Stahl : *De l'unité de l'âme pensante et du principe vital*), l'a surabondamment démontré. C'est l'âme qui est le principe de la vie ; il n'est pas besoin d'en admettre deux, car ce que fait la seconde peut être réalisé par la première, et l'existence d'un second principe immatériel, non mécanique, ayant pour attributs la formation et la direction des organes, ne se comprend pas.

En effet, il n'y a au-dessous de l'âme, et à son service, qu'un agent subalterne des forces conservatrices de l'être. Il peut être désigné par les mots de *force vitale*, ou mieux d'*agent vital*, et ce principe de vie, distinct de l'organisation, auquel on doit rattacher certains phénomènes du développement des êtres, ce principe qui devient le mobile de la matière vivante au point de l'attirer et de la faire tourner fatalement dans un cycle déterminé, me semble parfaitement saisissable. C'est une substance matérielle qui, par son mélange au germe, devient l'essence et le principe de conservation des organes vivants ; c'est, au service de l'âme, un élément qui renferme tous les autres en puissance, mais au moins dans cet agent physique, une fois démontré, je retrouve la raison d'être de toutes les maladies innées, du plus grand nombre des maladies accidentelles et de tous les phénomènes physiologiques connus. Ce n'est plus le vague et l'incertitude de la doctrine hypothétique de Barthez condamnée par la raison, c'est quelque chose de précis comme l'expérience raisonnée, et chacun peut se convaincre de la vérité du fait par des observations nouvelles. En effet, comme je l'ai démontré dans mon livre de *la vie et de ses attributs*, où déjà j'ai combattu l'idée d'un principe vital, immatériel et abstrait, c'est-à-dire d'une seconde âme, et comme je le dirai plus loin à propos de ma doctrine sur la nature de l'homme (Voyez *Vitalisme séminal*), il est indispensable d'admettre l'existence d'une force vitale indépendante des organes et des propriétés organiques, force vitale dont j'ai laissé pressentir l'origine et la nature en la considérant comme l'effet d'un *ferment* physiologique propre à chaque espèce, à chaque individu, et dont le rôle serait de mouvoir la matière dans un certain ordre commandé par la nature des espèces, des races et des personnes.

Voilà donc ce qu'était le principe vital de Barthez, une hypothèse inspirée de la philosophie newtonienne, ou si l'on veut une induction et voilà tout. — Comme tradition, la doctrine est excellente, mais, en elle-même, elle ne constitue qu'une véritable erreur.

Pour lui les maladies sont *le résultat d'une affection du principe vital*, ce qui, même à son point de vue, n'est pas exact, et *elles ne sont que rarement corrélatives aux volontés de l'âme pensante*, car elles se produisent automatiquement en vertu des lois propres au principe vital, par des causes externes ou internes. C'est là une affirmation au profit de sa doctrine en même temps qu'une négation de celle de Stahl, mais de cette affirmation à une démonstration, il y a loin; or il en est à peu près de même partout, et Barthez, plus logicien qu'observateur, me paraît avoir plus souvent conclu d'après les vues de son esprit que d'après l'observation de l'homme malade.

Pour lui, les *fièvres putrides* sont des fermentations spécifiques vitales qui tendent à la corruption et qui, si elles ne sont pas soutenues ou si elles sont trop précipitées dans leur marche par l'abus des stimulants, produisent dans les humeurs la putréfaction générale.

Les *fièvres intermittentes* sont attribuées à des aberrations fortes et soudaines de l'influence naturelle que le sentiment de la cause morbifique devrait avoir sur le mouvement des organes, ou plus brièvement au vice d'une force particulière qu'il appelle stabilité d'énergie.

La thérapeutique, sans être remarquable et sans différer beaucoup de ce qu'on faisait alors, lui a cependant donné l'occasion d'émettre des idées dont on parle encore aujourd'hui et qui ne sont pas sans importance. Pour lui la médecine est la *science des indications* et à ce titre il faut tenir compte de tous les éléments morbides. Or, comme dans les maladies il y a souvent une altération sensible des forces, il fit remarquer, ce qui est vrai, que dans les maladies graves inflammatoires ou malignes, il y a tantôt résolution ou disparition des forces et tantôt seulement une oppression, ce qui n'est pas la même chose. De là des indications différentes, et la nécessité dans un cas de ne rien faire qui affaiblisse les malades qu'il faut au contraire tonifier, tandis que dans l'autre, la saignée diminuant ce qui opprime les forces devient un bon remède pour leur redonner un essor convenable. — Mais comment reconnaître l'oppression de la résolution des forces. C'est là le difficile. Pour les uns, l'état du pouls resserré qui se relève après une saignée est l'indice de la simple oppression, tandis que la mollesse de l'artère indique au contraire leur résolution. Mais tout cela est assez vague. D'après Barthez, la manière de juger cet élément serait toute autre. « Il paraît que les forces radicales de tout le système sont *résoutes* dans une maladie aiguë lorsque les causes manifestes qui l'ont préparée et produite ont affecté profondément ces forces et lésé directement les fonctions de plusieurs organes, et qu'elles sont seulement opprimées lorsque les lésions particulières des organes qui constituent les divers symptômes de cette maladie sont entièrement dépendantes de la lésion principale d'un seul organe. »

Ce qu'il y a de mieux ordonné dans la thérapeutique de Barthez c'est la création de ses méthodes curatives, la méthode *naturelle*, la méthode *analytique* et la méthode *empirique*. Quoi qu'on en ait dit, il y a là quelque chose qui satisfait le médecin et qui lui permet de se rendre compte de ses procédés d'action en même temps qu'il les dirige avec une véritable logique.

La *méthode naturelle* est celle qui, s'inspirant des actes de la nature et de la marche naturelle des maladies, *quo natura vergit, eo ducendum*, l'engage à employer l'émétique dans les nausées et dans certaines formes du vomissement, les purgatifs, dans certains cas de diarrhée, les sudorifiques dans les fièvres éruptives, de saigner dans quelques malaises dus à une hemorrhagie supprimée, etc.

La *méthode analytique* est celle qui le conduit à décomposer une maladie dans les affections essentielles dont elle est le produit ou dans les maladies plus simples qui la compliquent, c'est-à-dire à analyser les éléments de toutes les maladies pour les combattre chacun par des moyens appropriés. De là la doctrine des *éléments morbides* qui étant instituée d'une façon convenable peut rendre de réels services à la thérapeutique. Les affections essentielles ou les maladies simples portent le nom d'*états* quand on les considère en eux-mêmes, ainsi : état bilieux : état suburral : état inflammatoire : état adynamique : état nerveux. etc., on les appelle éléments lorsqu'on les prend pour diverses parties du tout qui constitue la maladie. Mais chacun de ces éléments de la maladie est lui-même divisible en éléments secondaires. En : l'inflammation, élément d'une fièvre compliquée qui peut avoir un élément douleur, un élément fluxion, un élément irritation, etc.

La *méthode empirique* enfin est celle qui s'attache à changer la forme d'une maladie par des remèdes qu'indique l'expérience, et qui sont perturbateurs ou imitant les mouvements salutaires de la nature ou enfin spécifiques.

Telle est la doctrine de Barthez comme naturiste, comme vitaliste et comme praticien. — Le suivrai-je maintenant dans ses autres œuvres ? Non, car je voulais montrer ce qu'est le vitalisme auquel est attaché son nom et les applications qu'il a pu en faire à la pathologie. Ce que j'ai dit peut suffire. Je vais parler maintenant de cette autre transformation du naturisme et du vitalisme que l'on peut appeler le *vitalisme séminal*.

CHAPITRE IV

DU VITALISME SÉMINAL OU SÉMINALISME

SOMMAIRE. — De l'agent vital et de la nature de l'homme. — Différences de l'agent vital. — L'impressibilité ou sensibilité inconsciente est l'attribut de l'agent vital. — Variations de l'impressibilité. — Anomalies de l'impressibilité dans l'agent vital. — Anomalies de l'impressibilité dans les maladies humorales et organiques. — Excès d'impressibilité. — Défaut d'impressibilité. — Du rôle de l'impressibilité en thérapeutique.

A côté des doctrines de pathogénie et de thérapeutique ayant pour base l'action d'un principe immatériel, l'*âme* ou le *principe vital* de Barthez et que la médecine repousse faute de démonstration clinique, je placerai celle qui repose sur le rôle d'un *agent vital substantiel* dont les actes peuvent être établis par l'observation et par l'Expérience. — Sortir de l'hypothèse, tel est son but et elle croit l'avoir atteint.

Quand on entend dire à un médecin : que peut faire pour l'étude des maladies la connaissance de l'âme ou d'un principe vital sur lequel on ne peut rien? On est tout d'abord surpris, mais en y réfléchissant bien il est évident que ce médecin a raison. — Dès l'instant qu'il s'agit d'expliquer les fonctions naturelles et les actes de la maladie ou de la thérapeutique par un agent immatériel inconnu dont on ne peut expérimentalement déterminer la nature, et sur lequel la science n'a point d'action, il est évident que l'on quitte le certain pour l'incertain et que les malades n'y peuvent rien gagner. Toute doctrine médicale qui n'a pas pour but la maladie et le malade, qui ne peut servir ni à l'un ni à l'autre doit être reléguée dans la métaphysique et peut être considérée comme chimérique. — Si l'on veut philosopher en médecine il faut que ce soit d'une façon utile, et on ne peut être utile qu'en ne perdant pas de vue le malade pour lequel on fait le système.

Sous ce rapport, les considérations générales que je veux developper sur la nature de l'homme, sur la cause expérimentale de sa formation, sur le rôle de ses éléments dans la production et le traitement des maladies, ont sur toutes les considérations du même genre qui ont été faites, l'avantage de ne rien donner à l'hypothèse et de tout accorder à l'observation.

Je partirai donc de la nature de l'homme, et, dans cette analyse, je ne prendrai que ce qui est nécessaire à l'étude de la vie et de la maladie.

Nature de l'homme.

Pour les médecins qui croient que l'homme diffère de l'animalité par la nature de sa raison et de son esprit, il y a quatre règnes dans la nature, le *minéral*, le *végétal*, l'*animal* et l'*hominal*. Moquin Taudon, de Quatrefages, et les naturalistes qui se sont faits les promoteurs de cette idée, ont eu raison car ils s'appuient sur cette pensée toute métaphysique que l'intelligence de l'homme diffère de celle des animaux par les abstractions auxquelles elle se livre. Les *minéraux croissent ;* les *végétaux croissent et vivent ;* les *animaux croissent*, *vivent et sentent*, dit Linné, et nous ajoutons : l'homme croit, vit, sent et pense. — Ce n'est pas que je refuse l'intelligence aux animaux, même les plus inférieurs, puisque les Microzoaires en font preuve (V. Bouchut, *des attributs de la vie*, p. 52), mais leur intelligence est celle de l'instinct, et non celle des abstractions qui sont la qualité distinctive de la pensée humaine.

Nulle création ne peut sortir de la pensée animale qui reproduit constamment, de génération en génération depuis des siècles, sans apparence de perfectibilité, les mêmes actes de l'instinct reproducteur et conservateur, les mêmes notions architecturales et sociales, les mêmes qualités de ruse, de férocité et d'attachement ; le même mode de communication par le langage, etc. Avec une organisation toujours la même dans chaque espèce, et dans les différentes races, nous voyons fatalement correspondre ces qualités morales qui nous ont permis de personnifier presque tous nos vices et tous nos défauts dans l'animalité. Les animaux ont tous les instincts, toutes les vertus et toutes les immoralités de l'homme, mais ils lui restent inférieurs et ils s'en séparent par l'abîme immense de la pensée créatrice des merveilles de l'industrie et de l'intelligence. — Ou il n'y a que des différences de degré entre les minéraux doués de vie par certains philosophes, entre les végétaux, les animaux et l'homme, qui selon les théories réalistes de Lamarck et de Darwin ne serait qu'un singe perfectionné, ou les règnes sont séparés par des différences infranchissables. — Dans le premier cas, l'homme devient le premier des animaux, ordre des bimanes, mais dans le second, il faut admettre qu'un abîme intellectuel le sépare de l'animalité, y compris celle du singe, et qu'il constitue un règne à part.

Où trouver ailleurs que chez l'homme dont l'organisation paraît cependant si comparable à celle des animaux, ce degré de perfectibilité morale, intellectuelle et industrielle qui de génération en génération, à travers les siècles, depuis l'âge de la pierre jusqu'à l'âge du fer, et jusqu'à nous, révèle une perfectibilité si progressive. Est-ce l'instinct animal dans sa fatalité, ou bien la fantaisie incessamment variable née de l'amour de l'utile, du bien et du beau? — L'homme n'a pas plus changé physiquement que les animaux, et cependant tandis que l'intelligence animale est restée soumise à des lois invariables, celle de l'homme nu et sans défense a tiré du sol, le feu qui réchauffe son corps, les aliments qui le nourrissent, la pierre, le fer et les métaux qui l'arment et le défendent, enfin tout ce qui de génération en génération le fait si grand, capable d'embrasser, dans l'infini de son intelligence, l'immense profondeur des mondes disparus et des mondes nouveaux. Sa constitution est restée la même et la perfectibilité progressive de sa pensée et de ses actes paraît seule plus grande de siècle en siècle. L'animal est forcément réaliste tandis que l'homme est métaphysicien ou, si l'on veut, idéaliste. Dès son origine, à l'état de barbarie ou de civilisation naissante, l'homme a su abstraire du monde réel des idées supérieures à l'organisation et aux nécessités de la vie. Le beau, le bien et le vrai sont au fond de toutes les consciences humaines, et, avec ces idées, celles d'une cause métaphysique de l'harmonie des mondes sous une forme ou sous une autre. C'est ce que M. de Quatrefages a appelé la *Religiosité*. En effet, il n'est pas de lieu habité si reculé et si perdu qu'il soit à la surface du globe, où l'homme ne rende un culte à la divinité. Partout, l'idée de Dieu naît dans la conscience de l'homme, et alors même qu'il la repousse, il en atteste l'existence, car il ne pourrait la discuter s'il ne l'avait pas comprise et la chasser de son esprit si elle n'y était pas venue.

Il y a donc quatre règnes dans la nature en y comprenant le *règne hominal*, et c'est celui-ci dont l'étude donne à la médecine ce caractère élevé de science morale autant que physique qui la distingue de toutes les autres sciences naturelles.

Pour étudier l'homme, il faut l'envisager dans tous ses éléments primitifs : dans l'agent vital doué d'impressibilité qui préside à la formation des premières cellules de son être et dans l'association de ses éléments psychiques, nerveux et organiques. C'est faute de l'avoir analysé dans son ensemble, pour ne voir qu'un seul côté de sa nature, soit l'âme organisatrice, soit le principe vital dirigeant, soit la fédération des organes créant la vie, que la philosophie médicale s'est égarée dans la sphère des abstractions et qu'elle a créé tant de systèmes erronés et de doctrines exclusives. — Je l'ai dit dans plusieurs endroits de ce livre, et en leur rendant un hommage d'historien et de médecin habitué aux malades, chacune de ces doctrines dans ses prétentions absolues a rendu de réels services à la science mais ne représente qu'un côté de la nature humaine. Il n'en est pas une qui n'ait été utile et qui n'ait rendu de grands services à la philosophie, au diagnostic ou à la pratique médicale et cependant pas une ne reste debout et intacte. Naturisme, archéisme, pneumatisme, animisme et vitalisme; théurgie, méthodisme et solidisme, anatomisme et humorisme, empirisme, aucune ne résiste à une discussion approfondie. Il n'y a que les esprits systématiques ou ignorants qui s'en fassent les défenseurs acharnés. Toutes se sont écroulées dans cet éclectisme individuel qui est à la science ce que l'anarchie est à la civilisation. Elles ont fait et feront encore des partisans mais jamais la loi. C'est là ce qui les condamne. Leur tort est de méconnaître un ou plusieurs des éléments de la nature humaine. Leurs défenseurs vitalistes, humoristes, solidistes et empiriques pourront discuter longtemps; ils ne pourront jamais se convaincre; s'ils ne font pas de concession, ce qui leur serait possible, la vérité doctrinale n'apparaîtra jamais, et elle ne surgira que lorsqu'on pourra découvrir le véritable principe des éléments les plus intimes de la vie et de la maladie.

C'est dans cette pensée qu'il m'a semblé utile de réunir dans un court exposé préliminaire, les notions physiologiques expérimentales que le médecin doit avoir de l'homme, qui n'est ni force ni matière, mais force et matière tout à la fois. Sans ce point de départ, une doctrine médicale en est réduite à se mouvoir dans le cercle connu des doctrines anciennes modifiées d'âge en âge par les progrès de la science. Au contraire, la nature de l'homme étant fixée par la physiologie, et le principe des éléments vitaux bien déterminé, le médecin a une base solide de raisonnement et ses déductions, inspirées d'une première vérité physiologique expérimentale, ne peuvent s'écarter beaucoup de la vérité. C'est par la connaissance de l'homme sain qu'il faut aborder l'étude de l'homme malade, et, ce qui est vrai en médecine pratique ne l'est pas moins en philosophie médicale lorsqu'il s'agit d'édifier une doctrine positive de la maladie.

Voyons donc à présent ce que pour le médecin doit être la nature de l'homme ?

Si l'homme se sépare de l'animalité par ses qualités morales, par sa métaphysique et par sa perfectibilité intellectuelle indéfinie, il s'en rapproche par sa constitution physique, par l'agent vital ou séminal qui donne l'impulsion spécifique individuelle à son germe par l'impressibilité (V. *attributs de la vie*) de tous ses éléments moléculaires, par l'état des humeurs vivantes d'où il prend naissance et par la configuration de ses parties solides.

Il en résulte qu'avec son principe moral il renferme un agent vital, des humeurs et des solides composés d'éléments moléculaires invisibles à l'œil, doués de sensibilité inconsciente, c'est-à-dire d'impressibilité (faculté de la vie indépendante des nerfs), réunis de façon à réaliser une fédération organique dont les désordres sont du domaine des moralistes et des médecins.

Ce sont ces éléments moléculaires physiologiques, assemblés d'une certaine manière, avec leur attribut vital d'impressibilité par lequel ils se meuvent dans le cercle voulu des opérations de la vie, qui doivent servir de base à toute philosophie médicale. On ne peut les omettre en faveur de l'organisation en mouvement, sans dommage pour l'ensemble, et si l'on veut la vérité tout entière, ils ne doivent pas être sacrifiés aux organes.

Leur assemblage fait les tissus doués d'une sensibilité différente et propre, due au système nerveux qui a pris naissance et les relie ensemble; des tissus sortent les organes solides et liquides avec leurs sympathies, et nous avons alors l'homme dans son entier avec les attributs de son espèce.

Par l'agent vital ou séminal, ces éléments moléculaires constituant des tissus et des organes, expression première de la vie qui commence sans structure déterminée, sans nerfs et sans fibres contractiles, sentent à leur façon et se meuvent pour façonner les parties où ils doivent fatalement prendre leur place. Leurs attributs sont distincts de l'organisation qu'ils sont appelés à créer. Ce sont ceux de la vie et non ceux d'un être vivant. Ils s'appellent : *impressibilité*, c'est-à-dire sensibilité sans nerfs; *autocinésie*, c'est-à-dire mouvement sans fibres appréciables contractiles et enfin, *promorphose* ou prescience des formes organiques à réaliser.

Parmi eux l'*impressibilité* occupe le premier rang. C'est elle qui donne aux éléments moléculaires la sensibilité inconsciente, qui entraîne leur mouvement dans la direction voulue par la forme spécifique des êtres où ils se trouvent, et c'est de cet attribut, de ses qualités et de ses altérations diverses, que résultent les différentes formes des espèces, leurs maladies innées et l'exercice plus ou moins régulier des organes dont les propriétés propres entreront en scène un peu plus tard en se combinant aux propriétés élémentaires des tissus.

Dans cette impressibilité de l'agent séminal ou vital réside la vie, car sans elle le système nerveux organe de la sensibilité ne suffirait pas à l'entretenir. Elle fait la vie dans les êtres où il n'y a pas de système nerveux comme les infusoires dits microzoaires ou phytozoaires et les grands végétaux, elle l'entretient dans les éléments anatomiques dépourvus de nerfs qui forment ces tissus, dans les éléments anatomiques du sang, dans les parties dont on a coupé les nerfs, enfin, même après la mort de l'ensemble, dans certains éléments moléculaires qui continuent à vivre pour leur compte.

C'est elle qui est le premier acte du germe de l'homme qui commence à vivre, avant qu'aucun élément, qu'aucun tissu et qu'aucun organe n'aient pris naissance, et c'est cet acte qui, dans le développement physiologique et pathologique de l'homme, me semble devoir être pris en sérieuse considération.

De la manière dont il se produit résultent la réaction de la matière vivante du germe et son mouvement diathésique et organique. *Impression et réaction*, tels sont les premiers faits de la vie comme ils en sont la condition d'exercice et c'est lorsqu'ils disparaissent que survient la mort.

C'est en remontant ainsi aux sources mêmes de la vie normale, dans ses attributs élémentaires que j'ai compris le mécanisme de l'organisation et plus tard celui de la maladie, car ici encore c'est l'impressibilité organique et la réaction qu'elle fait naître qui sont le principe général de la pathologie. Les *maladies ne sont que des impressions transformées*, ai-je dit dans ma pathologie générale (1), cela est vrai, et c'est sur cet aphorisme que repose la doctrine médicale que j'ai professée depuis plusieurs années et que je vais exposer.

Cette doctrine s'applique aux maladies morales, aux maladies de l'agent vital et aux maladies humorales et organiques. Sans rien exclure des éléments de la nature humaine, elle en explique toutes les maladies et c'est là sa garantie de vérité.

Pour désigner cette doctrine, j'aurais peut-être pu me servir du mot de *naturisme* qui s'applique parfaitement à l'étude physiologique de la nature de l'homme et à l'agent naturel d'où elle sort, mais comme ce mot a reçu une acception différente consacrée depuis Hippocrate et qu'il représente le rôle prescient, utile de la nature en général dans la marche et dans la guérison des maladies, j'ai dû l'abandonner. Celui de *vitalisme* adopté par l'école de Montpellier représente pour tout le monde l'idée d'un principe vital inconnu dans sa nature et immatériel sur lequel l'expérience ne peut rien et dont le rôle est par conséquent indéterminé et indéterminable. En l'appelant *sensitisme* on pourrait la confondre avec la théorie des médecins qui ont fait de la sensibilité nerveuse la base de leur pathologie, tandis que l'idée que je développe d'un agent

(1) E. Bouchut. — *Pathologie générale*, page 12.

séminal créant l'impressibilité des éléments organiques très-proche parente de la théorie de Glisson et de Bichat sur la sensibilité insensible ou inconsciente, représente l'application à la physiologie et à la pathologie du fait d'un agent séminal créant dans les molécules vivantes la sensibilité sans nerfs, c'est le : *séminalisme.*

Après ce préambule, je vais montrer ce que cette manière de voir apporte à l'étude de la physiologie et de la médecine proprement dite, soit dans la forme des êtres et des organes, soit dans les maladies de l'agent vital ou maladies séminales, soit dans les maladies humorales et organiques, soit enfin dans la thérapeutique. J'indiquerai d'abord :

Les variations de l'agent vital ou séminal qui créent l'impressibilité normale.

Les anomalies de l'impressibilité dans l'agent vital.

Les anomalies de l'impressibilité dans les maladies humorales et organiques.

Les maladies qui résultent d'un excès d'impressibilité de l'agent vital.

Les maladies qui résultent d'une diminution de l'impressibilité de l'agent vital.

Les maladies dues à un excès d'impressibilité suivie de son amoindrissement.

Le rôle de l'impressibilité de l'agent vital en thérapeutique.

Des différences que présente l'agent vital et des variations de l'impressibilité normale.

C'est la sensibilité inconsciente des éléments moléculaires de la vie créée dans l'ovule humain par la fécondation, qui associe ces éléments entre eux, qui les groupe d'une certaine façon par une affinité vitale nécessaire à la configuration des tissus et des organes. Par elle, ils ont des attractions et des répulsions d'où résulte qu'ils se réunissent ou se chassent selon la nécessité de créer un tissu. Sans cette propriété obscure de sentir, ils ne pourraient ni se choisir ni s'associer dans l'ordre voulu par la vie des espèces. Dès qu'elle s'éteint en eux c'est leur mort définitive, et ils rentrent sous l'empire des lois physiques, entraînés vers d'autres combinaisons. Si elle n'est qu'affaiblie, leur mouvement se trouble et leur association s'en ressent à ce point que le nouvel être n'aura pas le volume ni la force désirables. N'est-elle atteinte que partiellement, leur développement dans l'ovule se fait mal dans le point circonscrit ou elle est détruite, et alors dans ce point un organe manque ou est modifié dans ses formes, ce qui produit les difformités. Est-elle seulement maladive ou diathésique, les mouvements moléculaires de l'ovule sont également maladifs et du groupement élémentaire particulier qui en résulte se préparent dans le germe futur des maladies innées ou héréditaires.

C'est enfin, au caractère spécial individuel de la sensibilité inconsciente, créé dans l'ovule par l'agent vital, qu'il faut attribuer cette affinité spéciale des premiers éléments anatomiques, véritable affinité vitale physiologique et spécifique, d'où résulte la diversité des êtres de la même espèce et de la même race. De cette action première, dérive la forme individuelle formant les variétés de l'espèce ; la ressemblance au père ou à la mère et quelquefois aux deux conjoints ; la taille basse ou élevée, la couleur des cheveux et des poils, la longévité, les idiosyncrasies, etc.

Tout cela est modifié : — 1° par l'union sexuelle qui mélange deux forces séminales différentes et les associe de façon à engendrer l'impressibilité de l'être nouveau ; — 2° par les climats qui troublent leur action de manière à affaiblir l'impressibilité générale et abréger la vie de l'individu ou à le frapper dans sa race qui ne peut s'acclimater au pays — 3° par l'habitude qui change, qui exagère ou amoindrit la manière de sentir des tissus ; — 4° par la civilisation qui modifie plus ou moins profondément l'exercice fonctionnel des organes, etc.

Ainsi, en dehors de la sensibilité nerveuse et consciente imprimée aux tissus et aux organes par les nerfs, c'est la *sensibilité inconsciente* ou *impressibilité* inhérente à l'agent vital qui rend compte des impressions subies par les éléments organiques dépourvus de nerfs, et par les éléments anatomiques qui n'en ont pas davantage. C'est à cette impressibilité variable, créée par l'agent séminal, qu'il faut attribuer le principal rôle dans les troubles de l'affinité vitale si puissante au début de la vie embryonnaire, c'est-à-dire les troubles des premiers mouvements de la matière des ovules fécondés.

Maintenant, si je franchis tout d'un coup la période embryonnaire, dont je viens d'analyser les actes, période pendant laquelle l'impressibilité de l'agent vital, se diluant dans tous les éléments anatomiques qu'il engendre, a créé des tissus et des organes sensibles par suite de l'apparition des nerfs, je me trouve en face de l'homme organiquement complet. Alors les tissus et les organes ont à la fois, avec leurs forces séminales, des propriétés particulières et un rôle fonctionnel spécial destinés au maintien de la vie d'ensemble, c'est-à-dire de la confédération organique. Il y a là une organisation dont le mécanisme ne peut être troublé sans danger et c'est alors qu'on peut dire avec grande apparence de vérité que cette organisation fait la vie.

Mais dans ce cas, que devient l'impressibilité de la vie embryonnaire créée par l'agent séminal ? A-t-elle disparu ou vient-elle se confondre avec la sensibilité nerveuse des organes adultes ? Non elle n'a pas disparu car, ainsi que je l'ai dit, on la retrouve dans les parties dépourvues de nerfs et dans les éléments anatomiques des humeurs et des tissus qui se renouvellent sans cesse. C'est elle qui, dans la vie adulte, personnifie encore l'affinité vitale des éléments moléculaires en mouvement, pour l'œuvre de la renovation des tissus. Mais, si elle n'a pas disparu, elle n'a plus la même importance que dans l'ovule et dans l'embryon ; elle se perd avec la sensibilité inconsciente des nerfs sympathiques qu'elle a créé et avec la *sensibilité* consciente des nerfs. Toutes les trois associées, elles unissent leurs efforts vers le but commun de la vie d'ensemble, la première pour la création et la marche des éléments anatomiques constituants dirigés par l'affinité vitale ; la seconde pour le lien ou *consensus* à établir entre les tissus par une sympathie réciproque et générale ; la troisième enfin pour avertir l'être de ses relations agréables ou dangereuses avec le monde extérieur.

Elle ne disparaît donc pas dans la vie adulte, mais elle n'a plus le rôle prépondérant qu'elle avait dans la vie embryonnaire. Elle est partout présente comme élément de la vie moléculaire, mais non comme force de la vie d'ensemble ; elle caractérise la présence de l'agent vital dans toutes les parties atomiques et cellulaires des tissus et c'est pour cela que j'ai dit que l'agent vital dilué dans l'ovule se combinait avec tous les éléments qui en sortent, et de génétion cellulaire en génération cellulaire, se trouvait par imbibition incorporé à tous les tissus de l'économie jusqu'à la mort générale de l'ensemble.

S'il en est ainsi, comme l'attestent l'observation et l'expérience, chacun comprendra que c'est à la présence d'un agent vital substantiel, et à son attribut d'impressibilité, qu'il faut attribuer les métamorphoses de l'ovule vers l'état d'embryon, sa transformation en être adulte, le maintien de sa vie par son action dans les éléments constituants et son influence sur la vie d'ensemble. — Cela étant dit, il ne me reste plus qu'à établir le rôle de cette impressibilité des éléments moléculaires constituants dans l'état pathologique.

ANOMALIES DE L'IMPRESSIBILITÉ DANS L'AGENT VITAL OU PRINCIPE SÉMINAL ET DE SON INFLUENCE DANS L'ÉTAT PATHOLOGIQUE.

La difficulté qui sépare le plus radicalement entre eux les médecins philosophes est celle de l'existence d'un agent vital distinct de l'organisation. Pour l'école solidiste et organicienne, la vie est un résultat de l'organisation et non un principe; elle est la conséquence de la fédération des organes, en un mot c'est l'organisation qui fait la vie.

Au contraire pour l'école vitaliste, quelle que soit la nature du principe agissant, c'est la vie qui crée l'organisation, qui l'entretient bonne ou mauvaise et qui préside à son exercice tout en étant influencée par elle. C'est l'alliance de l'agent vital et de ses organes qui fait la vie.

Je crois avoir posé la question avec une entière bonne foi et je vais essayer de la résoudre avec la même sincérité à mon point de vue.

Sans nul doute, lorsqu'on examine l'homme, parfaitement constitué, et qu'on voit à quel point il est tributaire de cette organisation, que dans un accès de raillerie Chrysale qualifie de guenille ;

PHILAMINTE.

Le corps, cette guenille, est-il d'une importance,
D'un prix à mériter seulement qu'on y pense ?
Et ne devons-nous pas laisser cela bien loin ?

CHRYSALE.

Oui, mon corps est moi-même, et j'en veux prendre soin.
Guenille si l'on veut; ma guenille m'est chère.

(MOLIÈRE, *Les femmes savantes*, acte II, scène VIII.)

combien il souffre des désordres matériels qui se produisent dans ses organes, avec quelle facilité il succombe sous l'influence d'une blessure qui atteint son mécanisme, on comprend qu'un esprit même distingué, affirme que l'organisation fasse la vie, et dise que celle-ci soit la conséquence de la première. Cela se comprend moins de la part du médecin.

En effet, si au lieu d'envisager l'homme tout formé, être complexe dont l'analyse est extrêmement difficile, on examine l'homme en voie de formation, dans le germe qui doit lui donner naissance, les choses sont bien différentes. Alors les conclusions changent et c'est faute d'avoir pris l'être humain à son commencement, pour l'étudier dans son germe, et dans son évolution embryonnaire, qu'on a pu dire : l'*organisation fait la vie.* Avec plus de réflexion et avec d'autres études on arrive à dire au contraire : *C'est la vie qui fait l'organisation.* Voilà comment, à des points de vue différents, la vérité qui échappe aux uns se révèle aux autres.

En prenant donc pour point de départ de ma démonstration, l'ovule féminin non fécondé, simple cellule sans organisation, animé de la vie moléculaire, comme toute autre cellule de la femme, n'ayant qu'une existence éphémère, destiné à la décomposition dans son foyer, nous pouvons affirmer qu'il n'a pas la vie en propre et qu'il lui est impossible en restant seul de créer une organisation. C'est en ce moment une sécrétion, dans quelques heures ce ne sera plus qu'un débris. Telle est la loi.

Mais, s'il est dans sa destinée d'être par la fécondation impressionné par l'agent vital masculin, c'est-à-dire imprégné par les spermatozoaires, alors la scène change; dès qu'il a été fécondé au lieu d'être un débris bientôt rejeté au dehors, il a reçu la force de vivre, il vit et plus tard ce sera un homme.

D'où vient la différence? c'est qu'il s'est incorporé l'agent vital, dont il a senti le contact et c'est un principe de vie étranger à la substance, qui lui communique un mouvement moléculaire d'absorption et d'exhalation, accompagné de chaleur et suivi de transformations successives.

Qu'on ne dise pas qu'il avait l'organisation en puissance puisqu'il allait être un débris avant sa rencontre de l'agent vital! qu'on ne dise pas qu'après ce contact et ce mélange, il développe une organisation qui lui est propre, puisque s'il devient un homme il aura la ressemblance, les infirmités ou les maladies de son père!

Donc il a reçu du dehors un principe de vie qui commence son évolution, qui la dirige, qui la façonne, qui crée les organes à l'image de son origine et à celle de ses maladies, qui les imbibe et qui les entretient d'une certaine manière, puisque, 20 ou 30 ans après la naissance, ce principe révèle encore sa présence par des maladies héréditaires de sa provenance paternelle, c'est-à-dire *innées.*

La vie crée donc l'organisation, elle est donc une cause et non pas seulement un effet, elle est ces deux choses à la fois, mais, dans l'ordre de la nature, c'est elle qui est le principe et ils n'ont pas eu tout à fait tort ceux qui se sont faits les champions du principe vital et de la force vitale.

Il serait heureux qu'on pût sans hypothèse dire ce qu'est cet agent vital, ce principe de vie distinct des organes qu'il fait naître à son arrivée, mais si la science s'arrête au seuil d'une semblable difficulté dont la solution ne peut être qu'hypothèse, elle a saisi le fait et cela lui suffit. Elle peut dire comme le sage, j'en connais le mécanisme mais j'en ignore le mystère. Qui donc pourrait en exiger davantage.

Que les organiciens me permettent donc de leur dire, conformément à l'observation, qu'il y a un agent vital, matériel distinct de l'organisation qu'il précède; que cet agent exerce une impression sur le germe; qu'il reste dilué dans le blastème qui forme les organes; qu'il apporte avec lui ses diathèses; que dans tout le cours de la vie dont il a crée le mécanisme présent encore dans toutes les parties de l'organisation il en fait la force, la faiblesse et la durée; enfin que les organes et tissus qu'il a engendrés en leur donnant une vie propre et des propriétés particulières peuvent, à leur tour dans leurs désordres, paralyser son action, engendrer des maladies dans lesquelles il a son rôle, et dominer assez sa puissance pour amener la mort.

Ainsi donc, agent vital, impressibilité des parties élémentaires encore dépourvues d'organisation; formation de tissus, d'humeurs et d'organes doués de propriétés spéciales, apparition de la sensibilité et des sympathies nerveuses qui établissent le consensus général de toutes les parties en régularisant le mécanisme animal, voilà les phénomènes que l'observation et l'expérience révèlent à l'observateur qui cherche à découvrir le mystère de la vie humaine.

Il me semble difficile de rien objecter à cette recherche expérimentale du rôle de l'agent vital ou séminal dans la configuration physiologique de la nature de l'homme; mais, au point de vue pathologique, ce rôle éclate bien plus vivement aux regards du médecin. Cet agent vital, qui est lui-même sans organisation, renferme en puissance des formes organiques et des maladies qui se retrouveront pendant toute la durée de la vie de l'être futur. Dilué dans l'ovule formé du blastème féminin, lequel a aussi ses diathèses, il en résulte une action combinée à laquelle on doit les maladies héréditaires innées que l'on peut appéler aussi les diathèses de l'agent vital.

Que peuvent être les prétentions du solidisme dans l'étiologie des maladies héréditaires? Alors même que les solides sont altérés comme dans la tuberculose, dans la goutte ou dans le cancer, est-ce qu'ils le sont primitivement?

L'humorisme pourrait davantage les revendiquer à son profit, puisqu'elles ont pour siége les humeurs, mais ici, comme dans le cas précédent, les humeurs et le sang d'où sortent ces diathèses naissent de l'agent vital qui fait l'organisation d'après sa nature, leur altération est déjà une chose secondaire, et cela me ramène à rapporter le développement des maladies héréditaires aux altérations de l'agent vital. De l'impressibilité vicieuse qu'il communique aux éléments ovulaires fécondés résulte la diversité des êtres et la diversité des maladies héréditaires ou acquises.

MALADIES DE L'AGENT VITAL.

Les organiciens et les humoristes, comme tous ceux qui cherchent la précision dans les faits et dans les doctrines, ont vivement combattu et avec raison sous toutes ses formes l'idée d'un principe vital immatériel. Ils l'ont toujours considérée comme une hypothèse dangereuse et sans application utile à la médecine. Pourront-ils en faire de même à l'égard de l'agent vital ou séminal, primitivement distinct de l'organisation et ensuite dilué dans toutes ses parties, leur communiquant une sensibilité inconsciente nouvelle ou impressibilité. Je ne le pense pas.

Tous les raisonnements produits contre la *nature* d'Hippocrate, contre le *pneuma* d'Athénée, contre l'*archée* de Van Helmont, contre l'*âme* de Stahl, contre le *principe vital* de Barthez considérés comme régisseurs de la vie, sont dirigés surtout contre ce qu'il y a d'hypothétique dans ces doctrines. Ils ne peuvent en conséquence s'appliquer à l'agent vital ou séminal. Ce principe matériel dont le rôle est connu de tout le monde, sur lequel on peut expérimenter cependant une composition variable si l'on en juge par la différence et par la vitalité de ses produits. Il passe du mâle à l'ovule avec son attribut spécial d'impressibilité qu'il lui transmet, et il lui donne une tendance évolutive vers une forme déterminée d'avance, avec ses infirmités innées, avec ses diathèses héréditaires, et enfin avec sa force de résistance aux causes extérieures de destruction qui nous entourent.

Chez les animaux dont les éléments moléculaires sont doués d'une impressibilité différente de celle de l'homme, on expérimente comme on veut sur leur agent vital, on mélange cet agent vital comme on l'entend et par des sélections artificielles on modifie les formes de la vie à volonté. On fait des *métis*, des *tercerons*, des *quarterons*, des *octavons* qui représentent dans leur forme, dans leur diathèse ou manière d'être, la moitié, le tiers, le quart ou le huitième de l'être sur lequel on a expérimenté, donc il n'y a dans la doctrine que je développe rien d'hypothétique. Tout y est déduit de l'observation, et les variations d'impressibilité de l'agent vital considéré comme cause de maladie ultérieure de l'être futur doivent figurer dans la pathologie générale à titre d'élément fondamental de l'étiologie, de l'évolution morbide et du mécanisme thérapeutique.

L'existence de cet agent rend compte d'une foule de phénomènes physiologiques et pathologiques considérés jusqu'ici de toute autre manière, et il me paraît difficile qu'on n'en tienne pas compte autrement qu'on ne l'a fait jusqu'à ce jour. Par lui, l'observation aidant, en dehors de toute hypothèse, s'expliquent toutes les difformités, toutes les maladies innées et toutes les diathèses, toutes les modifications que subissent les causes morbifiques et les maladies par l'influence individuelle, c'est-à-dire par les idiosyncrasies, enfin toutes les actions thérapeutiques qui, elles aussi, ne sont que des impressions transformées.

ANOMALIES DE L'AGENT VITAL ET DE L'IMPRESSIBILITÉ DANS LES MALADIES HUMORALES ET ORGANIQUES.

Il est impossible de séparer autrement que par la pensée l'organisation humaine, du principe substantiel qui l'a créé, et qui s'y trouve incorporé, qui en a dirigé le développement et qui entretient ses fonctions d'une manière spéciale pour chaque individu, selon sa diathèse. Mais, tout en étant obligé d'admettre que l'agent vital doué d'impressibilité, auquel l'homme doit son origine, est dilué dans tous les éléments moléculaires constituant les tissus et les humeurs de l'organisme ; qu'il préside à leur nutrition et à celle de tous les organes pour diriger leur rénovation permanente, il faut aussi tenir compte des propriétés particulières des tissus et des organes eux-mêmes.

Le corps change sans cesse, cela est vrai, et comme l'a dit Ovide, « il n'est plus aujourd'hui ce qu'il était hier, ni ce qu'il sera demain. » Cependant son principe d'identité physique lui reste et, tout en se renouvelant sans cesse, il reste le même, car la matière qu'il s'assimile obéit à la diathèse première de l'agent vital, et à son impressibilité, de façon à reproduire partout une diathèse semblable. Voilà comment l'homme reste *un être identique* à lui-même dans la métamorphose incessante de ses éléments, et comment il réalise l'unité dans la multiplicité apparente de ses organes vitaux essentiels.

Toutefois si la vie est une dans son principe, elle est multiple dans ses fonctions, car le sang fait la vie aussi bien que la circulation qui le meut, que la respiration qui le vivifie et que l'innervation qui donne aux tissus le ton et la contractilité nécessaires. Tout cela fait partie du mécanisme humain, et il n'est pas un organe, ni une humeur, qui n'ait ses propriétés propres, susceptibles d'altération de manière à entraver la puissance de l'agent vital, ou à déterminer mécaniquement ou chimiquement des lésions mortelles. En effet, si le cœur s'arrête, ou si de gros caillots courent dans les artères principales, il y a mort par arrêt d'un des rouages du mécanisme humain. Si la trachée se remplit de mucus ou de tout autre corps étranger, le sang non hématosé devient un poison pour les organes qui le reçoivent, la mort a lieu chimiquement; si le cerveau est largement détruit, toute contractilité musculaire cesse et, mécaniquement encore, par suite de l'inertie d'organes importants la mort peut survenir. Enfin, partout où il y a plaie ou suppuration des tissus, la resorption endosmotique dans le sang d'un produit morbide se convertit en poison délétère qui produit chimiquement la maladie et la mort. Ce sont là autant d'états morbides secondaires, ternaires et quaternaires qui s'enchaînent les uns aux autres.

De là résulte pour le médecin, la nécessité de tenir compte des propriétés physiques et vitales des tissus et des humeurs, ainsi que des conditions mécaniques de l'exercice régulier du fonctionnement des organes, pour ne donner à l'influence de l'agent vital et de l'impressibilité que la juste place qui leur convient en pathologie.

Je puis le dire sans crainte d'être contredit, c'est le côté organique de la nature humaine qui a été le mieux étudié et qui même l'a été d'une façon trop exclusive aux dépens de l'autre. — Son étude a même donné lieu à des divisions à peine croyables aujourd'hui, car, parmi les médecins, les uns sous le nom de *solidisme* (V. ce mot) n'accordaient d'importance qu'aux parties solides du corps, tandis que les autres rangés sous la bannière de l'*humorisme* (V. ce mot) attribuaient dans la production des maladies une influence prépondérante aux humeurs.

Je ne reviendrai pas sur cette question de doctrine suffisamment élucidée dans les pages que j'ai consacrées au solidisme et à l'humorisme. Ce que j'en ai dit peut suffire, et je reprends ma thèse des maladies organiques et humorales acquises, également dérivées des atteintes portées à la sensibilité inconsciente ou impressibilité, unies aux désordres de la sensibilité nerveuse des tissus, ainsi qu'à toutes les actions physiques, chimiques et mécaniques accomplies au sein de l'organisme.

Je me rencontre ici avec Virchow. En disant il y a bien longtemps : — *Impression* et *réaction*, voilà la formule la plus abstraite de l'étiologie, car *les maladies ne sont que des impressions transformées* (Path. gén., 2e *Edition*, 1867, p. 28), j'énonçais une pensée que devait adopter l'auteur de la pathologie cellulaire.

« Pour lui en effet, tout élément vivant du corps humain répond à une excitation en manifestant son activité. L'activité est réveillée pour trois raisons différentes : C'est pour faire fonctionner, pour nourrir, et pour former une partie. — De là trois sortes d'irritation : celle qui augmente la fonction organique (irritation fonctionnelle); celle qui s'accompagne d'une exagération de nutrition (irritation nutritive); celle enfin qui produit de nouvelles parties (irritation formative) » *Path. cellulaire, Introduction, p. XIV*). — En ajoutant les processus passifs dans lesquels les éléments normaux se détruisent partiellement ou en totalité de façon à disparaître, on a la clef de toute la philosophie de l'étiologie pathologique cellulaire.

Cette manière de voir se rapproche beaucoup de celle que j'ai essayé de faire prévaloir, mais elle renferme des erreurs que j'ai tenté d'éviter, ainsi l'irritation fonctionnelle et l'irritation nutritive, considérées comme étant de nature différente, sont des choses semblables car la nutrition est une fonction normale et, dans l'activité des éléments cellulaires, l'une des deux irritations est de trop. De plus, il y a cette autre différence que, ne m'occupant pas de l'activité de la prétendue cellule primordiale, qui n'est pas le premier élément de l'organisation, je me suis placé plus haut dans l'étude des origines de la vie en prenant pour point de départ les troubles de l'agent vital et de l'impressibilité qu'il donne aux éléments moléculaires d'où sortira l'élément cellulaire.

De même que par ses caractères normaux différents, l'impressibilité, sur laquelle on expérimente à volonté, engendre la variabilité des individus, de même par ses troubles circonscrits, elle modifie et altère plus ou moins profondément la nutrition moléculaire des tissus, leurs fonctions et leur volume, ce qui constitue la maladie et les diversités qu'elle présente. — Mais ici, au trouble de l'impressibilité se joignent l'effet des sympathies, nées de la participation du nerf grand sympathique, les actions chimiques ou mécaniques qui naissent secondairement, et le problème se complique à l'infini. — Malgré cette difficulté j'essaierai de poursuivre mon analyse en faisant la part de tous ces éléments morbides.

Du fait même de l'impressibilité des éléments et des tissus (1) résulte donc par l'action des causes extérieures variables, la réaction variable en rapport avec la cause morbide, et par suite des maladies différentes. — Mais, si l'impressibilité n'est pas mise en jeu par la cause de manière à provoquer de réaction, il n'y a pas de maladie, ce qui laisse comprendre pourquoi plusieurs individus étant soumis au même moment, et dans le même lieu, à la même influence pathogénique, les uns réagissent et transforment l'impression en

(1) (*Sensibilité inconsciente distincte du système nerveux.*)

maladie tandis que les autres ne sont pas affectés et restent bien portants.

Toutes les causes morbides soit intérieures soit extérieures, locales ou générales, modifient plus ou moins l'agent vital et son impressibilité dans les humeurs ou sur un point de l'économie. Elles le modifient dans sa fonction vitale élémentaire, ce qui peut n'avoir pas de suites, où elles l'excitent et l'amoindrissent et, selon la réaction qui se produit, par cet excès ou par cette faiblesse, il en résulte dans les éléments, dans les tissus, dans les organes et dans les humeurs, des modifications qui sont le germe de toutes les maladies et, si l'impression est curative, le moyen de les guérir.

Ainsi en pathogénie, *l'excès d'impressibilité* des éléments constituants réagit sur les tissus et provoque selon sa nature, soit l'hypérémie, soit l'inflammation et ses exsudats séro-fibrineux, épithéliaux ou purulents, certaines hémorrhagies actives, les flux séreux ou gazeux, l'hypertrophie des éléments et des différents tissus formant le squelette des organes; les pyrexies avec leurs altérations humorales qui deviennent des causes morbides à leur tour, etc.

Avec ces lésions, naissent les actions sympathiques réflexes qui sont la fièvre, la courbature, l'inappétence, l'embarras gastrique avec ou sans vomissement, etc.

Par elles aussi, selon l'organe affecté, viennent les troubles fonctionnels, les actions physico-chimiques de pesanteur, d'absorption endosmotique, d'érosion des tissus, ce sont : presque partout la douleur provoquée par la participation au mal des nerfs ordinaires; — dans le cerveau et dans les méninges, le délire, la somnolence, les vomissements, le ralentissement du pouls, les convulsions et la paralysie; — dans le pharynx, la dysphagie; — dans le larynx, l'enrouement et la dyspnée; — dans les bronches et dans le poumon, la toux, l'expectoration de nature variable et la gêne respiratoire; — dans l'intestin, la diarrhée, la dyspepsie ou la boulimie; — dans les reins, l'urination modifiée; — dans les vaisseaux, les embolies avec leurs conséquences variées, l'absorption du produit morbide plus ou moins toxique des plaies; — dans les nerfs congestionnés ou anémiques, le spasme et les névroses; — dans les fièvres, les altérations humorales qui engendrent d'autres lésions secondaires et qui reproduisent le germe du mal, enfin les actions physiques de pesanteur, d'absorption par endosmose, d'obstruction par les produits morbides, d'érosion par l'âcreté du flux, etc.

De la diminution d'impressibilité résultent l'atrophie et le ramollissement ou les dégénérescences graisseuses des éléments et des tissus, certaines hémorrhagies passives, certaines congestions atoniques également accompagnées des phénomènes sympathiques réflexes, le tout accompagné de troubles fonctionnels locaux plus ou moins marqués.

Chaque lésion locale ainsi née de l'excès ou de la diminution de l'impressibilité réagit à son tour sur sa cause en l'aggravant. De la sorte, avec la maladie de l'agent vital et le trouble de l'impressibilité, il y a la maladie locale se généralisant par absorption endosmotique ou capillaire, produisant l'altération du sang ou restant locale et réagissant sur l'ensemble de l'économie par l'intermédiaire des actions réflexes du grand sympathique ou directe des nerfs ordinaires. C'est là ce qui constitue la maladie des éléments humoraux et organiques, état secondaire à côté de la maladie de l'agent vital, mettant primitivement en jeu l'impressibilité des éléments constituants.

J'avais donc raison de dire que les maladies ne sont que des impressions transformées; en effet, il ne se fait, dans les tissus, aucun travail qui n'ait primitivement été précédé d'une impression normale ou pathologique.

Mais dira-t-on : qu'est-ce qui prouve que la sensibilité inconsciente ou impressibilité soit par ses modifications le point de départ des maladies? L'observation et l'expérience.

Je prendrai d'abord comme expérience la nouvelle théorie de la formation du pus contraire à celle de Virchow et qui appartient à son élève Conheim. Ainsi dans une partie dépourvue de nerfs comme la cornée et dans quelques autres tissus que l'on excite, il se fait comme l'ont établi Conheim, Cornil, Ranvier, etc., un travail de suppuration dû à la sortie des globules blancs du sang hors des vaisseaux. — Par des mouvements amiboïdes, c'est-à-dire sans organes contractiles connus, on voit les leucocythes s'insinuer entre les lamelles épithéliales et former un dépôt de pus, donc les cellules épithéliales et leurs éléments ont senti quelque chose qui n'est pas arrivé à la conscience du sujet, donc les leucocythes eux mêmes, en changeant de forme et de place, ont manifesté une sensibilité pour nous insensible, et, c'en est assez pour la démonstration expérimentale du fait que l'impressibilité mise en jeu d'une certaine manière est la cause de l'inflammation des tissus. — Impression et réaction, dans ce cas le fait est incontestable.

La pathologie des végétaux dépourvus de nerfs, la formation des gommes sur les feuilles et les maladies de la tige et du fruit nous offriraient des exemples analogues, mais il ne s'agit ici que des preuves médicales.

Je prendrai maintenant comme autre moyen de démonstration de la thèse que je soutiens, des faits empruntés à l'observation clinique, car dans ces études je ne veux faire aucune hypothèse. Tout y est déduit de l'expérience.

Tout le monde connaît l'inflammation, l'ulcération, les vascularisations ou la suppuration de la cornée qui n'a pas de nerfs, et des cartilages qui n'en ont pas davantage. — J'ai vu des paralytiques avec atrophie des membres soit par hémiplégie, soit par paraplégie avoir des érysipèles, des varioles identiquement semblables sur les parties saines et sur les parties paralysées. Enfin, chez les animaux dont on a coupé la moelle épinière, il se fait, comme l'a montré Brown Sequard, des inflammations autour des ongles qui représentent le travail inflammatoire avec tous ses phénomènes. Ici encore nous voyons qu'à côté de la sensibilité ordinaire, nerveuse inhérente au système nerveux, il y a une autre espèce de sensibilité qui est inconsciente et qu'on découvre dans les éléments constituants des organes de la vie dont elle est l'attribut. — C'est l'impressibilité.

MALADIES QUI RÉSULTENT D'UN EXCÈS D'IMPRESSIBILITÉ DE L'AGENT VITAL.

Si l'impressibilité normale de l'agent vital fait les éléments constituants et les tissus normaux, les modifications et les altérations de cet attribut de la vie créent l'impressibilité anormale qui engendre les anomalies de la nutrition et des fonctions observées dans l'état pathologique. Dans toutes les maladies, il y a donc comme élément originaire principal un trouble de l'impressibilité. — Ce n'est que dans les maladies secondaires qu'on observe les influences physico-chimiques de l'état morbide primitif, amenant des modifications nouvelles de l'impressibilité inconsciente, et avec elle les maladies secondaires.

Dans les maladies primitives, la modification n'est appréciable que par ses effets qui consistent dans un état diathésique originel, dans un état diathésique acquis et qui résulte déjà d'une modification de l'impressibilité, dans un excès ou un défaut de cette impressibilité.

Les maladies qui résultent d'un excès d'impressibilité sont : la méningite et la meningo-encéphalite, le coryza, l'otite, les ophthalmies, — les pharyngites, les angines, les laryngites, les bronchites, la pneumonie, la pleurésie, l'endo-péricardite, la gastrite, l'entérite, la dysenterie, la néphrite aiguë, l'hépatite aiguë, les adénites, la phlébite, l'érysipèle, les arthrites, les ostéo-chondrites, la périostite et toutes les inflammations primitives des différents tissus ;

Toutes les congestions actives du poumon, du foie, de la rate, des reins, du cerveau ;

La pléthore globulaire et l'hémite;

Les hémorrhagies actives du cerveau sans lésion primitive des capillaires, certaines hémorrhagies nasales, pulmonaires, intestinales, rénales, etc.;

Certains flux muqueux du nez, des bronches, de l'estomac et de l'intestin;

Les pneumatoses de l'hystérie et de la dyspepsie inflammatoire;

Les hypertrophies du tissu cellulaire et fibreux, du tissu épithélial, du tissu œdipeux du tissu glandulaire, du tissu pigmentaire, du tissu cutané ou muqueux, etc.;

Certaines maladies de la peau à l'état aigu dépendantes ou distinctes d'un état diathésique de l'agent vital;

Les fièvres éruptives dont l'exanthème sort régulièrement, etc.;

Le diabète que fait naître l'irritation du quatrième ventricule ainsi que les contusions de l'occiput et l'affaiblissement sénile.

MALADIES QUI RÉSULTENT D'UN DÉFAUT D'IMPRESSIBILITÉ DE L'AGENT VITAL.

Les maladies qui résultent d'un amoindrissement de l'impressibilité sont l'ictère grave, la néphrite albumineuse, la stéatose du foie, les dégénérescences graisseuses des éléments constituants, la pneumonie ulcéreuse dite caséeuse, les adénites stéateuses, les lésions phymatoïdes, etc.;

Toutes les tuberculoses des méninges, du cerveau, de la plèvre, du poumon, du foie, de l'intestin, du péritoine, des ganglions bronchiques ou mésentériques des os, etc.;

Certaines congestions passives du poumon dans les fièvres et dans les maladies graves, ou à la suite d'un état aigu de broncopneumonie.

Certaines hémorrhagies passives dues à la dissolution du sang des fièvres et du scorbut, à l'altération graisseuse des capillaires et des vaisseaux, aux obstacles formés sur un point de l'arbre circulatoire aux ulcérations des tissus vasculaires, etc.

Le ramollissement des tissus, notamment des os qui forme le rachitisme, celui du cerveau, véritable gangrène moléculaire (1) qui prépare l'hémorrhagie cérébrale et les paralysies, etc.

L'Atrophie partielle ou générale des éléments constituants des tissus, l'atrophie des organes ou des produits morbides à la *suite* des inflammations passées à l'état chronique.

Les flux muqueux dans l'inflammation chronique des membranes

(1) Bouchut. — *De la nature du ramollissement cérébral sénile.* — Actes de la Société des hôpitaux. — 1re année.

muqueuses, certains flux glandulaires et les suffusions chroniques des séreuses.

Certaines nosohémies caractérisées par la trop grande quantité d'eau, la diminution des globules rouges, l'excès de globules blancs et la diminution d'albumine, qui engendrent les névroses congestives et ischémiques, certaines hystéries ou hypocondries, enfin le nervosisme sous toutes ses formes (1).

MALADIES DUES A UN EXCÈS D'IMPRESSIBILITÉ DE L'AGENT VITAL SUIVI DE SON AMOINDRISSEMENT.

Quand les maladies qui sont dues à un excès d'impressibilité ne se terminent pas par le retour à l'état normal, il en résulte soit des maladies chroniques où l'impressibilité fait défaut — la pneumonie caséeuse suite de la pneumonie; — la congestion chronique du foie suite de l'état aigu; — la constipation suite d'entérite; — l'atrophie des reins suite de la néphrite, etc., soit les maladies mécaniques telles que : calculs hépatiques, salivaires et rénaux; les exsudats donnant lieu à des adhérences; les obstructions vineuses suite de phlébite, les embolies, suite d'encocardite, etc., soit enfin les diathèses acquises dues à une altération humorale connue ou indéterminée comme l'anémie, l'hydrémie, la leucocythose; la goutte, le scrofule, la syphilis, etc.

DES ANOMALIES DE L'IMPRESSIBILITÉ DANS LES MALADIES MORALES.

Sans entrer dans le domaine de la psychologie, il ne me sera pas difficile de montrer dans le passé et dans le présent, le rôle que joue le trouble des facultés de l'âme et les perturbations morales dans les anomalies d'impressibilité qui favorisent la production et la guérison des maladies.

Dans l'enfance de la science, et dans les ténèbres de l'ignorance, aux époques de civilisation naissante, d'exaltation religieuse et politique, même chez des peuples avancés, l'excitation intellectuelle et morale ainsi que les passions exercent la plus grande influence sur le physique de l'homme. La théurgie, le mysticisme médical et l'anatomie pathologique en fournissent les preuves.

Il n'y a qu'à considérer l'effet des passions nobles ou mauvaises et de l'excitation intellectuelle ou morale, ainsi que des miracles de guérison opérés par la foi religieuse ou profane, pour en être convaincu.

(1) E. Bouchut. — *De l'État nerveux ou nervosisme*. Paris, 1861, un vol. in-8, page 8.

Tout ce côté de la médecine, en étiologie et en thérapeutique, échappe complètement à l'empire des doctrines humorales et anatomiques et ne relève que de l'impressibilité.

Toutes les passions dites dépressives telles que la jalousie, et l'envie ou la haine, l'avarice, la frayeur, la tristesse; — le chagrin, la ruine, les ambitions déçues, la nostalgie, dont personne ne connaît la cause matérielle organique, agissent sur le système nerveux central ou sympathique, et par lui sur le cœur, sur la circulation capillaire refoulée, sur la sécrétion du foie augmentée, sur les sécrétions de l'estomac dénaturées, enfin sur toutes les fonctions. De là résultent avec l'altération des éléments anatomiques, des modifications organiques, secondaires et fugaces, quelquefois permanentes, qui deviennent la folie, l'hypertrophie du cœur, les maladies du foie ou de l'estomac et souvent la syncope mortelle.

Parmi les dispositions morales qui ont une influence néfaste sur la constitution physique de l'homme, sur son cœur et sur son esprit il faut citer la tristesse, l'exil, et la solitude. Leur action est lente mais elle n'est pas moins profonde et il faut lire le charmant traité de Zimmermam *sur la solitude* pour en être bientôt convaincu (1). Le cœur s'aigrit et l'esprit s'irrite et se fausse dans ses conceptions, les digestions se troublent et alors arrive l'hypocondrie avec tout son cortège de souffrances indéterminées qui n'ont souvent d'autres termes que la folie et la mort.

Dans les passions expansives c'est presque tout le contraire. — Ainsi la colère et la fureur, le succès et les fortunes inespérées, l'exaltation intellectuelle, scientifique, religieuse et politique, etc., animent et excitent vivement le système nerveux, accélèrent souvent le cœur, et la circulation périphérique, congestionnent le cerveau, activent la digestion, et bouleversent l'organisation par des mouvements intérieurs qui échappent parce qu'ils sont trop subits ou invisibles. De là des ruptures du cœur, des folies subites et des altérations progressives de l'encéphale qui amènent également la folie ou la paralysie.

Dans une limite plus restreinte, ce sont les productions de l'esprit ou du génie musical, scientifique ou littéraire ainsi que les conceptions les plus belles de la pensée qui produisent ces effets : mais ce qui n'est qu'un sujet d'admiration pour les uns est devenu un sujet de tristesse pour les autres, puisque dans l'opinion de quelques médecins, le génie et la folie se confondent, celle-ci n'étant qu'un

(1) Voyez *Empirisme*, analyse des travaux de Zimmermann, le chapitre sur *la solitude*.

degré avancé de l'autre. Le génie n'est qu'une névrose, a dit M. Moreau, un aliéniste de notre temps; névrose, soit, mais ce n'en est pas moins la conséquence d'une exaltation intellectuelle préalable et c'est, je pense, à cette exaltation prolongée que les hommes remarquables dont s'honore l'humanité ont souvent payé leur génie de la perte de leur raison.

Si j'avais à démontrer l'influence du moral sur le physique, je pourrais m'étendre sur les détails de cette question avec laquelle le médecin habitué à voir des malades se trouve bien souvent aux prises, mais ce n'est ici qu'une question de doctrine et il n'y a pas lieu d'insister davantage sur les exemples. Qu'il me suffise d'avoir mis le fait hors de doute et l'expérience médicale du lecteur fera le reste.

Je sais bien que pour l'école solidiste, qui considère avec Cabanis la pensée comme une sécrétion du cerveau, ce qu'on appelle le moral n'existe pas et qu'il n'est qu'un effet de la constitution anatomique de l'encéphale, ou de l'état du système nerveux; qu'il y a dans le cerveau autant de petits centres ou circonvolutions que de facultés pensantes, que le vicieux et que le criminel ne sont que des malades irresponsables de leurs actes; que la vertu n'est qu'affaire de tempérament, mais ce ne sont pas là des raisons sérieuses. Il n'y a dans ces objections qu'un amas d'hypothèses matérialistes et il ne reste rien de la théorie de Gall et de la phrénologie. Où sont les petits cerveaux qui, dans le grand, président aux facultés de l'entendement et aux facultés morales? qu'on les montre et qu'on dise quelle différence il y a entre les cellules nerveuses cérébrales d'un mathématicien, d'un peintre ou d'un musicien, d'un poète, ou d'un réaliste, d'un voleur ou d'un assassin. Si ces différences existent, la science les ignore et jusqu'à ce qu'elle les ait apprises elle n'a pas le droit d'en affirmer l'existence.

Nul doute cependant que d'une façon primitive, une maladie du cerveau, ou un accident ayant modifié la texture de l'encéphale et une lésion circulatoire réflexe du cerveau, ne puissent troubler l'intelligence, les facultés morales de l'homme et le rendre irresponsable de ses actes, mais c'est là une exception qui ne saurait être prise comme étant la règle. Le commun de l'humanité a des pensées, des vertus, des passions et des vices dont nulle disposition matérielle de l'encéphale ne peut expliquer les différences et c'est pure hypothèse que de prétendre le contraire. Mieux vaut avouer son ignorance que d'affirmer ce qu'on ne peut démontrer, et chose curieuse, c'est l'école matérialiste et positiviste que l'on est obligé de rappeler sans cesse au respect de la méthode scientifique qu'elle étouffe de ses hypothèses.

En dehors de toute idée de système, et sans sortir du champ de l'observation impartiale, les seuls faits que puisse apprécier le médecin, c'est, chez l'homme sain et en tout semblable aux autres, la diversité des qualités intellectuelles affectives et morales, la modification de ces qualités par les climats, par l'habitude, par l'exemple et par le milieu social politique et religieux ; leur influence certaine sur les modifications d'impressibilité qui préludent à la maladie, enfin l'influence des altérations organiques accidentelles de l'encéphale sur ces mêmes qualités.

Relativement aux modifications sans nombre provoquées par le climat, les différents milieux et par la contagion de l'exemple, il n'est encore venu à l'idée d'aucun réaliste de les attribuer à une configuration matérielle spéciale bien déterminée des millions de cerveaux qui, çà et là, au nord et au midi, sont le jouet de leurs idées différentes de patrie, de religion et de morale. C'est cependant ce qu'il faudrait faire pour soutenir le dogme de la moralité organique, de l'irresponsabilité morale ou de l'organicisme appliqué au jeu des passions, et tant qu'on n'aura pas dissipé les ténèbres qui environnent la physiologie de la pensée, il sera plus sage de s'en tenir comme je le fais à l'observation.

Quant aux autres influences soit des passions morales sur la maladie, soit de l'action des modifications de l'encéphale sur les qualités intellectuelles affectives et morales, la chose n'est plus à démontrer, elle est acquise à la science et tous les bons observateurs sont à peu près d'accord à cet égard. Les effets du moral sur le physique ne peuvent être méconnus et ceux du physique sur le moral sont le terrain sur lequel chacun se rencontre, parfaitement d'accord et sans nulle contestation. J'y reviendrai un peu plus loin.

En ce moment je me borne à constater que la perturbation du principe moral de l'homme associé aux troubles de l'impressibilité vitale est le point de départ d'un grand nombre de désordres intellectuels, affectifs ou moraux, et que ces perturbations engendrent souvent des lésions élémentaires suivies des désordres de circulation locale d'où peut naître une maladie organiquement appréciable.

DU RÔLE DE L'AGENT VITAL ET DE L'IMPRESSIBILITÉ EN THÉRAPEUTIQUE.

Ce que la sensibilité vitale ou impressibilité réalise en pathogénie elle l'accomplit également dans les actions thérapeutiques. Là aussi on peut dire que les *effets curatifs ne sont que des impressions transformées*. En effet tous nos médicaments n'agissent qu'en modifiant d'une façon spécifique, en excitant ou en amoindrissant l'impressibilité des éléments ou des tissus. C'est de cette façon que l'agent vital fait naître des réactions et des actes réflexes d'où sortent les guérisons.

Ainsi, c'est par l'excès d'impressibilité produit dans les éléments des tissus et des humeurs par certains agents thérapeutiques que l'on remédie à toutes les lésions humorales et organiques, à toutes les dégénérescences ayant produit sympathiquement la faiblesse générale, à certains flux, à certaines hémorrhagies et aux exsudations chroniques des muqueuses ou de la peau qui amènent l'état cachectique, et produisent différentes névroses.

L'alcool, le vin, le fer, le manganèse, le quinquina, l'arsenic à faible dose, les amers, les stimulants aromatiques, etc., sont les moyens les plus utiles à employer dans les cachexies, dans les diathèses dartreuses, cancéreuses et tuberculeuses, dans certaines altérations humorales des fièvres et c'est à titre de modificateurs de l'impressibilité que je les emploie. Il en est de même de l'application du froid par les aspersions rapides sur le corps, des bains courts de mer ou de rivière, de l'exercice, des distractions et des voyages, des bains d'air comprimé ou raréfié, des inhalations d'oxygène, de la nourriture exclusive à la viande, etc.

Dans certains flux muqueux ou gazeux de l'intestin, les purgatifs et notamment les sels de soude, les carminatifs avec leurs principes odorants et les huiles essentielles sont des stimulants qui relèvent l'impressibilité amoindrie et guérissent certaines formes de diarrhée ou de pneumatose; s'il s'agit d'un flux muqueux de la conjonctive de l'urèthre, du vagin, etc., le nitrate d'argent et les caustiques légers remplissent la même indication. — J'en dirai autant des balsamiques dans les affections catarrhales de la vessie, de l'urèthre et des bronches.

Dans certaines hydropisies atoniques, les révulsifs que l'on emploie à la surface extérieure de la peau et les injections iodées ou autres ne sont que des excitations locales de l'impressibilité dont on espère voir les effets se transformer en solide guérison. Sans cela il serait insensé de mettre du nitrate d'argent dans l'œil ou de l'alcool chaud dans la tunique vaginale. Donc les guérisons obtenues dans les maladies ne sont que des impressions curatives transformées.

Dans certaines hémorrhagies passives et dans l'adynamie produite par les nosohémies des fièvres, il en est de même et c'est à relever non pas l'innervation excitée ou opprimée, mais l'impressibilité affaiblie que l'on s'applique au moyen des toniques et des stimulants. On en a un bel exemple dans la scarlatine adynamique prochainement mortelle, avec délire, lorsqu'avec une chaleur intolérable de 40 à 41 degrés, avec une excessive fréquence du pouls qui marque 160, et une éruption cramoisie, on remédie à la diminution d'impressibilité cutanée par une lotion rapide d'eau froide. En deux heures, la température s'abaisse, le pouls se ralentit, et l'éruption moins violente continue sa marche vers la guérison.

Le soufre s'emploie pour ranimer l'impressibilité des éléments de la peau ou des muqueuses, altérés par le catarrhe chronique, par les dartres et par l'influence de la diathèse herpétique.

On emploie au contraire les médicaments qui amoindrissent l'impressibilité normale pour remédier à l'inflammation, à certaines hémorrhagies, aux irritations organiques accompagnées de fièvre et d'excitation spasmodique, aux maladies hypertrophiques et cela pour produire l'atrophie des exsudats morbides, ou des éléments constituants ordinairement hypertrophiés dans ces maladies.

Ainsi, la saignée et les sangsues qui diminuent l'impressibilité peuvent être employées avec avantage dans les cas d'inflammation naissante ou d'état congestif et, si on y a recours en temps utile, elles procurent une impression curative d'où sort toujours un amendement favorable et souvent la guérison.

La digitale, la vératrine, la bryone, sédatifs de l'impressibilité augmentée du cœur, sont les remèdes des inflammations aiguës, viscérales dans lesquelles il y a lieu de modérer l'afflux sanguin né de cet excès d'impressibilité locale.

L'antimoine et l'émétique, le mercure, l'iodure de potassium sont des médicaments qui modèrent ou diminuent l'impressibilité des éléments constituants, car ils ralentissent le mouvement nutritif moléculaire et produisent l'atrophie de certains des éléments anatomiques. Ainsi, le mercure dissout les gommes, les néoplasies fibro-plastiques ou les indurations cellulaires, et l'iodure de potassium atrophie les éléments adipeux et glandulaires. Ce sont autant d'impressions curatives que le médecin utilise pour la guérison de certaines maladies. Le bromure de potassium diminue l'impressibilité des éléments constituants d'un tissu malade et supprime les actions réflexes d'où peuvent naître le spasme ou la convulsion. C'est à son impression sur ce tissu qu'on doit la guérison de la maladie convulsive.

Le curare a une action destructive de la faculté motrice des nerfs, tout en leur laissant la faculté sensitive, et on a employé l'impression que produit ce remède dans les maladies tétaniques où se trouve comme fait principal l'exagération de l'impressibilité motrice. Quelques succès ont couronné ces efforts, et ils constituent une des bonnes applications de la physiologie expérimentale moderne (1).

Le chloroforme respiré pénètre dans le sang et agit sur les centres nerveux qu'il impressionne de façon à les exciter, puis à paralyser leurs fonctions et à produire le sommeil et l'insensibilité. Il en est de même de tous les anesthésiques qui sont en général d'une action fugace, et que l'on emploie pour amoindrir l'impressibilité normale des centres nerveux, s'il y a des manifestations de convulsion ou de douleur qu'on veuille anéantir. Ce sont là autant d'actes palliatifs et curatifs qui résultent d'impressions curatives, durables ou passagères, provoquées par un médicament.

Les alcalins diminuent l'impressibilité du sang dont ils altèrent les qualités, et c'est l'impression provoquée dans les tissus qu'ils ramollissent souvent, qui favorise la résolution de certaines indurations inflammatoires, particulièrement des indurations goutteuses acides, la dissolution des exsudats muqueux et fibrineux des membranes muqueuses enflammées à l'état aigu ou à l'état chronique.

Les sulfures alcalins réunissent les deux qualités contraires, mais la propriété du soufre domine et il vaut mieux dans ces cas donner le soufre contre le principe du mal et les alcalins contre les effets de sécrétion mucipare.

Il n'est pas jusqu'aux actions mécaniques et chimiques provoquées par les remèdes qui ne puissent être envisagées du même point de vue général. Les sternutatoires, les vomitifs employés pour faire sortir un corps étranger du larynx ou des bronches, — les purgatifs excitant les contractions intestinales pour expulser des excréments accumulés, — le massage et la palétation dans les engorgements glandulo-cellulaires, — l'équitation et la respiration forcée dans les pleurésies guéries et dans certaines affections des organes respiratoires, etc., sont autant d'impressions provoquées par le médecin dans un but de guérison.

Viennent enfin les moyens chimiques et chirurgiques employés par le médecin pour tuer les vers, ou les parasites végétaux; pour dissoudre les concrétions pierreuses du foie, des reins et de la vessie, ou pour enlever des tumeurs, mais il est bien évident que dans ces cas, il ne s'agit plus de propriétés vitales à mettre en jeu. Les troubles de l'impressibilité ont été pour quelque chose dans les modifications humorales et organiques qui ont fait les pierres et les tumeurs devenues un danger pour la vie de l'ensemble viscéral, mais toute tentative de guérison par les agents dynamiques serait ridicule. — A la chimie et à la chirurgie d'agir. Les

(1) Voir Cl. Bernard. Leçons de Pathologie expérimentale.

alcalins dissolvent la gravelle, les petits calculs vésicaux et les concrétions biliaires, et on les emploie. Quant aux pierres trop grosses pour être dissoutes, et à certaines tumeurs dangereuses accessibles à la main, c'est au chirurgien de les extraire à l'aide des instruments mis à sa disposition par la science.

CONCLUSIONS

Dans ce qui précède, j'ai démontré par l'observation et par l'expérience :

1° Qu'il y a chez l'homme un agent vital substantiel, communiquant à la matière organique dans laquelle il se trouve un attribut élémentaire de sensibilité insensible ou inconsciente, qui est l'impressibilité.

2° Que cet agent vital et son impressibilité, unis à la matière du germe doué de l'impressibilité maternelle, forment une résultante de force qui dirigera le développement du nouvel être dans une forme particulière, par un mouvement diathésique individuel.

Que cet agent et son impressibilité, distincts de l'organisation qu'ils créent, sont indépendants des organes car ils en précèdent l'apparition.

Que cet agent dilué dans toutes les parties du germe, se trouve incorporé dans toutes les cellules secondaires d'où sortent les tissus et les organes, et, par conséquent, qu'il existe dans ces organes et dans ces tissus.

Que cet agent vital qui a entretenu la nutrition moléculaire de l'embryon continue son action après la naissance, pour le développement adulte, et qu'il préside toujours au mouvement de rénovation des organes, en attirant les éléments constituants à leur place et sans erreur de lieu.

Que l'agent vital est distinct de l'organisation, mais qu'il subit l'influence des propriétés du tissu et des organes en les modifiant à un faible degré.

Que l'agent vital est le principe de la vie moléculaire tandis que l'organisation est la cause de la vie d'ensemble.

Que la cessation d'influence de l'agent vital amène la mort, tout comme l'arrêt d'une grande fonction organique.

Que l'impressibilité de l'agent vital est le principe de la forme, de la taille, de la couleur, de la ressemblance aux parents et de la longevité des êtres, parce que c'est elle qui fait l'affinité vitale.

Que l'agent vital peut être malade et que son attribut d'impressibilité modifié est la cause des difformités et des diathèses d'où sortent les maladies innées et héréditaires.

Que l'attribut d'impressibilité des éléments dû à la présence de l'agent vital, lorsqu'il est modifié par les influences extérieures, est la cause du trouble de l'affinité vitale, et, que de ses réactions résulte la maladie ; — que l'impression et la réaction sont la formule abstraite des maladies ; — qu'il ne se fait pas de lésion moléculaire qui n'ait été primitivement précédée d'un trouble de l'impressibilité ; — enfin, que les maladies ne sont que des impressions transformées.

Que l'impressibilité modifiée, trop forte ou trop faible, est la cause des diathèses et des différentes maladies humorales et organiques primitives.

Que les maladies primitives deviennent des causes à leur tour, et déterminent des maladies secondaires, ternaires et quaternaires, dans les humeurs et dans les parties solides.

Que les maladies primitives, engendrées par les troubles de l'impressibilité, déterminent des phénomènes sympathiques, et des actions réflexes dues aux propriétés particulières des tissus et des organes où se ramifient le nerf grand sympathique et les nerfs ordinaires.

Que les maladies occasionnées par l'impressibilité modifiée, exercent une action secondaire physique, chimique et mécanique, qui se traduit par des phénomènes particuliers.

Que l'attribut d'impressibilité de l'agent vital est l'auxiliaire des agents thérapeutiques, car la guérison que produisent certains médicaments n'est qu'une impression transformée.

Que la plupart des moyens thérapeutiques n'agissent qu'en produisant des impressions d'où sort une réaction salutaire

Enfin, qu'il y a, en dehors des agents thérapeutiques agissant sur l'impressibilité de l'agent vital, toute une série d'agents exclusivement destinés aux actions physiques, chimiques et mécaniques qu'il faut produire par les réactifs, par les expulsifs et par la chirurgie.

CHAPITRE V

APPRÉCIATION DU NATURISME ET DE SES TRANSFORMATIONS

Après avoir montré ce que c'est que le *naturisme* médical, auquel se rattache le dogme de la *nature médicatrice*, ainsi que les transformations que ces doctrines ont subies par les recherches d'Athénée, de Paracelse, de Van Helmont, de Stahl et de Barthez, il est intéressant de rechercher ce qu'elles ont gagné ou perdu dans le cours des siècles. Le Naturisme reste-t-il entier, malgré ses adultérations, et ses métamorphoses ont-elles toujours été heureuses, ou bien, dans les perfectionnements qu'on a cru devoir lui apporter, n'a-t-il point été amoindri par ceux qui l'ont modifié? Vaut-il aujourd'hui ce qu'il a valu jadis, et ce qu'il vaut encore mérite-t-il d'être conservé? L'histoire de nos controverses philosophiques répond sans peine à toutes ces questions que le médecin doit résoudre dès qu'il médite un peu sur l'étendue de son pouvoir et sur l'utilité des ressources dont il dispose.

Sans revenir ici sur la constitution du naturisme que j'ai exposée très-longuement d'abord au point de vue de l'histoire, ensuite à un point de vue tout pratique, d'après l'expérience que j'ai acquise des malades pendant près de trente ans, je dois pour la clarté de cette appréciation les résumer en quelques mots.

Quand Hippocrate a dit : la nature suffit seule aux animaux, pour toutes ces choses ; elle sait d'elle-même ce qui leur est nécessaire sans avoir besoin qu'on le lui enseigne et sans l'avoir appris de personne.... Elle est le premier médecin des maladies et ce n'est qu'en favorisant ses efforts qu'on obtient quelques succès. (*Traité de l'aliment*).... Dans le corps vivant tout concourt, tout conspire... ou bien : le corps vivant est un tout harmonique dont les parties se tiennent dans une dépendance mutuelle, et dont tous les actes sont solidaires les uns des autres ; ou encore, quand pour expliquer le rôle pathogénique des humeurs, il admettait que la maladie résulte d'une *fluxion* humorale des parties, d'abord à l'état de *crudité*, subissant ensuite un travail de *coction* qu'il ne fallait pas troubler violemment pour suspendre l'effort de la nature, et se terminant par une *crise* salutaire ou fâcheuse, il est évident qu'il considérait la nature comme une puissance directrice du travail pathologique. Cette comparaison du travail morbide à celui de la formation des fruits par la nature, depuis leur état de crudité jusqu'à leur maturation, ne laisse aucun doute sur la pensée d'Hippocrate. Sa thérapeutique adoptée par Galien, disant qu'il ne faut pas troubler le travail de la nature dans la coction des intempéries humorales, c'est-à-dire de la maladie, met d'ailleurs complétement d'accord la pathogénie et le traitement. Il y a là un ensemble que l'on peut bien ne pas accepter, que l'on peut même combattre, comme l'ont fait les adversaires du galénisme et les chimiatres, mais dont il faut reconnaître la réalité sous peine d'ineptie.

Je suis encore à comprendre comment un historien qui a traduit Hippocrate, s'est mis seul contre plusieurs milliers de générations médicales à soutenir que le naturisme n'existe pas. Il dit en effet : « Le naturisme n'est en pratique qu'un vain mot, bien qu'on en fasse grand état en théorie (1); » (Note 2 de la page 909)... et il prétend qu'on attribue à Hippocrate ce qu'il n'a pas dit. «.... Il semble évident que ces mots : *les natures médecins des maladies* sont tout simplement un titre marginal passé très-anciennement dans le texte et inscrit par un copiste qui n'aura pas plus compris que les commentateurs l'aphorisme. « La nature trouve par elle-même les voies et moyens. » (*Même ouvrage*, p. 115.)

On ne refait pas l'histoire avec des suppositions, et je ne puis accepter que, sans preuve, on veuille supprimer un texte qui caractérise toute la philosophie d'un médecin comme Hippocrate, et en disant qu'il paraît évident que ce texte est une addition faite par un copiste. De pareilles choses se démontrent, les anciennes éditions à la main, et quand on n'a pas de témoignages à fournir à l'appui d'assertions de ce genre, il serait plus sage de s'abstenir. Où en serions-nous, si le premier venu pouvait ainsi fausser les anciens textes en émettant des doutes non justifiés sur leur exactitude.

Si nous n'avions que ce texte réputé faux pour croire au naturisme d'Hippocrate nous serions peut-être fort embarrassés, mais l'ensemble des dogmes pathogéniques et la thérapeutique de cet homme célèbre prouve que nous ne nous sommes pas trompés. Le traducteur d'Hi pocrate qui a essayé de dénaturer la phrase qui résume la doctrine n'a pas compris le sens du livre qu'il traduisait. En admettant même que le texte en question soit faux, ou qu'il n'ait jamais existé, le naturisme hippocratique n'en resterait pas moins debout. Une doctrine ne se renferme pas dans un mot. On la trouve dans toutes les pages d'un livre et tant qu'un érudit n'aura pas supprimé la théorie pathogénique et thérapeutique des fluxions et des coctions humorales, les médecins devront croire au naturisme d'Hippocrate et au dogme de la nature médicatrice.

Ce qu'il y a de grand dans cette doctrine du naturisme c'est l'impersonnalité de la puissance mise en jeu et le tort de ceux qui l'ont modifiée est d'avoir essayé d'en indiquer l'essence hypothétique. La *nature* est une force qu'on ne définit pas, et qui est l'ordre des choses de l'univers. C'est la cause et l'effet, le mode et la puissance, le dessein et l'ouvrage, comme dit Buffon. On en saisit parfois le mécanisme mais personne n'en connaît le mystère, et c'est pour cela que le naturisme n'a pas vieilli. — Dès qu'on veut en approfondir la

(1) Daremberg — Histoire des sciences médicales, tome I.

cause, et que son principe devient personnel, commence l'hypothèse. Jusques-là, tout est vrai, mais aussitôt qu'on précise et qu'à *la nature* on veut substituer un être déterminé, fictif, tout est mis en question. — J'avais donc raison de dire en commençant cette appréciation qu'il fallait rechercher jusqu'à quel point les adultérations du naturisme lui avaient été avantageuses ou défavorables.

En effet, dans les transformations de cette doctrine, on a essayé de substituer à l'influence de la nature dans les actes de la vie et de la maladie, celle d'une autre force inconnue qui fut le *Pneuma* pour Athénée, l'*Archée* pour Van Helmont, l'*Ame* pour Stahl, et le *Principe Vital* pour Barthez. Eh bien, que l'on compare entre elles ces différentes doctrines, en ayant égard à leur notoriété historique, et on verra bien vite que, sauf le naturisme et la nature médicatrice, les autres ne sont presque plus que des souvenirs.

Le pneumatisme qui reposait sur l'hypothèse du pneuma, élément aérien ou éthéré mal défini, circulant dans les artères avec le sang, n'a rien apporté au naturisme, et n'a fait que l'amoindrir en personnalisant d'une façon imaginaire la force principale d'impulsion de la vie.

Personne ne pourrait définir d'une façon précise ce qu'est cette force ou cet agent ni son rôle dans les actes de la vie normale et de la maladie. Ce que Galien nous en a fait connaître, n'éclaire en rien la question, et il y a loin de là à la doctrine si nette de la nature médicatrice et des intempéries humorales devant passer de la crudité à la coction et à une crise. — Il n'en est rien resté dans la science comme doctrine médicale.

L'archéisme longtemps considéré comme une rêverie d'insensé a eu le tort de personnifier dans un être de raison qu'il appelait *archée* principal, ou architecte du corps, et dans une infinité d'archées secondaires, la cause de la vie et le principe des maladies. Peu de personnes ont compris cette hypothèse d'une force disséminée dans tous les organes, pouvant agir sur les ferments qui entretiennent les fonctions, et il a été longtemps difficile de voir dans cette ontologie ce qu'on y découvre aujourd'hui. En effet, dans la vie individuelle des organes, et dans l'activité vitale des éléments cellulaires, on reconnaît maintenant, sous d'autres noms, ces archées secondaires qui sont sous la dépendance de l'archée principal, et il n'est pas jusqu'aux nombreuses fermentations qui se passent dans les tissus qui ne justifient les vues prescientes de Van Helmont. Mais, sans vouloir forcer les analogies, ni établir de rapprochement entre la science du XVIe et du XIXe siècles, il est certain que Van

Helmont a personnifié le principe de la vie et de la maladie dans un être de raison dont le rôle est infiniment moins compréhensible, empiriquement parlant, que celui de la nature d'Hippocrate. Sous ce rapport, si l'archéisme a fait entrevoir une vérité qui peut-être deviendra plus claire avec le temps, il ne forme point, en théorie et en pratique, quelque chose d'aussi justifié que le naturisme.

J'en dirai autant de l'animisme qui, restreignant l'étendue du principe naturel des actes de l'organisation, attribue la vie à l'influence de l'âme, désormais la source des actions morales, intellectuelles et physiques de l'économie. Philosophiquement, la thèse est soutenable, mais dans la pratique médicale le rôle de l'âme dans l'exercice des fonctions, et dans la production des maladies, ne résiste pas à un contrôle sérieux, et l'impersonnalité du mot de nature donne à la doctrine qui s'y rattache une tout autre importance. Que l'âme soit le principe de la vie, rien de mieux, mais il ne s'en suit pas qu'elle en soit l'agent. Chimiste et physicien de premier ordre comme il l'était, Stahl aurait dû voir qu'entre le principe de la vie et son mécanisme, il y a un intermédiaire à déterminer comme entre l'ingénieur et la locomotive il y a une force qui est l'agent du mécanisme sans en être la cause.

Médicalement, le rôle de l'âme dans l'exercice de la vie et dans la production des maladies dérive du naturisme, mais il ne se montre pas avec l'évidence que présente le rôle de la nature, si c'est à ce dernier principe qu'on attribue la succession des phénomènes pathologiques. C'est un point de vue semblable quoique différent, et celui du naturisme me paraît préférable. Nos nécessités de pratique s'en arrangent beaucoup mieux qu'elles ne profitent de l'autre.

Reste enfin le vitalisme de l'école de Montpellier qui, sans se séparer de la tradition Hippocratique, et pour déterminer le principe de la vie en évitant l'écueil de l'animisme, a prétendu découvrir dans un *principe vital* indéterminé la cause du mécanisme humain. Je n'ai pas à revenir sur l'appréciation que j'ai faite de cette doctrine ontologique, et qu'on trouvera plus haut dans ce livre, mais il me suffira de dire que je ne trouve pas dans ce principe, tel que Barthez l'a constitué, rien qui puisse être mis en parallèle avec la nature médicatrice ni avec le naturisme. Il n'en est que le complément, et comme ses attributs ne sont pas bien déterminés, ni son rôle pathogénique suffisamment établi, je pense qu'il n'ajoute rien à la doctrine hippocratique.

Une seule théorie me paraît compléter le naturisme et révéler son essence sans le charger d'hypothèses, c'est celle du vitalisme séminal ou *séminulisme* dont j'ai parlé dans mon livre des *attributs de la vie* et dans le chapitre précédent. En effet, la semence est le principe de la vie physique et de la nature de l'homme. Ses qualités font la forme, la ressemblance, la vigueur, la faiblesse, les diathèses, les maladies innées et les maladies héréditaires. Par elle, s'expliquent certaines actions vitales, les qualités variables d'un même tissu, les propriétés organiques qui par elles-mêmes ont un rôle propre, et la marche de certaines maladies. Elle n'est pas tout dans la nature de l'homme, mais elle en est l'agent réel, susceptible de maladie appréciable. Enfin, plus qu'aucun autre principe de vie, et sans aucune hypothèse, cette cause expérimentale rend compte de bien des états pathologiques observés par le médecin. Ce qu'apprend son étude n'est pas le naturisme imagé d'Hippocrate, mais c'en est un des éléments et, à ce titre, elle complète en précisant par l'expérience ce que l'Hippocratisme a de si général et de si élevé.

Ainsi donc, après deux mille ans d'observation, d'expériences et de controverses, le naturisme reste encore debout, non dans son dogme primitif avec sa théorie humorale de la fluxion de la coction et des crises, mais dans le fait clinique si vrai de la nature médicatrice. Le médecin n'est qu'un instrument de guérison; c'est la nature qui guérit, et souvent elle se passe de l'instrument. Qu'a-t-elle de mieux à faire quand l'instrument n'est pas bon?

LIVRE QUATRIÈME

DU DOGMATISME

Quelques historiens, et à leur suite beaucoup de médecins, parlent sans cesse du *Dogmatisme* d'Hippocrate comme si ce médecin avait formulé les éléments d'une méthode philosophique de ce nom. Ce n'est là qu'une appréciation mal fondée, susceptible d'induire en erreur ceux qui étudient pour la première fois les différentes doctrines médicales qui se sont partagé l'empire de la science. Hippocrate n'est pas un doctrinaire. Il n'a jamais eu la prétention de créer une philosophie médicale. Observateur et philosophe, sa médecine permet de reconnaître ses tendances doctrinales, mais dans le jugement à porter sur elle, l'appréciation appartient toute entière à celui qui la formule, et c'est de sa part une interprétation des pensées de l'auteur plutôt qu'un exposé textuel de ses doctrines. J'ai trouvé, dans ses œuvres, les preuves d'un naturisme évident et il m'a semblé que cette idée philosophique primait toutes les autres, notamment celle de l'humorisme qui s'y rattache. mais c'est une opinion personnelle qu'on peut ne point partager D'autres pourront juger différemment, et, par certains textes, mettre sous le patronage d'Hippocrate l'empirisme ou le solidisme, mais ce sera au lecteur d'apprécier la validité de leurs preuves, et de voir si elles sont suffisantes pour entraîner la conviction. Ainsi a procédé le dogmatisme qui se personnifie dans Hippocrate, par une interprétation toute personnelle de Thessalus, son véritable auteur ; mais il reste à savoir si cette appréciation est juste et si elle est meilleure que celle qui cherche dans le naturisme le fond de la doctrine Hippocratique.

Le Dogmatisme et l'Empirisme sont les deux premières sectes médicales. Thessalus et Dracon, fils d'Hippocrate, suivis par Polybe, son gendre, peuvent en être considérés comme les fondateurs. Il a été aussi appelé dogmatisme Hippocratique parce qu'il prétendait suivre entièrement les principes d'Hippocrate. Rien n'est moins vrai, car il a introduit en médecine la plus grande partie de la philosophie de Platon et, ainsi que l'a fait remarquer Sprengel, il se détourna de l'observation pour s'abandonner à la dialectique et aux spéculations les plus frivoles. L'école dogmatique, dit cet historien, négligeant pour de stériles subtilités les vérités éternelles de la nature enseignées par Hippocrate, enfin elle oublia les préceptes trop simples des médecins de Cos pour élever de vagues hypothèses » (tom. I, p. 335).

Son but a été d'établir que la médecine d'Hippocrate était fondée sur l'observation, et sur le raisonnement. Elle voulait ainsi combattre les affirmations de l'école empirique qui déclarait ne vouloir s'en tenir qu'à l'observation. Ainsi que cela résulte des écrits de Celse et de Galien que je citerai plus loin, ce fut une lutte de méthode et d'école plutôt qu'une opposition de doctrine. Le naturisme et l'humorisme sont des doctrines médicales, mais le dogmatisme et l'empirisme n'en sont pas et ne sont que des méthodes à l'usage de ceux qui cherchent une vérité doctrinale.

On ne peut guère juger les principes de l'école dogmatique que d'après Celse et Galien, car les ouvrages des fondateurs du dogmatisme sont presque tous perdus et il n'en reste que des fragments. De Thessalus, nous avons d'après Galien, dans la collection hippocratique, le livre des *maladies*, le second, cinquième, sixième et septième livre des *épidémies* et peut-être le second livre *des prorrhétiques* que l'on attribue aussi à Dracon (1).

A Polybe on rapporte une partie du livre de la *nature de l'homme* et du livre *sur la nature* de *l'enfant*, ceux du *Régime salubre; des affections* et *de l'accouchement au bout de huit mois*.

Si l'on en croit l'appréciation d'ailleurs très bien faite de Sprengel, le dogmatisme aurait été la conséquence du scepticisme philosophique de la Grèce à l'égard des objets qui frappent les sens et le résultat de la cosmogonie et de la physique de Platon, toutes peuplées d'êtres imaginaires agissant sur la matière du monde. Comme le platonicisme, son modèle, il s'occupait de la recherche des causes finales, plutôt que des causes agissantes qu'il déclarait être le plus souvent inaccessibles à notre esprit, et la cause de chaque chose est le meilleur but, et la cause de toutes les choses est le plus grand bien ». Mais, entraîné dans cette direction plus loin qu'il ne faut, il tomba aisément dans la recherche des causes occultes et hypothétiques, ce qui l'éloigna de l'observation qui fut surtout le principe d'Hippocrate et ce qui le mit en opposition avec les Empiriques. — Ainsi l'auteur du livre *de l'art* introduit dans la collection Hippocratique dit positivement : « ce que les

(1) Sprengel, I, p. 336.

yeux n'aperçoivent pas peut être entrevu par le raisonnement. (*De arte*, p. 11.)

Au milieu de toutes les erreurs anatomiques du temps, aggravées par l'esprit d'hypothèse, le dogmatisme admettait, avec Hippocrate et Platon, la théorie des éléments et voyait la cause des maladies dans leur changement de proportion. « Le défaut de proportion entre les éléments physiques du corps est la cause prochaine de toutes les maladies. Comme la moelle, les os, les muscles, les ligaments, le sang et toutes les humeurs qui en tirent leur origine, sont formés de ces éléments, le défaut de proportion de ces derniers détermine dans les humeurs une altération qui produit la différence entre les maladies » (Timée, p. 11 ; et Sprengel, t. I, p. 350). Vient ensuite une exposition hypothétique du rôle de la bile, de l'atrabile, de l'esprit ou air, du phlegme et du feu dans les altération des organes et des humeurs qui n'a plus aujourd'hui qu'un médiocre interêt et qu'il me paraît inutile de reproduire.

Toutes ces idées, qui furent aussi celles d'Hippocrate, devinrent celles de ses disciples et des écrivains postérieurs qui, en les exagérant, fondèrent l'école dogmatique. C'était toujours le naturisme et l'humorisme dont j'ai parlé, mais il s'y mêlait de tels abus de raisonnement et d'hypothèses sur le rôle pathogénique des éléments et des humeurs que les esprits durent protester au nom de l'expérience et de l'observation.

Pour cette école, l'âme, matière subtile éthérée ou ignée, était le résultat du mélange de deux éléments, le feu et l'eau, et se répandait à tous les organes, formant la raison, l'intelligence et le jugement, présidant à l'accroissement et au déclin du corps, aux altérations qui s'y produisent, au mouvement, au sommeil et à la veille, dirigeant tout pour le maintien de l'ensemble..... « S'aperçoit-elle d'un mal quelconque, elle songe à le guérir ; mais elle y réfléchit afin de ne rien devoir à la témérité plutôt qu'à la prudence et elle aime mieux temporiser que de recourir à la force. » (*De arte*, p. 11.)

C'est évidemment là le germe des doctrines ultérieures de Van Helmont, de Stahl, de Barthez et de tous ceux qui ont fait d'un *archée*, d'une *âme immatérielle*, d'une *âme végétative*, d'un *principe vital* ou des *forces médicatrices*. la base de leur pathogénie. En cela, ils se rattachent de très-près aux traditions hippocratiques et ce n'est pas sans raison qu'on les considère comme appartenant à l'ancienne école dogmatique.

Dans l'étude des sens, ce sont encore des hypothèses tirées de l'action des éléments et de leurs qualités de sécheresse ou d'humidité. L'audition résulte de la percussion des parties osseuses et membraneuses desséchées de l'oreille plutôt que du cerveau qui est humide et incapable de transmettre le son (1). L'olfaction dépend de la sécheresse des membranes du nez, car elle est abolie dans le rhume de cerveau lorsque l'écoulement de cet organe rend ces membranes humides (2), etc.

Leur pathologie résultait principalement de la déviation des quatre humeurs qui, de leur source principale, étaient attirées par les organes, ou de leurs altérations salines, acides ou amères, qui commencèrent dès lors à figurer dans l'étiologie, ce qui entraînait les fluxions suivies de coction et de crises.

Ils accordaient une grande importance à certains nombres, particulièrement au nombre sept et ses multiples, soit pour la détermination des jours critiques, soit pour le développement du fœtus de sept mois, soit pour le changement périodique de la vie ; — à l'influence de la lune et des étoiles ; — et à la qualité chaude, sèche, humide et froide des éléments essentiellement variables selon les saisons.

En thérapeutique, ils poursuivaient leur même série d'hypothèses, cherchant à sécher par des absorbants ce qui provenait de l'humide ; à refroidir par les rafraîchissants les maladies dues à un excès de chaud ; à échauffer par les stimulants les affections froides de la pituite ou phlegme, et à délayer ce qui résultait du sec. — La médecine était surtout « l'art de retrancher et d'ajouter » (De affection. p. 164) et l'on poursuivait les humeurs en expulsant ou en attirant selon les cas le sang, le phlegme, la bile ou l'atrabile, soit au voisinage du mal soit dans un lieu plus éloigné. De là ces querelles sur la *révulsion* et sur la *dérivation* dont Galien nous a transmis les phases avec toutes les subtilités de la dispute.

Malgré l'ingéniosité de ces théories, il est facile de voir combien elles étaient peu conformes au véritable esprit d'observation, et combien, même au temps de leur splendeur, elles devaient froisser les esprits amoureux du vrai. Si l'on ajoute à cela les exagérations des disciples enthousiastes qui ajoutaient encore par leurs faux raisonnements de nouvelles hypothèses aux assertions déjà fort incertaines de leurs maîtres on comprendra que l'auteur du traité *de la loi* ait pu dire que : « l'art de guérir devint le partage de discoureurs éternels, dont la jactance et les raisonnements futiles le firent tomber dans le mépris. » (*Lex*, p. 40.)

Sans insister davantage sur les hypothèses de l'école dogmatique

(1) *De princip.*, p. 121.
(2) Ibid.

inspirée d'Hippocrate et de Platon dont les doctrines spiritualistes se combinaient aux théories médicales, je vais montrer les tendances contraires, d'une école dogmatique rivale dont Zénon d'Élée fut le promoteur.

Environ trois cents ans avant Jésus-Christ la pathologie subit une modification particulière de la part du stoïcisme. « Le but des stoïciens, dit Sprengel (tome 1, p. 375), était d'étudier la nature et d'en approfondir les mystères. Celui qui veut mettre la philosophie en pratique, c'est-à dire vivre d'une manière conforme à la nature, doit se séparer du reste du monde et renoncer à toute sorte d'administration, et s'efforcer de connaître le rapport qui existe entre la nature de l'homme et celle de l'univers. »

« Le matérialisme dont l'école éléatique avait déjà jeté les fondements formait la base de leur doctrine. Tout ce qui existe est par cette seule raison matière; et les causes elles-mêmes sont toutes matérielles...... La cause première ou la divinité, était considérée comme un être matériel.... C'était le feu éternel qui avait donné la forme à la matière primitive et qui avait établi l'ordre dans le chaos.... La substance matérielle de la divinité pénètre tout l'univers, et c'est l'être pensant que nous appelons *nature;* elle agit d'après des lois immuables et on la nomme aussi le *destin.* »

« Cette force qui agit toujours d'une façon régulière, est la cause de tous les changements qui surviennent dans les corps et de toutes les opérations intellectuelles...... »

« Le corps animal n'était dans leur opinion que le résultat de forces purement mécaniques qui se bornent à développer un germe existant de toute éternité. Ce développement s'opérait au moyen d'un esprit contenu dans la liqueur séminale..... Comme la nature qui pénètre tout, ou l'âme divine du monde, n'est autre chose que le feu le plus pur, de même aussi l'âme de l'homme est de nature ignée ou aérienne.... C'est un esprit né en même temps que nous, qui se répand dans toutes les parties de notre corps pendant la durée de l'existence.... »

« Les tempéraments résultaient des différentes émanations qui constituent l'essence de l'âme. D'abondantes vapeurs ignées prédisposent à la colère; la prédominance des vapeurs aqueuses produit la pusillanimité. »

« Comme ils avaient sans cesse recours au πνευμα, à l'esprit, pour expliquer les phénomènes de la nature ainsi que le faisaient les dogmatiques, on les nomma pour cette raison des *pneumatiques* » et c'est cette philosophie qui a été le point de départ du *pneumatisme médical.*

Le Dogmatisme tirait donc son principe de l'application du raisonnement à l'étude des causes premières ou déterminantes des phénomènes physiologiques et pathologiques pour en donner la théorie, et pour en tirer des indications relatives au traitement des maladies. C'est l'observation raisonnée dans ce qu'elle a de plus difficile, car si les esprits sages savent s'arrêter à temps lorsque, dans la succession des phénomènes, le fait primordial reste obscur, les esprits aventureux se contentent de rapprochements hypothétiques, et s'éloignent totalement de l'observation pour se livrer à des divagations qui n'ont plus rien de scientifique. Peu à peu les droits de l'observation sont méconnus et les écarts de la raison deviennent si considérables que la science obligée de combattre pour l'expérience est contrainte de se jeter dans l'empirisme. C'est ce qui est arrivé à l'école dogmatique ou rationnelle.

On en trouvera la preuve dans le jugement, d'ailleurs très-bienveillant, porté sur elle par Celse (*Des Etangs*, lib. I, p. 2) :

« Les partisans de la médecine rationnelle (1) posent en principe que le médecin doit connaître les causes occultes et prochaines, puis les causes apparentes des maladies ; connaître ensuite les actions naturelles et en dernier lieu la composition des organes internes. Ils appellent *causes occultes* celles qui conduisent à rechercher quels sont les principes de ces corps, et ce qui constitue la bonne et la mauvaise santé ; car il leur paraît impossible d'assigner un traitement convenable à des maladies dont on ignore la source.

On ne saurait non plus mettre en doute que le traitement changera, selon que la maladie reconnaîtra pour cause, ainsi que l'ont voulu certains philosophes, l'excès ou le défaut des quatre éléments. Il sera différent, si l'on place le principe morbide dans l'humide avec Hérophile, ou dans le *pneuma*, avec Hippocrate ; différent si, comme le dit Erasistrate, le sang en s'épanchant dans les veines destinées à recevoir les esprits, excite l'inflammation que les Grecs nomment φλεγμονὴ, et si cette inflammation soulève un mouvement qui n'est autre que la fièvre : il ne sera plus le même enfin, si, selon l'opinion d'Asclépiade, les atomes en circulation s'arrêtent dans les pores imperceptibles du corps et en déterminent l'obstruction. Celui-là donc guérira plus sûrement qui ne se sera pas mépris sur la cause première de la maladie. La nécessité de l'expérience est aussi reconnue par les dogmatiques ; seulement, disent-ils, on ne peut y arriver sans le secours du raisonnement. Et, en effet, les

(1) Traduction du mot *rationalis* employé pour donné idée du mot grec δόγμα.

anciens médecins n'ordonnaient pas aux malades la première chose venue; mais après avoir mûrement pesé ce qui convenait le mieux à leur état, ils mettaient à l'épreuve les moyens auxquels leurs conjectures les avaient conduits.

Que ces moyens aujourd'hui soient pour la plupart consacrés par l'usage, cela n'importe guère, si le raisonnement en a précédé l'application; et c'est aussi ce qui a lieu dans un grand nombre de cas. D'ailleurs il se présente souvent des maladies nouvelles sur lesquelles l'expérience n'a rien pu prononcer encore, et dont il faut pourtant rechercher l'origine, attendu que sans cela personne au monde ne pourrait trouver la raison qui doit faire préférer tel remède à tel autre. C'est d'après de semblables considérations qu'ils s'appliquent à pénétrer les causes enveloppées d'obscurité.

Dans les causes qu'ils appellent *évidentes* ils veulent savoir si c'est à l'influence de la chaleur ou du froid, de l'abstinence ou de l'excès alimentaire, ou de toute autre circonstance analogue qu'il faut rapporter l'invasion de la maladie; car si l'on a pu remonter à la source du mal, ils pensent qu'il sera facile d'en prévenir les suites.

Sous le nom d'*actions naturelles du corps*, ils désignent les phénomènes de la respiration, de la déglutition, de la digestion et de la nutrition. Ils voudraient connaître encore par quelle raison le pouls des artères s'élève et se déprime alternativement, et quelle autre raison produit le sommeil et la veille. Dans l'ignorance de ces causes, ils estiment que personne n'a le pouvoir de prévenir ou de guérir les maladies qu'elles ont fait naître. Comme parmi ces fonctions la digestion paraît jouer le principal rôle, ils s'y attachent particulièrement; et les uns prenant pour guide Erasistrate, croient qu'elle a lieu par trituration; d'autres enfin, sectateurs d'Hippocrate, l'expliquent par la coction. Mais surviennent les élèves d'Asclépiade, qui déclarent ces idées vaines et dépourvues de fondement; la matière n'est pas soumise à la coction; elle passe à l'état de crudité et telle qu'on l'a prise dans tout le corps de l'homme. Ils sont donc peu d'accord sur ce point, mais ils conviennent que le régime alimentaire doit varier suivant l'hypothèse admise sur la digestion; si les aliments sont broyés dans l'estomac, on devra choisir ceux qui cèdent le plus facilement à la trituration; et s'ils se putréfient, ceux qui arrivent le plus vite à la putréfaction; s'il y a coction des aliments par chaleur interne, c'est à ceux qui en développent le plus qu'il faudra s'arrêter; mais il n'y a pas à s'occuper de ce dernier choix si la digestion ne se fait pas ainsi, il faudra prescrire alors les substances qui résistent le mieux à toute altération. Par la même raison, lorsqu'on observe de l'embarras dans la respiration, de l'assoupissement ou de l'insomnie, il sera possible d'indiquer le remède si d'avance on a pu pénétrer les conditions intimes de ces divers états. De plus, la douleur et des maladies d'espèce différente pouvant envahir nos organes intérieurs, ils ne voient aucun moyen, si l'on n'en connaît pas la structure, de les ramener à leur intégrité. Il y a donc nécessité de se livrer à l'ouverture des cadavres pour scruter les viscères et les entrailles; et même Hérophile et Erasistrate ont bien mieux fait, en ouvrant tout vivant les criminels que les rois leur abandonnaient au sortir des cachots (1) afin de saisir sur le vif ce que la nature leur tenait caché, et d'arriver à connaître la situation des organes, leur couleur, leur forme, leur grandeur, leurs dispositions, leur degré de consistance ou de mollesse, l'état poli de leur surface, leurs rapports, leurs saillies et leurs dépressions, de voir enfin quelles sont les parties qui s'insèrent aux autres, ou qui au contraire les reçoivent au milieu d'elles. En effet, quand survient une douleur interne, peut-on en désigner exactement le siége, si l'on ignore la position des viscères et des parties intérieurement situées? et comment traiter un organe malade dont on ne se fait pas même une idée? qu'une blessure, par exemple, mette à nu les viscères, celui qui ne connaît pas la coloration naturelle de chaque partie ne saura pas distinguer l'état d'intégrité de l'état d'altération, et ne pourra dès lors porter remède à la lésion. L'application des médicaments externes devient aussi plus efficace, lorsque le siége, la forme et la grandeur des organes internes sont bien déterminés. Toutes ces considérations s'appliquent également aux choses énoncées plus haut. Il n'y a donc pas de cruauté, comme on l'a prétendu, à chercher dans le supplice d'un petit nombre de criminels, les moyens de conserver d'âge en âge des générations innocentes. » (Celse, lib. I, page 2.)

Cette appréciation fait parfaitement connaître ce que fut le dogmatisme, et je la préfère de beaucoup à celle que Galien a écrite dans un chapitre intitulé « *Des sectes aux Etudiants.* » Elle est plus complète et donne une meilleure idée de la méthode. Toutefois, Galien n'est pas moins intéressant à lire et, s'il est moins explicite, il n'est pas moins favorable et on voit qu'il approuve en grande partie les procédés du Dogmatisme qu'il oppose à l'Empirisme. C'est dans ce contraste que ressortent ses préférences.

« La secte raisonnante ou Dogmatique étudie la nature du corps, et l'influence des milieux qui l'entourent, comme l'air, l'eau, les localités, l'alimentation, les habitudes, le genre de vie, la vertu des

(1) Cela n'est pas démontré.

remèdes de façon à déduire par le raisonnement le moyen de traitement à proposer contre les effets d'une cause connue. » Il cite comme exemple le cas d'une partie qui gonfle, devient dure et douloureuse et contre lequel on emploie les réfrigérants et les topiques astringents qui arrêtent les fluxions, puis les échauffants et les relâchants qui évacuent le liquide accumulé. Voilà l'indication qui résulte de la diathèse, mais en dehors d'elle il y a les indications tirées de l'âge, de l'idiosyncrasie ou de la force des malades; de la saison, des habitudes, du genre de vie et des localités, et qui ne sont pas moins utiles à la thérapeutique.

Il cite également le cas d'un individu atteint de fièvre avec courbature, turgescence ou plénitude des vaisseaux qui décèle la présence d'un sang trop échauffé et chez lequel l'indication d'évacuer est manifeste, car les maladies se guérissent par les contraires. Alors, en évacuant, il faut tenir compte de l'âge, de la force du malade ainsi que de la saison et du pays où l'on pratique, car dans la force de l'âge, au printemps et dans un pays tempéré, on ne fera pas de faute si l'on fait la saignée, tandis qu'en plein été ou dans un grand hiver, dans ces pays très-froids ou très-chauds, enfin chez un sujet débile, il serait fâcheux d'ouvrir la veine.

Bien que l'Empirique suive la même méthode, il y arrive par d'autres voies et l'expérience de ce qui est bon ou mauvais selon l'âge, la force, les climats, les saisons, etc., lui suffit sans avoir recours au raisonnement, à la recherche d'une causalité hypothétique. Ainsi, après la morsure d'un chien enragé, qui présente les caractères de toute morsure inoffensive, le dogmatique qui déclare la plaie venimeuse l'empêche de se fermer ou par des remèdes chauds et âcres prétend en dessécher le venin que nous appelons maintenant un virus. — L'Empirique fait de même, seulement dans sa détermination au lieu d'invoquer la nature empoisonnée de la plaie, il se contente de prendre pour guide le souvenir de ce que l'expérience a démontré être utile. C'est là une querelle de méthode et pas autre chose. Quand les Dogmatistes reprochent à l'expérience d'être trompeuse et incomplète par les choses que l'on ignore en observant, ils ont raison, mais à leur tour les Empiriques soutiennent que tous les raisonnements ne sont que probables, et qu'il n'y a de certitude que l'expérience.

Ce qu'il faut condamner c'est l'abus de la méthode et non pas la méthode elle-même comme je le montrerai dans tout le cours de cette exposition des doctrines médicales, c'est l'expérience qui est le dernier terme de toute conception médicale et de toute vérité philosophique. Celui qui raisonne bien ne fait que déduire ses principes de l'observation et de l'expérience, et cette raison-là se trouve toujours d'accord avec l'Empirisme. Ainsi la cautérisation après la morsure des chiens enragés. Quant aux expériences des sots, elles ont beau être l'expérience, il y manque tant de conditions essentielles d'observations et tant de choses restées inaperçues que leurs déductions sont autant d'erreurs. La science est encombrée d'expériences, mais les vérités expérimentales du jour qui ont remplacé des vérités expérimentales de la veille, ne sont souvent plus le lendemain que des erreurs à remplacer par des vérités expérimentales nouvelles. — Cessons donc de faire la guerre à la raison parce qu'elle est la raison. Ses abus seuls sont blâmables autant que les abus de l'Empirisme, et les bons raisonnements auront toujours leur prix.

Au Dogmatisme de l'école d'Hippocrate qui a servi de prétexte à l'empirisme naissant, et qui ne représente aucune idée médicale, je préfère la qualification tirée du principe général de sa doctrine médicale. Son Naturisme la caractérise mieux comme philosophie médicale que la méthode dont elle s'est servi et, en prenant ce point de départ, on peut plus aisément suivre les transformations subies par ce principe dans le cours des siècles. Ainsi ferai-je tant que cela sera possible pour les autres doctrines telles que l'humorisme, le solidisme, l'iatro-mécanisme et la chimiatrie, mais quand le système ne pourra être exposé d'après une base physiologique et ne sera qu'une méthode comme l'empirisme, l'anatomisme ou l'éclectisme, alors je garderai la dénomination généralement acceptée.

Le Dogmatisme médical que l'on retrouve ainsi comme méthode dans Galien, et dans toute la période du moyen âge et de la renaissance, jusqu'au triomphe définitif du principe d'observation de la science moderne, ne m'occupera donc plus comme doctrine. Tous ceux qui, à Paris et surtout à Montpellier, ont suivi les traditions hippocratiques se sont glorifiés de leur Dogmatisme, croyant ainsi marcher dans les voies de l'hippocratisme. Ils n'ont pas assez vu que le Dogmatisme de l'un n'est pas le dogmatisme de l'autre, et que le raisonnement en médecine n'est pas une école. Ce n'est pas parce qu'on raisonne les observations médicales qu'on relève d'Hippocrate, car tous les médecins se flattent de raisonner ce qu'ils font; c'est en adoptant ses principes de naturisme dans l'évolution et dans le traitement des maladies. Je crois donc qu'il est philosophiquement plus vrai de considérer la doctrine hippocratique dans son principe que dans sa méthode, que la polémique du temps a qualifié du nom de Dogmatique. Maintenant ce mot n'a plus de raison d'être puisque l'empirisme moderne, répudiant les procédés de l'empirisme ancien, s'appelle l'empirisme raisonné (1). Toutes les doctrines médicales modernes procèdent de l'induction et du raisonnement, et si l'on persistait dans cette appréciation qui nous reporterait aux temps de Celse et de Galien, il faudrait à côté du dogmatisme des naturistes admettre le dogmatisme empirique, ce qui nous conduirait à une déplorable confusion de langage.

(1) Voyez *Empirisme*.

LIVRE CINQUIÈME

DE L'EMPIRISME

> J'ai pour principe de toujours me défier de l'expérience des esprits faux.
>
> (BROUSSAIS.)

SOMMAIRE : De l'Empirisme. — Il faut séparer l'Empirisme ancien de l'Empirisme moderne. — L'Empirisme ancien fondé par Acron d'Agrigente et Philinus de Cos. — Il a pour base le Pyrrhonisme. — Sérapion d'Alexandrie, — Xeuxis, — Héraclite de Tarente, — Zopyrus, — Théodos, — Cassius Felix. — Méthode empirique, 1° l'observation, 2° l'histoire, 3° l'analogisme, 4° l'épilogisme. — Concours et théorèmes. — Appréciation de l'Empirisme ancien. — Les Empiriques d'après Celse. — Les Empiriques d'après Galien. — Découverte empirique de la saignée, de l'iridectomie, des lavements, de la thoracentèse, de l'action antipyrétique de l'eau froide. — Des anciens Empiriques, — Héraclite, — Scribonius Largus, — Dioscoride. — Transformations de l'Empirisme. — De l'Empirisme moderne, — Bâcon, — Werlhoff, Lieutaud, Zimmermann. — — Du Positivisme : A. Comte. — Découvertes nosographiques et thérapeutiques inspirées de l'Empirisme. — Variole; Rougeole; Suette; Coqueluche; Scorbut; Syphilis. — De la vaccine. — Du quinquina. — De l'inoculation de la variole. — De l'antimoine. — Du mercure. — Du gaiac. — Du sassafras — De la squine, de la digitale, du tabac. — Du chloroforme, etc.

Il ne faut pas confondre l'Expérience avec l'empirisme. L'une est la source de toutes nos connaissances et de tous nos progrès, tandis que l'autre, au contraire, est, comme doctrine, l'une des plus fortes entraves que l'esprit de système ait apportées au développement du génie humain.

L'*Empirisme* est la doctrine philosophique imaginée par les anciens en haine de la raison.

L'*expérience* est le procédé que la raison emploie pour l'acquisition des faits indispensables au développement de l'Esprit.

A son origine, dans la médecine ancienne, l'Empirisme ne fut qu'une doctrine de guerre promulguée contre les droits de la raison aussi bien que contre ses abus. C'est en son nom qu'on a dit : «..... Si la « raison confirme l'expérience, elle est inutile, et si elle la contredit « elle est dangereuse, par conséquent il faut s'en tenir à l'expé-

« rience » — Depuis lors l'Empirisme s'est modifié et transformé en appelant la raison à son aide pour s'allier avec elle de façon à perdre son caractère systématique et à rentrer dans le rationalisme.

Il importe donc de séparer l'Empirisme antique de l'Empirisme moderne, car le jugement à porter sur l'un n'est plus applicable à l'autre.

CHAPITRE PREMIER

EMPIRISME ANCIEN

L'Empirisme en médecine a précédé la science. Aussi ancien que l'humanité, il n'a perdu ses prérogatives que par le fait même des progrès de la civilisation et de la culture des esprits. A mesure que se développait la philosophie, l'Empirisme dépérissait, et on voyait diminuer de jour en jour les sectateurs de cette méthode scientifique. Ce qui était bon au début de la science ne pouvait lui convenir à l'époque de sa virilité, et si l'Empirisme a vécu c'est parce qu'il est venu s'associer au *Rationalisme* sans lequel il n'y a pas de science véritable. Toujours mal famée, cette doctrine n'a que de rares représentants célèbres dans notre histoire. Le plus ancien de ceux qui soient connus vivait peu avant l'apparition d'Hippocrate au XXXVIe siècle. (Eloy, dict. Hist. de la méd.) C'est *Acron* ou *Agron*, d'Agrigente en Sicile, connu à Athènes où il donnait des leçons de philosophie en même temps qu'*Empédocle*, son concitoyen, c'est le plus ancien de ceux qui aient soutenu l'inutilité du raisonnement dans la médecine et qui ait déclaré qu'on devait s'en tenir uniquement à l'expérience. Pline en a fait pour ce motif le fondateur de la secte Empirique (XXIX, Hist. natur.) qui cependant n'a été vraiment établie comme secte que beaucoup plus tard au XXXVIIIe siècle par suite des efforts de *Philinus* de Cos et de *Sérapion* d'Alexandrie.

Si *Acron* ne s'est jamais donné pour fondateur de la secte Empirique, il était Empirique à la manière des Asclepiades, ce fut lui, dit-on, qui délivra la ville d'Athènes de la peste qui ravagea la Grèce au commencement de la guerre du Peloponnèse, 426 ans avant Jésus-Christ. Comme il savait que les Egyptiens avaient la coutume d'allumer des feux dans les rues, et sur les places publiques pour purifier l'air, il employa le même expédient, et vint ainsi à bout, dit-on, d'éloigner la maladie. Ce médecin, si l'on en croit *Suidas*, a publié en langue Dorique un traité de médecine et un livre sur les aliments les plus convenables à l'état de santé.

Hippocrate est le premier qui, dans notre antiquité médicale, ait donné l'exemple de la plus heureuse association de l'expérience et de la raison. Ses doctrines, également éloignées de l'hypothèse et de la théorie, ont échappé à la destruction générale de tout ce qui n'est pas vrai. Elles sont restées vivaces et ce n'est que justice. Pendant les siècles qui ont suivi sa mort, et jusqu'à la fin de l'école d'Alexandrie, leur règne s'est poursuivi presque sans partage. C'est le *Dogmatisme* qu'on ferait mieux d'appeler *Naturisme* et qui, avec des vicissitudes diverses, s'est prolongé jusqu'au XVIe siècle après avoir été fortifié par les témoignages et les travaux de Galien.

Cependant, s'il y eut en faveur de ces doctrines un assentiment presque général, qu'on pourrait dire presque universel, il s'éleva des voix contradictoires pour blamer cette direction de la science et combattre ce qu'on appelait à tort les prétentions de l'hypothèse. Quelques hommes, plus résolus que bien inspirés, entreprirent contre les applications de la raison à la science sous le nom d'*Empirisme*, une campagne qui n'aurait dû être faite que contre les abus du raisonnement en médecine (1). Ils ne virent pas que, pour détruire un mal, ils en produisaient un autre. Ils se firent les champions de l'observation, dont personne n'a prétendu nier l'importance et ils la proclamèrent la seule source du progrès en repoussant toute intervention de la raison. Ennemis déclarés de toute hypothèse, ils ne virent pas qu'elle est souvent pour l'homme un moyen d'arriver à la vérité en inspirant ses recherches, et en le dirigeant dans une voie particulière, car celui qui ne cherche rien ne trouve rien. Or, avant d'avoir trouvé ce qu'on cherche on est guidé par une hypothèse.

Après la fondation de l'école d'Alexandrie (310 ans avant J.-C.) par Hérophile qui déjà avait rejeté toute explication théorique de l'action des médicaments, *Philinus*, de Cos, son disciple, généralisa cette manière de faire et l'appliqua à toutes les branches de la médecine. Rejetant toute théorie, il déclara que le seul guide à suivre dans l'étude de la médecine, c'était l'*Expérience*. A l'exemple des sceptiques il soutint qu'il fallait douter de la puissance de la raison et ne s'en rapporter qu'au témoignage des sens. Pour lui, le raisonnement ne servait à rien en médecine, et il fallait s'attacher uniquement à l'expérience, car toutes les théories hippocratiques sur les éléments et les qualités élémentaires, sur les humeurs cardinales, sur les crises et les jours critiques, sur les causes occultes ou prochaines et sur l'essence des maladies n'avaient rien de réel et devaient être considérées comme des hypothèses. Il considérait même comme inutile

(1) Eloy. *Secte Empirique*, t. II, p. 140.

le fameux axiome thérapeutique d'Hippocrate : *Les maladies guérissent par leurs contraires*, et il prétendait qu'il fallait avoir seulement égard aux effets des remèdes connus sans chercher à raisonner sur leur mode d'action, et sans s'inquiéter dans leur administration, ni de la nature, ni de la cause prochaine des maladies. De la sorte, il constitua une doctrine médicale qui se répandit très-rapidement et qui eut un très-grand succès.

Pour lui, le raisonnement devait être banni de la science. C'est ainsi qu'il devint le chef d'une secte importante qu'on peut considérer comme la seconde école *Empirique*. C'était l'exhumation d'un principe de l'expérience philosophique grecque devant lequel tout devait disparaître. Au reste Philinus ne s'attribuait pas le mérite de l'invention qu'il disait même appartenir à *Hippocrate*, abritant ainsi très-habilement, sous ce nom respecté, un absolutisme de méthode qui ne s'y trouve guère. Hippocrate en effet est un *naturiste* ayant su allier les droits réciproques de la raison et de l'observation, mais ne sacrifiant pas l'une à l'autre. Ennemi de l'hypothèse et des théories que l'observation ne peut justifier, il n'a jamais inspiré la raison au profit de l'expérience, et il n'a jamais considéré l'observation comme la seule et unique condition du progrès de la science. En médecine, ces prétentions exclusives et systématiques appartiennent à Philinus et nullement à Hippocrate. Elles ne sont qu'un développement du pyrrhonisme grec.

L'empirisme en tant que système est aussi ancien que les connaissances humaines, et l'Empirisme ancien est, d'après la remarque de M. Andral, l'origine de tous les Empirismes modernes, comme le dogmatisme ancien est le principe des différents dogmatismes qui ont paru depuis.

Il y a une telle alliance entre la philosophie et la médecine que toutes les sectes médicales, à leur naissance, ont trouvé leur raison d'être dans les idées philosophiques du temps. Comme les autres l'empirisme n'a pu échapper à cette loi et on en retrouve le principe dans les doctrines de la philosophie ancienne.

Peu après *Aristote*, *Pyrrhon*, témoin de tous les excès produits par l'application du raisonnement aux choses de la science et aux phénomènes de l'univers, voulut ramener l'esprit humain dans les voies régulières de l'observation. Il proclama ce principe qu'il ne fallait croire qu'à ce qui paraissait évident pour les sens : *aux phénomènes*, le reste n'était que pure hypothèse. Il ne savait pas si la matière existe et, sans la nier, il ne l'affirmait pas, ce qui a fait dire aux philosophes de son temps, voués aux entraînements de l'hypothèse, qu'il doutait de tout. Le *Pyrrhonisme* est devenu ainsi synonyme de doute universel, ce qui est un peu vrai, puisqu'il doutait de la matière au sein de laquelle se produisent les phénomènes visibles et tangibles.

Il n'acceptait d'autre réalité que celle du témoignage des sens, ou des phénomènes constatés par l'observation, mais, au delà, il doutait de tout. Il ne voulait pas qu'on recherchât l'essence des choses, et il soutenait qu'il ne fallait qu'observer les phénomènes sans en rechercher la nature. Ce sont là, comme on le voit, les bases de la philosophie expérimentale pure, doutant de tout ce qui n'est pas démontré par les sens.

Il ajoutait : « *Comme naissent et tombent les feuilles des arbres, ainsi les opinions des mortels et non leurs observations.* »

Ce sont les principes philosophiques de *Pyrrhon* qui ont inspiré les fondateurs de l'école Empirique en médecine. La similitude est complète. Philinus ne voulait pas qu'on étudiât autre chose que ce qui paraît être et ce qui peut être constaté par l'observation. Pour être conséquent, il déclarait que, dans les maladies, on ne devait s'occuper que de leurs phénomènes et non de leur nature, erreur profonde, qui est encore celle de tous les empiriques actuels.

En effet, la physique moderne qui a pour but d'étudier les phénomènes naturels et leurs lois, remonte à leurs causes, et admet des forces qu'elle ne voit pas, qu'elle ne touche pas et qu'elle ne sent pas davantage.

Le médecin voit du pus, mais il n'en sait pas la nature virulente, il voit des tumeurs formées d'épithélium, de tissu fibro-plastique, de cartilage, etc., et il ne sait si elles sont de nature maligne ou bénigne, etc., car la forme, la couleur et l'aspect d'un produit morbide ne caractérisent pas toujours sa nature. Si le témoignage des sens est nécessaire au progrès de la médecine et des sciences, la recherche des causes et de la nature des phénomènes n'est pas moins indispensable à leur grandeur. C'est dans ce sens que *Platon* a défini la science : « *Une notion de l'invisible.* »

Conséquents à leurs principes, les disciples de *Philinus* avaient adopté, pour la définition des maladies, le principe d'une simple énumération des phénomènes sans jamais en indiquer la cause ou la nature qui, échappant à l'observation directe, est entièrement du domaine de la raison.

Après *Philinus* de Cos, vint *Sérapion* d'Alexandrie au XXXVIIIe siècle, qui est considéré à tort comme le véritable fondateur de la secte Empirique. Si l'on en croit *Galien*, il maltraita beaucoup Hippocrate, et dans ses ouvrages se louait à tout propos en méprisant tous les auteurs qui l'avaient précédé.

Il avait également pour principe, qu'en médecine le raisonnement ne sert à rien et que cette science marche uniquement par l'observation et l'expérience.

Tous ses écrits sont perdus, mais on sait par des extraits de son livre sur les médicaments dans quel degré de ridicule l'avait précipité son empirisme. Il conseillait contre l'épilepsie, la cervelle de chameau, les excréments de crocodile, le cœur d'hyène, le sang de tortue et les testicules de sanglier. Voilà où l'on en arrive quand, au nom de l'empirisme qui bannit l'intervention du raisonnement, on est obligé de mettre en usage les pratiques les plus absurdes. Et, ici, nous sommes aux sources de l'empirisme et aux conseils de ses fondateurs.

Il ne faut donc pas s'étonner si, plus tard, nous voyons que c'est au nom de l'expérience qu'on a vanté les *amulettes*, et on peut dire que toutes les pratiques ridicules qui se sont glissées dans la science n'y ont pénétré qu'à l'aide de ces mots : *Cela réussit*, l'expérience l'a démontré. Formules magiques, incantations religieuses, influence divine ou démoniaque, pèlerinages profanes et sacrés, sorcellerie, magnétisme, homéopathie, philtres et charmes curatifs, poudres inertes vantées par l'industrie, remèdes inutiles ou nuisibles, tout cela est préconisé au nom de l'expérience et, l'imagination aidant, l'expérience thérapeutique pourra être favorable à la plus insensée des médications. Qu'on se rappelle ce paysan à qui son médecin ayant ordonné une purgation lui écrivit la formule d'un purgatif en lui disant : *prenez-moi cela*, ce que fit notre homme en avalant le papier dont l'ingestion fut suivie d'évacuations abondantes, et l'on verra qu'en thérapeutie, l'expérience est chose extrêmement difficile. On peut même dire que, sans la raison qui la guide, et qui la dirige, l'expérience en thérapeutique n'est qu'un marche-pied de l'ignorance quand elle n'est pas le masque du charlatanisme.

Après *Sérapion*, vint *Xeuxès* qui a fait un commentaire assez étendu sur Hippocrate.

Héraclite, de Tarente, est un médecin remarquable du XXXIXe siècle qui releva beaucoup l'éclat de la secte empirique. Galien le vante beaucoup pour sa bonne foi et pour sa sincérité, dans la pratique de la médecine. *Cœlius Aurelianus* l'appelle le plus estimable des empiriques.

Inspiré par les doctrines d'*Hippocrate*, de *Dioclès* et de *Praxagoras*, ce fut un sage praticien. Il étudia beaucoup la matière médicale, et les médicaments dont il donna les descriptions et marqua les propriétés d'après l'expérience. C'est à lui qu'on attribue le premier usage de l'*opium* dans l'intention de calmer les douleurs et de procurer le sommeil. Galien l'estimait assez car il le juge en disant : « *Il ne parlait jamais contre la vérité pour défendre les intérêts de sa secte; il ne rapportait que ce qu'il avait expérimenté lui-même, et il possédait la pratique de la médecine aussi bien qu'aucun autre médecin de son temps.* » Tous reconnurent ce principe qu'en médecine « *il faut observer sans jamais raisonner,* » maxime déplorable qu'un esprit distingué a bien de la peine à suivre, et à laquelle la foule des médecins ne peut obéir sans tomber dans les pratiques les plus grossières et les plus ridicules.

Toutefois en proclamant ainsi la nécessité et l'importance de l'observation, Philinus, Sérapion et les Empiriques ne se bornèrent pas seulement à exagérer un principe admis de tous, pratiqué par Hippocrate et ses successeurs, faussé peut-être par des esprits trop enclins à l'hypothèse; ils donnèrent à l'observation et à l'expérience médicales des règles précises, de façon à créer une véritable *méthode scientifique.* Leur formule d'observation restée comme un bon modèle à suivre, se trouve dans les histoires de la médecine, de Leclerc, de Sprengel, de Renouard, et j'en parlerai plus loin.

Zopyrus est un autre empirique qui vivait au XXXIXe siècle. Il pratiquait à la cour des Ptolémées, et était en correspondance avec Mithridate VI au sujet des poisons et des antidotes. On connaît de lui un traité des plantes vénéneuses, et il disait avoir trouvé un antidote général *ambrosia* qui fut essayé avec succès, dit-on, sur plusieurs criminels.

D'après Oribase, Zopyre avait classé les médicaments d'après leur mode d'action; les errhins, les diurétiques, les sudorifiques, les astringents, les suppuratifs, les expectorants, et les galactogènes, etc., fait important pour cette époque et dont s'inspirent encore les classifications thérapeutiques de notre époque.

Theudas ou *Theodas* est cité par Galien comme un des meilleurs écrivains empiriques du deuxième siècle. Son contemporain *Menodotus*, empirique comme lui, est désigné par Galien comme un méchant auteur ayant composé de très-gros livres chargeant d'injures les médecins des autres sectes. Il est l'auteur d'un procédé philosophique pour arriver à la vérité, c'est l'*Epilogisme* ou comparaison.

Lycus, *Eschion*, sont aussi rangés parmi les sectateurs de l'Empirisme. — Tous ces auteurs sont antérieurs à Galien ; mais après lui la plupart des Empiriques se fondent dans son *Dogmatisme.*

Toutefois des Empiriques se montrent encore çà et là professant la doctrine dans son état de pureté. Ainsi *Sextus Empiricus*, mis par

Leclerc au XXXVIIIe ou au XXXIXe siècle, aurait vécu, selon *Freind*, au IIe siècle, sous l'empire d'Antonin le Pieux. M. Andral le place au IIIe. Le surnom qu'il porte lui vient de sa philosophie médicale. Son principal ouvrage avait pour titre : *Mémoires Empiriques*. Il a laissé un ouvrage de philosophie contre les mathématiques et un autre intitulé *Hypotyposes* ou *institutions pyrrhoniennes*, dans lequel il passe en revue toutes les connaissances humaines pour indiquer ce qu'elles ont de certain et d'incertain.

Cassius Félix a été rangé par Dezeimeris au nombre des Empiriques. Peut-être serait-il mieux placé parmi les éclectiques, car il se montre tour à tour Hérophiléen, Erasistratéen, Méthodiste et Empirique. Il vivait au commencement du Ier siècle au temps de Celse. On lui doit une préparation contre la colique dans laquelle entrait du suc épaissi de pavot.

Il a publié des *problèmes naturels et médicaux* en 84 propositions dans lesquelles se trouve quelque chose de fort remarquable pour le temps. C'est l'indication de la paralysie existant dans le côté opposé du cerveau, et il l'explique en disant que les nerfs qui tirent leur origine de la base de cet organe se croisent de façon que ceux qui viennent de la partie droite vont à gauche, tandis que ceux de la gauche vont se rendre à la droite du corps.

L'Empirisme de la seconde époque, celui de *Philinus* et de ses disciples, est le premier, dit Andral, qui ait proclamé en principe que la médecine ne devait avoir qu'un but, la guérison des malades, et que tout ce qui ne conduisait pas à ce résultat devait être écarté. Peu satisfait de ce qu'avaient dit les philosophes, ou découvert les anatomistes, il avait la prétention de se passer des raisonnements vantés par les premiers et des preuves et des recherches des seconds. Toute lumière devait venir de l'expérience et, pour en tirer tout ce qu'elle renferme d'utile à la guérison des malades, il proclamait qu'on devait agir d'une façon particulière, au moyen de trois procédés : 1° l'observation, 2° l'histoire, et 3° l'analogisme ou l'épilogisme. C'était le *trépied de la médecine* (Eloy), trépied de l'empirisme (Sprengel). Par ces différents procédés il prétendait déterminer les ressemblances et les différences des maladies en même temps que l'usage des remèdes avantageux et inutiles ou dangereux.

1° *De l'observation*. — Le mot *observation* pour l'école empirique était synonyme d'*autopsie*, c'est-à-dire voir par soi-même ou par ses propres yeux (1).

(1) Voyez Andral, *Union méd.*, 1853.

Dans leurs autopsies ils groupaient et réunissaient un certain nombre de phénomènes pathologiques, s'enchaînant les uns les autres et concourant à un but commun. Cet ensemble de phénomènes constituait un *concours*, c'est-à-dire un assemblage de phénomènes, συνφοδη. On recherchait ainsi des concours dont l'ensemble formait la maladie, νοσος, et si cet ensemble de phénomènes se présentait toujours le même, il recevait un nom bien défini.

A ce problème en succédait un autre, celui de la médication, mais il était interdit de se préoccuper de la cause intime ou cachée de la maladie. — La médication devait résulter de l'expérience, c'est-à-dire du hasard, de l'essai ou de l'imitation (Eloy, loc., cit., p. 141).

Les Empiriques disaient qu'il ne fallait pas attacher une trop grande importance à un seul symptôme, car un symptôme isolé pouvait appartenir à plusieurs concours et ne pas mériter de médication particulière. Ainsi la toux, la douleur seule, n'ont que peu d'importance, mais réunis à d'autres symptômes, leur signification est autre et entraîne une médication différente.

Malgré cela ils étudiaient chaque symptôme isolé avec le plus grand soin pour en apprécier la valeur, et pour savoir à quel concours il appartenait. Ils examinaient les matières évacuées, les crachats pour juger leurs qualités d'après leur aspect, et pour les joindre à d'autres symptômes, afin d'en faire un concours. C'était la double méthode de l'analyse et de la synthèse appliquée à l'étude de la maladie.

Pour eux, les symptômes étaient l'objet d'une étude toute spéciale et ils distinguaient entre eux :

1° Les symptômes communs à divers concours et qu'on rencontre très-souvent.

2° Les symptômes propres à un seul concours qu'on appellerait aujourd'hui des symptômes *pathognomoniques*. Ex. : la matière expectorée de la pneumonie.

A un autre point de vue, ils reconnurent :

1° Des symptômes *essentiels* à un concours.

2° Des symptômes *variables*, sans que pour cela le concours cesse d'exister, ce qui est le cas ordinaire.

3° Des symptômes surajoutés à ceux dont l'ensemble est caractéristique. Nous les appelons aujourd'hui des *épiphénomènes*.

Ils divisaient aussi les symptômes d'après leur importance, d'après leur intensité, d'après l'époque de leur apparition dans le concours, d'après leur durée, enfin d'après les modifications qu'ils peuvent subir dans leur manifestation.

De l'histoire. — A cette étude du concours par l'*observation* succédait l'*histoire*, c'est-à-dire le rapprochement des symptômes, leur enchaînement, la narration des phénomènes, des remèdes et des effets produits.

On s'appliquait à grouper les symptômes et à étudier le *concours* qui en résultait, soit à son début dans ses circonstances initiales, soit dans son développement ou dans son évolution, soit enfin dans ses terminaisons. On devait indiquer sa *régularité*, ou son *irrégularité*, sa *simplicité*, ou son état de *complication*, ses modifications sous l'influence de *l'âge*, du *sexe*, de la *constitution*, de la *force* et de la *faiblesse*, des *saisons*, des *climats* dont l'importance était si grande à leurs yeux qu'il en résultait des pratiques différentes.

On devait explorer non pas un seul organe, mais toutes les parties du corps et toutes les fonctions.

Si les empiriques proscrivaient entièrement la recherche des causes intimes de la maladie, à la manière des méthodiques, ils s'appliquaient à découvrir celles qui sont évidentes et du domaine de l'observation. Celles-ci leur paraissaient très-importantes à découvrir pour prévenir le développement de quelques états morbides; ainsi pouvait-on faire en écartant l'influence du froid, et des miasmes paludéens, ou en neutralisant certains principes morbifiques lorsqu'on en connaissait l'origine. Ex.: la morsure d'un chien enragé.

Pour cette école, l'étude de la médecine était très-longue et très-difficile en raison du grand nombre d'observations à recueillir pour instituer les unités morbides. Elle exigeait un très-grand nombre d'histoires particulières, et comme un seul homme ne pouvait avoir assez de faits à lui seul, il fallait emprunter ceux des autres. C'était pour elle le procédé *historique*.

Quand ils avaient bien des fois observé le même concours, et qu'ils en connaissaient les causes évidentes, les complications possibles, et les moyens divers qui avaient le mieux réussi à le combattre, les empiriques possédaient un *théorème*. Les plus instruits étaient ceux qui en possédaient le plus, et c'était là la preuve d'une plus grande expérience personnelle et d'une science plus avancée.

Chaque théorème recevait un nom, les plus insignifiants étaient les meilleurs et, en tout cas, ils ne devaient rien préjuger sur la nature des maladies.

De l'analogisme. — Ainsi s'élaborait la science par l'*observation* et l'*histoire*, mais ce n'était pas tout pour les empiriques. Très-sévères dans l'acceptation des faits qui devaient être très-nombreux et recueillis sans idée préconçue, ils avaient ensuite recours à l'*a-*

nalogisme pour éclairer le classement et la thérapeutique des faits nouveaux. C'est ce que nous appelons maintenant l'analogie. — Quand un fait de cette nature se présentait à l'observation on le comparait aux faits anciennement observés et, selon ses analogies, on se croyait en droit d'agir en conséquence.

L'Empirisme ainsi méthodiquement formulé ne pouvait résister aux coups du Dogmatisme qui, lorsqu'il n'abuse pas du droit de raisonner, donne à la science une allure, une liberté et une grandeur particulière. Sans cesse harcelé, et déprécié, l'un de ses chefs, Ménodatos, voulut y introduire un élément de plus par l'usage de l'*Épilogisme*, c'est-à-dire la raison suppléant à l'insuffisance des sens et de l'expérience. — Il est évident que c'est là un hommage rendu au dogmatisme mais dissimulé sous le voile d'une dénomination nouvelle. L'expérience à laquelle on supplée par le raisonnement n'est pas autre chose que le Dogmatisme, et la différence des méthodes disparait dès qu'elles se confondent dans leurs procédés.

Quoi qu'il en soit, l'Épilogisme était destiné à renforcer par la raison les données insuffisantes de l'expérience et du témoignage des sens. Ainsi les phénomènes d'une maladie étant cachés dans la profondeur du corps, on cherchait à les deviner et on faisait des suppositions quelquefois exactes, souvent erronées, mais en tout cas contraires aux vrais principes de la méthode expérimentale. Dans un cas de gêne de respiration, à l'aide du phénomène appréciable, *dyspnée*, l'épilogisme concluait à une cause cachée qui était la lésion des organes respiratoires; ailleurs sur un homme qui souffrait de la vessie d'une certaine manière, comme l'expérience antérieure avait appris que dans ce cas il y avait des calculs dans la vessie, l'épilogisme disait, sans voir ni toucher le calcul et à l'aide de la raison, qu'il existait un calcul vésical.

C'est au moyen de l'expérience ainsi réglementée que l'Empirisme avait formé des groupes de symptômes caractérisant des *concours*, ou *maladies* ou *unités morbides* dont il restait ensuite à chercher le traitement, but principal de la médecine. — Toutes les définitions de la maladie devaient consister dans une exposition abrégée des symptômes principaux, sans faire intervenir le problème de sa nature intime. On ne devait pas dire la pneumonie est une inflammation des poumons, mais la pneumonie est un mal où s'observent tels et tels phénomènes caractéristiques. C'est la méthode employée de nos jours pour beaucoup de maladies, mais cela ne se fait pas d'une façon systématique, et on évite de le faire quand la nature d'un mal est bien connue. Ce n'est pour notre époque qu'un moyen de dissimuler son ignorance des causes.

La thérapeutique des Empiriques était toute fondée sur l'expérience, et c'est par là qu'elle est tombée dans le ridicule. Il n'y avait pas à raisonner sur la nature et les propriétés des substances employées. Chercher pourquoi un remède calme, ou bien pourquoi un autre fait uriner, était une perte de temps inutile. Il ne fallait que guérir et les remèdes dont le hasard avait démontré l'utilité, ou que l'analogie recommandait à la pratique, devaient être employés. De là, aux pratiques superstitieuses et absurdes, à l'usage des substances les plus repoussantes et de la polypharmacie, il n'y avait qu'un pas et la méthode empirique, si utile pour empêcher les écarts de la raison dans les recherches scientifiques, vint échouer sur l'écueil de la pratique médicale. Du premier coup, les Empiriques allèrent au fond de leur doctrine, et se livrant aux pratiques les plus repoussantes et les plus absurdes, ils tombèrent dans le discrédit, de sorte que leur nom est devenu pour toujours synonyme d'ignorant et de charlatan.

Rien n'est plus mérité. Tout le monde fait de la médecine, les prêtres les religieuses, les gens du monde, les somnambules, les magnétiseurs, chacun a une formule de remède à offrir à ceux qui souffrent, et cela au nom de l'expérience et des succès antérieurs obtenus dans des conditions analogues. Les médecins eux-mêmes. qui ne pratiquent qu'au moyen d'un livre de formules plus ou moins recommandées par l'expérience antérieure, sont de meilleurs empiriques, mais ne sont que des empiriques, et il devient évident que si le témoignagne des sens est la base de la médecine pratique, ceux qui n'y joignent pas les secours de la raison se réduisent à la condition du premier venu qui conseille contre la cécité le remède qu'un autre lui a donné. — Tout le monde est capable de faire de l'Empirisme et de prescrire aveuglément des remèdes vantés contre une maladie, mais le savant qui raisonne ce qu'il fait est seul capable de juger et de faire ce qui convient pour guérir. Or celui-là tout en s'aidant de l'expérience ne sera jamais un Empirique. Si l'influence de l'Empirisme systématique des hommes éminents a toujours été le point de départ des plus grossières pratiques médicales, il a aussi été le signal des recherches thérapeutiques importantes sur l'efficacité des remèdes. Ainsi, lors du début de la seconde secte empirique en même temps qu'on vit les médications les plus grossières se succéder et régner, il parut quelques ouvrages de matière médicale qui sont restés célèbres, et dont je parlerai plus loin.

Le *De herboribus virtutibus* d'*Apulenius Celsus*, médecin qui vécut sous Tibère; un livre sur les médicaments de *Ménécrate*, qui vivait à la même époque et auquel on doit l'emplâtre *diachylon;* le *pharmaca* écrit par *Asclepiades pharmacien* durant le premier siècle ; l'ouvrage sur les *médicaments aisés à préparer* par Apollonius d'Antioche ; sur la *composition des médicaments* par *Criton* cité par Galien ; le *recueil de médicaments* par *Scribonius Largus,* empirique très-célèbre qui vivait sous Claude ; le *recueil de médicaments* d'*Andromaque* de Crète, qui vécut sous Néron et où se trouve ce fameux Antidote nommé *Galène* ou Tranquille, et qui est depuis connu sous le nom de *Thériaque*, ce qui veut dire spécial aux bêtes sauvages, parce qu'elle était l'antidote de toutes les morsures venimeuses ; la *matière médicale* de *Dioscoride*, médecin au temps de Néron, ayant voyagé avec les légions romaines et ayant recueilli un grand nombre d'indications sur des substances empruntées aux trois règnes et usitées en médecine, sont les plus connus. Le dernier est le plus important des ouvrages de thérapeutique laissés par l'antiquité et il a été fort en honneur jusqu'à la fin du XVIe siècle.

Dans ce livre où Dioscoride donne le nom des substances à employer, leur synonymie, leur description succincte, il n'y a pas moins de 6 à 700 plantes dont il indique les propriétés médicales. Il nous a aussi laissé un ouvrage sur les poisons connus et sur les virus, sur les venins et sur les antidotes célèbres que l'on peut considérer comme un *traité de toxicologie.*

Ces ouvrages joints à son livre sur les *remèdes faciles à se procurer* où il démontre l'importance des remèdes indigènes, joint à quelques chapitres de *matière médicale* de Pline l'Ancien, représentaient bien l'état de la thérapeutique au premier siècle de l'ère chrétienne, à l'époque du déclin de la seconde secte Empirique.

Galien joint aux empiriques différents personnages, tels que *Calliclès ; Diodore, Lycus, Aeschrion*, mais Leclerc lui conteste cette appréciation pour les trois premiers. Quant à *Aeschrion*, concitoyen et maître de Galien, le jugement est irrévocable, et on lui doit un remède contre la rage que Galien a fait connaître et qu'il cite avec un véritable honneur. Personne ne voudra me croire quand j'en aurai dit la nature. C'était de la poudre d'écrevisses grillées toutes vivantes !

On ne sait pas après Galien quels sont les Empiriques restés célèbres. Un seul est cité par Leclerc. C'est *Marcellus*, surnommé l'*Empirique*, qui vivait sous Théodose à la fin du IIe siècle, et il a laissé un recueil de médicaments pour toutes les maladies. Il est probable qu'il y en a eu bien d'autres, mais ils n'ont rien laissé qui les désigne particulièrement à l'attention des modernes ou ce qu'ils ont laissé ne leur a pas survécu.

L'Empirisme est arrivé jusqu'à nous ; c'est une secte qui ne périra jamais, car elle est le refuge des ignorants ou des charlatans qui se couvrent de son nom, mais, dans sa forme ancienne, elle ne peut être le principe des savants qui raisonnent leurs connaissances.

CHAPITRE II

APPRÉCIATION DE L'EMPIRISME ANCIEN

Si l'Empirisme peut avoir la prétention d'arriver à la découverte de la vérité sans les secours de la raison il lui arrive bien souvent de n'être que le manteau de l'erreur, le masque de l'ignorance ambitieuse d'agir et le refuge du scepticisme qui rabaisse les esprits éclairés au niveau des êtres privés d'éducation. — Il est tout naturel qu'un individn s'adresse à son semblable pour connaître la manière de cultiver la vigne et le blé, de faire le pain et le vin, de fabriquer un outil, de bâtir une maison, d'élever des animaux et de conduire ou de dompter un cheval, de construire une machine, etc., car avant toute science les premiers besoins de l'homme ont été satisfaits par les tentatives de l'Empirisme. Comment fait-on ceci? Comment fait-on cela ? De quelle manière arrive-t-on à ce résultat ? Telles sont les questions que s'adressent et que s'adresseront toujours les ignorants et les savants, qui ne savent pas tout et, en beaucoup de cas, il suffit de connaître les moyens de faire une chose pour l'exécuter à son tour sans raisonner aucune de ses actions.

Pour les choses matérielles et industrielles, l'Empirisme est certainement la source de tout véritable progrès, et le tâtonnement plus que la raison est en beaucoup de circonstances l'origine des perfectionnements introduits par l'ouvrier. Il n'en est pas de même dans les choses de l'esprit, de la morale, de la religion et de l'intelligence. En effet, tous les hommes ont en eux une lumière intérieure, la conscience, égale pour tous et présente en tous lieux, qui les éclaire et leur apprend leurs devoirs vis-à-vis de Dieu, de leurs semblables et d'eux-mêmes. Tous ont en partage la raison qu'ils peuvent cultiver avec plus ou moins de succès, et qui varie selon les individus, dont la force dépend de l'éducation et de l'organisation physique. Ici, l'expérience est quelque chose, mais ce n'est pas tout. En en faisant le meilleur conseiller de l'intelligence nous lui faisons l'honneur qu'elle mérite, mais toute autre place, supérieure ou inférieure, serait usurpée ou injuste.

La médecine est à la fois une science morale et physique. A ce titre l'expérience qui doit servir à éclairer sa marche, à faciliter ses progrès et à étendre ses domaines ne saurait devenir son seul et unique appui. Que le chirurgien, dans ses procédés opératoires, proclame l'expérience son seul guide pour affirmer que la section d'un membre dans le milieu de son étendue est préférable à sa désarticulation, ou que tel genre d'incision est préférable à tel autre ou qu'il vaut mieux cet instrument que celui-là, rien de mieux, ici l'expérience est souveraine maîtresse, car il s'agit de choses matérielles et manuelles, mais lorsqu'il est question d'une maladie et d'un malade, deux termes essentiellement variables, l'une par son étendue, son siége, sa nature, son ancienneté, etc., l'autre par sa constitution, son tempérament, son âge, ses idiosyncrasies, etc., c'est à la raison, seule juge de ces conditions multiples, qu'il faut en référer pour guider l'expérience. Dans les cas de ce genre, une formule expérimentale curative, générale, est impossible à trouver, et là où il n'y a pas seulement de maladie à guérir, mais encore des malades à traiter, le médecin cherche ses indications en dehors des phénomènes qui tombent sous le sens.

Il faut le dire sans détour, avec toute la sincérité et l'impartialité qu'exige l'histoire, l'Empirisme médical antique, né de l'alliance du scepticisme et de l'ignorance, est la condamnation régulière de la raison, en tant que moyen de recherche de la vérité. Si la raison confirme l'expérience, disent les Empiriques, elle est inutile et si elle la contredit elle est dangereuse et, par conséquent, il faut s'en tenir à l'expérience.

C'est donc au point de vue tout spécial *de la proscription du raisonnement en médecine* qu'il faut juger l'ancien Empirisme, sinon la critique s'égarerait sur un Empirisme de fantaisie qui ne serait pas celui de l'Histoire. Il est bien évident qu'Hippocrate et ses disciples, *Naturistes* ou *Dogmatiques*, n'ont en aucune façon repoussé les lumières de l'expérience et de l'observation. Il est bien certain qu'il en est de même des Méthodiques et personne au monde n'a jamais eu l'idée d'agir systématiquement contre les données de l'expérience. Pour soutenir l'utilité de l'expérience, ce qu'aucun médecin n'a jamais mis en doute, et pour en faire une doctrine médicale et une méthode scientifique, militante, agressive, il faut qu'on y trouve une idée qui distingue cette expérience de l'Empirisme, en tant que secte spéciale, de l'expérience des dogmatiques et des néthodistes. Cette idée dont nous aurons à apprécier la justesse c'est, nous l'avons dit : la *proscription de la raison*.

En faisant à l'esprit humain cette injure de proclamer son impuissance radicale dans la recherche de la vérité, Philinus, Sérapion et leurs disciples, ont assumé sur eux une responsabilité tellement lourde à porter qu'ils en ont été anéantis, et que, malgré les services rendus à la science par la méthode d'observation dont ils se sont faits les défenseurs, il n'est personne aujourd'hui qui ose soutenir avec eux que le raisonnement, l'anatomie et la physiologie soient inutiles à la médecine. Tous ceux qui vantent l'Empirisme sont obligés d'ajouter aussitôt : *éclairé par la raison* sous peine de rentrer dans la théorie de ces gens qui ont un remède à offrir à tous ceux qui souffrent, parce que ce remède a réussi à une personne qu'ils ne connaissent pas et qui est liée avec un de leurs amis. Il y a donc deux Empirismes, l'un qui ne raisonne pas et qui proscrit la raison de sa médecine : c'est l'*Empirisme* antique, et l'autre qui prétend s'aider du raisonnement : c'est l'*Empirisme raisonné*, doctrine qui n'a pas de raison d'être, qui est toute dans son titre, employé comme machine de guerre dans la polémique, car il n'est pas de dogmatique, c'est-à-dire de médecin raisonnant, qui ne prouve la justesse de ses raisonnements par l'expérience.

Cela étant dit, voyons quels ont été les jugements de Celse et de Galien, sur l'Empirisme antique, puis nous compléterons ce que nous venons de dire par quelques réflexions critiques.

Voici comment s'exprime Celse :

« Ceux qui se nomment *Empiriques*, parce qu'ils s'appuient sur l'expérience regardent bien comme nécessaire la connaissance des causes évidentes ; mais ils soutiennent qu'il est oiseux d'agiter la question des causes occultes et des actions naturelles, attendu que la nature est impénétrable ; et la preuve qu'on ne peut la comprendre, c'est la discorde qui règne dans cette discussion, puisque ni philosophes, ni médecins n'ont jamais pu sur ce point se mettre d'accord entre eux. En effet, pourquoi se ranger au sentiment d'Hippocrate plutôt qu'à celui d'Herophile, à celui d'Herophile plutôt qu'à l'opinion d'Asclepiade ? Si l'on a égard aux raisonnements ils paraissent tous également plausibles ; si l'on tient compte des guérisons, tous les médecins ont ramené des malades à la santé. On ne peut donc rejeter les objections, ni l'autorité des uns et des autres. Si l'art de raisonner faisait les médecins, il n'y en aurait pas de plus grands que les philosophes; mais ils ont en excès la science des mots, et n'ont point celle qui guérit. La médecine d'ailleurs varie selon les lieux, et sera différente à Rome, en Égypte ou dans la Gaule : Si pourtant les mêmes causes engendraient partout des maladies semblables, les mêmes remèdes devraient partout convenir. Souvent encore la cause se montre évidente, comme dans les cas d'ophthalmie et de blessures, sans que cela conduise au moyen curatif. Si les causes évidentes ne peuvent guider la science, celles qui sont douteuses le pourront bien moins encore : et puisqu'il n'y a là qu'incertitude et mystère, mieux vaut s'appuyer sur les choses certaines et reconnues, celles qui dans le traitement des maladies ont reçu la sanction de l'expérience. Il en est ainsi pour tous les arts : c'est par la pratique et non par la controverse qu'on devient agriculteur ou pilote. On doit croire que la médecine peut se passer de ces conjectures, puisqu'avec des opinions contraires on a vu les médecins réussir également à sauver leurs malades. S'ils ont obtenu ce résultat, ce n'est pas en vertu des causes occultes et des actions naturelles qu'ils expliquent diversement, mais parce que chacun d'eux avait découvert par expérience la marche à suivre dans le traitement. Il n'est pas vrai qu'à son origine la médecine ait été la conséquence des questions qu'on s'était posées, car elle est née de l'observation des faits. Parmi les malades qui n'avaient pas encore de médecins, les uns, livrés à leur intempérance, ayant pris des aliments dès les premiers jours, et les autres s'étant abstenus par répugnance, on remarqua que la maladie de ces derniers en recevait plus de soulagement; de même on voyait des malades dont les uns avaient mangé pendant la fièvre, d'autres peu de temps avant l'accès, et d'autres seulement après la rémission complète, et ceux-ci s'en trouvaient infiniment mieux ; enfin, les uns mangeant avec excès au début du mal, et les autres prenant peu de nourriture, ceux qui s'étaient gorgés d'aliments ajoutaient par cela même au danger de leur état. Chaque jour des accidents semblables se reproduisant, des observateurs attentifs prirent soin de noter les moyens qui réussissaient le mieux dans la plupart de ces cas, et commencèrent à les prescrire aux malades. C'est ainsi que la médecine a pris naissance, et qu'ayant pour exemples le rétablissement des uns et la mort des autres, elle a pu discerner ce qui était salutaire ou pernicieux. Puis, les remèdes étant déjà trouvés, les hommes se sont mis à disserter sur leur emploi. Donc la médecine n'est pas venue après le raisonnement, mais le raisonnement après la médecine. La théorie d'ailleurs confirme l'expérience ou la contredit : si elle n'apprend rien de plus, elle est inutile, et nuisible si elle enseigne autre chose. Sans doute il a fallu d'abord avec un soin extrême éprouver les vertus des médicaments ; mais elles sont aujourd'hui bien reconnues, et comme on n'a plus à découvrir de nouvelles espèces de maladies, on n'a pas à rechercher une médication nouvelle. S'il se présente maintenant quelque affection ignorée, le médecin ne doit pas, pour cela, remonter aux causes obscures, mais examiner aussitôt de quelle maladie connue celle-ci se rapproche le plus, pour lui appliquer les remèdes qui souvent ont été suivis de succès dans des cas à peu près semblables. En procédant ainsi par analogie, on arrivera sûrement au traitement convenable. Ce n'est pas à dire pourtant que la réflexion soit inutile au médecin, et que l'animal sans raison puisse exercer l'art de guérir ; mais on prétend que toutes les conjectures sur les causes cachées ne vont pas au fait, et qu'il est moins important de connaître ce qui engendre la maladie que ce qui la guérit. De même il vaut mieux ignorer comment se fait la digestion et savoir ce qui se digère le mieux, quelle que soit la manière dont cette fonction s'accomplit, par coction, ou par simple dissolution. Au lieu d'interroger les causes de la respiration, il est préférable de chercher les moyens d'en faire cesser la gêne et la lenteur; et, plutôt que de se demander à quoi tiennent les battements des artères, il convient d'étudier la valeur des signes fournis par les variétés du pouls. Or, ces notions nous viennent de l'expérience. Dans toutes les discussions de ce genre on peut discourir également pour et contre, et triompher par son esprit et son éloquence, les malades cependant ne se guérissent point avec de belles paroles, mais avec le secours des médicaments : un homme privé du don de s'exprimer, mais versé dans la pratique, serait certes un plus grand médecin que s'il avait cultivé l'art de bien dire sans s'appuyer sur l'expérience. Jusque-là ces diverses théories ne sont qu'inutiles ; mais ce qui est cruel, c'est d'ouvrir les entrailles à des hommes vivants et de faire d'un art conservateur de la vie humaine l'instrument d'une mort atroce, surtout quand les questions qu'on essaye de résoudre à l'aide de ces affreuses violences, ou demeurent complétement insolubles ou pourraient être éclaircies sans crime. Car la couleur, le poli, la mollesse, la dureté et les autres conditions des organes ne restent point, sur le sujet qu'on vient d'ouvrir, ce qu'elles étaient avant les incisions; et puisque chez ceux qui n'ont point à les souffrir, la crainte, la douleur, la faim, une indigestion, la fatigue et mille autres légères incommodités viennent souvent modifier tous ces caractères, il est bien plus à croire que les parties intérieures, douées d'une délicatesse plus grande, et qui ne sont pas appelées à recevoir la lumière, seront profondément altérées par des blessures si graves et une mort si violente. Quelle folie de s'imaginer que, sur l'homme mourant ou déjà mort, les choses vont demeurer les mêmes que pendant la vie! On peut, il est vrai, ouvrir à un homme vivant le bas ventre qui renferme des organes moins importants ; mais dès que le scalpel en remontant vers la poitrine aura divisé la cloison transversale (diaphragme des Grecs) qui sépare les parties supérieures des inférieures, cet homme rendra l'âme au même instant. C'est ainsi que le médecin homicide parvient à découvrir les viscères de la poitrine et du ventre ; mais ils se présentent à lui tels qu'ils étaient vivants : de sorte qu'il a bien pu égorger son semblable avec barbarie, mais non pas savoir dans quelles conditions se trouvent nos organes lorsque la vie les anime. S'il en est quelques-uns cependant que le regard puisse pénétrer avant la mort, le hasard ne les offre-t-il pas souvent au médecin ? Les gladiateurs dans l'arène, le soldat dans un combat, le voyageur assailli par des brigands, ne sont-ils pas quelquefois atteints de blessures qui laissent voir à l'intérieur telle partie chez celui-ci, telle autre chez celui-là ? Si bien que sans manquer à la prudence, le praticien peut apprécier le siége, la position, l'arrangement, la forme et les autres qualités des organes, tout en ayant pour but non le meurtre, mais la guérison ; et de la sorte il ne doit qu'à son humanité les lumières que les autres n'obtiennent que par des actes impitoyables. Ces raisons conduisent à regarder comme inutile même la dissection des cadavres. Cette opération sans doute n'est pas cruelle, mais elle est repoussante, et la plupart du temps ne met sous les yeux que des organes changés par la mort, tandis que ce traitement enseigne tout ce qu'il est possible de connaître pendant le vie. » (*Traduction de Celse* par des Etangs, page 4.)

Voici maintenant le jugement de Galien :

Dans son livre : *Des sectes aux étudiants*, Galien commence par faire connaître la méthode des Empiriques pour trouver les remèdes par le hasard, par l'improvisation, par l'imitation, par l'autopsie, l'histoire et le passage du semblable au semblable indiqués précédemment. Il indique ensuite les objections que s'adressent réciproquement les méthodistes, les dogmatiques et les empiriques, et dans le livre suivant : « *De la meilleure secte, à Thrasybule,* » il revient avec plus de détails sur le même sujet pour faire connaître les bases de l'empirisme qu'il doit réfuter. Pour lui sans le raisonnement l'institution du traitement d'après le concours des symptômes est inutile.

« Celui qui contredit les empiriques doit réfuter de deux manières l'observation du traitement d'après le concours des symptômes, car l'observation des facultés d'un médicament est commune à toutes les sectes, tandis que l'observation d'après les symptômes est propre aux empiriques. En effet, il faut ou supprimer cette observation comme tout à fait impossible, ou accorder qu'elle est possible mais seulement avec l'intervention du raisonnement. Et d'abord, on démontrera de la manière suivante que cette observation sans l'intervention du raisonnement est impossible. Les empiriques conviennent qu'ils n'observent pas le traitement d'après tous les symptômes qui se présentent, ainsi ils affirment par exemple qu'ils ne l'observent pas sur la qualité d'être jaune ou blanc, ou camus ou aquilin, bien qu'ils tiennent un certain compte de la différence des couleurs, comme chez les ictériques, ou de la forme, comme dans ces cas de fracture et de luxation, mais non pas des qualités que nous venons d'énumérer. »

« De même, disent-ils, que ceux pour qui le traitement se déduit de l'*indication*, ne soutiennent pas que tout sert à l'indication (car suivant les méthodiques quelques-uns des phénomènes fournissent des indications, mais non pas tous, et, suivant les dogmatiques, il en est ainsi pour quelques-unes des choses cachées), de même les Empiriques prétendent que l'observation ne se base pas sur tous les symptômes, mais seulement sur quelques-uns, car ils croient que ni tous les symptômes passés, ni tous les symptômes présents ne sont utiles à l'observation. Par exemple, un individu a été mordu par un chien enragé : l'Empirique en arrivant, s'enquiert seulement si le chien était enragé, mais il n'analyse aucun des autres symptômes passés ; il en est de même pour les symptômes présents : il ne s'occupe pas, par exemple, de savoir si les cheveux sont lisses ou crépus naturellement. Il n'est donc pas superflu de leur demander la cause pour laquelle ils n'observent pas le traitement sur tous les symptômes, aussi bien ceux sur lesquels porte l'observation, que les autres qui sont (regardés comme) inutiles, ne diffèrent en rien en tant que phénomènes. Qu'ils nous apprennent donc ce qui leur indique quels sont les symptômes utiles. Est-ce un phénomène ou une chose cachée? — S'ils répondent que c'est un phénomène qui leur fait distinguer les symptômes utiles sur lesquels doit porter l'observation, nous leur opposerons que ce phénomène, en tant que phénomène, ne diffère en rien des symptômes inutiles; s'ils disent au contraire que c'est quelque chose de caché qui leur indique les symptômes utiles, ils avoueront que les choses cachées sont utiles pour l'observation des symptômes. Mais les choses cachées ne se comprennent par nul autre moyen que le raisonnement. Par conséquent si l'observation des choses cachées sur le *concours de symptômes* est utile, et si ces choses ne se comprennent par nul autre moyen que par le raisonnement, il est clair que l'observation est impossible sans le raisonnement; c'est donc par cette argumentation que vous forcerez les Empiriques de convenir que le raisonnement est utile à l'observation. »

« Ils répondent en disant qu'ils ont appris par l'expérience quels sont les symptômes utiles, et que l'observation leur a enseigné également de quels symptômes il faut tenir compte et de quels il ne faut pas s'occuper. La réponse à cette objection est courte : puisque les symptômes dont on ne doit pas tenir compte dans l'observation sont innombrables, il était impossible d'arriver, pour chacun de ces symptômes, à savoir qu'il ne faut pas baser l'observation sur eux; car il est impossible de faire porter l'observation sur l'infini. Enfin, traqués de toutes parts, il ne leur reste plus d'autre ressource que de dire qu'ils tirent au sort les symptômes sur lesquels il faut baser l'observation et ceux qu'ils doivent omettre. Qu'y a-t-il de plus ridicule qu'une pareille manière de procéder? (1) »

A cette argumentation contre l'observation, Galien ajoute que l'*histoire* telle que l'entendaient les Empiriques était inutile ainsi que leur manière d'entendre *le passage du semblable au semblable*.

« Les trois procédés fondamentaux de la secte des Empiriques, l'*observation,* l'*histoire*, le *passage du semblable au semblable*, étant donc impossibles, nous avons montré que l'observation était inutile sans le raisonnement et qu'elle est impossible par elle-même. Elle est inutile, parce qu'on a besoin de raisonnement pour discerner d'après quels symptômes il faut baser le traitement utile, car les empiriques eux-mêmes sont d'avis qu'il ne faut pas tenir compte dans l'observation de tous les symptômes passés ou présents qu'offre le malade. Elle est impossible, parce que le nombre des symptômes étant considérable, on ne peut pas, en réalité, les rencontrer tous de telle façon qu'ils forment deux fois le même *concours*, j'entends l'espèce des symptômes, leur nombre, leur intensité, leur ordre, le temps de leur apparition et les autres conditions analogues, qui toutes doivent être les mêmes. L'*Histoire* est superflue, car elle juge par l'expérience la valeur des faits racontés; elle est impossible, attendu qu'elle ne peut tenir compte ni de l'intensité des symptômes, ni de l'ordre de leur apparition, considérations sans lesquelles on ne peut arriver au traitement opportun. Nous avons combattu *le passage du semblable au semblable*, par cela même que nous avons montré qu'il faut nécessairement le baser sur le discernement des actions médicamenteuses utiles ou nuisibles » (2).

Si cette réfutation de la méthode Empirique par Galien est triomphante quand elle démontre que l'institution du traitement des ma-

(1) Galien. Traduction de Daremberg, t. II, p. 415.
(2) Galien. Traduction de Daremberg, t. II, p. 430.

ladies ne résulte pas nécessairement du concours des symptômes, et que l'observation ne peut se faire sans le concours du raisonnement, elle est moins heureuse en ce qui touche la superfluité de l'*histoire* et l'usage qu'on peut faire de l'*analogisme* pour *le passage du semblable au semblable*. Ici, Galien me semble raisonner à faux, et ses objections ne sont pas de force à détruire tout ce qu'il y a de vraiment utile dans la méthode sévère d'observation formulée par les Empiriques. — L'Empirisme antique a eu le tort de croire que sa méthode devait suffire aux exigences de la science médicale et qu'avec elle on pourrait se priver des services de la raison, mais ce ne sont pas les objections de Celse ou de Galien qui prouvent l'absurdité de la doctrine. Il faut une nouvelle démonstration et nous allons essayer de la donner en établissant contre les Empiriques : 1° que le raisonnement est indispensable à l'observation ; 2° que la connaissance des symptômes ne suffit pas à former les indications du traitement des maladies ; 3° que la recherche des causes cachées est indispensable à la thérapeutique ; 4° que la physiologie et l'anatomie sont les bases de la médecine et font de son étude une véritable science ; 5° que la thérapeutique progresse autant par les efforts de la raison que par ceux de l'Empirisme.

1° Nous ne ferons aucune difficulté de reconnaître que le plan d'observation proposé par l'Empirisme est le seul qui puisse servir les progrès de la science médicale, et que ce ne soit par l'étude attentive de la succession des symptômes qu'il faille s'y prendre pour bien connaître l'évolution, la forme et la terminaison des maladies. Ce plan est le nôtre comme il a été celui de tous les médecins dont le nom est resté dans l'histoire. Seulement les empiriques en ont fait une méthode automatique exclusive, tandis que nous n'en faisons qu'un moyen, au service de l'intelligence humaine. Observer un phénomène ou un ensemble de phénomènes n'est pas chose si aisée qu'on puisse considérer cette tâche comme l'œuvre d'une machine incapable de raisonnement, et à voir les gens qui regardent une chose et passent mille fois devant elle sans en tenir compte, il est évident que tout le monde n'est pas capable de faire ce qu'on appelle une observation. Il n'y a que les ignorants qui puissent se croire capables de rendre compte de tout ce qui se passe chez un malade et de l'interpréter convenablement. Savoir observer n'est pas donné à tout le monde, et c'est le cas de répéter avec Bordeu :

« L'observateur, ou celui qui pourrait fournir des observations « bien faites, ne serait point, à ce compte, celui qui se contenterait « de dire, *j'ai vu*, *j'ai fait*, *j'ai observé*, formules avilies aujourd'hui « par le grand nombre d'*aveugles de naissance* qui les emploient.

« Il faudrait que l'observateur pût prouver ce qu'il avance par des « pièces justificatives, et qu'il démontrât qu'il a vu et su voir en tel « temps; ce serait le seul moyen de convaincre les pyrrhoniens, qui « n'ont que trop le droit de vous dire : *où avez vous vu? com-* « *ment avez-vous vu?* et qui plus est encore : *de quel droit avez-* « *vous vu? de quel droit croyez-vous avoir vu? qui vous a dit* « que vous avez vu? » (Bordeu, tom. I, page 251.)

Ce n'est en effet qu'après de longues études préalables que l'esprit devient apte à tenir compte des phénomènes qui se produisent sous ses yeux pour les classer selon leur rang, et si la raison ne le guide pas dans sa recherche pour découvrir ce qui est obscur et pour éloigner ce qui est inutile, ses observations ne seront plus qu'un amas inextricable de minuties où l'accessoire étouffera le principal en masquant la vérité aux yeux qui la cherchent. L'observation n'est pas seulement un résultat du témoignage des sens, car en beaucoup de cas ce témoignage a besoin d'être rectifié par la raison.

Chacun connaît les illusions sensoriales qui nous font croire que la lune court dans le ciel quand le vent pousse les nuages qui l'entourent, qu'une longue allée d'arbres se rétrécit à l'horizon bien que sa largeur soit la même à ses deux extrémités, ou qu'un bâton plongé dans l'eau semble se briser alors qu'il n'ait pas cessé d'être droit, ce qui a fait dire à La Fontaine :

Quand l'eau courbe un bâton
Ma raison le redresse,
Mes yeux moyennant ce secours
Ne me trompent jamais
En me mentant toujours.

L'observation a donc des difficultés réelles, et ce n'est pas en faciliter l'exercice ou le progrès que de la ramener au simple témoignage des sens, en le privant des secours de la raison.

2° L'Empirisme antique croyait que l'observation des phénomènes qui constituaient *le concours* suffisait pour caractériser les maladies et leur traitement, qui découlait de ce que l'expérience avait appris d'utile, sans qu'il fût besoin de chercher d'indication thérapeutique dans la nature des causes morbides. S'il recherchait la cause évidente ce n'était qu'à titre de circonstance à noter dans *le concours* pour déterminer l'espèce morbide. Ainsi, chez un homme mordu par un *chien enragé*, l'Empirique examinait la plaie qui ressemblait à la morsure d'un autre chien et, sachant qu'elle provenait d'un animal enragé, il y appliquait les médicaments que l'expérience avait indiqués comme utiles dans cette maladie, en donnant à l'intérieur ce qui était convenable. N'eût-il pas mieux valu chercher la cause cachée de la rage, savoir que ce mal résulte d'un *venin* ou un *virus*, quelle qu'en soit la nature; que ce virus agit en passant par absorption à l'intérieur; qu'il faut arrêter cette absorption par une ligature au-dessus du point blessé, par succion de la plaie, par une ventouse sèche, ou enfin par une cautérisation faite à temps et détruisant tous les tissus imprégnés de virus, ce qui est le résultat du raisonnement.

Il en est de même dans la *paralysie* où le phénomène évident qui est l'abolition du mouvement volontaire n'indique en rien le traitement du mal, tandis que la nature de la paralysie : organique chez l'un, syphilitique ou hystérique chez l'autre; rhumatismale chez celui-ci, saturnine ou toxique chez celui-là, et ainsi de suite, donne à la thérapeutique une variété indispensable que le simple témoignage des sens n'aurait pu inspirer, s'il n'avait pas été guidé par la raison. J'en dirai autant d'une maladie de peau, la *roséole*, qui pour un Empirique est un exanthème de la peau ne donnant aux sens que la notion de petites taches rouges, superficielles, discrètes et sans fièvre. Est-ce que cette éruption indique le traitement à suivre? assurément non. Pour l'empirique il ne peut y en avoir qu'un seul, tandis que pour celui qui raisonne en observant, il y en aura plusieurs, autant que de causes cachées de roséole, ici l'inflammation, là le rhumatisme, ailleurs la syphilis, chez un autre un remède tel que le mercure, le copahu ou enfin un aliment de mauvaise qualité tel que les moules.

Dans la pneumonie, est-ce qu'il n'y a pas, en dehors du *concours* fourni par le témoignage des sens, des indications thérapeutiques sorties des lumières de la raison qui a découvert, dans la nature cachée du mal, l'adynamie, la perniciosité ou l'affection goutteuse, des raisons d'employer un agent thérapeutique particulier, ce que n'eût pas fait découvrir la toux, l'expectoration, la dyspnée, la fièvre, ni aucun des symptômes du mal.

3° Quoi qu'en aient dit les Empiriques qui ne voulaient tenir compte que des causes évidentes, sans la recherche des causes cachées il n'y aura jamais de véritable thérapeutique. En effet il n'est aucune maladie ni aucune lésion qui ne puisse se produire sous l'influence de causes différentes impénétrables aux sens. Le *vertige* peut être occasionné par la pléthore et par l'anémie, par la sympathie de l'estomac ou de l'intestin, par une lésion du cerveau ou par l'empoisonnement du sang, et cependant c'est toujours le vertige, mais réclamant une médication différente. L'*amaurose* n'est pour l'empirique qu'un affaiblissement des nerfs optiques qu'il faut traiter par l'excitation périphérique cutanée, tandis que pour celui qui en recherche la cause cachée, elle devient le symptôme d'une foule de maladies différentes exigeant des médications toutes spéciales. La *diarrhée* ou la *leucorrhée*, qui sont souvent la conséquence d'une phlegmasie de l'intestin ou du vagin, sont quelquefois l'effet d'une autre influence et n'exigent pas le même traitement. Les *hémorrhagies* sont le résultat de la pléthore, de l'adynamie, de l'hémorraphilie, d'une maladie du cœur ou d'une lésion des vaisseaux. Les *maladies organiques* telles que l'hypertrophie, l'induration, l'épithélioma, le fibro-plastique, l'enchondrome, etc., dépendent d'une foule de causes cachées très-différentes pouvant donner lieu à des indications thérapeutiques spéciales. Il ne suffit donc pas de s'en tenir au témoignage des sens, et à la constatation des causes évidentes ou des phénomènes extérieurs des maladies, pour en tirer des indications curatives, il faut encore faire la part des diathèses scrofuleuses, herpétiques, rhumatismales, goutteuses, syphilitiques, et de l'influence héréditaire, de l'action des virus et des causes spécifiques. Par cette recherche, on donne à la thérapeutique un caractère vraiment rationnel, au lieu d'en faire l'application inintelligente de remèdes qui n'ont d'autre raison d'emploi que la fantaisie du médecin ou la tradition de gens sans autorité scientifique.

4° Un des plus grands torts de l'Empirisme antique a été de limiter l'exercice de la médecine à l'observation des phénomènes, sans en rechercher la cause physiologique ou anatomique. On aura peine à le croire aujourd'hui, mais ce que Celse nous apprend du mépris qu'avaient les Empiriques pour l'anatomie et la physiologie, est la condamnation des principes de leur secte.

Ces citations peuvent suffire. Il n'y a plus à douter du peu d'importance que la secte Empirique accordait à l'anatomie, malgré les découvertes récentes de l'école d'Alexandrie. Pour elle l'étude des phénomènes extérieurs offerts par les malades lui semblait suffire, et on pouvait se passer de connaître les modifications produites dans les organes par la maladie. C'était une proscription générale, non-seulement des causes cachées, ou de l'essence des maladies, mais encore des conditions physiologiques ou anatomiques qui révèlent la situation des organes et la manière dont s'accomplissent les fonctions. Tout se réduisait à l'observation non raisonnée des phénomènes, ce qui est de la part de l'empirisme antique un vice fondamental montrant combien étaient étroites ses vues doctrinales.

5° En proscrivant l'étude des causes cachées ainsi que celle de la nature des maladies, l'Empirisme antique a privé la thérapeutique d'une de ses plus importantes sources d'indications et il a réduit le traitement des maladies à l'emploi de pratiques ou de remèdes quelquefois utiles, souvent nuisibles, et dans un grand nombre de cas ridicules ou indignes de la science. Il est bien certain que toute thérapeutique procède de l'expérience, cela ne fait pas question et, à cet égard, toutes les sectes sont du même avis ; seulement contre ceux qui cherchent des *indications* dans la nature des maladies, qui demandent à la raison de les guider dans le choix des moyens réputés convenables, les Empiriques dans le même cas ne veulent tenir leurs remèdes que du *hasard*, de la *fantaisie individuelle* et de l'*analogie*. Cela n'est pas assez. Il ne faut pas décrier le hasard qui se trouve au fond de beaucoup de découvertes et qui est en réalité l'origine de bien des remèdes ; il n'y a pas à médire de l'inspiration qui, malgré ses dangers, est pour l'homme instruit un moyen d'affirmer sa spontanéité intellectuelle, et on ne peut qu'applaudir à l'analogie qui donne à la raison les moyens de faire une foule d'applications thérapeutiques utiles, mais c'est borner l'intelligence médicale que de la renfermer dans les limites étroites de l'analogie, de l'inspiration et du hasard. A côté de ces sources d'indications thérapeutiques, il faut franchement faire la place du raisonnement qui, en dehors des hypothèses, cherche, conçoit, compare, analyse, expérimente et ajoute à sa puissance créatrice le contrôle de l'expérience sans lequel sont vains et inutiles tous les efforts de la pensée. En ce moment, il ne s'agit que de l'Empirisme antique et de sa méthode de progrès des sciences médicales. Or, contre ses prétentions à faire du témoignage des sens, la base des recherches médicales, nous élevons la voix en faveur de la raison pour maintenir son rang parmi nos moyens de recherche de la vérité, et, sans absorber tout autre moyen de connaissance à son profit, pour lui donner le privilége naturel d'être le juge et l'arbitre de toutes les données affectives et sensoriales de l'organisation.

Qu'un médecin, après avoir vu l'*hippopotame* malade par pléthore se percer les veines de la jambe avec un roseau pour se faire une saignée ; — l'*ibis* constipé se jeter de l'eau dans l'anus avec son bec ; les chèvres se purger en mangeant de l'ellébore ou se crever l'œil douloureux avec une épine pour se guérir, ait imaginé la saignée, les lavements, les vomitifs ou la thoracentèse, etc., cela est possible, mais cela ne prouve qu'une chose : la supériorité des bêtes et des tyrans sur l'homme. Qu'on cesse donc de faire la médecine avec des légendes (1). Personne ne saurait dire

(1) *Découverte de la saignée.* — Pline rapporte que l'*hippopotame,* devenu trop gros et trop gras à force de manger, se sert d'un roseau pointu pour s'ouvrir une

quelle est l'origine de la saignée, des lavements ou de la découverte de la plupart des propriétés curatives des plantes. A cet égard l'Empirisme ne peut pas mieux nous renseigner qu'une autre doctrine. Il a beau se faire des titres de noblesse avec les sottes légendes que je viens de rapporter, et qui sont indignes de sa méthode historique, je n'y ajoute aucune importance et je continue à croire que la raison, malgré ses écarts, vaut bien l'expérience et ses erreurs. Au reste, l'Histoire me donne pleinement raison, car l'Empirisme antique n'a jamais reparu sur la scène du monde avec le programme de Philinus ; il a dû se transformer en faisant alliance avec la réflexion et avec le raisonnement et de leur mutuel concours est née la méthode expérimentale.

CHAPITRE III

DE L'EMPIRISME ET DES ANCIENS EMPIRIQUES

Parmi le nombre des disciples de la seconde École Empirique que j'ai déjà cités, il en est peu qui se soient fait une renommée digne de l'histoire. On cite cependant, après Sérapion, les nommés *Apol-*

certaine veine de la jambe et, après en avoir laissé couler une quantité suffisante de sang, bouche la plaie avec de la boue ; ce que les hommes n'ont pas manqué d'imiter. (Lib. 8, cap. 26.)

Découverte de l'iridectomie. — Galien rapporte que les hommes ont appris à guérir la maladie appelée *Hypochyma* après avoir remarqué que les chèvres qui avaient cette maladie avaient recouvré la vue pour s'être percé les yeux avec un jonc, ou avec une épine en paissant dans le bois. (Daniel Leclerc, p. 57.)

Découverte de la thoracentèse. — Elle se trouve dans un ouvrage de Cicéron (*de Natura Deorum*, livre III, chapitre 28), lorsqu'il est question d'un tyran de Thessalie, Jason de Phères, auquel on donna un coup d'épée dans la poitrine, ce qui ouvrit par hasard une collection purulente que les médecins n'avaient pu guérir.

Non prodesse Pherœo Jasoni (voluit) is qui gladio *vomicam* ejus aperuit, quam sanare medici non poterant. (*De Natura Deorum*, III, 28, Off. I, 30.)

Découvertes de l'Hydrothérapie dans les fièvres. Thucydide dans sa description de la peste d'Athènes raconte que plusieurs malades, dans le délire de la fièvre, se précipitèrent dans les eaux de la rivière et que, chose singulière, la plupart d'entre eux guérirent. De ce hasard serait né l'emploi de l'eau froide dans les fièvres.

2000 ans après, Desgenette vit un fait analogue dans la peste d'Égypte.

« Un soldat présentant les charbons et les bubons caractéristiques, fut pris de délire et se jeta dans le Nil. On le repêcha au bout d'une heure et il guérit.

lonius dont parlent Celse et Galien, et qui a écrit un livre sur les onguents et sur la préparation des médicaments extemporanés; *Glaucias*, qui a écrit un commentaire sur le sixième livre des Epidémies d'Hippocrate (Galien), sur les bandages à employer contre les plaies de tête, sur les fractures de l'humérus et de la clavicule (Galien); sur les propriétés des médicaments (Pline); *Héraclite de Tarente*, dont je parlerai plus loin; *Dionysius; Criton; Ménodote; Théodas; Hérodote; Sextus; Saturninus; Diodore; Lycus; Æschrion; Marcellus; Apulenius Celsus*, qui vivait sous Auguste; *Ménécrate*, connu sous Tibère; *Damocrate*, qui a écrit en vers iambiques sur un grand nombre de médicaments composés; *Scribonius Largus*, extrêmement crédule, promoteur des bains ferrugineux, qui vivait sous Claude; *Andromaque* de Crète, sous Néron, inventeur de la thériaque, ce qui veut dire spécial aux bêtes venimeuses; *Xénocrate*, connu par son talent à préparer des philtres pour provoquer l'amour, empêcher de concevoir ou faire avorter; *Dioscoride*, connu par son traité de botanique, etc., dont l'histoire nous a transmis les noms, sans nous faire connaître avec détails leurs titres à la considération de la postérité. Quelques uns de ces auteurs cependant sont assez connus et par ce qu'en a dit Galien et par celles de leurs œuvres qui ont échappé à la destruction.

1° HÉRACLITE DE TARENTE

Une véritable place d'honneur a été réservée à Héraclite par Daniel Leclerc et Sprengel, dans les recherches qu'ils nous ont laissées sur l'École Empirique, et, s'il faut en croire Celse et Galien, ce médecin fut un des coryphées de l'Empirisme. Disciple de *Mantias* Hérophiléen, cet Héraclite, qui vivait à la fin du XXXVIIIe siècle, a écrit sur les médicaments, sur l'agriculture et sur la diététique des ouvrages qui n'existent plus. Il avait aussi laissé un commentaire d'Hippocrate.

Héraclite était extrêmement sévère dans le *régime* qu'il imposait aux malades et dans l'abstinence prolongée qu'il leur faisait subir pendant la première période des maladies. Il est un des premiers qui aient fait usage de l'*opium*, et, selon la remarque de Daniel Leclerc, c'est à ce médicament introduit en médecine par les Empiriques, que cette secte doit une partie de sa popularité. En effet, pouvoir soulager ceux qu'on ne peut guérir, et cela sans raisonner l'action du remède, ce que permet de faire l'opium, est un argument qui plaide heureusement en faveur de l'Empirisme. Il employait aussi un médicament de sa composition formé selon Galien de quatre drachmes de *suc de ciguë* et de *jusquiame* et de un drachme de *castoréum*, de *poivre blanc*, de *costus*, de *myrrhe* et d'*opium*, le tout délayé dans du vin cuit évaporé au soleil pour faire des pilules calmantes, données comme antidote dans des blessures d'animaux venimeux et dans la suffocation utérine. On lui doit une préparation de *jusquiame,* d'*anis* et d'*opium* contre le choléra, et il saignait et faisait vomir dans l'esquinancie (1) ; c'est à lui qu'on doit une foule de préparations pour faire disparaître les taches de la peau, les exanthèmes cutanés et pour remédier à la chute des poils.

Dans la *phrénésie* il plaçait les malades dans un lieu obscur, leur prescrivait un lavement et une saignée puis redonnait des lavements tous les jours. Ensuite il faisait raser la tête pour y appliquer une fomentation avec la décoction de *feuilles de laurier*, une onction d'*huile rosat* et des cataplasmes avec de la farine, de l'*hydromel*, de la *poudre* d'*iris*, de l'*huile de lentisque* et du *calamus aromaticus*. Un peu plus tard, il soignait la tête et les narines avec une composition de *pencedanum*, d'*opium*, de *castoreum*, d'*huile* d'*amandes amères*, de *vinaigre*, et d'*huile d'iris*.

Quand la maladie venait de crudité, il commençait par un lavement et se passait de saignée qu'il remplaçait par une purgation de scammonée. Si elle s'était produite chez une personne de sang pauvre, il ouvrait la veine du front sans faire d'autre saignée. Enfin, si on pouvait l'attribuer à la corruption des humeurs, après avoir fait prendre un lavement, il ordonnait des boissons aqueuses abondantes, puis du vin miellé et enfin du vin pur.

Cœlius Aurelianus qui rapporte ces formules thérapeutiques et avec lui Daniel Leclerc font remarquer avec infiniment de raison que ce n'est pas là l'application sévère de la méthode empirique, et que la considération des causes cachées de la phrénésie, ainsi que l'association de remèdes bizarres qu'on y remarque, ne relèvent pas uniquement de l'expérience et sont des infractions aux principes de la secte dans laquelle l'histoire place Héraclite.

Quoi qu'il en soit, l'histoire a fait de ce médecin un Empirique. Galien a consacré l'assertion en disant : *il ne parlait jamais contre la vérité pour défendre les intérêts de sa secte..., il était de bonne foi et ne rapportait que ce qu'il avait expérimenté lui-même*, et cette qualification aura bien de la peine à disparaître. Il est cependant bien réel que le médecin qui employait contre la phrénésie, le traitement que je viens de faire connaître, et que je ne blâme pas, ne saurait être classé parmi les vrais Empiriques.

(1) Nom donné aux angines graves.

2° SCRIBONIUS LARGUS

L'école empirique avait inspiré les recherches de matière médicale au point de multiplier outre mesure les productions de ce genre; car tout, dans cette doctrine, se rapportait à la thérapeutique. Parmi les hommes qui se sont le plus distingués dans cette direction on cite Scribonius Largus, qui a écrit *sur la composition des médicaments* un livre dédié à *Julius Callistius*, affranchi de l'empereur Claude.

Ce Scribonius Largus était un médecin militaire qui, dans ses nombreux voyages à la suite des légions romaines, avait recueilli les nombreux matériaux de ses ouvrages. D'après Eloy, il vivait à Rome, dans le premier siècle de notre ère, sous l'empire de Claude, et il gagna beaucoup d'argent par les remèdes qu'il inventa ou qu'il recueillit de quelques autres personnes. Son livre souvent cité par Galien renferme un grand nombre de formules plus ou moins compliquées, ridicules et superstitieuses, qui eurent un grand succès et dont plusieurs sont indiquées comme étant à l'usage de Messaline et de Claude. Au reste, Scribonius Largus qui annonçait le succès de ses remèdes le faisait en termes d'une honnêteté qui lui acquirent toutes les sympathies : « C'est moins l'appât du gain ou l'amour de la gloire qui l'ont engagé à donner ses remèdes au public que la satisfaction d'être versé dans la médecine. Il ajoute même qu'il ne connaît rien de plus grand, et qui rapproche l'homme de la divinité, que de conserver la vie à quelqu'un, que d'entretenir sa santé en vigueur et que de rétablir celle qui est altérée. »

Son livre sur la composition des médicaments écrit en latin : Scripta mea *latina medicinalia*, a été imprimé à plusieurs reprises et il y en a même une édition de 1655. Comme on le voit, c'est un véritable succès.

Par ses recherches *sur la composition des médicaments* dédiées à un affranchi de l'empereur Claude, Scribonius Largus, médecin militaire, célèbre par ses inventions de matière médicale, grand partisan, dit-on, de la doctrine méthodique d'Asclépiade, mérite d'être classé parmi les empiriques. — Il écrivait vers l'an 40 après Jésus-Christ. Son recueil est souvent cité par Galien. Il renferme un très-grand nombre de formules étranges formées de substances extraordinaires plus ou moins repoussantes, mais dont l'efficacité était attestée par de nombreuses expériences. On y trouve le dentifrice composé par lui pour Messaline : *Messalina dei nostri Cæsaris hoc utitur.* — Ses recettes sont relatives à des médicaments externes chirurgicaux, ce qui a fait penser qu'il était surtout chirurgien, mais cela n'est pas exact. Comme il suivait les armées romaines il était à la fois chirurgien et médecin, ce qu'attestent les nombreuses formules de remèdes internes qui se trouvent dans le recueil que je viens de citer.

3° DIOSCORIDE

L'un des plus remarquables représentants de l'empirisme antique par ce qu'il nous a laissé sur la matière médicale est le célèbre Dioscoride, médecin d'Antoine et de Cléopâtre selon Vassius et Suidas, ce qui le ferait vivre 36 ans avant Jésus-Christ, tandis que, d'après la préface de sa matière médicale, il aurait vécu au temps de Néron, 64 ans après l'ère chrétienne.

Dioscoride Pedacius, d'Anazarbe en Cilicie, fut soldat puis botaniste, et enfin médecin militaire attaché aux armées romaines. — C'est dans ses nombreux voyages qu'il recueillit les éléments d'une *matière médicale* tirée des trois règnes de la nature et qu'il publia lors de son retour à Rome. Malheureusement Dioscoride ne fut qu'un mauvais empirique si on le juge d'après les principes sévères de l'empirisme antique, qui exigeait dans la publication d'un fait des garanties d'exactitude et de vérité qu'on ne trouve guère dans son livre (1). — Ce qu'il dit de la vertu des médicaments, il ne le sait pas et il l'annonce sur parole. Il a répété ce qu'on lui a dit sans faire de contrôle et il n'a essayé qu'un petit nombre des remèdes dont il parle, de sorte que son livre peut être un recueil intéressant, mais on peut douter qu'il soit très-utile. Quoi qu'il en soit, son succès fut immense et il a duré jusqu'au XVIe siècle, à l'époque où Matthiole en fait le commentaire par de nombreuses additions qui ne sont pas sans mérite. — Du grec, il a été traduit en latin et en français. Il renferme l'histoire d'une foule de corps employés en médecine avec des succès variables et la description plus ou moins détaillée de 600 à 700 plantes alors peu connues. Si l'on fait un retour vers le passé et qu'on pense à l'effet d'une publication de ce genre au premier siècle de l'ère chrétienne, on ne sera pas surpris de la voir, malgré ses imperfections, suivie dans le temps d'une renommée qui pourra s'affaiblir, mais qui ne s'éteindra jamais.

Au reste, pour qu'on puisse juger Dioscoride d'après lui-même, je vais donner quelques fragments de son œuvre, non en les abrégeant, car des travaux de cette nature ne s'abrégent pas, mais des

(1) On peut le juger par ce fait pris au milieu de cent autres. — Dans le second livre il dit : « Les couillons de l'hippopotame ou du cheval marin séchés e broyés se boivent à la morsure des serpens. » (Liv. II, cap. XXI.)

fragments entiers relatifs à des substances encore usuelles à notre époque, pour montrer comment le livre a été conçu et de quelle façon il a été exécuté. — Je choisirai par exemple les chapitres relatifs à l'aconit, au coriandre, à l'écume d'argent ou oxyde de mercure, l'argent vif, à la rue, et au cinnabre. Qu'on ne s'étonne pas du français qu'on va lire et des mots incompréhensibles. C'est une *traduction de Martin Mathée, publiée à Lyon en* 1690. — Sauf l'orthographe du temps que j'ai corrigée sur quelques points, la reproduction est textuelle.

De l'Aconit.

« Soudain, quand on a bu l'aconito, l'on sent en la langue une saveur douce, avec quelque peu de l'astrictif, et avec succession de temps par après, quand les patients se veulent lever en pied, leur cause avertin, larmes, pesanteur en la poitrine, et les parties précordiales, et fait tirer une infinité de pets. A quoi est nécessaire de tirer le venin hors du corps avec vomissements et clistères : après cela il est salutaire de donner à boire avec du vin d'absince, d'Ozignan, la Rue, le Marrubiou, la décoction d'absime, la Joubarle, l'Auronne, la Chamellée, et le Chamepitio. Pareillement y aident la liqueur du baume, bue au poix d'une drachme avec vin, ou avec lait ensemble avec pareil poix de castoreo, de poivre, et de rue. L'on y donne outre cela, le caillé d'une chevreau, d'un lièvre, et d'un cerf, et pareillement l'écume de fer. L'on y donne avec utilité à boire le vin dans lequel soit éteint, le fer, l'argent et l'or embrasez : le lexi de vin, le brouet consommé des gelines et pareillement celui des chairs grasses de bœufs, bue avec vin. L'on dit aussi que particulièrement l'ive musquée y est moult convenable. » (Dioscoride, liv. VI, cap. VII.)

Du Coriandre.

« Le coriandre ne se peut cacher par l'odeur moult aigu, qu'il possède. Si comme doncques il est beu, il enroue la voix, il fait sortir hors de l'entendement, et dire moult vaines, et domestiques paroles, comme font les yvrongnes en induisant outre cela en tout le corps l'odeur aiguë qu'il possède luy-mesme. A quoy l'on secourt, ayant premier faic les vomissements avec l'huylle d'Ireos comme il ha été dict aux autres, et en donnant à boire aux patiens le vin pur ou avec absince. Pareillement y aide l'huylle beue et aussi les œufs y cuics dedans ouverts et bus par après liquefiez avec la saumure pure, brouets de gelines, et des oyes bien salées et semblablement le vin cuict beu avec lexi. (Discoride, liv. VI, cap. IX.)

De l'écume d'argent.

« Quand l'on a bu l'écume d'argent il induit une pesanteur dans l'estomac, dans les boyaux et dans toutes les parties intérieures avec très-grandes douleurs : encore elle ulcère quelquefois et rompt pour être moult pesante. les boyaux : elle retient l'urine, fait gonfler le corps, et induit en tous les membres une couleur brune semblable à celle du plomb. A quoi l'on secours en donnant à boire les vomissements premiers faits, la graine de l'orminio sauvage avec du vin, et pareillement huit drachmes de Myrrhe, ou Absince, ou Hissope, ou graine de persil, ou poivre, ou fleur de troesne, ou fiente de ramiers, avec spica-nardi, et vin. (Dioscoride, liv. VI, cap. XXVII.)

De l'argent vif.

« L'argent vif en le buvant fait les mêmes accidents, que fait l'écume de l'argent : et partout l'on doit user en sa cure des mêmes remèdes quoiqu'il soit manifeste que moult y aide le lait de vache, en faisant par après vomir les patients. » (Dioscoride, liv. VI, cap. XXVIII.)

De la Rue, que les Grecs appellent Peganou; les Latins et Italiens, Ruta.

« La rue de montagne et sauvage est plus aiguë, que celle qui se sème et qui se trouve par les jardins et par cela son usage est reprouvé pour viandes. La rue des jardins est plus convenable pour l'usage des viandes quand elle naît sous les figuiers. Toutes deux brûlent, ulcèrent et provoquent le flux menstruel et l'urine. Mangées ou bues elles astreignent le corps. La graine bue avec vin au poix d'un acetabul, est un antidote contre les venins mortifères. Les feuilles prises seules avant la viande ou avec noix et figues sèches, font évanouir les forces des venins. Elles aident en même manière contre les serpents. La rue bue ou mangée consomme la vertu d'engendrer. Cuite avec aneth sec, et beue elle allège les tranchées. Douce en la même manière elle secoure aux douleurs de la poitrine et du côté, aux empêchements de respirer, à la toux aux défauts du poumon, aux sciatiques et autres douleurs des jointures, et au tremblement et froidure survenants aux commencements des fièvres. La décoction de la rue faite en huile, et faisant des clystères, aide pareillement aux inflammatioms du boyau nommé Colon et au boyau du siége et aux lieux naturels des femmes. Appliquez avec miel en cette espace, qui est depuis la nature des femmes jusqu'au siége, éveillent les femmes assoupies, comme si elles fussent étranglées à l'occasion des fumosités de la matrice. Cuite en huile et beue elle tire les vers du corps. L'on l'emplâtre avec miel aux douleurs des jointures et aux hydropiques avec figues. A cela profite même la décoction faite en vin, jusqu'à la consomption de la moitié, soit qu'on en boive soit qu'on en use pour lavement. Mangée en viandes ou gardée en saumure ou crue, elle profite à éclaircir la vue. Emplâtrée avec griotte sèche elle métigue les douleurs des yeux et ceux de la tête, incorporée avec l'huile rosat et vinaigre. Broyée, et mise dans le nez, elle y restreint le flux du sang. »

« Appliquée avec feuilles de laurier, elle médecine les inflammations des testicules. Incorporée avec Cire et Murte, elle résiste aux soudaines sorties des ampoules. Elle guérit les taches blanches empreintes dans le cuir frotée dessus avec vin, Poivre, et Nitruse. Emplâtrée avec les mêmes choses, elle ôte les verrues larges que les Latins appellent Formica, et cette sorte de porreaux, qui se nomment Thyms. L'on la met (avec utilité) conjointe avec Alun, et miel sur le feu volage. »

« Le suc échauffé dans un tais de Grénade, et distillé dans les oreilles, enleve la douleur. L'on oingt les yeux débiles avec ce suc, mêlé avec suc de Fénoil, et miel oingt avec vinaigre, ceruse et huile rosat, il aide au feu Saint-Antoine, aux ulcères qui s'acheminent en rampant, et aux ulcères du chef qui jettent ordure. »

« La rue mangée dompte l'acuité et l'odeur de l'ail, et des oignons. La rue de montagne, mangée en grande abondance, elle tue. L'on cueille celle-ci pour mettre en saumure, avant qu'elle commence à fleurir. Elle fait enfler et rougir la peau, et l'enflambe fort, et fait démanger ; et par cela il est besoin avant que la cueillir, s'oindre les mains, et la face avec huile. L'on dit qu'en épendant le suc de la rue sur les poullets, chats, n'y martres n'y fouines ne s'approchent d'eux. L'on dit que la rue qui n'aît en Macédomie, autour de la rivière Olcisio, tue soudainement ceux qui en mangent. Ce lieu est montagneux, et plein de vipères. On boit sa graine aux défauts des parties intérieures, et la mêlons (avec utilité) dans les antidotes. L'on donne à boire la graine rôtie, par sept jours continuels, à ceux qui ne peuvent retenir leur urine. La racine de la rue de montagne, se nomme le moyle de montagne. La rue sauvage semblable à la domestique. L'on la boit (avec utilité) pour le haut mal, et pour les sciatiques. Elle provoque le flux menstrual, et tue le fruit dans le ventre de la mère. La sauvage est plus âpre que la domestique, et plus valeureuse, et par cela on la doit fuyrès viandes, mêmes qu'elle apporte une nuysance. (Dioscoride, liv. III, cap. LXIII.)

Annotations.

La rue tant domestique que sauvage (qui n'est pourtant la rue, dont parle Dioscoride au chapitre suivant) sont assez choisissables, étant selon Galien, la rue sauvage entre les choses qui échauffent au quatrième degré, et la domestique, au tiers, aiguës, et amères au goût, digestives, incisives, et composées de parties subtiles.

Du Cinabre, que les Grecs et les Latins appellent Cinnabaris; les Italiens, Cinabro.

« Tous ceux qui croient, que le Cinabre et le Minion, sont une même chose, s'abusent grandement. Pour autant que le Minion se fait en (Hespaigne) Espagne d'une certaine pierre même avec un sablon Argentin, autrement l'on ne le connaît pas. L'on en fait de couleur très-florissante, et très-ardente dans les fournaises : mais dans les minières il était une vapeur véritablement étouffante, et par cela ceux qui le manient, se couvrent la face avec une soie, afin qu'ils le puissent voir qu'au respirer ils n'attirent à soi de cette maligne vapeur qui est en lui. »

« Les peintres en usent pour les tres siomptueuses décorations des parures des murailles. Mais le cinabre s'apporte d'Afrique, et est en si haut prix, et en apporte si peu, qu'à peine les peintres en peuvent avoir à suffisance pour ombrager leurs peintures avec diverses lignes. Il est chargé de couleur profonde : et par cela aucuns ont estimé que ce fut le même sang de Dragon. Le cinabre a la même vertu de la pierre nommée Hematite, et est convenable en médecine des yeux, et toutefois c'est en plus d'efficace, pour autant qu'il est plus astrictif. Incospore avec Ceroesme, il guérit les brûlures du feu, et les pustulles. (Dioscoride, liv. V, cap. LIX.)

Annotations.

A la vérité il y a une forte grande différence entre le cinabre écrit par Dioscoride, et celui qui pour le présent est en usage ou boutiques des apotiquaires, et aux peintres. Car le cinabre de Dioscoride n'est (quoi qu'ainsi l'ayant écris gens de fort grand érudition Pline, et Solin) le sang du dragon occis par la grande pesanteur de l'éléphant, qui lui tombe dessus, en se mettant ensemble le sang de l'un et de l'autre animant, est une gomme d'un arbre d'Afrique, de couleur naturalissime de vrai sang, transparent, et aisé à rompre, nommé aujourd'hui vulgairement sang de dragon en larmes, à la différence de celui sophistiqué, et de nulle valeur, qui s'apporte en pains. Et à bon droit le peut on nommer en larmes pour autant que ceci est une larme gommeuse, et liquide (selon que le rente Aluigi Cadamosto au quatrième chapitre de sa navigation en Afrique) d'un arbre d'Afrique, lequel pour en avoir plus grande abondance, les habitants aggraffent avec certains ferrements en l'écorce, et en ayant par après recueilli la liqueur la cuisent dans des chaudières au feu, et le nomment sang de dragon. Ce qui est fait raisonnablement conjecturer, due cette gomme en le cinabre de Dioscoride, pour autant en premier lieu que telle liqueur nous est apportée d'Afrique en peu de quantité, elle est en usage aux peintres pour ombrager, et pour tracer de rouge clair, elle se vend cher pour sa rareté et ou ses vertus est semblable à la pierre Hématite, ainsi que l'expérience le démontre, et comme pareillement l'affirme Discoride cette liqueur est assez plus astrictive, et par cela les modernes médecins en usent pour les flux des femmes, et disentériques, et pareillement pour les crachements, et flus de sang, avec trop plus grand événement. Celui qui s'apportait en pain, se contrefaisait adis avec le sang de bonc, pilé lentement de certain artifice, et cormes sèches : puis manquant celui on la contrefait avec Garance, Boliarmeni, Résine, colle de dragon, et autres mestinges. Le cinabre de notre temps est minéral, et artificiel. Le mineral selon que le récit avait vu le seigneur André Matthioli, se tire de terre dans les causes d'argent vif, en un lieu, qui se nomme Midria, en certaines montaignes loingtaines une journée de gorice, en allant vers la Carniole. Ce cinabre est une pierre rouge non trop dure mais fort pesante, et quelquefois pleine d'argent vif, que par lui-même sans autre aide, il en dégoute dehors, comme par après il s'en tire tout avec l'artifice du feu. L'artifice se fait d'argent vif, et de soufre par voie de sublimation au feu. Ce que opère par elle-même nature en celui, qui se tire de la minière. Nul donc que de ces deux cinabres, pour être véritablement venin mortifère s'use pour le donner par la bouche : ainsi seulement se met dans les médicaments extérieurs, comme les parfums qui se font pour le mal de Naples, et en aucuns onguents. Il faut noter ici, que suivant ce que décrit Dioscoride le Minion être d'aucuns appelé cinabre que celui Minion est le cinabre minérale dont ci-dessus nous avons parlé (même qu'au chapitre en suivant il dit l'argent vif est fait du Minion). Et parce que Pline écrit du Minion, l'on peut aisément voir qu'anciennement le Minion se trouvait minéral, et artificiel : quoi qu'en notre temps il s'en trouve fort peu du vrai minéral, pour autant que celui qui est en commun usage, pour la plus grande partie se fait de plomb, et de ceruse brulée. Ce qui est la sourdire décrite par Galien, par Dioscoride au propre chapitre de la ceruse; et ce même, est le Minion dont entend Sérapion. » (*Loc. cit.*)

CHAPITRE IV

TRANSFORMATIONS DE L'EMPIRISME

A part les noms des naturalistes et des médecins Empiriques les plus rapprochés de Philinus et de Sérapion fondateurs de la secte. la plupart des autres sectaires sont restés inconnus. Cela se comprend, car l'idée philosophique de l'Empirisme devait avoir pour ceux qui, par une formule pratique, la mettaient en évidence ainsi que pour les premiers sectaires, l'avantage de livrer leurs noms au jugement de l'histoire Mais, au bout d'un certain temps, l'Empirisme ne changeant pas comme doctrine et n'ayant abouti qu'à la vulgarisation de pratiques ridicules et quelquefois honteuses, le nom de ceux qui adoptèrent l'empirisme ne put sortir de l'oubli et la dénomination d'Empirique devint même une qualification méprisante considérée comme une injure. — L'Empirisme tomba donc rapidement comme secte n'ayant plus que d'obscurs partisans, et il se mélangea plus ou moins avec les autres doctrines jusqu'au moment où il fut absorbé par Galien ou par ses successeurs et, enfin, par les Arabes qui en usèrent et en abusèrent singulièrement dans la polypharmacie qu'ils nous ont laissée. A partir de cette époque l'expérience médicale fut presque entièrement subordonnée à l'autorité d'Hippocrate, d'Aristote et de Galien, considérés comme les chefs infaillibles de la médecine et de la science. Elle fut considérée comme subversive par l'autorité religieuse qui prétendit créer une orthodoxie scientifique à côté de l'orthodoxie catholique, et elle ne servit plus qu'à couvrir de son nom l'introduction dans la pratique médicale des remèdes les plus étranges et les plus repoussants. Tout le moyen-âge subit ainsi le galénisme modifié par les Arabes et les doctrines d'Aristote contrôlées par les pères de l'Église. Il faut arriver à la renaissauce pour voir avec le réveil de l'esprit humain, l'expérience sortir de son tombeau escortée par la raison et donner au monde la chimie, l'astronomie, la physique, l'anatomie, la chirurgie et toutes ces merveilleuses connaissances qui font la gloire des temps modernes. Mais à partir de ce moment c'est en vain qu'on parlera d'Expérience et d'Empirisme, la doctrine n'existera plus à la manière antique, se mettant en opposition formelle avec la raison, désormais l'expérience procédera du raisonnement comme le raisonnement de l'expérience, et ces deux sources de vérité en proportion variable seront toujours pour les savants la condition de tout progrès scientifique. A chaque instant on verra l'esprit d'hypothèses, dans ses conceptions les plus hardies, demander la sanction de ses vues audacieuses à l'expérience qui seule peut convertir ses aspirations en vérités et leur donner droit d'asile dans la science. Qu'à son tour, l'expérience et l'observation donnent par hasard la notion d'un fait à reproduire, ou l'idée que de nouvelles expériences devront convertir en vérité pratique, toujours il faudra que la raison vienne au secours de l'Empirisme s'il ne veut rester dans les régions inférieures de l'ordre intellectuel, à l'usage de l'ignorance, de la superstition et de la crédulité. Nul savant, si dévoué qu'il soit à la méthode expérimentale, n'a pu s'enfermer dans les limites absolues de l'expérience et Bacon lui-même, auquel on fait l'honneur de dire qu'il est le chef de l'empirisme moderne, a plus d'une fois donné lui-même le démenti le plus formel à ses principes, en publiant dans ses livres des hypothèses que désavouerait le dogmatique le plus résolu.

C'est là où en est arrivé l'Empirisme moderne. S'il met beaucoup de raison dans ses expériences, il fait comme tous les bons esprits qui interrogent les faits pour en deviner la nature, la cause, le mécanisme et les lois sans décrier la raison au profit de l'expérience, et il n'y a pas d'Empirisme. Si, au contraire, il s'en tient à l'expérience seule ne voulant pas se préoccuper de la nature des phénomènes et de leurs lois et ne tenant compte que du témoignage des sens, alors c'est un retour à la doctrine antique dont on sait la fin méritée au milieu du dédain général.

CHAPITRE V

DE L'EMPIRISME MODERNE

L'Empirisme antique, ainsi que le méthodisme, disparut sous la puissante autorité du génie encyclopédique de Galien, qui sut allier la raison à l'expérience et donna une telle extension à la médecine par l'étude de l'anatomie et de la physiologie qu'il s'en fit l'oracle absolu jusqu'au XVe siècle, c'est-à-dire jusqu'au moment où l'esprit de libre examen put affirmer ses droits. Pendant cette longue période de douze à quinze siècles, l'Empirisme ne fut professé par aucun homme ayant assez de mérite pour graver son nom dans l'histoire, et il resta surtout le partage des ineptes et des charlatans.

Mais peu à peu, dans toutes les branches des connaissances humaines, en philosophie et en religion, se fit un travail souterrain, qui, à côté de l'orthodoxie religieuse et philosophique, ouvrait à l'esprit humain des horizons nouveaux en lui montrant, comme un droit, la liberté de tout voir, de tout examiner et de se faire personnellement les convictions de sa vie. C'était l'époque de la réforme. Avec Martin Luther qui au XVIe siècle proclama la liberté d'examen en matière de religion, avec Copernic et Galilée qui créèrent une nouvelle théorie du ciel, avec Paracelse qui créait la chimie et renversait l'humorisme ancien, avec Vésale qui renouvela l'anatomie, éclata un impétueux et immense mouvement intellectuel, dont l'effet fut avec la renaissance des arts et des lettres la rénovation complète des sciences. De là date l'Empirisme moderne, incarné dans la *méthode expérimentale* d'induction, c'est-à-dire dans le complément nécessaire de l'observation par le raisonnement, chargé de s'élever des faits à leurs causes et aux principes généraux de la science. On en fait l'honneur à Bacon, c'est un tort, car avant son apparition l'examen libre de la nature et l'observation étaient pour tout vrai savant la condition du progrès et la source de toute découverte réelle. Bacon n'a donné que la formule, en appelant ce mode d'acquisition des connaissances humaines, *méthode d'induction*. Mais, comme en ce monde, tous ceux qui ne savent rien, et qui ne comprennent pas ce qu'on dit ou ce qui se fait, deviennent aisément les dupes de ceux qui savent les entraîner à l'aide d'un mot, il suffit à tout vrai ou faux réformateur d'avoir un drapeau sous lequel il puisse enrégimenter la foule de ses disciples, et ce drapeau n'est pas autre chose qu'un mot de ralliement souvent incompris de ceux qui le prononcent à tout propos, sans savoir à quoi il les engage.

Liberté, *tolérance*, *progrès*, *expérience*, *induction*, etc., ont été bien souvent le drapeau de la foule tyrannique, cruelle et ignorante, ne sachant à quelles conditions l'homme doit être libre et comment il arrive au progrès par l'expérience et la raison. Ces mots ne sont souvent que des armes de guerre jetées dans les masses par de grands esprits qui se réservent, à eux et à leurs amis, le soin de diriger la force qu'ils ont ainsi créée par une formule. Ainsi a fait l'induction, procédé sans lequel l'expérience n'est rien autre chose que l'absurde empirisme antique et au moyen duquel les adeptes de la méthode expérimentale veulent anéantir les droits imprescriptibles de la pensée. Quelqu'un n'a-t-il aucune connaissance littéraire, ou ne sait-il rien répondre à qui raisonne mieux que lui, vite il parle des avantages de la *méthode expérimentale*, de l'*induction*, des *grands principes inaugurés par Bacon*. philosophie qu'il n'a jamais étudiée, et il se croit victorieux de son adversaire. Ne nous contentons pas des mots. Voyons les choses en faisant à chacun la part de ce qui lui revient dans l'impulsion, le mouvement donné à l'esprit humain par le grand mouvement de la renaissance, et disons de suite que cette nouvelle forme de l'Empirisme, qui n'est plus l'Empirisme bannissant la raison, et qui est la méthode expérimentale, est pour nous le seul procédé convenable à l'accroissement des sciences.

L'Empirisme ancien n'existe plus pour la philosophie ni pour la science, car il s'était posé vis-à-vis la raison en lui disant qu'elle était inutile et dangereuse pour les progrès de l'esprit humain. C'est par cet antagonisme qu'il a fait son entrée dans le monde, mais il n'a pu soutenir son rôle jusqu'au bout et il a été obligé de capituler et de s'allier au raisonnement pour les conquêtes de la science moderne. Ainsi modifié, ce n'est plus la même méthode philosophique, et sous cette forme il n'est personne qui ne puisse l'accepter, car il n'impose à la raison d'autre entrave que celle de s'astreindre à ne tenir compte que de la nature réelle des choses pour en découvrir expérimentalement les lois.

Induire les lois d'un fait au moyen de l'expérience au lieu de les *déduire* d'un fait par la raison, voilà la différence de la méthode de Bacon et la méthode de Descartes, mais toutes les deux partent également de l'observation et il est injuste de dire que l'une n'est que l'esprit d'hypothèse, tandis que l'autre est au contraire l'origine de toute vérité. Ce qui est réel c'est que la méthode de Descartes est la source de toutes nos vérités morales et religieuses, ainsi que des axiomes et des théorèmes mathématiques, tandis que celle de Bacon est plutôt le principe des vérités physiques; c'est qu'elle a des dangers que n'a point l'autre, car si le fait pris comme point de départ est faux, toutes les conséquences logiques s'en ressentent, et, dans l'ordre physique, elle arrive par la pensée si rapidement aux lois générales qu'elle peut commettre les plus graves erreurs. Celle de Bacon, au contraire, s'élève plus lentement des faits à leurs lois par des expériences successives et, sous ce rapport, elle est pour les sciences infiniment préférable à la première. Sauf cette différence, leur principe est également pris dans l'observation, mais là où elles se séparent, c'est dans le rôle accordé à la conscience et à la raison qui ont la première place chez les cartésiens, la seconde chez les disciples de Bacon.

Quoi qu'il en soit, du raisonnement et de l'expérience est née l'*induction*, mère de toutes les sciences modernes, dont la race a étouffé l'esprit d'hypothèse ou d'autorité, et qui a su proclamer l'indépendance de la pensée humaine aux prises avec les secrets de la nature et de la vie. Honorons cette conquête intellectuelle, qui est dans l'ordre physique ce que la *conscience* et la *tolérance* sont dans l'ordre religieux ou moral, et ce que l'*égalité* civile est dans nos institutions politiques.

Cela étant dit, quels sont les procédés de l'Empirisme moderne? qu'est-ce que c'est que la méthode expérimentale ou méthode d'induction? et quelles sont les conditions que doit remplir l'expérimentation pour servir aux progrès de la science? C'est ce que nous allons voir en parlant de Bacon, de Locke, de Condillac, puis de Verthoff, de Lieutaud, de Zimmermann, de Jenner, et de quelques-uns des médecins qui, s'inspirant de la nouvelle doctrine philosophique, l'ont proclamée comme étant la plus utile aux progrès de la médecine.

BACON

François Bacon, de Vérulam, vicomte de Saint-Alban, né à Londres en 1560, et mort en 1636 à 66 ans, après avoir été conseiller d'État, lord chancelier d'Angleterre, garde des sceaux, etc., peut-être regardé comme le chef de l'Empirisme moderne. Ce n'est pas qu'avant lui, on n'ait fait librement par l'expérience d'utiles efforts pour combattre les données anciennes de la science, accréditées par l'autorité religieuse et civile, mais, philosophiquement, c'est lui qui a donné la formule de la méthode et qui, mieux que tout autre, a montré la voie à suivre dans l'étude des sciences.

Il ne faudrait cependant pas s'imaginer que dans cette inauguration du principe de l'expérience éclairée par l'induction on eût tout à coup trouvé le moyen d'éviter l'erreur et de bannir l'hypothèse, car il y a tout autant à craindre de l'expérience des esprits faux que de l'abus du raisonnement chez les bons esprits. Que d'hypothèses expérimentales n'a-t-on pas introduites en chimie, en médecine et en physiologie depuis Bacon et sous le patronage de sa méthode? Chaque jour voit éclore une nouvelle vérité dite expérimentale destinée à prendre la place d'une vérité expérimentale de la veille, et beaucoup de savants croient qu'il suffit d'avoir fait quelques expériences pour être dans la voie qui mène à la découverte d'une vérité. Ils ne s'imaginent pas que l'induction est aussi difficile que le raisonnement et que la clairvoyance qui résulte de l'observation des faits n'est pas donnée à tout le monde. Un seul exemple entre bien d'autres fera comprendre ma pensée. Tous les anatomistes avaient étudié le cœur, les vaisseaux qui s'y attachent et se ramifient dans les poumons ou dans les membres, et cependant il a fallu vingt siècles d'expérience sur ces différents organes chez les animaux pour arriver à l'homme qui devait avoir la clairvoyance du phénomène qu'ils accomplissent et pour découvrir la circulation.

Quoi qu'il en soit, bien que Bacon se soit lui-même chargé de démontrer que sa méthode ne garantit pas de l'hypothèse, en raison de celles qu'il a émises dans ses ouvrages, il faut bien reconnaître que philosophiquement la doctrine est irréprochable. C'est un fait unanimement reconnu et Sprengel a eu raison, dans son Histoire de la Médecine, de le faire ressortir comme il l'a fait.

Dans son livre sur l'accroissement des sciences, Bacon établit une division que Diderot et d'Alembert ont pris comme base du plan de leur Encyclopédie. En effet, dit Sprengel, les connaissances humaines, réparties d'après les facultés de l'esprit, se divisent en histoire, poésie et philosophie, suivant qu'elles exercent la mémoire, l'imagination ou l'intelligence (1).

L'Histoire comprend aussi l'histoire naturelle, qui est en partie narrative et en partie rationnelle, et qui a pour but principal de fournir des matériaux à la philosophie de la nature (2).

Bacon divise la philosophie en trois parties, la science de Dieu, celle de la nature, celle de l'homme. La science de l'homme se partage ensuite en médecine, art cosmétique, athlétique, et *ars voluptaria*. Le chancelier comprend, sous cette dernière dénomination, la peinture, la sculpture et la gravure, qui eussent été bien plus convenablement associés avec la poésie (3).

Quant à la médecine il la mettait au nombre des sciences conjecturales, parce que l'objet dont elle s'occupe est extrêmement compliqué, et sujet à un nombre infini de variations. Jusqu'à présent, dit-il, on a plutôt ébauché que perfectionné cette science, les travaux qui la concernent forment un cercle en se confondant les uns avec les autres, au lieu de marcher en ligne droite et de se succéder (4).

La médecine s'occupe de conserver la santé de guérir la maladie ou de prolonger la vie. Il faut nécessairement séparer des autres ce dernier art, auquel il n'est pas permis d'attacher une importance médiocre.

A l'occasion de la partie de la médecine qui s'occupe de guérir les maladies, Bacon déplore d'abord le peu de fidélité et d'attention

(1) Baconis Verulam, *de Augmento scientiarum*, lib. II, ch. I, p. 43. (*Opera*, ed. Arnold, in-fol. Francofurti, 1694.)

(2) *Ibid*, ch. III, 48.

(3) Baconis Verulam; *l. c.*, lib. IV, ch. II, 102-114.

(4) *Ibid.*, p. 105.

des observateurs, qui devraient imiter la conduite d'Hippocrate et de Baillou, tracer un tableau fidèle des maladies, de leurs causes, de leur curation, et ne point attacher de prix aux opinions et aux hypothèses. Il ne faut pas que ces récits soient trop prolixes, et peignent des événements qui se présentent tous les jours ; mais ils ne doivent pas non plus être trop maigres, et se borner à mentionner des circonstances extraordinaires et étonnantes.

En effet, bien des phénomènes qui ne sont pas nouveaux par eux-mêmes le deviennent selon qu'ils s'observent en tel ou tel temps, de telle ou telle manière, et un bon observateur trouve aussi une foule de remarques à faire dans des événements fort ordinaires.

Les Anatomistes, en donnant la description du corps humain, ont porté leur attention avec un soin qu'on se saurait trop louer, sur toutes les parties, même les plus petites ; mais jusqu'à présent on ne s'est point occupé des aberrations de l'état ordinaire, ni de l'anatomie comparée. Bien certainement la cause des maladies réside quelquefois dans la différence que cause la structure des organes : les médecins négligent presque toujours cette circonstance et accusent les humeurs qui sont innocentes, au lieu de songer au mécanisme. Le traitement des maladies semblables ne réussit que lorsqu'on sert à corriger les humeurs, et souvent, pour prolonger la vie dans des cas de cette nature, il suffit de pallier l'affection, ou de soumettre le malade à un régime approprié. L'anatomie comparée et l'anatomie pathologique sont les principales sources qui peuvent contribuer au perfectionnement de l'art de guérir.

Bacon se plaint ensuite de ce que les praticiens sont trop précipités dans le jugement qu'ils portent sur l'incurabilité des maladies, et augmentent de cette manière la classe si nombreuse des médicastres. Il serait fort à désirer, ajoute-t-il, que de grands médecins examinassent avec soin les affections déclarées incurables ; car alors ils parviendraient peut-être à découvrir de nouveaux moyens propres à les guérir. Il est aussi du devoir de celui qui se livre à l'exercice de la médecine, d'adoucir autant que possible la mort des malades, lorsqu'il reconnaît l'insuffisance ou l'inutilité de tous les secours qu'il peut administrer. Ce qu'il y a de plus blâmable en médecine, c'est qu'au milieu des principes excellents sur les indications générales du traitement, on est encore fort peu avancé dans l'art de remplir ces indications à l'aide de remèdes particuliers. Les médicaments renfermés dans les pharmacies conviennent pour satisfaire aux indications générales, mais ils ne sauraient guérir les maladies. De là vient que les charlatans réussissent souvent mieux que les praticiens de profession : c'est pourquoi les médecins célèbres et exercés ne devraient épargner aucun soin pour découvrir et faire connaître des moyens et des compositions propres à combattre les diverses affections auxquelles l'homme est exposé.

Bacon souhaite en outre que l'on puisse imiter les eaux minérales naturelles, et les progrès dont la chimie est encore susceptible, lui font concevoir l'espérance que ses désirs se réaliseront un jour. Il trouve aussi qu'on développe le mode de traitement d'une manière trop laconique pour que les règles que l'on donne soient d'un grand secours lorsqu'il s'agit de combattre une maladie chronique. On agirait avec plus de prudence, en indiquant dans tous ses détails la marche qu'il faut observer, en ne s'écartant point ensuite des formules qui auraient été tracées (1).

Tous les médecins doivent souscrire sans réserve à cette appréciation sévère mais juste de la science médicale, et il est certain qu'elle a largement profité de ces conseils dans l'étude de l'anatomie, de l'anatomie pathologique et de la nosographie.

Mais là où Bacon se trompe, et se jette lui-même dans l'hypothèse, c'est lorsqu'il prescrit les règles à suivre pour reculer le terme de l'existence à l'aide de l'or potable et des autres préparations du même métal. De même aussi lorsque dans une incursion sur le terrain de la Chimie il dit qu'on peut arriver à faire de l'or avec de l'argent ou du Mercure. (*Hist. nat.*, Cent 1, p. 823.) Je sais bien que l'idée de la transmutation des métaux occupait alors bien des esprits, mais ce n'est pas la peine de se faire le champion de l'expérience pour arriver à émettre une semblable hypothèse. Vous dites que l'on peut faire de l'or, eh bien! que n'en faisiez-vous alors que vous en aviez tant besoin?

Dans un autre ouvrage extrêmement important l'*Organon novum*, il enseigne la méthode suivant laquelle on doit traiter la philosophie et les différentes parties dont elle se compose. C'est là où il développe les véritables principes de la méthode d'observation. En voici l'analyse d'après Sprengel.

« Il commence par le tableau des inconvénients que les préjugés entraînent dans les sciences et ils divisent ces préjugés, *idola*, en quatre espèces : *idola tribus*, qui découlent de la nature de l'homme; *idola specus*, qui dépendent de l'éducation et de la manière de vivre de chaque individu ; *idola fori*, qui résultent du commerce avec les hommes; enfin, *idola theatri* , qui sont les suites de l'éducation, et les enfants de l'école (2). »

(1) Baconis Verulam ; *l. c.*, p. 105-109.

(2) *Nov. organ.*, lib. I, p. 283-284.

« Il faut que l'homme se délivre de tous ces préjugés, s'il veut obtenir l'accès du temple de la vérité (1). »

« L'expérience seule ne sert à rien, lorsqu'on ne sait pas la mettre à profit pour parvenir à des raisonnements en suivant la route pénible de l'induction; mais le plus grand tort qu'on ait jamais pu faire aux sciences, c'est de renoncer à l'observation pour s'adonner à la dialectique. Les Grecs eux-mêmes, que l'on vante avec tant d'emphase, n'ont point cultivé le champ de l'expérience, et, tous, sans exception, appartiennent à la classe des sophistes. Rien n'est plus ridicule que la vanité de certains savants qui dédaignent l'observation comme étant trop vulgaire pour pouvoir satisfaire leurs sublimes esprits (2). »

« Suivant Bacon, les imperfections de la médecine proviennent principalement de la négligence qu'on apporte dans l'étude de la philosophie de la nature (3). »

« Chacun, par respect pour le *idola specus*, introduisant ses opinions favorites dans la nature, il en est résulté qu'on a cru pouvoir comparer les changements qui surviennent dans le corps humain, à ceux qui s'observent dans les ouvrages des hommes (4). »

« Bacon pense qu'une trop grande vénération pour les écrits des anciens est l'un des principaux obstacles qui s'opposent aux progrès de la médecine comme de toutes les sciences d'observation. L'antiquité étant l'enfance du monde, on ne peut attendre d'elle cette maturité de jugement et cette richesse d'expérience qui sont les heureux fruits de la véritable vieillesse du monde. »

« Les découvertes faites par les modernes, et la perfection qu'ils ont portée dans tous les arts humains, surpassent de beaucoup le petit nombre des observations recueillies par les anciens. D'ailleurs c'est une véritable lâcheté que d'en apppeler sans cesse aux auteurs et de méconnaître les droits de l'auteur des auteurs, c'est à-dire du temps. La vérité est la sœur du temps et non pas celle de la vérité (5). »

« En général, on ne doit pas s'attendre à rencontrer beaucoup de philosophie dans les livres qui se répètent continuellement les uns les autres, mais il faut étudier la nature elle-même (6). »

« On a grand tort d'avoir honte de dire des choses nouvelles et

(1) *Ibid.*, p. 294.
(2) *Ibid.*, p. 290-295, 302.
(3) *Ibid.*, p. 300.
(4) *Nov. organ.*, lib. I, p. 287-291.
(5) *Ibid.*, p. 302.
(6) *Ibid.*, p. 303.

extraordinaires, et les gouvernements éprouvent des craintes mal fondées, lorsqu'ils appréhendent que la propagation et le progrès des lumières n'occasionnent des séditions et des émeutes populaires. Rien n'est plus funeste à toutes les sciences que l'état stationnaire et le préjugé qu'il ne faut pas outrepasser certaines limites : l'esprit humain devrait, au contraire, faire sans cesse des efforts infinis pour atteindre la vérité. »

Bacon regarde l'histoire des sciences humaines comme le véritable flambeau de la vérité. La connaissance des erreurs que l'esprit a déjà commises, empêche de tomber dans des fautes semblables (1).»

« Les erreurs les plus pernicieuses sont provenues jusqu'à présent des spéculations auxquelles on s'est abandonné : les uns, semblables aux araignées, forment d'élégants et brillants tissus qui manquent de réalité et de solidité. Les autres, imitant la fourmi, se bornent à recueillir les observations isolées ; mais le véritable philosophe doit sucer comme l'abeille le miel de toutes les fleurs, et se laisser guider par un instinct intérieur pour élever un édifice ingénieux et régulier. Il n'est toutefois pas facile de tirer des résultats généraux des observations isolées qu'on a pu rassembler, et de fixer les principes d'une science. Jusqu'ici on a commis la faute de passer avec trop de précipitation de ces observations aux axiomes généraux ; il faut suivre avec prudence et circonspection la route de l'induction ; c'est la seule méthode qui puisse faire faire des progrès à la philosophie de la nature, mais jusqu'à ce jour elle a été totalement négligée (2). « La faire connaître et l'enseigner, tel était le but vers lequel tendent les efforts de Bacon. »

Il assure dans plus d'un endroit, que son intention n'est pas de fonder une secte nouvelle, qu'il n'indique aucun fait nouveau, que lui même n'est pas en état d'étendre le domaine de l'observation, et que sa méthode répand bien de la lumière, mais ne porte point de fruits. Ce grand homme faisait un aveu aussi sincère, parce qu'il sentait parfaitement combien il était peu versé dans les détails des sciences d'observation (3).

Ce qui lui paraît surtout d'une haute importance au sujet de la méthode d'induction, c'est de bien peser tous les objets de l'observation et de remarquer les changements gradués que chacun subit : il donne à ce travail le nom d'*opération occulte*, et sans lui on ne saurait dire qu'on a observé quelque chose (4).

(1) *Nov. organ.*, p. 309.
(2) *Ibid.*, 310-312.
(3) *Ibid.*, p. 317-319.
(4) *Nov. org.*, p. 329.

« Celui, par exemple, qui n'a pas étudié, dès l'instant même où l'on administre l'opium, les changements que ce médicament apporte dans l'économie animale, ne peut point non plus faire d'observations exactes sur sa manière d'agir. Or, suivant l'opinion de Bacon, les anciens avaient négligé beaucoup cette opération occulte; ils volaient, pour ainsi dire, des observations isolées aux principes généraux : aussi doit-on chercher à découvrir les lois de la nature, non pas dans les ténèbres de l'antiquité, mais dans la nature elle-même » (1).

« Après tous ces principes préliminaires, Bacon développe plus particulièrement sa méthode d'induction, qu'il n'a pas exposée d'une manière tout à fait complète, et à l'appui de laquelle il cite l'exemple de la chaleur ; il donne d'abord une table qu'il nomme celle de la présence de l'essence, et qui indique tous les différents cas dans lesquels la chaleur se produit, puis une table de déviation, contenant les cas dans lesquels il ne se développe pas de chaleur. Cette dernière est suivie d'une table des degrés faisant connaître les circonstances au milieu desquelles la chaleur augmente ou diminue. Vient enfin la première vendange, *vindennatio prima*, parce que tous les cas réunis nous prouvent que le mouvement est la première condition nécessaire à la productiou de la chaleur » (2).

« Il faut ensuite chercher les cas dans lesquels les qualités des corps sont tout à fait particulières : c'est ce que Bacon appelle les *prérogatives des instances ;* on s'attache à trouver les instances ostensibles, celles dans lesquelles une chose devient sensible par le secours des instruments, comme le thermomètre est le meilleur moyen pour connaître les degrés et les changements de la chaleur.

Enfin, il faut s'occuper de l'*instantia crucis*, c'est-à-dire d'un travail qui conduise au résultat, afin de fixer ainsi la loi de la nature » (3).

« Il dérive ce nom des croix qu'on place sur les grandes routes, à l'endroit où plusieurs chemins se croisent, et qui servent à guider les voyageurs. »

Cet aperçu de Sprengel sur la philosophie de Bacon suffit pour montrer le but qu'elle se proposait d'atteindre afin d'opérer la réforme des études dans toutes les sciences d'observation, mais le résultat n'a été qu'incomplètement obtenu, et nous voyons, encore là, les hypothèses succéder aux hypothèses. Les mauvaises inductions ici ont pris la place des faux raisonnements.

(1) *Ibid.*, p. 322.
(2) *Ibid.*, p. 331-348.
(3) *Nov. organ.*, p. 352-354.

Chose curieuse, Bacon lui-même n'a pu rigoureusement s'en tenir aux règles de sa méthode, et il les a plus d'une fois enfreintes. Cela doit excuser un peu les savants qui, dans leurs expériences, dépassant les bornes de l'induction légitime, s'égarent sans s'en apercevoir dans les dédales de l'hypothèse — Je n'en citerai que deux exemples, mais ils sont forts concluants. Voici ce que Bacon a écrit sur la *nature de la chaleur* et *sur la nature des corps tangibles.*

Nature des corps tangibles. — Tous les corps tangibles renferment un esprit invisible et impalpable, auquel ils servent d'enveloppe et comme de vêtement, d'où résultent trois genres ou modes d'action, qui sont la triple source des puissants effets de l'esprit sur le corps tangible. Lorsque cet esprit s'exhale, il contracte le corps et le dessèche; s'il y est détenu, il l'amollit ou le liquéfie; enfin n'est-il ni tout à fait émis ni tout à fait détenu, alors il figure, il forme des membres, il assimile, il évacue, il organise..... On peut distinguer trois espèces ou modes d'esprit, savoir : l'esprit entrecoupé, l'esprit simplement rameux, enfin l'esprit tout à la fois rameux et distribué en différentes cellules ou petites cavités. Le premier est celui de tous les corps inanimés; le second, celui des végétaux; le troisième, celui des animaux. (*Nov. Org.*, liv. II, Sect. 1, ch. II, § 40.)

Nature de la chaleur. — La chaleur est un mouvement expansif, réprimé en partie, et accompagné d'effort, qui a lieu dans les parties moyennes; mais avec ces deux modifications : 1° que le mouvement du centre à la circonférence est accompagné d'un mouvement de bas en haut; 2° que cet effort, ce mouvement dans les parties moyennes, n'est ni faible ni lent; mais au contraire fort, vif et un peu impétueux; que c'est une sorte d'élan. (*Nov. Org.*, liv. II, chap. IV, § 19.)

Ces citations qu'on pourrait multiplier doivent suffire et je n'en ajouterai pas d'autres. Cela serait inutile. Elles donnent la mesure des difficultés de la méthode, elles font voir que l'expérience à elle seule est insuffisante pour arriver à la découverte de la vérité, que ceux qui parlent le plus de méthode expérimentale et d'expérience n'en font pas moins de folles hypothèses, et elles établissent que l'*induction* et la *déduction* peuvent se rendre coupables des mêmes erreurs. Sans insister sur ces faits qui sont peut-être plus la faute de l'homme que celle de la méthode, je rendrai une fois de plus à l'auteur de la philosophie expérimentale l'hommage de lui dire que c'est en ne s'écartant pas des principes de sa doctrine que les sciences physiques sont le plus capables de s'accroître conformément à la vérité.

Locke et David Hume le firent dans leur philosophie en essayant d'établir que nos idées sont le résultat de nos observations, qu'elles nous viennent des sens et enfin qu'elles n'ont rien d'*inné;* mais ici il y avait l'écueil des faits de conscience qui ne sont nullement comparables aux faits de l'ordre physique, et cette philosophie plus tard développée par Condilac sous le nom de *sensualisme* est venue s'y briser. C'est qu'en effet, il ne faut comparer que les choses semblables, et les faits de l'ordre intellectuel et moral ressemblent si peu aux faits de l'ordre physique, qu'il n'y a pas lieu de les soumettre aux mêmes conditions expérimentales. Nos idées morales et religieuses ne relèvent en rien de l'expérience, et nous les sentons *innées* en nous, sans avoir besoin du témoignage des sens pour les découvrir. Restons donc dans le domaine des choses physiques et. là, l'expérience aidée de la raison reprendra tout son empire : ce qui explique le grand nombre des découvertes astronomiques, chimiques, anatomiques et médicales dont le XVIIe et le XVIIIe siècle doivent s'enorgueillir.

J'aurais l'occasion, à propos de l'*anatomisme*, de revenir sur ce sujet en indiquant les progrès de la physiologie, de l'anatomie, de la chirurgie, personnifiés dans les Servet, les Aselli, les Harwey, les Vésale, les Paré, etc. En ce moment il ne sera question que des médecins et des thérapeutistes qui, par la méthode expérimentale, ont acquis quelque célébrité. Sachons toutefois qu'il en est peu qu'on puisse considérer comme étant exclusivement Empiriques et que tous, partisans d'idées ou de systèmes variés, n'ont pris dans l'empirisme rationnel que le moyen de démontrer l'exactitude de leurs conceptions ou l'importance de leurs procédés curatifs. C'est au nom de l'expérience qu'un naturiste démontre l'influence de la nature dans la guérison spontanée des maladies; c'est au nom de l'expérience que le méthodisme attribue les maladies au relâchement ou au resserrement des tissus; par elle, le philosophe croit arriver à la solution du problème de la nature de l'homme, et c'est elle enfin qui permet au médecin d'affirmer l'utilité d'un remède ou d'un autre contre les maladies. Sous ce rapport, tout le monde est Empirique et il n'y a que la manière d'employer la méthode qui différencie le véritable disciple de la philosophie expérimentale de celui qui s'abrite de son nom pour enfreindre plus aisément ses lois.

Ce qui sert d'argument aux sceptiques qui veulent faire de l'Empirisme non raisonné la base de la médecine, c'est qu'en limitant la science à l'art de guérir, ils remontent fatalement au principe routinier de la guérison empirique des maladies. Le mode d'action des remèdes leur importe peu. Cela guérit et voilà tout. Ils ne demandent pas à savoir pourquoi le quinquina, le mercure ou l'opium guérissent la fièvre, la vérole et la douleur, ils se contentent du fait, et ils l'utilisent à l'occasion, comme ils font de tous les autres remèdes dont l'expérience leur a appris l'utilité. Pour eux, le hasard reste le souverain maître, et ils ne reçoivent de leçons que des brutes. L'Empirisme antique avait appris la saignée de l'*Hippopotame;* les purgatifs de la *chèvre;* les lavements de l'*ibis*. Nos praticiens modernes n'ont rien à lui envier, car La Condamine et Geoffroy attribuent également *au hasard* ou *à un animal sauvage* la découverte du quinquina. Ils racontent qu'un Péruvien atteint de fièvre se guérit par hasard en venant s'abreuver dans l'eau du lac de Loxa où, par suite d'un tremblement de terre récent, tous les *cinchonas* du rivage étaient tombés et avaient préparé une infusion naturelle de *cinchona* ou de *quinquina* et, d'après une autre tradition, que ce sont les *pumas* (sorte de lions du pays), souvent atteints de fièvre, qui se guérissant en rongeant l'écorce des cinchonas, indiquèrent à l'homme les vertus curatives de cette écorce. C'est encore au hasard et à l'Empirisme que quelques médecins attribuent la découverte de la vaccine par la confidence qu'une gardeuse de vaches fit à Jenner en lui apprenant que celles qui soignaient les vaches atteintes de cowpox, étaient préservées de la variole (1), etc. On pourrait multiplier ces légendes à l'infini, mais cela n'est pas nécessaire. Si j'en ai rapporté plusieurs ce n'est pas pour en tirer parti contre la méthode expérimentale, mais c'est pour combattre cette prétention ridicule de certains Empiriques qui s'imaginent donner de l'importance à leur système, en opposant toujours aux efforts et aux conquêtes de l'intelligence humaine, la puissance du hasard ou de l'instinct des bêtes. Tant que l'Empirisme n'abdiquera pas la prétention de faire de la thérapeutique une pratique aveugle, où la raison n'a rien à voir et où elle doit obéir aux prescriptions de la routine, il faudra bien qu'on montre aux esprits impartiaux l'état d'avilissement où peut tomber la science quand elle repousse les intuitions du génie, lors même qu'il en doit résulter la conquête de la vaccine ou celle du chloroforme.

Il y a donc deux Empirismes : l'un qui est l'*empirisme antique* dont les nombreux disciples se recrutent parmi les sceptiques et les ignorants; parmi les religieux qui se servent de la médecine comme d'un moyen de propagande; parmi les charlatans qui par audace veulent en imposer au public; enfin, parmi ceux en si grand nombre, hélas! qui veulent pratiquer la médecine sans la connaître; et l'autre

(1) Voyez plus loin le chapitre consacré à Jenner et à la découverte de la vaccine.

qui est l'*empirisme moderne* ou *raisonné*, c'est-à-dire la méthode expérimentale d'induction. Ce dernier est celui dont peuvent s'honorer tous les savants.

CHAPITRE VI

TALBOT OU TALBOR, OU TABO

Partout on dit avec mépris : l'*Empirique Talbot*, ce *charlatan de Talbot*, etc., comme si en 1668 cet homme n'avait pas fait entrer le quinquina dans la pratique médicale européenne malgré l'opposition des autres médecins. Qu'on lise dans Sprengel l'histoire de la découverte des propiétés du quinquina transmises aux hommes par une bête (le *puma*) atteinte de fièvre et qui se guérissait en rongeant l'écorce des cinchonas, ou par un fébricitant péruvien qui par hasard alla s'abreuver dans un étang de macération de quinquina faite en un jour de tremblement de terre, après la chute des cinchonas du rivage dans l'eau, et on verra si l'expérience suffit pour faire accepter une vérité par les hommes. De 1638 à 1668, c'est-à-dire pendant 30 ans, le quinquina, apporté en Espagne par Jean del Végo, fut porté en Belgique par Pierre Barba, en France par les Jésuites, en Italie, en Angleterre et ailleurs, mais en beaucoup d'endroits il fut délaissé des praticiens. Sydenham raconte même (Opera, tom. I, p. 186, in-4°, Genève, 1769) que ce remède tomba dans un mépris dont il explique les causes, inutiles à reproduire en ce lieu. Il faut donc à l'Expérience et à l'Empirisme quelque chose de plus que l'observation des faits, et ce quelque chose c'est la lumière de la raison humaine qui met en son jour ce qu'un observateur privé de cette lumière regarde sans voir et touche sans comprendre. Quand on pense qu'il a fallu trente ans d'expériences européennes, en présence des hommes les plus éclairés du monde, pour leur démontrer les propriétés fébrifuges du quinquina aujourd'hui considéré comme spécifique, et que ce n'est enfin que par suite des convictions d'un homme insulté par l'histoire comme un charlatan, il n'y a vraiment pas lieu d'être fier de la méthode expérimentale et l'induction a bien tort de mépriser les lumières du raisonnement.

Quoi qu'il en soit, en 1668, d'après Sprengel (tom. V, p. 428), on ne savait pas employer le quinquina « et personne n'avait songé à déterminer avec précision les cas dans lesquels ce médicament est indiqué. » — C'est cet Empirique de Talbot, comme on dit partout, né à Cambridge, élève d'un apothicaire, et enfin médecin, qui apprit à ses contemporains la manière d'employer le quinquina en même temps qu'il recevait d'eux les injures dont je viens de parler.

Talbot, instruit par Nott de ce qu'on disait du quinquina, alla s'établir à Essex, sur les côtes de la mer, pour en étudier l'efficacité sur quelques malades..... « La réussite fut tellement heureuse qu'on « l'appela plusieurs fois à Londres, où il finit par se fixer en 1671, et « où il publia l'année suivante son *ouvrage sur les fièvres*. Dans cet « écrit il donne aux fièvres intermittentes la *viscosité de la pituite* « *pour cause* (quel empirique!) et il opère la cure de la maladie « avec le secours d'un remède secret (1) composé de quatre ingré- « dients dont deux indigènes et deux exotiques. Nous verrons bien- « tôt que l'un de ces ingrédients exotiques n'était autre chose que « le quinquina. Quant à l'écorce du Pérou elle-même, Talbot dit « qu'il faut user de circonspection à son égard comme à celui de « tous les palliatifs et notamment de la poudre des Jésuites (*c'était* « *du quinquina*); que c'est un remède excellent et salutaire quand « on l'emploie avec prudence, mais que dans les mains de médecins « inexpérimentés elle peut facilement causer de grands maux, et « que souvent, à Essex, il en a vu l'usage suivi de convulsions. » Ce passage lui a toujours été vivement reproché : cependant, lorsqu'on le lit dans tout son entier, on reconnaît qu'il se concilie sans peine avec la plus parfaite sincérité.

Voici comment s'explique Sprengel à cet égard :

« Les cures heureuses que Talbot opérait avec son remède secret, sur les personnes attaquées de fièvres intermittentes, accrurent à un tel point sa réputation et la jalousie des praticiens, que le gouvernement anglais se vit obligé de lui accorder des lettres particulières pour le mettre à l'abri des poursuites du collége des médecins (2). »

« En 1679, il se rendit à Paris, où il fit également plusieurs cures brillantes, et fut recommandé d'une manière si pressante à la cour, que non-seulement on lui confia la guérison du dauphin, mais (3) qu'encore on lui acheta son secret pour lequel il reçut du roi 2,000 louis d'or, et une pension viagère de 2,000 francs.

(1) Le seul tort de Talbot est d'avoir tenu son remède secret, ce qui est contraire à la dignité médicale professionnelle.

(2) Bakler, *l. c.*, p. 161.

(3) La marquise de Sévigné, en parlant de cette cure, dit qu'elle aigrit excessivement les médecins de la cour (*Lettres de Mme de Sévigné*, vol. VI, p. 233, 1660, nov., in-8). — On prétend que Talbor fit périr le duc de la Rochefoucault en lui donnant du quinquina dans un asthme arthritique (Blegny. *Zodiac. med. gall. ann.*, II, p. 264).

« Antoine d'Aquin, alors premier médecin de la cour de France, l'accusa de s'être grossièrement trompé dans le traitement du Dauphin et de plusieurs autres malades; il assura que le prince avait été en proie à une fièvre billieuse pure qui était survenue à la suite d'une diarrhée, et qu'il s'était trouvé fort mal à la suite du remède anglais (1). Il reprocha aussi à Talbot d'avoir prescrit l'écorce de quinquina, et même le vin et les aliments solides dans les fièvres continues.

« Après la mort de Talbot son secret fut publié par ordre du gouvernement français. Ce n'était autre chose que l'écorce de quinquina déjà connue depuis longtemps, mais que Talbot cherchait à masquer par de nombreuses additions, et qu'il prescrivait sous différentes formes. Suivant le rapport des médecins français, il prenait ordinairement 6 drachmes de feuilles de roses qu'il faisait infuser pendant 4 heures dans 6 onces d'eau : ensuite il ajoutait 8 onces de quinquina en poudre et laissait le tout macérer ensemble pendant 12 heures. Il avait coutume de joindre aussi à ce mélange du suc de persil ou d'ache : quelquefois il faisait macérer dans le vin du Rhin l'écorce de quinquina alliée à d'autres sucs de plantes, le tout dans la vue de voiler la saveur du médicament principal (2). »

« Si nous en croyons Jean Jones (3), Talbot préparait son remède de la manière suivante : il versait alternativement du suc de persil, et la décoction d'anis sur le quinquina réduit en poudre très-fine. Après avoir répété cette opération pendant 1 ou 2 jours, il déposait le mélange dans un vase de terre contenant environ 7 mesures, l'agitait continuellement, y ajoutait du vin rouge, le laissant macérer pendant une huitaine avec l'attention de le remuer 3 fois par jour au moyen d'une spatule, le filtrait ensuite et le conservait dans des vases de terre. Il prescrivait ce vin de quinquina à la dose de 5 à 6 onces, que le malade prenait toutes les trois heures dans les intervalles des accès, jusqu'à ce que la fièvre eût disparu. Quelquefois il ajoutait à cette infusion une nouvelle dose de poudre qu'il y laissait séjourner, pendant 10 jours, avant de la filtrer. Il fut aussi le premier qui enseigna la préparation d'une véritable teinture de quinquina, en versant 8 onces d'alcool sur 2 onces de poudre de ce médicament. Il ajoutait 5 à 8 gouttes de cette teinture à chaque dose de l'infusion précédente, lorsqu'elle lui paraissait trop faible. Les médecins français attestent aussi, qu'outre ces préparations, il

(1) Blegny, *Zodiac. med. gall. ann.*, V, p. 15.
(2) Blegny, *l. c.*, p. 14.
(3) *Novar. dissert. de morbis abstrusior.*, tr. 1, *de febrib. intermitt.*, p. 227. (Ibag. com., 1684, in-8°.)

en avait encore inventé plusieurs autres, telles, par exemple, que l'extrait de quinquina qu'il prescrivait ordinairement aux femmes enceintes et aux personne d'une constitution délicate (1). »

« Les mêmes médecins assurent qu'il alliait souvent le quinquina à l'opium, et principalement à la teinture de cette substance (2). Il est vraisemblable que c'est là le second ingrédient exotique qui, de son propre aveu, entrait dans la composition de son remède secret ; et l'on doit mettre au nombre de ses titres à notre reconnaissance le mérite d'avoir employé l'opium combiné au quinquina pour guérir les fièvres intermittentes. Mais ce qu'il importe surtout de bien apprécier, c'est que, le premier, il conseilla des doses plus fortes de l'écorce du Pérou, en indiqua des préparations plus convenables, et fit connaître la véritable époque à laquelle on doit l'administrer. Les médecins français conviennent de cette vérité, et bien qu'ils lui reprochent d'avoir fait à tort usage de son remède dans les fièvres continues, cependant ils assurent que le type des fièvres ne fournit ni indications, ni contre-indications pour l'usage du quinquina. La chaleur de la fièvre n'est pas elle-même une contre-indication, car elle provient de la faiblesse, et le quinquina, par son amertume, s'oppose à ce qu'il se manifeste aucune fermentation, soit dans les fièvres, soit dans les inflammations : aussi n'est-il point nécessaire que ce médicament détermine la moindre évacuation sensible (3). »

« On ne peut révoquer en doute que Talbot n'ait eu recours à quelques-uns des artifices employés par les charlatans ; nous en voyons la preuve dans le changement qu'il fit de son nom de Tabor en celui de Talbor, et après son arrivée à Paris en celui de Talbot, dans l'épitaphe pleine de jactance qu'il composa pour lui-même (4), et enfin dans la manière dont il cherchait à masquer le quinquina que renfermait son remède secret. Quoi qu'il en soit, nous ne saurions lui contester le mérite d'avoir perfectionné le traitement des fièvres intermittentes. »

« Ce mérite ne fut reconnu que par un très-petit nombre de ses compatriotes, entre autres par le célèbre botaniste Jean Rey, qui le

(1) Jones, *l. c.*, Blegny, p. 9-10.
(2) Blegny, *l. c.*, p. 14-17.
(3) *Ibid.*, p. 4,-12-13.
(4) *Dignissimus dominus Robertus Talbor, alias Tabor, Eques auratus ac medicus singularis, unicus febrium malleus, Carollo II ac Ludovico XIV, illi M. Britanniæ, huic Galliæ, Serenissimo Delphino, plurimisque principibus, necnon minorum gentium ducibus ac dominis probatissimus, etc.* (Baker, *l. c.*, p. 167.)

jugeait avec impartialité et lui accordait le juste tribut d'éloges qu'il mérite (1). »

« Thomas Sydenham ne parle nulle part de lui : il ne paraît même vouloir le signaler que dans un seul passage, où il déclame contre les charlatans qui débitent des remèdes particuliers contre les fièvres (2). »

« Cependant il est vraisemblable que, comme ce praticien avait eu d'abord de grands préjugés contre le quinquina, Talbot seul parvint à lui faire sérieusement apprécier la véritable utilité du médicament (3). »

« Richard Morton, qui parle de lui en termes trop méprisants (4), ne commença à employer l'écorce du Pérou avec moins de timidité et plus de succès, qu'après l'époque où ce même Talbot se fut établi à Londres, et c'est bien certainement une fausseté débitée à dessein lorsqu'il dit que Talbor ne connaissait pas encore le quinquina en 1678, c'est-à-dire une année avant son départ pour la France. Martin Linster s'élève avec encore plus de véhémence et de partialité, tant contre Talbor que contre Sydenham et Morton. Il recommandait l'écorce du Pérou peu de temps avant l'invasion de l'accès, et allait même jusqu'au point de prétendre qu'une dose administrée à cette époque, agit plus énergiquement que dix données dans les intervalles des paroxysmes. Il plaisantait Morton, qui, de ce que Talbot avait introduit l'usage des doses plus fortes, concluait que l'écorce était alors falsifiée, et qu'il fallait par conséquent la prescrire en plus grande quantité : il plaisantait de même Sydenham à cause de sa méthode empruntée au charlatan Talbor. » (Sprengel, page 434, tome V.)

Le temps qui consacre tout a passé sur les recherches de Talbot qui sont l'origine d'un des meilleurs remèdes que possède l'humanité. Avant lui on connaissait le quinquina mais on le discutait, on le méprisait, et quand il a fallu aimer le remède on en a méprisé le vulgarisateur. Ainsi font les médecins : dans leurs antagonismes ils ne voient pas, les insensés, qu'en se dépréciant ainsi les uns les autres ils se déconsidèrent eux-mêmes et abaissent la plus vaste, la plus belle et la plus utile des sciences au niveau des professions industrielles et commerciales dont le seul mobile est la concurrence à la fortune.

(1) *Histor. plant.*, tom. II, p. 167.
(2) Opp., p. 54.
(3) Baker, *l. c.*, p. 153.
(4) Opp., t. II, p. 92.

CHAPITRE VII

WERLHOF

Werlhof, né à Helmstadt en 1699, élève de Meibomius et de Heister, pratiqua longtemps à Hanovre et fut nommé, en 1740, à la cour de cette ville comme premier médecin du roi d'Angleterre. Il mourut en 1767.

On le range parmi les Empiriques parce qu'il a beaucoup écrit pour démontrer la futilité des arguments fondés sur la théorie et pour soutenir qu'il ne fallait s'appuyer que sur l'expérience. C'est lui qui, après avoir prouvé combien étaient vaines les controverses élevées sur l'essence et les causes prochaines des fièvres, raconte cette anecdote tant de fois reproduite à propos des vertus du quinquina. « L'Empirique Talbot fut un jour appelé auprès d'un malade atteint d'une fièvre chronique. Les médecins qui donnaient des soins à ce malade depuis longtemps, sans avoir obtenu aucune amélioration, n'ayant consenti à l'admettre en consultation qu'avec beaucoup de répugnance, aussitôt qu'ils furent assemblés, le doyen des consultants adresse gravement à Talbot cette question · Qu'est-ce que la fièvre ? — La fièvre répond révérencieusement celui-ci est une maladie que je ne sais pas définir, mais que je sais guérir; vous qui peut-être la définissez, vous ignorez comment on la guérit (1). »

Werlhof a publié un grand nombre d'écrits et de mémoires où se montre un réel talent d'observation. Parmi eux il faut surtout mentionner son travail sur *la maladie tachetée hémorrhagique* qui porte son nom — *de morbo maculoso hemorrhagico singulari.* — C'est ce qu'on appelle maintenant le *purpura hemorrhagica.*

Dans cette maladie, différente du scorbut parce qu'elle ne s'accompagne pas du gonflement et du ramollissement des gencives ni des plaies gangréneuses des membres, il n'y a que des taches hémorrhagiques de la peau et des muqueuses rarement avec hémorrhagie extérieure. Elle existe avec ou sans fièvre, et peut être grave par la faiblesse générale qu'elle détermine. — Dans le cours des maladies chroniques elle est toujours d'un fâcheux pronostic et annonce la mort. C'est une espèce nosologique distincte acceptée de tous les médecins.

(1) Werlhof, *Observationes de febribus.* Sectio VI, § III.

CHAPITRE VIII

LIEUTAUD

Lieutaud, né en 1703, mort en 1780, docteur de la faculté d'Aix où il pratiqua longtemps, fut appelé au poste de l'infirmerie royale de Versailles et devint premier médecin du roi. — Ce fut un homme distingué, auquel on doit des *essais anatomiques* très-estimés et un *précis de médecine* qui fut un des meilleurs livres du XVIIIe siècle. Dans cet ouvrage élémentaire l'auteur semble avoir soin d'écarter toutes les hypothèses et toutes les interprétations subtiles et arbitraires. Aussi en a-t-on fait un Empirique. Il est évident qu'il n'avait d'autre pensée que l'observation des malades, l'étude des lésions cadavériques, sans se préoccuper de l'opinion des autres, ne voulant suivre que les voies de l'expérience personnelle dans l'étude des maladies. Ce laconisme nuit évidemment à l'ouvrage et laisse comprendre le jugement sévère qu'en a porté Cullen : « C'est un recueil de faits rassemblés sans se permettre aucun raisonnement sur les causes. Confusion, indécision, voilà les résultats de son arrangement. Cet ouvrage, d'ailleurs, n'est pas exempt des raisonnements que l'auteur prétend éviter » (1).

Le précis de médecine est en deux volumes : l'un comprenant les maladies internes et l'autre relatif aux maladies externes et aux maladies des femmes et des enfants.

Dans le livre des maladies internes, se trouvent les *fièvres*, les maladies internes de *la tête*, de *la poitrine* et du *bas-ventre*. C'est à propos des fièvres qu'il dit : « Ceux qui ont lu et réfléchi savent sans doute qu'on ne trouve dans les auteurs que des doutes ou des hypothèses sur la nature, les causes et même le siége de la *fièvre*. Nous pourrions encore nous consoler de ces incertitudes, si nous avions une connaissance plus exacte de son caractère et de ses différences; mais rien n'est plus problématique que ce qu'on a avancé sur ce sujet. Quoique cette recherche ne fût point au-dessus de la portée de l'esprit humain et qu'elle ne demandât que l'observation, mais une observation laborieuse, constante et éclairée, qui pourrait servir de fondement à l'histoire exacte des effets sensibles que produit la cause impénétrable des fièvres, il a paru plus aisé aux écrivains de tirer de leur imagination et de leurs idées les règles que

(1) Cullen. *Éléments de médecine pratique.* Traduction de Bosquillon, préface, p. 59.

la nature doit suivre, abandonnant avec assez d'indifférence celles auxquelles elle est en effet soumise; sans parler de ceux qui semblent n'avoir choisi ce sujet que pour étaler une vaine érudition dont les praticiens ont peu à faire. Je ne suis pas même éloigné de penser avec plusieurs savants médecins, qu'on parviendra difficilement à débrouiller ce chaos, si l'on n'abandonne presque tout ce qui a été dit jusqu'à présent, pour travailler d'après l'observation à nouveaux frais. En attendant qu'on veuille embrasser ce grand objet, j'exposerai en peu de mots le plan que je me suis formé dans la pratique, ou le résultat de tout ce que j'ai pu observer, pendant environ trente ans, sur cette matière. »

« Je n'ai connu, auprès des malades, que quatre sortes de *fièvre essentielle continue*, savoir : 1° *la continue simple*, parce qu'on la suppose sans exacerbation, ce qui n'est exactement pas vrai ; sa durée est incertaine ; cependant elle ne va pas au-delà de quatorze jours, si elle ne dégénère par un mauvais traitement; 2° *la continue putride*, accompagnée d'exacerbations et de symptômes plus graves ; elle paraît dépendre d'une sorte d'altération ou de putridité du sang et des humeurs et tendre à une dépuration plus ou moins manifeste qui en fait le principal caractère; 3° *l'ardente*, que la chaleur brûlante intérieure et la sécheresse de la bouche distinguent assez des autres; 4° *la maligne*, dont les symptômes sont beaucoup plus graves, dépendent de l'affection des nerfs et du cerveau ; en quoi consiste son caractère essentiel, si évident qu'on est surpris qu'il ait échappé au célèbre Huxham qui ne voyait pas de différence entre la fièvre putride et la fièvre maligne. Cette dernière est enfin communément plus longue que les autres, souvent épidémique et contagieuse, et quelquefois pestilentielle. »

« Ces *quatre sortes de fièvres* qui ont, comme on le pense bien, différents degrés, se rapprochent quelquefois pour des nuances si imperceptibles qu'il est bien difficile de les distinguer... etc. » Dans tout ce chapitre des fièvres, il n'y a rien sur les causes ou sur la nature de ces maladies et tout y est relatif aux symptômes et au traitement comme on l'entendait à cette époque, lorsqu'on n'était pas fixé sur l'altération produite dans le corps par ces différents états morbides.

Le second volume comprend les maladies externes *de la tête, du tronc et des extrémités*, et enfin les maladies des femmes et des enfants. Les descriptions sont peut-être un peu courtes, mais elles ne renferment que les choses essentielles et elles ont dû être utiles à un grand nombre de médecins en raison des indications thérapeutiques qui les suivent.

CHAPITRE IX

ZIMMERMANN

A la fin du XVIIIe siècle vécut un homme remarquable à divers titres, qui eut entre autres celui de ramener la médecine dans les voies précises de l'Expérience, en formulant de nouveau les règles de cette méthode scientifique. Ce fut J. Georges Zimmermann, né à Brugg dans le canton d'Argovie, en 1728, et mort en 1785. A la fois médecin, moraliste et philosophe, Zimmermann a vécu d'une vie de mélancolique, tour à tour heureux et chagrin, adulé et persécuté, mais en toutes choses, honnête homme et homme supérieur. Elève de Haller dont il ne sut pas conserver l'amitié, tant il est difficile de se plier sans bassesse aux caprices d'un savant, il devint rapidement l'un des médecins les plus célèbres de son époque. Il consacra une partie de sa vie au soulagement des maux de l'humanité et l'autre aux progrès de la science. Un instant même, il fut médecin de cour et, malgré le mauvais vouloir de Haller, il fut nommé après Werlhoff premier médecin du roi d'Angleterre à la cour de Hanovre. C'est de là qu'il fut demandé à Postdam pour y voir le grand Frédéric alors très-malade. Il raconte son voyage en termes très-intéressants, ses émotions près du monarque dont l'absolutisme faisait trembler toute la soldatesque, la crainte qu'il avait de ne pas lui plaire à son gré, les précautions infinies qu'il était obligé de prendre pour que ses prescriptions ne contrariassent pas trop les idées du souverain, etc. Et on est vraiment surpris de voir tour à tour, ce roi qui s'imagine que la puissance donne assez de science pour raisonner de la nature de l'homme, et ce médecin qui tremble de ne pas trouver un remède qui ait faveur près du monarque. Ce républicain, misanthrope transformé en médecin courtisan, est quelque chose curieux à voir et, il faut bien le dire, ce n'est pas le plus beau côté de sa vie. (Relation d'un voyage à Postdam auprès de Frédéric.) Ses travaux ont quelque chose de plus noble, de plus grand et de plus durable. Ainsi, on lui doit une thèse *sur l'irritabilité*, un traité de l'*orgueil national*, un traité de la *dysenterie*, un traité de la *solitude*, et enfin un ouvrage sur l'*expérience*, ouvrages dont je vais parler en leur empruntant de nombreux extraits.

DE L'ORGUEIL NATIONAL

Partant de ce principe que l'homme est dominé par l'orgueil et la vanité, par la naissance, la beauté, la fortune, le talent, la position, et tout cela modifié par l'âge, il conclut que l'amour propre donne à l'homme une fausse idée de sa valeur et corrompt ses idées sur le mérite des choses, que l'oisif raille le laborieux, le joueur celui qui ne joue pas, le bourgmestre celui qui fait un livre, le physicien sur le médecin, le médecin sur le chimiste. le chimiste sur le philosophe, le mathématicien qui méprise tout. Ainsi, on demandait un jour : Qu'est-ce qu'un philosophe? C'est un homme qui ne sait rien, répondit un mathématicien.

Il établit que les nations sont comme les individus dont elles se composent, chacun s'attribuant des qualités qu'il refuse à ses voisins, qu'il en est de même dans chaque village, ville ou province. En Suisse, par exemple, dans quelques cités sincèrement républicaines, on considère si peu les étrangers qu'un prince d'Allemagne fit savoir à un paysan qu'il était amoureux de sa fille. — Qu'il y vienne! croit on que je voudrais donner ma fille à un homme qui n'est pas citoyen?

Il retrace les dédains du Groenlandais pour le Danois, du Kalmouk pour la Russe, du nègre pour le blanc; il oppose la vanité de quelques peuples touchant leur origine ancienne et divine à celles d'autres peuples de race moins haute, les croyances religieuses des uns aux sentiments des autres, et ayant retracé toutes les fausses idées de suprématie qui dominent les peuples, soit par sentiment exagéré de leur valeur ou par dédain de la valeur des autres peuples, le moraliste Bernois développe les sentiments d'orgueil qu'une contrée peut avoir : souvenirs de gloire nationale, tentatives généreuses, actions d'éclat, conquêtes scientifiques et littéraires, etc.

Le temps a marché depuis lors, une révolution sanglante a affirmé les droits de l'homme indépendants de toute délimitation de frontière. L'humanité passe avant la nationalité, et si la force brutale méconnaît encore quelquefois ce principe, il est inscrit au cœur de chacun de tous les hommes qui se demandent pourquoi, si la science est cosmopolite, il n'en est pas encore de même des grands intérêts du commerce et de l'industrie des nations, et comment pour une futile question d'orgueil national, des milliers d'existences peuvent être tranchées par le fléau de la guerre, ce qui soulève l'indignation de tous les gens de bien.

Mais je n'irai pas plus loin, dans ces considérations, qui touchent à la politique et qui n'ont rien à faire ici. Etudions maintenant Zimmermann comme clinicien.

TRAITÉ DE LA DYSENTERIE

En 1765, la dysenterie qui ravageait divers cantons de la Suisse, parut dans le canton de Berne et dans certains villages, fit périr en deux mois 64 personnes, une fois et demie autant de personnes qu'il en mourait dans un an, alors que la mortalité habituelle n'était que 50 par an dans la localité.

La terreur fut générale.

Le mal débutait sans prodromes, surtout dans les cas dangereux, ou venait par degrés. Il commençait par des frissons, suivis de chaleur, de prostration, de gastralgie, de nausées, de coliques, de vomissements, de diarrhée, avec ténesme, matières vertes, blanchâtres, ensanglantées, 20, 50, 200 évacuations par jour, puis un grand affaiblissement et la mort.

Un enfant dans le sein de sa mère en fut attaqué avec elle, et mourut dysentérique au troisième jour de sa naissance.

Il indique comme causes du mal, la température, l'usage des fruits acides réputés dysentériques et qui ne le sont pas, les effets de la dépression morale (Bataille de Dettingue, 1743), les campements et l'agglomération, fait déjà cité par (Pringle).

Il parle des lésions anatomiques du rectum, du colon, de l'intestin grêle et des glandes du mésentère, mais ces altérations ne sont pas données comme étant bien constantes.

Après une étude de symptômes peut-être insuffisante, contenue en 10 pages, il y a ensuite un traitement très-détaillé et prolixe de 90 pages environ.

Zimmermann commence par conseiller les *vomitifs* et les *purgatifs doux et acides*, pour évacuer la matière peccante (chap. IV, paragraphe 2), quelques toniques, de l'air pur, de l'eau d'orge et de riz, mais pas de beurre, d'huile ou de graisse pouvant favoriser la putréfaction.

Comme moyen préventif, il propose les boissons abondantes froides, et du petit-lait, pour empêcher la propagation de la dysenterie qu'il regardait comme contagieuse; de plus, il fallait éviter l'odeur de l'haleine et des excréments des malades; et aux moindres symptômes de malaise on devait prendre un vomitif ou un peu de crème de tartre. C'est là où il insiste sur l'utilité de ne pas avoir peur et sur les dangers de la frayeur.

D'autres médecins ne voulaient pas évacuer la matière bilieuse putride et la prétendaient retenir par les astringents. « Les cheveux lui en dressaient sur la tête » et il blâme cette méthode (P. 552.)

Il raconte ensuite qu'ayant été chargé par le conseil de santé de

Berne des malades du district de Wildenstein, on fit un avis au peuple qui ne fut pas écouté, ce qui le blessa beaucoup. De là une dissertation sur l'ignorance, la routine, l'entêtement et l'avarice des paysans. (P. 561.)

Dans une seconde partie, Zimmermann recommence l'histoire de la dysenterie, dont il fait connaître les espèces. Il admet :

Une dysenterie inflammatoire;
— bilieuse ou putride, la plus commune;
— maligne;
— chronique.

Traitement de la 1re. — Saignée, lavements d'orge 3 fois le jour et adoucissants et plus tard toniques.
— de la 2me. — Vomitif et purgatifs, puis toniques et opium.
— de la 3me. — Air pur, saignée, pas de vomitifs, mais quelques purgatifs doux, et du vin et quinquina, et astringents.

Vient ensuite la description de la dysenterie chronique qui est très-intéressante, et ce travail se termine par une dissertation sur quelques nouveaux médicaments et des spécifiques vantés par le charlatanisme et l'ignorance. (V. p. 616.)

TRAITÉ DE LA SOLITUDE

Zimmermann commence par établir le penchant naturel et inné de l'homme pour la société, mot qu'il emploie plutôt comme synonyme d'affection que comme l'expression des frivoles relations des hommes entre eux, et il ajoute, page 8 :

« Il y a dans les relations affectueuses une source indicible de bonheur. En exprimant nos sensations, en faisant avec un ami un sincère échange de nos idées et de nos conceptions nous éprouvons une sorte de volupté à laquelle l'ermite le plus endurci ne reste pas indifférent. Je ne puis faire entendre mes plaintes aux rochers ni raconter mes joies aux vents du soir. Mon âme soupire après une âme qu'elle aime comme une sœur; mon cœur cherche un cœur qui lui ressemble. Le ciel et la terre disparaissent près de la femme que nous aimons. Loin du monde et de ses liaisons quel plaisir goûterions-nous dans la plupart de nos connaissances, de nos sentiments et de nos pensées! De même tout semble froid, morne, désert dans les réunions les plus brillantes s'il ne s'y trouve pas un cœur attaché à nous par l'affection. »

Puis il entre dans son sujet en parlant de *la solitude en général*, comme d'un besoin de s'éloigner de tout ce qui nous aigrit, nous entrave, nous fatigue et contrarie le désir que nous avons de trouver le repos et la jouissance de nous-mêmes.

C'est une chute pour les uns, que la honte, le repentir, les actions insensées, les déceptions, la maladie ou la nonchalance éloignent de la société.

C'est une jouissance pour ceux qui renoncent au monde pour reprendre librement possession d'eux-mêmes.

Le goût de la solitude est alors pour l'âme ce que le sommeil est pour le corps fatigué.

La solitude est souvent un charme pour l'homme que la gloire, la fortune, la puissance, les honneurs ont élevé et qui reconnaît le néant de ces grandeurs, pour celui qui après avoir été le jouet des passions ne les ressent plus, pour celui qui ayant été forcé d'agir pour les autres pendant longtemps et malgré soi veut avoir la liberté d'agir selon sa volonté, pour celui enfin, que dégoûtent les jugements faux et acerbes des hommes les uns sur les autres, la tyrannie de certaines opinions de clocher ou des coteries qui dominent une société. (Page 37.)

Un homme jaloux de sa liberté ne se courbe pas sous ces chaînes d'esclave, il ne peut se soumettre au despotisme de ces prétendus beaux esprits qui, de leur misérable tribunal, répandent des flots de fiel sur tous ceux de leurs contemporains qui ont acquis quelque distinction, sur tous ceux qui se signalent par leur talent ou leur courage. écrivains, philosophes, législateurs, généraux et princes. »

La solitude est aussi un charme pour l'envieux qui hait la lumière et qui ne sort de sa retraite que dans l'obscurité. Les caraïbes disent que l'envie fut la première créature qui parut sur la terre. Elle répandit le mal dans le monde, et elle se croyait belle, lorsque tout à coup elle vit le soleil et courut se cacher pour ne plus se montrer que pendant la nuit. C'est dans la solitude que se réfugient l'hypocondriaque qui croit ne point convenir aux autres hommes et pense n'être pas compris de ses semblables et le philosophe qui veut étudier en paix les œuvres de l'intelligence humaine. « Pour une belle âme, la solitude est le contre-poison de la misanthropie. Ceux qui éprouvent le besoin de travailler à leur propre perfection, ceux qui veulent déployer en liberté leurs forces et leurs facultés, ceux qui veulent avoir plus d'action que l'on en a ordinairement dans le cours journalier de la vie, ceux qui aspirent à être quelque chose pour les hommes qu'ils ne connaissent pas encore et dont ils ne sont pas connus, ceux-là peuvent bien éprouver une noble répugnance pour les vaines distractions et les stériles plaisirs des sociétés frivoles. Ils adorent la solitude tout comme l'homme religieux qui fuit le monde et ses dangers ou certains fanatiques qui se font une idée outrée de la perfection et se croient près du ciel.

Le chapitre III est consacré *aux inconvénients généraux de la solitude :*

« L'homme dans l'oisiveté est comme une eau stagnante qui n'a point d'écoulement et qui se corrompt. L'inaction complète ou la tension trop grande de l'esprit nuisent également au corps et à l'âme » (p. 44). En effet, la solitude accable celui qui ne sait pas s'occuper, et amène en lui une raideur et une inflexibilité de vues qui le rendent peu sociable. S'il s'agit d'un savant, il s'exagère son mérite et, ne voyant que lui ou l'objet de ses préoccupations, il professe le plus grand dédain pour ce qui n'est pas lui.

La solitude rend timide, intolérant, absolu et empêche de se faire aimer. « Comment se ferait-il aimer celui qui veut toujours être prévenu et ne prévenir personne, celui qui s'inquiète de chaque parole qui s'échappe de ses lèvres, de chaque sentiment qu'il révèle, de chaque geste, de chaque expression de physionomie qui décèle l'état de son âme ; celui qui ne s'attache à aucun homme, qui vit à l'écart, solitaire, silencieux, renfermé en lui-même, qui est toujours sur ses gardes, et qui n'ose témoigner à ceux qui l'entourent la moindre confiance. »

Ouvrir franchement son cœur aux autres, c'est se procurer une source de jouissances infinies. Pour que les autres ne soient point embarrassés avec nous, il faut que nous ne le soyons point avec eux. Tout ce qu'on renomme le plus, faveur du monde, richesses et tous les éloges des journaux ne procurent pas la joie qu'on éprouve à pouvoir dire : J'ai inspiré de la confiance à ce malheureux, j'ai consolé ce cœur affligé ; j'ai rendu, Dieu soit loué! le courage à cet être abattu! Mais on n'acquerra pas ce bonheur si l'on n'a pas le don de se faire aimer ; et les savants perdent souvent un tel don par la solitude. Les joies de l'affection élèvent cependant bien plus l'esprit et le cœur que le stérile plaisir de trouver un nouveau moyen d'exposer une science aride et sèche, le sot orgueil de quelque pédant qui écrira comme un professeur allemand un livre tout entier pour démontrer que dans l'autre monde on ne parlera que latin » (p. 52).

C'est surtout sur l'*imagination* (chapitre IV) et sur les *passions* (chapitre V) que la solitude a des inconvénients graves. Elle exalte cette faculté pas laquelle on amplifie ou amoindrit les objets en croyant voir nettement ce que les gens réfléchis n'aperçoivent point.

Ainsi se sont formés la plupart des visionnaires, des fanatiques et des insensés ou des mélancoliques dont le nom est devenu célèbre; et il cite les tortures morales de l'illustre Haller qui eut la fin de sa vie toute agitée par les terreurs religieuses que faisait naître en lui la pensée des peines éternelles.

Quant aux passions, tout le monde sait avec quelle force elles agissent quand elles sont concentrées par une méditation que rien ne vient distraire.

L'envie, l'ambition, la haine, et la colère des bourgeois d'une petite ville en sont la preuve. L'amour s'exalte dans la solitude et par les obstacles qu'on lui oppose et la solitude est un poison plutôt qu'un remède pour les amants. Il n'y a pas jusqu'à l'oisiveté qui est une sorte de solitude d'esprit qui ne puisse avoir les conséquences les plus fâcheuses, et qui ne puisse entraîner les hommes et les peuples dans les plus étranges aberrations de l'esprit.

Après avoir montré les inconvénients de la solitude, Zimmermann montre les avantages qu'elle peut avoir, pour l'esprit et pour le cœur, si en s'y retirant on sait faire un sage emploi de son repos et de sa liberté en veillant sur son avenir.

« La solitude n'est bonne que pour ceux qui savent encore apprécier les jouissances de l'esprit, les développements de l'intelligence et les efforts de la vertu, à ceux qui peuvent sans crainte se trouver seuls avec eux-mêmes et qui savent goûter les joies paisibles de la vie domestique » (p. 84).

Elle habitue l'homme à vivre avec lui-même et il n'y a pas de chagrin ou de tristesse qu'elle ne puisse adoucir. Elle l'habitue à réfléchir parce que rien ne trouble la pensée et développe l'esprit d'observation. Elle engendre les nobles sentiments et les grandes résolutions de la pensée et c'est elle qui fait les grandes œuvres qui honorent l'esprit humain.

C'est elle qui donne à l'âme la faculté de jouir paisiblement et avec un ineffable bonheur des beautés de la nature, et de supporter avec indulgence ce qui se passe autour de nous. L'imagination de chacun donne une teinte spéciale à tout ce qui nous entoure, à la nature entière, à celle de son pays natal, et pousse à la vie contemplative, dangereuse quelquefois mais en réalité la source des nobles sentiments et des grandes pensées. L'idylle, la poésie et la véritable sagesse sont filles de la solitude.

« L'amour de la solitude et de la liberté rendait odieuses à Pétrarque les vaines distractions du monde. Dans sa veillesse on tenta plusieurs fois de l'attacher en qualité de secrétaire au pontife romain. Pétrarque refusait : il représenta à ses amis qu'il ne pouvait renoncer à son indépendance et à ses loisirs, à ses études et à ses livres; qu'à l'époque où il eût eu besoin de la fortune il avait su dédaigner la fortune et qu'il serait honteux pour lui de la rechercher lorsqu'elle ne lui était plus nécessaire, qu'il fallait régler ses provisions selon la longueur du chemin et qu'arrivé près du terme de sa carrière, il devait plutôt songer à l'hôtellerie qu'aux frais du voyage » (p. 253).

C'est dans la retraite que s'enfantent et que mûrissent les grandes œuvres de science, de philosophie et d'histoire qui honorent le plus le genre humain. Il n'y a pas jusqu'à l'homme privé de l'usage des sens qui ne puisse y trouver un dédommagement à ses douleurs. La France s'honore de compter parmi ses plus célèbres écrivains un homme qu'une cécité précoce avait condamné à la retraite dans laquelle il a dicté les plus merveilleux monuments d'histoire écrits à notre époque. Je veux parler d'Augustin Thierry. Au reste il ne fut pas le seul, car, si l'on en croit Zimmermann, il y aurait eu au Japon... « une académie d'aveugles qui voyait peut-être plus clair que beaucoup d'autres académies. Les membres se dévouaient à l'histoire du pays, à la poésie et à la musique ; ils retraçaient dans des chants élevés et harmonieux les plus beaux traits des annales japonaises. On éprouve pour ces pauvres aveugles du Japon un sentiment de respect. Les yeux intérieurs de leur âme étaient d'autant plus clairvoyants qu'une triste destinée les privait de la lumière corporelle. La lumière, la vie, le bonheur, naissaient pour eux du sein des ténèbres par la tranquille réflexion et par des occupations salutaires » (p. 150).

A Dieu ne plaise que je veuille humilier mes contemporains par les souvenirs du Japon, mais sans nommer personne, je pense qu'on peut croire qu'il ne serait pas inutile d'éborgner quelques-uns de nos académiciens, uniquement pour les mettre en état de produire quelque titre à l'appui de leur situation imméritée.

TRAITÉ DE L'EXPÉRIENCE

Le Traité *de l'Expérience* est un des plus beaux monuments de la philosophie médicale. Il n'était peut-être pas besoin d'user de tant de développements pour établir les avantages de la méthode expérimentale mais dans le plan, dans l'exécution et dans le style de cet ouvrage, presque tout ce qu'on y trouve mérite l'approbation. C'est à son occasion que Sprengel a pu dire :

« Tant qu'on aura de l'estime pour l'esprit et le goût, pour le « talent et la science, son ouvrage sera mis au nombre d[illegible] produc-

« tions qui font le plus d'honneur à l'esprit humain. L'importance « de la véritable expérience, sa différence de la fausse ou de l'aveu- « gle routine, les avantages de l'érudition et la nécessité de l'unir à « l'expérience, les obstacles que l'esprit d'observation doit surmon- « ter, la nécessité, les qualités et l'utilité des bonnes observations, « les effets du génie et la manière de conclure par analogie et par « induction; tels sont les objets dont s'occupe l'auteur de cet ou- « vrage classique. »

Après avoir dit que nos connaissances nous viennent des sens et de la réflexion qui les accompagne, Zimmermann établit que les sciences diffèrent par les principes certains ou incertains qui découlent de leur étude. La médecine est une de celles où règne le plus d'incertitude et c'est pour cela que l'expérience doit être faite selon des règles spéciales qu'il importe d'étudier avec soin.

Il y a *une fausse Expérience* dont il faut savoir se défier, car elle ne repose que sur des principes aussi faux que déplorables qu'il s'applique à faire connaître pour établir l'erreur de ceux qui ramènent toute expérimentation au seul témoignage des sens. Le *traité de l'Expérience* est un livre à lire. Il eût été possible de dire les mêmes choses en moins de mots, mais malgré ce défaut c'est une œuvre éminemment philosophique et littéraire. — Pour qu'on en puisse juger je vais en reproduire quelques morceaux choisis.

« On regarde en général, dit Zimmermann, l'expérience comme le simple produit des sens. L'esprit semble y avoir si peu de part que tout ce qui peut y être d'intellectuel y est regardé comme aussi matériel que les perceptions des sens C'est là ce que j'appelle *fausse Expérience*, parce qu'elle n'est fondée que sur des observations fausses ou peu réfléchies, et par conséquent insuffisantes, ou faussement déduites de principes vrais en eux-mêmes. » (*De l'Expérience; édition de l'Encyclopédie médicale*, page 243.)

« On appelle communément aussi expérience, la connaissance que l'on acquiert d'une chose par la seule intuition réitérée du même objet. Selon ce principe, il ne faut qu'avoir beaucoup voyagé pour avoir la plus grande expérience du monde; un ancien officier aura de même la plus grande expérience possible de la guerre, une vieille garde-malade vaudra le médecin le plus expérimenté.

« Un médecin qui aura vu le plus grand nombre possible de malades sera pareillement le plus accompli. Aussi le peuple le préfère-t-il toujours; et sans s'inquiéter de ce qui caractérise la véritable expérience, il accorde à la vieille femme, et au vieux médecin, l'estime qu'il ne devrait accorder qu'à une longue et véritable expérience. »

« Le peuple ne demande pas s'il est instruit, pénétrant, homme de génie ; mais s'il a des cheveux blancs. »

« Ces jugements inconsidérés ne viennent que de l'idée que la portion aveugle des hommes se fait de la vieillesse. On suppose qu'un homme âgé a vu plus qu'un jeune homme, et l'on conclut ensuite qu'il a dû penser davantage, puisqu'il a plus vu. »

« Voilà pourquoi l'on honore inconsidérément des vieillards indignes de la moindre estime, et pourquoi les qualités les plus frappantes, et les actions les plus brillantes, perdent tout leur prix : *c'est un jeune homme*, dit-on. »

« La seule prérogative que le jeune homme rempli de mérite, ne peut pas disputer au grison ignorant, c'est le nombre des années ; et l'on attache l'expérience à cette pitoyable prérogative, afin que du moins le vieillard puisse toujours avoir là son recours pour opprimer le jeune homme ; et que le vieux arbre desséché arrête sous ses branches stériles, les efforts que fait la jeune plante pour s'élever avec avantage. Ce préjugé devient d'autant plus nuisible au jeune homme qu'il reste toujours jeune vis-à-vis du vieillard. »

« J'ai souvent remarqué de ces faibles cervelles qui regardaient toujours un jeune homme de mérite comme un jeune homme, malgré son acquit et sa capacité parce qu'ils l'avaient vu naître. C'était en toutes circonstances le même ton sévère et imposant qu'ils tenaient à son égard, lors même qu'il pouvait être leur maître, et leur était en effet de beaucoup supérieur par ses talents. Il me semble entendre la nourrice d'un général d'armée couvert de blessures : *il a pourtant pleuré et crié dans mes bras !* »

« L'âge nous fournit l'occasion d'étendre notre esprit ; mais chacun n'en a pas la volonté ; d'ailleurs tout esprit n'en est pas susceptible. La vieillesse d'un médecin respectable par son mérite, est une vieillesse honorable ; sa gloire le suit partout : l'estime et le respect des jeunes médecins devancent ses pas ; ils l'appellent leur père, leur mentor ; il est leur lumière dans l'obscurité qui les enveloppe souvent. Mais de vieux jours après une jeunesse peu estimée ou plutôt la vieillesse d'une faible cervelle, n'est qu'ignominie. »

« En effet, soixante-dix ans de stupidité feront-ils jamais un homme respectable ? Un vieux médecin sans mérite n'est à mes yeux qu'un homme redevenu une seconde fois enfant. Il n'a de force que dans son opiniâtreté : Ces vieillards stupides ne pensent pas qu'ils étaient déjà en naissant, à leur âge de soixante-dix ou quatre vingts ans. »

« On voit donc que *la fausse expérience* n'est tout au plus qu'une aveugle routine, et qui ne suit aucune loi. Cette routine se borne dans le cercle de certaines actions, et dans la répétition de certaines maximes dont elle ignore les raisons et les rapports; en un mot, *un médecin de routine* exerce un art dont il ignore jusqu'aux moindres principes; et il s'en embarrasse d'autant moins, que le peuple, dont il capte les suffrages, les croit aussi inutiles que lui. » . . .

. . . .

. . . .

. . . .

« Un médecin raisonnable ne peut donc espérer se faire goûter que parmi des gens qui lui ressemblent, mais il aura toujours tort de vouloir paraître sage parmi des insensés. Les jugements qu'il porte des maladies, ses traitements, ses remèdes seront toujours blâmés ou méprisés de ceux à qui sa manière de penser doit nécessairement déplaire, et il sera fort heureux s'il n'est pas traité d'empoisonneur. »

« Jusqu'au temps des Mamelucks, l'Egypte eut des médecins qui exerçaient leur art avec esprit, probité et zèle; mais ces tyrans barbares et ignorants ne payèrent les soins de ces médecins que par une extrême cruauté. La profonde ignorance de ces tyrans les privant de la moindre connaissance des principes de l'art, ils ordonnaient à la moindre sensation douloureuse qu'on les soulageât ou qu'on les guérit, et ne faisaient rien de ce qu'on leur prescrivait. Les médecins, contraints de se régler sur les caprices aveugles de ces maîtres absolus, ne songèrent plus à guérir avec méthode, mais à plaire aux tyrans par un empirisme décidé, et sans songer dès lors aux maladies principales, ils ne fixaient plus leur attention que sur quelques symptômes particuliers qu'il s'agissait de calmer à l'instant, adoucissaient les douleurs, abandonnaient toute la maladie à la nature et ces cruels à leur malheureux sort. Ces méthodes plurent à ces maîtres, et depuis ce temps-là, la médecine n'est plus en Egypte qu'un verbiage de femmelettes. Jamais on ne trouvera de vrai génie dans un médecin qui montre de la duplicité, de la bassesse, capable de digérer tous les affronts, prêt à faire le fou avec les fous, et à sacrifier à toutes les idoles. »

« Galien qui se fit une réputation si grande et si légitime par ses qualités éminentes, tant de l'esprit que du cœur, et qui avait réuni en lui seul tout ce que les siècles précédents avaient connu dans la nature se plaint amèrement d'un grand nombre de médecins qui ne se faisaient point de honte d'aller faire, dès le matin, leur cour aux femmes, de se trouver le soir aux festins les plus somptueux, et de chercher en s'asservissant à la mode à se faire une grande réputation bien ou mal établie. Voilà pourquoi, ajoute-t-il, on regarde les beaux-arts et la philosophie comme des connaissances fort inutiles à un médecin. Doit-on être surpris après cela que des artisans quittent leur métier pour exercer la médecine et que des gens qui n'ont que l'art de préparer des médicaments, aient la hardiesse de se ranger parmi les vrais médecins, et de traiter des maladies? Pline a fort bien dit qu'avec de l'effronterie, on passera pour médecin si on le veut. »

« Cette manière de penser, qui s'est introduite depuis tant de siècles, est une suite de l'idée grossière qu'on s'est faite de la médecine dans tous les âges. J'ai ouï dire, à la louange d'un médecin des plus suivis d'une ville, qu'*il était aussi souple qu'un valet de chambre*. Mais un médecin qui pense noblement de son art, et qui sait ce qu'il se doit à lui-même, ce qu'il doit à ses malades et aux assistants aura-t-il cette souplesse? C'est justement là ce qui le fait mépriser. La médecine fera-t-elle donc quelques progrès, quand ceux qui pourraient le plus contribuer à sa perfection ne font rien pour leur art? Cet abus est surtout commun en Angleterre, où les plus grands médecins aiment mieux consacrer aux beaux-arts, à la philosophie, aux mathématiques, les moments de leur loisir, que de s'occuper de quelques ouvrages qui contribuent aux progrès de la médecine. Bacon dit que l'imposteur triomphe souvent au lit des malades, tandis que le vrai mérite y est affronté et déshonoré, car le peuple a regardé de tout temps un charlatan ou une vieille femme comme les rivaux des vrais médecins : de là vient que tout médecin qui n'a pas assez de grandeur d'âme pour ne pas s'oublier, ne se fait pas de peine pour dire avec Salomon : *S'il en est de moi comme de l'insensé, pourquoi voudrais-je paraître plus sage que lui?* D'autres plus délicats prennent donc un autre parti, et cherchent à se faire une réputation en se livrant à d'autres sciences, puisque la médiocrité en médecine mène aussi loin que le plus haut degré de perfection. Bacon n'a que trop bien observé que la longueur d'une maladie, la douceur de la vie, les appas illusoires de l'espérance, les recommandations des amis, sont des raisons valables pour préférer les plus vils ignorants aux meilleurs médecins, parce qu'un ignorant donne toujours plus d'espérance qu'un vrai médecin. »

« Freind, qui, dès sa jeunesse, avait déjà mérité la réputation de très-grand médecin et de grand écrivain, fait aussi ce raisonnement, et a eu le même sort : on peut voir ce qu'il dit à ce sujet dans une lettre adressée au docteur Mead, cet homme si méprisé des empiriques et du peuple, et si considéré de tout ce qu'il y avait de gens respectables. L'estime que l'on a pour les ignorants, dit Freind dans cette lettre, est cause que de vrais génies, qui se seraient distingués dans la médecine, ont cherché à se faire une réputation, en se livrant à d'autres sciences dans lesquelles ils ont même surpassé ceux qui semblaient être particulièrement destinés par la nature à cultiver ces sciences. En effet ceux qui n'envisagent que la gloire et la réputation, n'ont-ils pas raison d'abandonner un art dans lequel les préjugés accordent autant d'estime à la médiocrité qu'au plus rare mérite, et dont l'exercice n'a d'éclat aux yeux du peuple qu'autant que la témérité l'emporte sur la réserve et la prudence? Le charlatan a même un avantage considérable sur le vrai médecin. C'est que si quelqu'une de ses promesses se réalise, on l'élève jusqu'aux nues, et si le malade est trompé, on est obligé de se taire par honneur et pour ne pas s'exposer à être blâmé d'avoir confié sa guérison à un malheureux qui a d'autant plus le droit d'être fripon, que le nombre des sots est toujours le plus grand. D'ailleurs cet homme hardi ne risque jamais la perte de sa réputation, parce que comme il n'en a que dans l'esprit des ignorants, le tort sera toujours du côté de ceux qui ont voulu l'écouter. Les hommes aiment tant le merveilleux, que le charlatan a même seul le droit de faire goûter au peuple la nouveauté : plus ses promesses seront absurdes, plus il est sûr d'être écouté. Il donne un nom barbare aux simples qu'il vient de cueillir à l'entrée du village où il préconise ses remèdes et fait le détail de ses miracles; et dès l'instant ces simples vont guérir toutes les infirmités.

« Galien nous a laissé le portrait de tous les charlatans dans celui de Thessalus, qui vivait sous Néron. Son père, dit-il, était un ouvrier qui ne pouvait lui inspirer le moindre goût pour ce qu'il y a de beau et de grand. Sans aucune teinture des lettres ni de philosophie, Thessalus se mit donc en tête d'être médecin, et, selon sa manière grossière de penser, il l'était réellement; il sentait cependant bien qu'il lui manquait les connaissances et les qualités seules capables de frayer la route au véritable honneur; il avait même toujours le ton, les manières et le langage d'un homme de son métier, et il était aisé de reconnaître en lui son père qui était un cardeur dé laine. Il commença donc par gagner ses malades, non en leur prescrivant des remèdes bien vus et bien adaptés aux circonstances, mais en flattant leur espoir et leur amour-propre. Malgré la dureté naturelle de son caractère, il savait plier dans le besoin, et obéir à ses malades, comme un esclave à son maître, quand il trouvait son compte dans cette basse complaisance ; mais autant il était soumis aux malades dont il voulait gagner ou avait gagné la faveur, autant il montrait d'impudence et de témérité contre les vrais médecins qu'il pouvait rencontrer sous ses pas ; car, à peine eut-il trouvé le moyen de plaire à Rome par cette bassesse, qu'il ne cessa de déclamer, sans aucune réserve, contre tous les médecins, et avait même la hardiesse de soutenir qu'il n'y avait de médecin que lui. Il n'épargnait même pas plus les morts que les vivants, et se faisait un plaisir de se répandre en injures contre Hippocrate. — Voilà dans ce portrait de Thessalus, tout ce que font encore aujourd'hui les ignorants et les charlatans. L'état souffrira-t-il donc toujours cette malheureuse engeance, et le peuple, malgré son aveuglement, mérite-t-il d'être abandonné en proie à ces impudents empoisonneurs. Si la société a droit de s'opposer aux desseins d'un homme qui veut se rendre malheureux, pourquoi n'aurait-elle pas le même droit lorsqu'il s'agit de conserver le plus grand nombre de ses individus? mais si la société a ce droit, est-elle excusable de ne pas s'en servir? le souverain écoutera toujours favorablement les représentations qui lui seront faites à ce sujet : C'est donc aux facultés de médecine à se réunir pour arrêter ces abus. » (*Loc. cit.*, p. 250.)

Après avoir montré ce que c'est que *la fausse Expérience*, qui n'est que l'empirisme ancien, la routine, l'expérience des esprits faux ou ignorants, Zimmermann voulant faire comprendre de quelle manière il faut observer pour arriver à un résultat scientifique certain trace les caractères *de la vraie Expérience* qui devient alors de l'empirisme raisonné, c'est-à-dire l'usage de l'induction à l'expérimentation. Sous d'autres termes, c'est un exposé de la méthode Baconienne.

« ...... Je vais opposer la vraie expérience à la fausse, la raison à l'extravagance. Le mot d'*Expérience* a différentes significations : les mathématiciens, les physiciens, les médecins, les moralistes, appellent expérience (*experimentum*), le résultat des tentatives qu'ils font pour s'instruire des effets qu'ils remarquent dans le monde physique ou moral, et pour en assigner les causes ou la manière dont agissent ces causes. Une expérience diffère d'une simple observation en ce que la connaissance qu'une observation nous procure semble se présenter d'elle-même, au lieu que celle qu'une expérience nous fournit est le fruit de quelque tentative que l'on fait dans le dessein de voir si une chose est ou n'est point. »

« Un médecin qui considère tout le cours d'une maladie avec attention fait donc des observations, et celui qui, dans une maladie, administre quelque médicament, et prend garde aux effets qu'il produit, fait une expérience. Ainsi le médecin observateur écoute la nature ; celui qui expérimente l'interroge. — L'expérience (*experientior*) dans la vie civile, la politique, l'art militaire, l'art de guérir est, en général, la connaissance que l'on peut acquérir de ces sciences ou de ces arts, d'après des observations et des tentatives bien faites, ou comme le disait Cicéron à Lentullus : *magis experiendo quam discendo.* Mais nous appelons particulièrement expérience en médecine, l'habileté à garantir le corps humain des maladies auxquelles il est exposé, et à guérir ces maladies lorsqu'elles se sont manifestées. Cette expérience suppose pour principe la connaissance historique de son objet ; car sans cette connaissance il est impossible de se fixer un but. Elle suppose encore la capacité de remarquer et de différencier toutes les parties de cet objet ; elle demande enfin un esprit en état de réfléchir sur ce qu'il a eu lieu d'observer, de passer des phénomènes à leurs causes, du connu à l'inconnu, de tout approfondir, et de saisir les mystères de la nature dans ce qu'elle peut laisser apercevoir. L'érudition nous fournit la connaissance historique, l'esprit d'observation nous apprend à voir, et le génie à conclure.

« Ce n'est donc point l'occasion de voir beaucoup qui fait l'expérience, parce que la simple intuition d'une chose n'apprend rien, et que l'observation adroite d'un fait n'est même pas encore ce que l'on entend par la vraie expérience. Tout homme qui ne sait pas ce qu'il doit directement observer, ou qui n'a pas l'art de voir et de réfléchir sur ce qu'il a vu, pourra parcourir tous les pays du monde sans avoir rien connu. Il entrera même, si l'on veut, dans une carrière plus importante, celle de la vie humaine, mais sans rien voir dans le cœur de l'homme. La véritable expérience dépend surtout de la tête de celui qui cherche à l'acquérir. Pour acquérir cette expérience, il faut non-seulement savoir lire dans les ouvrages de ceux qui ont ouvert le sein de la nature, mais il faut encore être soi-même en état de pénétrer ces mêmes mystères. Comme les génies, même les plus libres de préjugés, n'ont pas toujours su se garantir de conclure précipitamment des phénomènes à la réalité, on sent combien il faut de prudence et de pénétration pour n'être pas induit en erreur pour les assertions et les découvertes des plus grands hommes même. »

Ce n'est donc qu'avec l'organisation la plus heureuse et l'esprit le plus réfléchi, qu'on saura chercher cette expérience dans les ouvrages des savants, ou dans le sein de la nature. Mais il faut surtout être prêt, en toutes circonstances, à renoncer aux principes de sa première éducation, dès que l'on en connaît l'insuffisance, ou même la fausseté, et savoir dire hardiment à son maître : *Tu t'es trompé*, et non pas : *Tu l'as dit.* De tout temps et de toutes les nations, les faux médecins ont été en différend avec les vrais médecins. Malgré cela il ne faut pas croire que la fausse expérience ne soit que du côté des empiriques et que la vraie ne se trouve que chez les dogmatiques. On a vu de vrais médecins parmi les empiriques, comme on en a rencontré de faux parmi les dogmatiques. » (*Loc. cit.*, p. 251.)

Zimmermann continue en montrant ce que fut l'empirisme à l'origine de la science, puis un peu plus tard après Hérophile au moment de l'apparition de Philinus de Cos, et de Sérapion d'Alexandrie.

Il fait le plus grand cas de leurs travaux et, dans son goût pour leur méthode, il les excuse même « d'*avoir condamné l'érudition, l'anatomie, la physiologie et la philosophie qui est l'âme de la médecine* (p. 252). »

Son Empirisme cependant diffère beaucoup de celui des anciens car il donne à la philosophie et à l'érudition une place que ceux-ci ne lui eussent jamais accordée. (*Loc. cit.* : *De l'Erudition*, p. 254.)

« Nous entendons, en général, par érudition, l'ensemble de toutes les parties des connaissances humaines qui méritent d'être laissées par écrit, et traitées chacune avec la méthode convenable : « car « chaque partie des sciences, comme l'observe très-bien Aristote, « n'exige plus ou moins d'exactitude et de détail, que relativement « au but de celui qui la traite. Un ouvrier et un géomètre considè- « rent un angle droit sous des rapports bien différents : l'un ne le « considère que comme utile dans son travail, au lieu que l'autre, « occupé de vérités qu'il s'agit de découvrir ou de démontrer, en exa- « mine la nature et les propriétés. » L'érudition ne suppose pas non plus qu'on « entre dans la recherche de toutes les causes. Il suffit « en bien des occasions de dire qu'une chose est sans donner de « raison que sa réalité : c'est ce qui a lieu à l'égard des principes. » Un homme savant est donc celui qui sait ce qu'on a connu avant lui, et comme on a dû le connaître, ou comme le dit Cicéron : *qui omnium rerum atque artium rationem naturamque comprehenderit.* »

« L'érudition du médecin n'est donc qu'une érudition particulière. C'est la connaissance de ce que les autres médecins ont observé et expérimenté touchant l'art de préserver le corps humain des maladies auxquelles il est exposé, de connaître ces maladies, de les guérir, ou au moins de les rendre plus supportables. Mais le corps humain étant nécessairement lié à toutes les parties de la nature, on voit que l'érudition du médecin doit être beaucoup plus étendue qu'on ne l'aurait pensé dès l'abord. Nous en examinerons le caractère ci-après. La vraie érudition mérite seule le nom de science. Elle est plutôt une habileté de l'esprit qu'un ouvrage de mémoire : car une mémoire même médiocre, suffit dès qu'on y réunit en même temps de l'esprit et un travail opiniâtre. En supposant la capacité et la volonté, nous acquérons cette érudition, tant par la lecture que par la fréquentation des gens savants, libres de préjugés et uniquement attachés à la vérité. Les idées des autres, leur savoir, leur expérience, leur manière de voir, enfin tout ce qui peut leur appartenir se fond ainsi avec ce qui nous est déjà propre et particulier ; et après certain temps, si nous sommes susceptibles de réflexion, il nous semble que nous n'avons pensé que de nous-mêmes. »

« Mais pour parvenir à cet avantage, il faut nécessairement supposer que notre propre fond n'ait eu besoin que de culture ; sans quoi il est impossible de s'approprier les richesses d'autrui : il est même facile de distinguer ceux qui ont naturellement ces qualités. Nous voyons tous les jours de ces gens qui n'ont rien que de factice dans leur manière de penser et de parler ; et ce n'est jamais qu'en citant les autres qu'ils croient bien dire : preuve qu'ils n'ont jamais analysé le moindre sentiment, ni la moindre idée. Ces gens toujours prêts à citer n'ont qu'une fausse érudition : car le vrai savoir est un bien qui doit nous être propre, et que l'on doit plus faire apercevoir par la finesse de l'esprit que par le nombre des citations. Combien de savants perdraient de leur mérite si l'on examinait leurs ouvrages selon ce principe. »

« La vraie érudition est un bien propre au seul philosophe ; et l'expérience le suppose toujours. Avant de pouvoir observer chaque chose individuelle dans la nature, il faut en connaître le caractère particulier, tant par l'histoire de la nature même, que par l'observation et l'examen des phénomènes. Le plus grand génie même n'apprendrait, qu'après bien du temps, à discerner de lui-même les maladies, si les écrits des habiles médecins qui l'ont précédé ne lui avaient tracé les premiers traits de cette connaissance. Il est donc avantageux que l'érudition lui tienne lieu d'expérience en bien des occasions. »

« Le génie est même quelquefois nuisible sans l'érudition, parce que l'esprit livré à lui-même n'emploie pas toujours ses forces avec justesse, et qu'il ne s'occupe que de hasards dans l'immensité des choses qui se présentent à lui, tant qu'il n'est point déterminé par quelque objet capable de le fixer. Il faut nécessairement connaître quelque chose de certain, avant de se porter vers des objets inconnus. C'est l'expérience des autres qui doit nous instruire, leurs pensées nous éclairer, et pour ainsi dire leurs ailes nous porter avant que nous puissions être inventeurs. Il est rare de voir un génie trouver une science dans son propre fond, il me serait facile de montrer que la plupart des grandes découvertes qui se sont faites, en physique surtout, dans ces derniers temps, ne sont pas dues à ceux qui ont passé pour en être les inventeurs; ou qu'au moins ils n'y ont été conduits que par des indices que d'autres leur avaient laissés, ou par une conséquence naturelle de ce que l'on avait ou conjecturé, ou calculé, ou expérimenté, avant ces prétendus inventeurs. »

Le livre III est consacré à l'influence de l'*esprit d'observation sur l'expérience*, c'est-à-dire à l'habitude de voir chaque objet tel qu'il est, et ce en quoi il peut être plus ou moins utile.

En effet les différents phénomènes supposent toujours une raison suffisante pour principe; et si cette raison devient ensuite déterminante de principe éloigné qu'elle était, elle devient aussitôt cause proprement dite. Ce sont les sens qui nous montrent ce rapport des phénomènes avec leur cause déterminante, effet elles-mêmes de causes plus éloignées, et sans rien y chercher de surnaturel, on doit s'en tenir à l'observation qui permet de découvrir la raison des choses. Toutefois comme la perception ne nous donne que la notion des choses individuelles, il faut que l'esprit soit dans une sorte d'activité pour comparer les phénomènes et saisir leur ressemblance et leur dissemblance, sans cela « *l'âme serait riche en images et vide de pensées.* »

« ..... Quoi qu'il en soit, l'esprit d'observation vient encore plutôt d'un certain tact naturel, en conséquence duquel on est vivement affecté de tout ce qui s'offre à l'esprit, et d'une attention également grande à tout ce qui affecte en ces moments. C'est de ce sentiment que vient la liberté d'esprit, laquelle met l'âme en état de sentir, de distinguer et de comprendre promptement; de même que des yeux perçants voient promptement, clairement et déterminément, sans qu'un objet se confonde avec ceux qui sont auprès. Je dis que ce sentiment délicat donne de la liberté à l'esprit, parce que, n'étant pas obligé de s'arrêter à des sensations ou à des objets intermédiaires pour démêler ce qui l'affecte, il saisit sans hésiter, et au premier instant, ce que les sens lui transmettent, et se trouve en même temps assez à lui-même pour examiner ce qui peut l'intéresser. La seule voie de découvrir tout ce qui se trouve dans un objet est de l'examiner en détail, et de le décomposer jusqu'à ce que l'objet entier devienne si simple qu'on ne puisse plus l'analyser davantage; mais cette analyse a des bornes. Un sentiment trop fin et trop délicat ne conduirait qu'à des observations infructueuses (p. 278).

. . . .

. . . .

« Il suit de ce que nous venons de dire, que l'esprit d'observation n'est pas le partage d'un esprit trop vif, ni d'un esprit trop lent. Ceux qui ont l'imagination trop vive, ou plus d'imagination que d'esprit, voient beaucoup de choses à la fois. »

« La trop grande vivacité avec laquelle ils sentent, fait de leurs sensations une perception confuse, qui ne leur compte de rien de net et de précis. Voilà pourquoi il se joint quelquefois à une imagination forte un goût indéterminé et inconstant, parce que l'imagination a pour le moins autant de part au goût que l'esprit. Ceux, au contraire, qui ont beaucoup d'esprit sans imagination, sont en général plus de temps à voir, mais ils jugent bien une observation, quoique moins habiles à en faire. Ils verront probablement le jeu et les efforts des passions plus clairement qu'un homme d'un esprit trop vif, qui les sent sans les démêler; mais ils n'éprouvent pas cette détermination involontaire qui porte l'esprit sur tout ce qui nous environne, sans rien faire apercevoir de fixe et de distinct. Ces esprits lents ne voient que ce qu'ils ont une forte envie de voir. — En général, avec trop de froideur ou trop d'ardeur, nous voyons tous les objets dans un sens contraire. On voit vite et on distingue ce qu'on voit, lorsqu'avec une portion convenable d'imagination et d'esprit, celui-ci fixe l'autre sur l'objet qu'il faut examiner. Aussi le plus haut degré d'esprit d'observation se trouve dans une tête vive, capable d'une attention profonde et soutenue. »

« L'esprit ne peut pas se fixer trop longtemps sur un seul objet; parce que naturellement l'esprit est en même temps fort actif et par là même impatient. Mais on n'a pas toujours besoin de voir vite, pourvu qu'on voie bien. Ce qu'un homme voit tout d'un coup avec le plus haut degré d'esprit d'observation, se laisse apercevoir successivement avec un moindre degré. Le meilleur observateur a même besoin quelquefois de se fixer sur un objet aussi longtemps qu'un esprit borné; parce qu'étant plus en état de connaître les différentes parties d'un objet, il y apercevra des choses qui échapperont toujours à l'autre qui se contente de voir ce qui se présente. Celui-ci voit aussi vite le même objet, mais il le connait moins. Quoiqu'il faille apprendre peu à peu à voir avec les yeux de l'âme comme avec ceux du corps, cependant l'esprit d'observation paraît quelquefois se manifester comme un véritable instinct. Sans difficulté habituelle, souvent il saisit avec rapidité ce qu'il y a d'instructif dans un objet et le comprend de même (loc. cit., p. 279) . . . . .

. . . .
. . . .
. . . .

« La science est la clef avec laquelle le médecin pénètre dans l'intérieur de la nature. Le médecin savant connaît d'avance le pays où il va entrer, au lieu que l'empirique ignore même les routes qui y conduisent. L'un va voir à découvert le sein de la nature, l'autre ne sait même ce qu'il y va chercher. Mais il n'est rien de plus avantageux pour éclairer l'œil de l'observateur que la connaissance historique de la médecine. »

« On entend par là ce que les meilleurs, et surtout Hippocrate, nous ont laissé sur la théorie des signes et des symptômes par lesquels on comprend que telle maladie est celle-là, et non pas une autre. Cette connaissance jointe aux autres principes, instruira donc toujours le médecin sur les phénomènes des maladies, sur leur liaison, sur leur dépendance, autant qu'il en a besoin pour juger par là des causes qu'il s'agit de déterminer dans les cas possibles. « Il verra par ce moyen la *physionomie* de chaque maladie, qu'il n'apercevra pas immédiatement, à la vérité, par les yeux du corps, mais par ceux de l'esprit. »

« C'est ainsi que le médecin, guidé par deux flambeaux différents, c'est-à-dire par les principes que nous venons d'établir sur le rapport des causes et de l'effet, et par la partie historique, peut se présenter avec confiance au lit d'un malade, et découvrir des choses qui échapperont toujours à ceux dont l'œil ne sera pasguidé aussi avantageusement. — L'attention est sans doute très-pénible quand on n'a pas à un haut degré ce tact délicat, cette finesse du coup d'œil, laquelle abrège considérablement les opérations de l'entendement; mais comme nous l'avons dit, l'habitude vient au secours, et ce tact se perfectionne, et devient même quelquefois plus direct. »

« Il est des gens qui regardent un médecin comme un homme attentif, s'il visite fréquemment son malade, s'il remue fréquemment tout ce qu'il rend, s'il entre avec les assistants dans de longs détails sur les selles, les urines, les crachats, le pouls, la respiration; mais ce n'est pas là l'attention qui fait le vrai observateur. »

« Toutes ces choses sont très-intéressantes en certains moments, dans d'autres c'est tout autre chose qu'il faut considérer, c'est moins l'œil qui doit voir que l'esprit. Celui qui n'est pas capable d'observer l'homme moral ne connaîtra jamais les maladies du corps. Le même talent qui nous fait connaître les maladies de l'esprit nous fait aussi voir les langueurs du corps. Les unes et les autres ont leurs signes déterminés, et ce n'est que le connaisseur qui ne peut s'y méprendre. Le vrai médecin observe ce que l'empirique ne cherche pas à voir, car le médecin doit se rendre compte à lui-même de toutes les circonstances d'une maladie, à travers le voile qui les couvre; il doit savoir les simplifier dans leur complication, distinguer ce qui est constant de ce qui est variable, et l'essentiel de ce qui n'est que purement accidentel. Il faut qu'il sente comment une maladie est devenue ce qu'elle est, et comment ces circonstances sont passées de la passibilité à l'actualité. Tout cela dépend donc de la pénétration de l'observateur, et c'est ce qu'il ne pourra pas toujours déterminer par les signes et les symptômes. »

« L'empirique au contraire n'a besoin, ni de cet esprit d'observation, ni de l'histoire des maladies. Comme il va moins voir ce qui est, que ce qu'il veut voir, et que la maladie doit être déterminée par les médicaments qu'il applique, il n'a besoin de différencier, ni le possible, ni l'actuel, ni le vraisemblable, ni le vrai, ni le faux. Tout est vrai pour lui, puisque la maladie n'est que ce qu'il veut qu'elle soit. Je viens dans le moment de voir encore l'exemple le plus odieux de cette abominable pratique. »

« On me présente un enfant malade depuis quelques mois; il était au lit, sans pouvoir se coucher sur le dos, à la suite d'un coup, me dit-on, qu'il avait reçu dans le dos. Toute réflexion faite sur l'état du malade, je dis qu'il est décidément rachitique, et je propose mes vues curatives. On le confie à un chirurgien qui songe plutôt à appliquer quelques cataplasmes inutiles sur la tumeur qui se sentait à la région des reins. Je reitère mes avis. Tout résumé, on le livre à un empirique, qui, d'un ton hardi, prononce que c'est une vertèbre tuméfiée par le coup que l'enfant avait reçu. Il traite l'enfant si violemment, pour faire rentrer, disait-il, cette vertèbre, qu'il le met à deux doigts de la mort. La mère était convenue avec moi de la maladie qu'elle avait eue avant et après avoir conçu cet enfant. J'avais même fait aux sœurs du malade la même demande qu'à la mère sur leur état, pour me confirmer dans ce que je présumais à l'égard du vice de la lymphe de l'enfant. Elles n'avaient fait qu'autoriser mes présomptions. Malgré cela l'empirique prévalut, jusqu'au moment où il mit lui-même son ignorance au jour, et je ne revis pas le malade. Cet exemple peut servir pour mille autres cas. »

« On voit donc combien j'ai eu raison de dire que, sans le vrai esprit d'observation, on peut voir grand nombre de maladies sans rien apercevoir. Une maladie actuelle est quelquefois longtemps sans se manifester. Un léger accident la détermine. C'est donc l'absurdité la plus grande de prendre cet accident, fût-il même des plus graves, pour la maladie, qui n'est tout au plus que compliquée avec les suites de cet accident. L'exemple précédent peut s'appliquer ici. Après bien des interrogations faites sur l'état antérieur de l'enfant, sur ses maladies, sur ses habitudes, sur ses goûts particuliers, la mère était convenue que cet enfant bien avant ce coup et une chute qu'il avait faite depuis, s'était souvent plaint de douleurs vagues dans les épaules, le long du dos, de lassitudes, et qu'elle avait eu des fleurs blanches considérables. Ses filles en étaient également incommodées. Or les plus habiles observateurs nous ont fait voir quelles funestes conséquences il résulte de ces maladies, et que les filles apportent, même en naissant cette maladie qui leur devient héréditaire. Ce fut à cela que je ne balançai pas de rapporter la maladie de ce jeune garçon. Les suites du coup avaient pu accélérer les progrès de la maladie, mais le coup n'était ici qu'un accident particulier; ce n'était pas de là qu'il fallait tirer ses indications curatives, loin d'en faire la maladie principale. »

« Je ne perdis pas non plus de vue les suites du coup. Je rapportai ce que j'avais observé moi-même en disséquant un domestique mort d'un pareil événement, et je détaillai le cas que nous a rapporté M. de Haen. Comparaison faite de ces différentes circonstances, je crus que j'avais suivi les règles de l'art et de l'observation. On goûta mes observations, mais il fallait des observations pour passer outre. — La mesure inégale de l'esprit d'observation est une sorte de dispute entre les médecins, et ces disputes sont le prétexte dont on se sert pour accuser leur art. Il y a, dit Pindare, peu de choses à gagner pour la médisance, mais on devrait faire attention que les suites en sont ici d'une très-grande conséquence. Hippocrate s'était déjà plaint de ce mépris qui retombait sur l'art, tandis qu'il ne devrait couvrir que les ignorants. Chacun voit à sa manière, mais si chacun raisonnait d'après la nature, quand il voit, peu de gens verraient à leur manière, parce qu'on ne verrait que comme il faut voir. Ce n'est pas que l'esprit d'observation suppose de longs raisonnements. La nature, qui doit servir de règle à cet égard, prend toujours la voie la plus courte dans ses opérations, c'est donc celle qu'il faut tenir aussi dans le raisonnement. »

« Hoffmann avait raison de dire qu'abandonner ce que présentent les sens pour se livrer à de purs raisonnements c'est une stupidité, un aveuglement d'esprit; tous les raisonnements qui s'écartent des rapports de la nature ne doivent jamais être admis. Il faut même dans l'observation qu'une hypothèse soit moins fondée sur les lois générales de notre organisation et des phénomènes généraux de la nature que sur les déterminations actuelles, et sur les conditions particulières qui ont pu les rendre telles; autrement il est impossible d'éviter l'erreur et la méprise. Quand Platon reprochait aux ignorants de se soucier peu de raisonner et de s'instruire, il ne voulait certainement pas que les raisonnements fussent la loi de l'observation. Ce n'est pas d'après les déterminations des sujets qu'il permet au médecin de raisonner pour établir sa méthode curative, car, dit-il, chaque maladie doit se traiter selon ses déterminations propres et particulières. — Il est des gens encore plus blâmables que les empiriques. Le nom et la profession de médecin sont déjà un titre pour mériter à certain point la confiance du public; ces gens dont le seul titre fait tout le savoir, marchent hardiment chargés d'une foule de recettes, et semblent se consoler en se disant : Tel praticien n'en savait pas plus que moi, il était pourtant heureux.

« Leur raisonnement ne s'étend pas plus loin. Ce n'est ni d'après la nature, ni d'après l'expérience qu'ils raisonnent, ou plutôt ils n'ont jamais raisonné. C'est une recette qu'ils savent copier. Une fille a les pâles couleurs, ils donnent une recette rafraîchissante parce qu'il y a de la fièvre : une femme grosse a une rétention d'urine, ils lui donnent un diurétique, ignorant que l'enfant ferme le col de la vessie, et qu'un diurétique tue en pareil cas. Non-seulement ces gens n'aperçoivent pas l'enchaînement des circonstances d'une maladie, ils n'en saisissent aucune. — Dirai-je ici ce que je pense? le médecin qui voit toutes les circonstances d'une maladie, celui qui ne les voit qu'à demi, celui qui n'en voit aucune, ou qui ne voit que ses préjugés, doivent nécessairement être d'un avis différent, et cependant tous jurent sur leur expérience. C'est ainsi que se prouvent les opinions les plus contradictoires. On a discuté depuis Moscou jusqu'à Raguse sur l'insensibilité des tendons et du périoste. Tous en appelaient à l'expérience; enfin l'on a conclu que les tendons étaient sensibles, parce que de Haller était luthérien. Tous avaient fait des expériences. »

« L'homme défend jusqu'à la mort ce qu'il croit avoir vu, sans se demander s'il était en état de voir. Un homme ivre jure que tout danse autour de lui; un superstitieux proteste qu'il y a des sorciers. Un petit esprit craint les revenants : tous parlent d'après l'expérience. C'est ainsi qu'ils l'ont su!....... La nature des maladies, l'art de les guérir, les vertus des médicaments se décident d'après l'expérience de celui qui les connaît, et par celui qui ne les connaît pas. Ce médecin qui a découvert les voies de la nature, qui les suit tous les jours, et la vieille garde-malade qui a suivi les ordres de ce médecin en appellent à leur expérience. Mais peut-on en appeler à l'expérience, sans posséder l'esprit d'observation comme il faut le supposer dans un habile homme? Est-ce par une pratique aveugle, avec des recettes, des préjugés, des passions qu'on voit la nature? — Que doit penser un malade en voyant plusieurs personnes de sentiments souvent contradictoires, en appeler à l'expérience! Croira-t-il jamais que la médecine soit un art qui ait ses principes et qui suppose tant de génie? Il est cependant vrai qu'il faut du vrai génie pour faire un vrai médecin. Mais il est possible que tous ceux qui sont autour de son lit ne soient pas cet homme-là. »

« Pleins d'impatience dans leurs souffrances, les hommes exigent aussi quelquefois une certitude immuable dans tout ce que dit et ce que fait un médecin; certitude qui ne se trouve dans aucune des connaissances humaines, à l'exception des mathématiques pures. En général, nous pouvons dire que tout ce que les sens nous assurent, tout ce qui se suit d'une induction juste, et ce que nous voyons immédiatement dans nos idées est vrai. L'incertain dans la médecine, et par conséquent ce qui est préjugé, opinion, ne diminue pas la certitude du vrai. Nous connaissons les effets avec assez de certitude; ce sont les causes qui nous embarrassent; mais dans celles-ci, nous ne nous trompons pas, si tous les effets d'une cause nous sont connus d'avance, au point que la cause puisse être déterminée par les effets; mais il est peu de gens de l'art qui puissent saisir ces rapports des effets aux causes, et faire l'application de principes fondés sur les observations des habiles gens de l'art; parce que chacun croit avoir le droit de faire valoir son opinion. — Diderot croit qu'il est ridicule de dire : *autant d'avis que de têtes* : parce qu'il n'est rien de si commun que des têtes, et rien de si rare qu'un bon avis. Adrien eut-il tort de mettre sur son tombeau : *le grand nombre des médecins a tué l'empereur?* » (Livre III, chap. I, p. 286.)

Ce n'était pas assez de rechercher les caractères de l'esprit d'observation, il fallait encore indiquer *les obstacles qui peuvent nuire à cet esprit*, et c'est ce que fait notre auteur dans un chapitre spécial.

Zimmermann établit en effet que pour observer il faut avoir l'âme tranquille, libre, occupée de tout son objet et l'esprit affranchi des préjugés ou des passions qui empêchent de découvrir la vérité. Aucun intérêt privé, aucun sentiment de camaraderie, d'amour-propre, de haine ou de jalousie ne doivent occuper l'observateur, car plus nos passions se mêlent dans nos jugements, moins nous sommes en état de dire notre avis sur une chose, et le désir de voir une chose fait qu'on la voit partout. Il ajoute :

« Le médecin doit avoir un esprit tranquille, l'âme élevée, être éloigné de tout ce qui tient à la superstition parce qu'il est impossible d'être superstitieux et de voir le vrai. Tout ce qui ne tient pas aux lois de la nature ne tient pas à la raison. Rien de cela ne doit entrer dans les vues ni dans les combinaisons du médecin. Il n'y a rien à voir dès que les lois de la nature cessent ou semblent cesser. Le peuple a droit de tout voir, parce qu'il lui faut des merveilles et des prestiges pour autoriser son inconséquence; et il n'appartient qu'au charlatan de l'approuver (chapitre deuxième : livre II, p. 290). »

Ce qu'il y a de semblable chez plusieurs individus doit servir aux descriptions générales, tandis que les cas individuels servent aux descriptions particulières, et, à ce sujet, Zimmermann oppose Hippocrate partisan des premières descriptions à Sydenham qui accordait la préférence aux autres. Cette discussion, dont les termes sont peut-être douteux, est très-curieuse et aboutit à cette conclusion prévue, que les histoires particulières étant nécessaires pour composer les histoires générales, il faut accorder la même attention aux unes et aux autres.

C'est par l'*observation des phénomènes* que doit commencer le médecin dans l'étude des maladies pour remonter des troubles fonctionnels à la cause qui les engendre, et comme cette cause ne se voit pas intérieurement, ou n'est pas sensible, c'est à la raison qu'il appartient de la faire connaître par l'étude des phénomènes ou des symptômes. — Pour Zimmermann les symptômes sont *essentiels* ou liés à la nature de la maladie, et *non essentiels*, c'est-à-dire pouvant manquer à l'ensemble morbide. Il entre ensuite d'une façon très-ambiguë dans l'analyse des symptômes essentiels qu'il subdivise en symptômes de la maladie, symptômes de la cause et symptômes de symptômes. Mais nous ne le suivrons pas sur ce terrain afin de ne pas trop allonger cette exposition.

Quant aux symptômes non essentiels il s'y arrête peu et il conclut en disant que la maladie est différente du symptôme et qu'un malade peut être instruit de tous les symptômes de son mal sans connaître sa maladie parce que le symptôme tombe sous les sens tandis que la maladie ne se dévoile que par le raisonnement.

Tout ce chapitre est complété par les plus judicieuses reflexions sur la nécessité des recherches historiques et de l'étiologie, sur l'importance qu'il y a de suivre les modifications que présentent les maladies dans leur marche, dans leur durée, dans les crises qu'elles peuvent subir, et il arrive à une étude plus spéciale des signes observés dans les maladies.

Zimmermann traite d'abord de *l'observation des signes que le pouls peut fournir dans les maladies*, puis de l'observation des *signes que fournit la respiration*, puis de *l'observation des urines*, chapitre rempli de faits très-curieux, puis *l'observation des signes que présente l'ensemble du corps, la position variable de ses parties et la disposition de l'esprit.* A ce sujet il parle de la physionomie ; des enduits de la langue, de l'expectoration ; des vomissements ; de la constipation ; de la diarrhée ; des sueurs ; de la transpiration insensible ; des hémorrhagies ; des mouvements et du décubitus des malades ; du grincement des dents ; du tremblement des lèvres ; de la mélancolie ; des forces, etc., ce qui forme une *Séméiologie complète*, instructive et aussi attrayante par le nombre et la qualité des exemples que par la richesse de son style. — Pour lui, l'art d'observer est la base de la science du médecin, mais on peut avoir l'art d'observer sans avoir celui de raisonner comme il faut d'après les phénomènes. Il faut que l'esprit d'observation soit aidé du génie, car l'un remarque ce qui tombe sous les sens, tandis que l'autre ne voit que la liaison des vérités générales, et il faut savoir déduire des faits la cause de leur manifestation d'une façon conforme à la nature des choses. Tel est le privilége du génie que Zimmermann met en scène pour en montrer les avantages et les dangers selon qu'il utilise les dons de la nature en faveur de l'expérience ou de l'imagination. (Livre V, *Du génie en général*, p. 355.)

D'après Zimmermann il y a trois genres de génies différents l'un de l'autre : « 1° Celui qui demande plus d'imagination que d'esprit, c'est celui des poètes et des peintres ; 2° celui qui demande plus d'intelligence que d'imagination, c'est celui des physiciens et des mathématiciens ; 3° celui qui demande autant d'intelligence que d'imagination, c'est celui des politiques, des généraux d'armée et des médecins, » et il développe sa pensée par une discussion très-approfondie, très-intéressante et fort à l'avantage de la science médicale. C'est là où il dit : « Tout cela nous fait voir combien le génie est nécessaire dans la pratique de la médecine et combien sont mal fondés ceux qui ne font consister la science que dans un certain nombre de recettes et de formules. Ces ignorants ne sont pas en état de comprendre que les difficultés que l'on rencontre tous les jours dans cet art, sont infiniment au-dessus d'un esprit médiocre ; qu'un vrai génie ne peut quelquefois les démêler et qu'il faut une pénétration infinie pour discerner et distinguer tant d'effets compliqués de causes qui sont souvent impénétrables. » Puis il termine en montrant toutes les qualités d'esprit que doit posséder le médecin s'il veut être digne de sa profession. Mais ce n'est pas tout, Zimmermann ne laisse pas un sujet sans l'avoir épuisé à fond au risque d'être un peu prolixe, et il reprend sa thèse dans le chapitre suivant en faisant connaître *la manière dont le médecin doit conclure par l'analogie et par l'induction.*

« L'induction nous apprend donc beaucoup plus que la simple observation. L'observation ne nous fait apercevoir que ce qui tombe sous les sens : l'induction nous mène au contraire à tout ce que l'esprit peut saisir. Nos maladies tombent rarement sous les sens ; c'est donc à l'esprit à trouver les causes par les effets, parce que les sens sont insuffisants pour cela ; ainsi l'induction nous apprend ce que l'observation n'apprendrait pas immédiatement. On se sert donc de l'induction lorsqu'on veut voir plus loin qu'on ne verrait par le moyen des sens ; lorsque l'on veut former un tout de parties éparses qu'il faut alors rassembler ; lorsqu'on veut établir une vérité générale de plusieurs faits particuliers assurés, et énoncer ainsi succinctement, malgré la multiplicité des choses qu'elle embrasse, une vérité générale. »

« Les observations individuelles sont, dans la plupart des sciences, les parties de ces généralités ; et les conséquences qu'on en a tirées et qui conduisent à de nouvelles découvertes, et enfin à des maximes font le tout de ces principes généraux. Plus l'énumération des parties d'où on déduit des conséquences est grande et importante, plus les conclusions sont assurées et incontestables. — L'induction peut être regardée comme la voie qui conduit du connu à l'inconnu, parce que par ce moyen on infère quelque chose de nouveau, et que l'observation n'apprenait pas. Par ce moyen, nous passons des observations et des expériences à des principes lumineux, et de ceux-ci à de nouvelles expériences et à des vérités plus élevées ; nous passons aussi du particulier au général, et enfin aux plus grandes généralités. L'induction réunit l'examen pratique de la nature et la spéculation, et l'expérience avec la raison. Plus nous avons fait d'observations justes et complètes, et plus nous avons cette pénétration naturelle qui saisit aussitôt les idées, et on voit incontinent la dépendance ; plus l'induction par laquelle nous concluons est juste et parfaite, dès que nous avons rangé nos observations dans leur ordre convenable, et mis de côté ce qui est inconstant et incertain. L'induction est le vrai moyen de porter la conviction et la certitude dans les sciences. »

« Enfin je dirai, pour résumer, que le médecin a le vrai génie de son art, s'il ne s'arrête pas toujours à l'observation, s'il ne raisonne pas avant d'avoir observé ; s'il tend à ses raisonnements par le chemin le plus court ; si, sans s'arrêter à des détours, il ne cherche pas longtemps ce qui doit être trouvé promptement ; s'il réunit avec la plus grande justesse le passé, le présent et l'avenir, et s'il pense également vite et juste. Après l'observation des phénomènes et des signes, il est quelquefois possible de remonter aux causes ; c'est ce qui doit occuper le médecin après ces objets. Il doit rechercher ces causes par la comparaison de toutes les circonstances, comparer de nouveau les causes avec les faits. Si les causes trouvées s'accordent avec les faits qui en dépendent, il cherche les méthodes et les remèdes : ensuite il observe le cours de la maladie, les effets des moyens curatifs ; de là il déduit des conséquences pour les cas semblables qui pourront se présenter. — L'induction est donc le grand chemin qui conduit un esprit clairvoyant dans l'intérieur de la nature, plus sûrement que l'analogie, et beaucoup plus loin que les sens. Tout l'art de la médecine dépend de cette manière de raisonner ; mais ce n'est que le génie seul qui peut la saisir. » (Page 368).

En passant des préceptes à l'exemple Zimmermann essaie de faire voir comment à l'aide de cet empirisme raisonné, ou de l'induction, on peut arriver à *l'étude des causes morbides*. Il indique la manière d'approfondir les causes des maladies, et s'occupe successivement de l'action de l'*air;* des *aliments ;* des *boissons ;* du *mouvement* et du *repos ;* du *sommeil* et des *veilles ;* des *excrétions et des matières retenues dans le corps;* des *passions;* de la *trop grande contention d'esprit;* et des *influences externes qui ne sont pas comprises dans les six choses non naturelles de Galien.* C'est un véritable traité d'hygiène, nourri des faits les plus nombreux et les plus variés, très-étendu et véritablement instructif. Le chapitre consacré à l'influence des passions considérées comme cause éloignée de maladie est surtout très curieux à lire et en raison de l'érudition de son auteur, on y trouve rassemblés presque tous les exemples d'influence du moral sur le physique qu'il est indispensable de connaître quand on veut bien connaître toute la pathologie.

Ce traité d'hygiène termine le livre de l'expérience laissé à notre génération par le savant et honnête Zimmermann qui, ayant usé sa vie au travail et se trouvant affecté d'hypochondrie, dit que Boerrhave recommandait à ses disciples de varier leurs travaux en y mêlant quelques loisirs dès qu'ils sentaient la fatigue ou un penchant à la mélancolie. « C'est en me conformant à ces avis pleins d'expérience et en m'amusant à quelques bagatelles que j'ai écrites en conséquence que l'envie, la calomnie m'ont traité d'idiot, d'ignorant dans mon art ; mais c'est aussi par l'observation de ces préceptes que j'ai conservé ma vie et ma santé. »

Pauvre Zimmermann ! qualifié d'idiot et d'ignorant ! Vous : l'auteur des charmantes pages du traité qui précède, et des pages encore plus ravissantes du livre *de la solitude :* vous, le législateur de *l'expérience raisonnée en médecine !* allons donc. Vos calomniateurs sont morts oubliés tandis que votre nom restera gravé dans l'histoire avec cette légende : probité, philosophie et bonté.

CHAPITRE X

A. COMTE ET LE POSITIVISME

L'Empirisme raisonné et la méthode expérimentale éclairée par l'induction ne sont pas le dernier mot des formules philosophiques de l'Empirisme. Sous une dénomination nouvelle, plus prétentieuse que vraie, ressuscite de nos jours, avec ses conséquences morales, l'Empirisme ancien légèrement modifié. Les arts et la littérature nous ont donné le *Réalisme;* dans les sciences physiques, naturelles et médicales, ce sera le *Positivisme*, inauguré par A. Comte.

Voyons ce que c'est que cette méthode, en quoi elle diffère ou se rapproche de l'Empirisme ancien et moderne et nous dirons ensuite quelles applications en ont été faites à la médecine.

A. Comte ne revendique nullement la découverte des principes philosophiques d'observation et d'expérimentation de la méthode à laquelle son nom se trouve désormais attaché. Cette philosophie est la propriété de tous les vrais savants. Pour lui Bacon, Descartes et Galilée sont collectivement les fondateurs du positivisme qui se résume de la façon suivante :

« Nous ne connaissons rien que des phénomènes ; et la connaissance que nous avons des phénomènes est relative et non pas absolue. Nous ne connaissons ni l'essence ni le mode réel de production daucun fait ; nous ne connaissons que les rapports de succession et de similitude des faits les uns avec les autres. Ces rapports sont constants, c'est-à-dire toujours les mêmes dans les mêmes circonstances. Les ressemblances constantes qui lient les phénomènes entre eux, et les successions constantes qui les unissent ensemble à titre d'antécédents et de conséquents sont ce qu'on appelle leurs lois. Les lois des phénomènes sont tout ce que nous savons d'eux. Leur nature essentielle et leurs causes ultimes, soit efficientes, soit finales, nous sont inconnues et restent pour nous impénétrables. » (Stuart Mill. *A. Comte et le Positivisme*, traduction par Clemenceau. Paris, 1868.)

Cette manière de voir ne diffère en rien de celle de tous les esprits scientifiques de notre temps, c'est évidemment l'Empirisme raisonné. Toute la science moderne procède des faits observés plus ou moins correctement selon le degré d'attention des observateurs et dont elle a tiré des lois. Quant aux questions relatives à la nature des phénomènes étudiés, tous les bons esprits les laissent sur le second plan et sous forme d'hypothèse susceptible de préparer la recherche de nouveaux phénomènes et de nouvelles lois (1).

Comte s'imagine avoir donné la philosophie réelle de toutes les sciences en disant qu'elles ont passé par trois phases : 1° celle du Fétichisme théocratique, monothéiste ou polythéiste; 2° celle de la Métaphysique; 3° enfin celle du Positivisme.

Il repousse absolument le mode de philosopher *théologique* et *métaphysique*, ce sont ses expressions, qui d'ailleurs ne veulent pas dire autre chose que celles de mysticisme, de supernaturalisme et d'ontologie que la science emploie depuis longtemps. Il a raison car, dans les sciences naturelles, l'intervention de la puissance divine et diabolique ainsi que celle des entités imaginaires ou des forces chimériques, doivent être entièrement bannies. Les progrès des sciences depuis le retour à la méthode d'observation en est la preuve.

Il veut qu'on ne fasse qu'étudier les phénomènes sans souci de leurs causes premières et efficientes, et en n'admettant que les causes physiques, encore voudrait-il qu'on supprimât le mot de cause pour ne parler que des *lois de succession*, et ici l'induction ne joue aucun rôle. C'est la constatation certaine des phénomènes se succédant d'une façon constante qui permet d'établir une loi, et la science n'a pas d'autre but. Cela constitue le *mode positif* de penser.

On trouve conséquemment dans les sciences la phase théologique, métaphysique et enfin positive, ce que tout le monde appelle empirique ou d'observation, et Comte s'applique à montrer l'ordre de succession suivant lequel les différentes sciences ont passé d'une de ces phases à l'autre. De là résulte cette échelle de subordination des sciences « représentant l'ordre de la dépendance logique dans laquelle celles qui précèdent tiennent celles qui suivent » (Stuart Mill, p. 34.)

A. Comte divise alors les sciences en *abstraites* qui s'occupent des lois qui gouvernent les faits élémentaires de la nature, et en *sciences concrètes* qui étudient les combinaisons particulières toutes formées. Ainsi la physique et la chimie, sciences abstraites, recherchent les lois de l'agrégation mécanique et de l'union chimique tandis que la minéralogie, science concrète, n'a pas à s'en occuper et ne recherche que les agrégats formés à une certaine époque dans la nature. La physiologie, science abstraite, s'occupe de découvrir les

(1) C'est l'hypothèse de la force vitale qui m'a conduit à l'étude de l'*agent séminal* et du *séminalisme*. (Voyez *Vitalisme séminal*.)

lois de l'organisation et de la vie, tandis que la zoologie et la botanique, sciences concrètes, ne poursuivent que l'étude des espèces présentes et passées. En un mot, les sciences concrètes ont pour objets les Etres ou les Objets et les sciences abstraites les Evénements.

Les sciences concrètes sont toujours plus tardives que les autres, bien qu'elles soient cultivées les premières, car on ne peut bien étudier que les choses dont on connaît les lois; or celles-ci sont le domaine des sciences abstraites. Elles sont à peine formées faute de faits suffisants, et ne renferment que des matériaux d'une science future, tandis que les sciences abstraites sont plus avancées en raison de la découverte d'un certain nombre de lois ou de vérités incontestables. Il y en a six qui ont entre elles des relations évidentes par lesquelles on forme une série ascendante en raison de la complexité de leurs phénomènes et de la dépendance où sont leurs vérités propres des autres vérités appartenant aux sciences précédentes.

Ainsi..., « les vérités de nombre sont vraies de toutes choses et ne dépendent que de leurs propres lois ; c'est pourquoi la science du nombre, qui se compose de l'arithmétique et de l'algèbre, peut s'étudier sans avoir égard à aucune autre science. Les vérités de la géométrie présupposent les lois du nombre ainsi qu'une classe plus spéciale de lois particulières aux corps étendus, mais n'en exigent pas d'autres; la géométrie peut donc s'étudier indépendamment de toutes les sciences, sauf celle du nombre, la mécanique rationnelle présuppose, tout en étant sous leur dépendance, les lois du nombre et de l'étendue et, avec elles, un autre groupe de lois, celles de l'équilibre et du mouvement. Les vérités de l'algèbre et de la géométrie ne dépendent nullement de ces dernières, et eussent été vraies, fût-il arrivé à celles-ci d'être le contraire de ce que nous les trouvons, mais on ne saurait comprendre ni exposer les phénomènes de l'équilibre et du mouvement sans supposer les lois du nombre et de l'étendue telles qu'elles existent dans la réalité. Les phénomènes de l'astronomie dépendent de ces trois classes de lois, et, en outre, de la loi de gravitation, laquelle est sans influence sur les vérités du nombre, de la géométrie ou de la mécanique. La physique (qu'en Angleterre dans le langage commun on nomme si mal à propos philosophie naturelle) présuppose les trois sciences mathématiques, ainsi que l'astronomie, puisque tous les phénomènes terrestres sont affectés par des influences qui dérivent des mouvements de la terre et de ceux des corps célestes. Les phénomènes chimiques dépendent de toutes les lois qui précèdent (outre les leurs propres), de celles de la physique parmi le reste, spécialement des lois de la chaleur et de l'électricité ; les phénomènes physiologiques, des lois de la physique et de la chimie et, par surcroît, de leurs lois propres. Les phénomènes de la société humaine obéissent à des lois qui lui appartiennent en propre ; mais ils ne dépendent pas seulement de celles-ci : ils dépendent de toutes les lois de la vie organique et animale en même temps que de celles de la nature inorganique ; ces dernières agissent sur la société non-seulement par leur influence sur la vie, mais encore en déterminant les conditions physiques dans lesquelles la société est appelée à se développer. « Chacun de ces degrés successifs exige des inductions qui lui sont propres ; mais elles ne peuvent jamais devenir systématiques que sous l'impulsion déductive résultée de tous les ordres moins compliqués. » (*Système de philosophie positive*, tome II, p. 36.)

La série des sciences représente dans chaque terme un progrès en spécialité sur le terme qui le précède, avec un accroissement de complexité. Elle est ainsi composée dans l'ordre suivant : 1° la Mathématique et ses trois branches rangées à la suite l'une de l'autre, d'après le même principe, le nombre, la géométrie, la mécanique ; 2° l'astronomie ; 3° la physique ; 4° la chimie ; 5° la biologie ; 6° la sociologie ou science sociale, dont les phénomènes dépendent des vérités des autres sciences sans lesquelles ils ne pourraient être compris.

Il y aurait beaucoup à dire sur cette systématisation des sciences et sur leurs phases théologique, métaphysique et positive, car ce qui est vrai des unes ne l'est pas des autres et, pour ne citer qu'une seule exception, je mentionnerai la science mathématique. Aucun théologien n'a jamais dit que si deux et deux font quatre, il y ait là une influence divine, pas plus qu'on n'a invoqué cette influence dans la solution d'un problème de géométrie quel qu'il soit. — D'une autre part, il me paraît difficile de faire de la sociologie une science, car si les principes de la civilisation reposent en majeure partie sur les vérités fournies par les sciences abstraites, il y a en elle tout un ordre de principes moraux qui ne relèvent en rien de la mathématique, de l'astronomie, de la physique, de la chimie, ni même de la biologie, dans laquelle A. Comte comprend la physiologie. — Ce peut être là une systématisation hardie, mais elle est prématurée et je doute un peu que la civilisation gagne beaucoup en grandeur par l'étude de la biologie et de la physiologie positive.

Je n'irai pas plus loin sur ce sujet étranger à l'objet de ce livre et je reviens au Positivisme, doctrine que son auteur présente comme n'ayant d'autre principe que la recherche des lois de succession des phénomènes à l'exclusion des hypothèses.

Malheureusement A. Comte n'a pu s'affranchir de la loi commune à tous les réformateurs. — Il a le premier dérogé à sa méthode car il a fait tout autant d'hypothèses que les savants qu'il condamne, et, son excuse, c'est la commodité qui en résulte pour faire rentrer dans une conception générale un vaste groupe de phénomènes Il réclame la liberté d'adopter « sans aucun vain scrupule » les hypothèses commodes « afin de satisfaire entre les limites convenables nos justes inclinations mentales, toujours dirigées avec une prédilection instinctive, vers la simplicité, la continuité et la généralité des conceptions, tout en respectant la réalité des lois extérieures autant qu'elle nous est accessible. » (A. Comte, tom. VI, p. 639.) — Cette porte ouverte à l'hypothèse selon « l'inclination des savants ».... « leur prédilection instinctive par l'ordre et l'harmonie ».... « leurs convenances personnelles ».... est absolument contraire à une bonne méthode scientifique et ne devrait pas se trouver dans une philosophie positive. Que dire ensuite de cette autre prétention d'A. Comte qui prémunit les penseurs contre un *examen trop rigoureux* de l'exacte vérité des lois scientifiques et qui frappe « d'une sévère réprobation » ceux qui renversent « par une investigation trop minutieuse, » des généralisations déjà instituées, sans être capables de leur en substituer d'autres (p. 629). C'est ce qui est arrivé dans le cas de la théorie générale de Lavoisier. laquelle aurait rendu cette science plus satisfaisante qu'elle ne l'est aujourd'hui pour « les inclinations de notre intelligence » si elle avait été trouvée vraie, mais qui par malheur ne le fut pas. (Stuart-Mill, p. 66.) — Ce retour au *fétichisme*, hez un philosophe qui le condamne, aurait lieu de surprendre si on ne savait que tous les révolutionnaires sont les mêmes, et qu'ils veulent bien user contre les puissances à détruire d'une liberté qu'ils refusent aux autres le lendemain de leur triomphe.

DU POSITIVISME MÉDICAL

Le positivisme n'a pas eu jusqu'ici, comme méthode scientifique, d'applications spéciales très-étendues à la médecine. Son nom se trouve souvent dans la bouche de quelques médecins qui ne savent pas trop à quoi cela les engage et qui n'ont jamais lu les ouvrages d'A. Comte. Il a popularisé dans la science le mot de biologie qui s'emploie comme synonyme de physiologie, et plutôt comme terme de ralliement d'une camaraderie d'école qu'à titre de programme défini. C'est enfin une protestation contre la recherche des causes premières et contre l'esprit d'hypothèse que les demi-savants veulent toujours introduire dans les sciences. Par son principe de la loi de succession des phénomènes, il fait de l'observation et de l'expérience la base de toute recherche scientifique. — Sous ce rapport, il se confond avec l'empirisme dont il ne diffère pas sensiblement. Cela explique pourquoi il n'a rien donné à la médecine que l'empirisme inductif de Bacon ne lui ait déjà promis, c'est-à-dire le principe de l'observation et de l'expérience, le mépris de l'hypothèse et la recherche des causes expérimentales, c'est-à-dire des lois physiologiques et pathologiques tirées de l'observation des phénomènes.

Encore si, plus heureux que la méthode Baconienne, il avait tenu les promesses de ce beau programme, il faudrait lui être reconnaissant, mais comme il est facile de le juger, le mode de penser positif en médecine ne s'est signalé jusqu'ici que par des hypothèses fort discutables.

Ainsi, Comte refait à sa façon la physiologie du cerveau, il rejette les localisations de Gall, mais il admet le principe et, dans sa théorie positive du cerveau et de l'innervation, il admet que dans la masse cérébrale, la région spéculative ou intellectuelle est en *avant* et la région affective, en *arrière*. Entre ces deux régions se placent les organes de l'activité.

Pour qu'il y ait harmonie dans les fonctions cérébrales, il faut que le sentiment soit pour ainsi dire le centre et le régulateur. (Agir par affection et penser pour agir.)

Les régions spéculatives (antérieures) et actives (moyennes) sont liées aux appareils sensitifs et locomoteurs, tandis que la région affective est indépendante de ces appareils et ne communique directement qu'avec les régions spéculatives et actives (1).

Chacune des régions cérébrales est douée d'une activité propre mais l'harmonie de l'intellect repose sur la formule ci-dessus. Agir par affection et penser pour agir.

C'est une sorte de sensualisme.

Les positivistes admettent la prépondérance du cœur par l'esprit.

Ils n'admettent pas la distinction établie par Gall entre les sentiments et les penchants.

Pour eux, la vie affective stimule et règle toute existence et elle se décompose en : Personnalité, — commune à tous les animaux, et en Sociabilité, — comprenant l'égoïsme et l'altruisme, propre aux espèces élevées, surtout à l'homme, etc.

Les positivistes admettent 18 fonctions cérébrales comme constituant le tableau systématique de l'âme. Ce sont :

(1) Nihil est in intellectu quod non prius fuerit in sensu.

L'instinct nutritif, sexuel, maternel, militaire, industriel ; — l'orgueil, la vanité, l'attachement, la vénération, la bonté, la conception synthétique, la conception analytique, la généralisation, la systématisation, la communication, le courage, la prudence, la persévérance.

D'après A. Comte, « l'ensemble de ces 18 organes cérébraux constitue l'appareil nerveux central qui d'une part stimule la vie de nutrition, et d'une autre part coordonne la vie de relation en liant ses deux sortes de fonctions extérieures. Sa région spéculative communique directement avec les nerfs sensitifs et sa région active avec les nerfs moteurs. Mais sa région affective n'a de connexité nerveuse qu'avec les viscères sensitifs, sans aucune correspondance immédiate avec le monde extérieur, qui ne s'y lie qu'à l'aide des deux autres régions. Ce centre essentiel de toute l'existence humaine fonctionne continuellement, d'après le repos alternatif des deux moitiés symétriques de chacun de ses organes. »

« Envers le reste du cerveau, l'intermittence périodique est aussi complète que celle des sens et des muscles. Ainsi l'harmonie vitale dépend de la principale région cérébrale, sous l'impulsion de laquelle les deux autres dirigent les relations passives et actives de l'animal avec le milieu. »

Il faut le concours harmonique de toutes les fonctions, mais pour cela il faut qu'il y ait synergie cérébrale et de tout l'organisme.

A. Comte admet huit sens au lieu de cinq : ce sont :

Un sens général, — qui est le Tact, et sept sens spéciaux, — qui sont : la Musculation, la Gustation, la Calorition, l'Olfaction, l'Audition, la Vision et l'Electrition (1).

Le cerveau subit deux sortes d'influences simultanées émanées du corps, influences transmises au cerveau par les nerfs et par les vaisseaux.

Le cerveau se rattache encore au corps par les nerfs spéciaux de la nutrition. « Ces nerfs, dit Comte, remplissent envers la nutrition un office de perfectionnement analogue à celui des nerfs moteurs pour les fonctions musculaires. »

En résumé : il y a deux sortes de rapports mutuels entre le physique et le moral :

1° Par les nerfs sensitifs et les vaisseaux, l'influence générale ou spéciale des viscères se transmet au cerveau ;

2° Par les nerfs nutritifs et moteurs, l'appareil cérébral modifie l'existence organique.

Le grand sympathique dont chaque filet est constitué par des filets

(1) A. Comte. *Politique positive*, t. IV, p. 235.

sensitifs, moteurs et nutritifs augmente et concentre la solidarité dans les espèces plus élevées. — De là, l'utilité de reconnaître dans l'organisme une vie végétative et une vie cérébrale, ce qui est à peu de chose près la théorie de Bichat.

La *théorie positive de la maladie* se trouve surtout dans les écrits des disciples de Comte.

Toute conception biologique repose sur une harmonie nécessaire entre l'être et le milieu où il vit.

Il faut une harmonie entre la vie végétative ou animale et la vie cérébrale. Il faut l'équilibre cérébral et viscéral. Il faut aussi l'harmonie des solides et des liquides.

« Cette harmonie est plus compréhensible lorsque les éléments se trouvent ramenés aux trois formes *celluleuse*, *fibreuse* et *tubuleuse* qui correspondent à la vie nutritive, à la contractilité et à l'excitation ou transmission nerveuse (1). »

La constitution anatomique comprend les éléments, les tissus et les organes.

Il faut la solidarité des fonctions suivantes : 1° dans l'*absorption :* l'élaboration et l'assimilation.

2° Dans l'*exhalation :* la dépuration, l'excrétion et la circulation.

Pour A. Comte « la santé résidant dans l'unité, la maladie résulte toujours d'une altération de l'unité, par excès ou défaut d'une des fonctions en harmonie... Le désordre peut provenir du dehors ou du dedans, quand les limites normales de variation se trouvent dépassées en un sens quelconque, par une action prolongée soit du milieu, soit de l'organisme... » « Chez les occidentaux actuels, même masculins la maladie doit donc être attribuée habituellement au centre cérébral qui domine mieux l'ensemble de l'organisme et d'ailleurs fonctionne davantage. .. mais on est habituellement trompé sur le vrai siége de la *maladie* parce que les symptômes affectent rarement les fonctions cérébrales, sauf les cas de grand danger (2). »

« Puisque la région affective domine dans l'état normal il faut s'attendre à la voir prévaloir dans les perturbations qui peuvent compromettre l'existence de l'être, d'autant plus que l'exercice de cette région est seul continu. (Audiffrent.)

Selon que le défaut de stabilité cérébrale ou viscérale persiste plus longtemps, la maladie est *chronique* ou *aiguë*.

L'*Ataxie* est la conséquence de la rupture profonde du consensus cérébral.

(1) Audiffrent. *Appel aux médecins*, p. 95.

(2) Id., Ib., p. 172, Correspondance d'A. Comte.

La *Putridité* résulte de la suspension des fonctions centrales, qui laisse sans stimulation les phénomènes nutritifs.

« Lorsque la constitution est déjà vivement ébranlée, la plus légère cause, agissant sur certains organes prédisposés, peut y appeler toute l'activité cérébrale et susciter des accidents plus ou moins graves, en privant les organes les plus importants de leur stimulation nécessaire (1) ». Ainsi se doivent expliquer les repercussions humorales dans le cours de quelques affections goutteuses ou rhumatismales, les morts subites à la suite d'amputations, etc.

Les *Constitutions médicales inflammatoire* et *bilieuse* sont dues aux influences climatériques, tandis que la constitution *catarhale* semble provenir de la décomposition sociale, consistant dans un état d'éréthisme nerveux et dans une altération des humeurs.

L'École positiviste admet trois sortes de symptômes ou maladies correspondant à nos trois modes d'existence *végétative*, *animale* et *sociale*.

I. Maladies végétatives	résultant d'une altération des fonctions d'élaboration (2).	
	— d'assimilation.	
	— de dépuration.	
	— d'excrétion.	
	— de circulation.	
II. Maladies animales.	sensibilité.	névroses.
	motilité.	névroses.
	contractilité.	
III. Maladies sociales ou cérébrales.	des régions affective.	
	— active.	
	— spéculative.	

Pour la *thérapeutique*, le médecin positiviste s'efforcera de se rapprocher le plus possible du type normal. — C'est au régime qu'il aura d'abord recours, puis aux soins moraux et hygiéniques, et il devra réserver la médication pharmaceutique pour les cas exceptionnels.

Une intervention active n'est réclamée que lorsque les variations exceptionnelles de l'organisme menacent d'en compromettre irrévocablement l'existence.

Il faut combattre la réaction du corps sur le cerveau et prévenir toute désorganisation viscérale.

Pour Robinet, la *maladie* doit être considérée comme ayant presque toujours sa source dans le cerveau et principalement dans les organes des facultés affectives (3) ; les troubles de la vie végétative, et animale,

(1) Audiffrent, *ouv. cit.*, p. 127.

(2) Les maladies dépendant des altérations des fonctions d'élaboration et d'assimilation constituent les variétés de phthisie, les diathèses. (Audiffrent, p. 133 et suiv.)

(3) Les maladies sont des impressions transformées. (Bouchut.)

que l'on a regardés jusqu'ici comme la maladie elle-même, n'en constituent réellement que la réaction corporelle...... « Et puisque la santé, dit-il, résulte de l'harmonie générale du physique et du moral, du corps et du cerveau, d'après l'unité obtenue dans les fonctions de ce grand appareil, par la prépondérance habituelle de la sociabilité sur la personnalité, il s'ensuit que la maladie ne peut provenir que de la rupture de cette unité, quand l'altruisme ou l'égoïsme sort des limites de son action normale, soit par excès, soit par défaut. Mais de même que dans l'état de santé, l'union entre le cerveau et le corps est indissolublement établie par le système des vaisseaux et des nerfs qui subordonnent le premier à la vie de nutrition comme à celle de relation et qui lui permettent de réagir sur elles; de même envers la maladie c'est par cet intermédiaire inévitable que le cerveau se trouve affecté par le corps ou qu'il le domine à son tour. C'est donc ce double lien vasculaire et nerveux dont la connexité explique la possibilité et le mode des rapports du physique avec le moral et réciproquement l'action du moral de l'âme ou du cerveau sur le physique, c'est-à-dire sur le corps

« La nouvelle théorie pathologique peut aussi se résumer dans l'action que le cerveau troublé dans son équilibre affectif (surtout d'après les variations de l'instinct conservateur) vient exercer sur le corps par le moyen des nerfs et des vaisseaux qui, dans l'intimité des parenchymes, leur sont inextricablement unis; l'action cérébrale peut être, du reste, directe ou spontanée, ou bien indirecte et provoquée par des influences d'ailleurs extérieures ou intérieures. Autrement dit, le cerveau qui, dans l'état de santé, relie en un seul tout, par sa prépondérance continue, les différentes parties de l'organisme et institue l'harmonie totale, le consensus individuel, manque, dans l'état de maladie, à cette indispensable coordination des actes vitaux; et c'est cette rupture de l'unité normale, cette absence de ralliement et de gouvernement, qui constituent la *maladie* proprement dite, les actions organiques isolées et fatalement déréglées qui en résultent (exagération ou diminution des fonctions habituelles) n'étant, comme nous l'avons annoncé déjà, que les effets ou les symptômes corporels du trouble cérébral. Tant que le cerveau n'est pas intéressé par le dérangement du corps, il n'y a donc pas maladie, mais seulement *indisposition* ou *lésion*, et le trouble du cerveau ou la maladie résultant surtout de la rupture de l'harmonie morale, par excès ou défaut de l'égoïsme ou de l'altruisme normal, il s'ensuit qu'en définitive la maladie, comme la santé, dépend de l'unité cérébrale, et que, par conséquent, la médecine qui s'efforce de rétablir la santé comme l'hygiène, qui a pour but de la conserver, est étroitement subordonnée à la *morale*, qui fournit seule les moyens d'instituer et de maintenir une telle unité (1) »

Sans être fort rigoureux, on pourrait demander plus de précision et moins d'hypothèses aux données physiologiques et pathologiques formulées par l'Ecole positiviste. Ce qu'on vient de lire laisse beaucoup à désirer et démontre sans réplique combien il est facile de dévier d'un principe philosophique, et combien les meilleures intentions de réformer peuvent échouer dans leur application.

Maintenant, en quoi le positivisme médical diffère-t-il en principe de la méthode expérimentale inductive? il serait assez difficile de le dire sans recourir à ces subtilités de langage qui fournissent la matière d'un discours dont la condensation ne laisse rien dans l'esprit. — Le mode de penser positif en médecine ne vaut pas mieux que le principe d'exactitude que pratiquent les observateurs attentifs des phénomènes qu'ils rencontrent en multipliant les observations de façon à en découvrir les lois. Tous les vrais médecins font donc du positivisme sans le savoir, et on ne fait qu'amoindrir la philosophie générale d'A. Comte en l'introduisant en médecine pour en faire quelque chose de synonyme d'exactitude, d'observation et d'expérience légiférante. — Si les lois ne sont pas plus nombreuses en médecine, c'est moins faute d'avoir connu la philosophie positive, que manque de savants doués de la clairvoyance nécessaire pour les découvrir. Ainsi la loi des hydropisies consécutives à une oblitération veineuse qui résulte de la succession des phénomènes de coagulation du sang et du gonflement produit par l'infiltration séreuse du tissu cellulaire, n'a pas eu besoin de la philosophie positive pour se produire. Ce n'est point faute d'expériences que la loi de circulation du sang n'a été connue qu'en 1621, car Dieu merci on avait assez ouvert d'animaux pendant les premiers siècles de la médecine, et cependant il a fallu attendre l'heure de la clairvoyance d'un savant qui, dans une succession de phénomènes observés par beaucoup d'autres, y a découvert une loi que n'avaient pu formuler ses prédécesseurs. — Il en est ainsi de toutes les lois physiologiques et pathologiques que je pourrais citer. — Elles ont l'expérience et l'observation pour base, mais la loi de succession des phénomènes dépend moins de la philosophie que du philosophe. *Rara avis.* Sous ce rapport, le positivisme ne peut rien de plus que l'induction. — Ce n'est qu'un mot auquel on devra toujours préférer celui d'empirisme, qui, pour caractériser des principes semblables, a au moins l'avantage de ne point faire d'équivoque et de dire nettement ce qu'il veut.

(1) Robinet. *Notice sur l'œuvre d'A. Comte*, p. 303.

Si le positivisme n'avait d'autre prétention que celle d'être une méthode rigoureuse et précise d'observation, bien qu'il ne soit qu'une forme de l'empirisme, nous pourrions lui accorder quelque estime, car la science ne doit procéder que par expérimentation. Mais il a de plus hautes visées et il se fait l'adversaire de l'ancienne philosophie qu'il supprime, en laissant de côté toutes les recherches de la conscience dans l'analyse des opérations de l'intelligence et du moi. Ici, le positivisme repoussant tout ce qui ne relève pas directement du témoignage des sens, attaque l'idée de Dieu et de l'âme humaine pour la détruire. C'est tout naturel, puisque la démonstration de ces idées repose en entier sur des inductions de l'esprit. Pour les positivistes, Dieu n'est qu'une hypothèse, dont ils n'ont pas besoin et ils affirment comme Laplace : que l'âme n'est qu'une illusion de l'esprit humain entièrement inutile.

Ainsi, Robin et Littré, qui depuis longtemps ont fait scission avec A. Comte, disent :

« L'âme humaine est l'ensemble des fonctions du cerveau et de la moelle épinière, et la supposition de cette âme en tant que principe n'est qu'une vaine hypothèse. » (*Dictionnaire Robin et Littré* : art. AME.)

« La vie est la manifestation de l'ensemble des propriétés inhérentes à la substance organique ou à la matière, lesquelles propriétés peuvent être réduites à la nutrition. » (Art. VIE.)

Les actes médicateurs de la nature dans les maladies, actes qui sont si manifestes pour les cliniciens; par exemple, les crises, le travail du cal provisoire et du cal définitif, celui de l'expulsion et de l'enkystement des corps étrangers, etc., ne dépendent pas de l'action intelligente, quoique routinière et imperfectible, du *vis medicatrix* qui n'existe pas et qui n'est qu'une simple supposition.

Selon ces auteurs enfin, Dieu n'est que la personnification hypothétique du système qui préside à l'existence des choses et à la succession des êtres, système qui n'est autre que celui de la génération spontanée.

Pour le Positivisme l'homme rentre entièrement dans l'animalité. C'est un être qui, un moment doué de la vie, rentre dans le néant et restitue sa matière au réservoir commun pour constituer un engrais, produit des transformations successives d'un prototype élémentaire commun, qui, en plusieurs milliards de siècles, est arrivé par sélection naturelle jusqu'au singe, son ancêtre le plus rapproché (voyez TRANSFORMISME); il n'offre d'autre différence avec les animaux qu'un degré de perfection plus grand dans ses organes et notamment du cerveau. Ses goûts et ses besoins dépendent fatalement de son organisation, dont il est tributaire au même titre que le pourceau avec lequel la mort doit le confondre.

Tel est le Positivisme, doctrine matérialiste fort inoffensive tant qu'elle reste comme une manifestation de l'égarement d'esprits cultivés, incapables de régler leur conduite sur leur philosophie ; mais quand de pareilles idées pénètrent dans la cervelle de populations corrompues, ignorantes et avides de jouissance, elles sont le point de départ de la décadence d'une société et d'une nation. Il en résulte ce que nous avons vu, et ce qui se reproduira de nouveau, c'est-à-dire la guerre sociale, le pillage des propriétés, l'incendie des monuments publics et l'assassinat de tout ce qui fait obstacle aux convoitises populaires.

CHAPITRE XI

APPLICATIONS, MÉTHODES ET DÉCOUVERTES NÉES DE L'EMPIRISME MODERNE

En opposant les droits de l'observation et de l'expérience aux abus que le dogmatisme avait faits du raisonnement et de l'hypothèse, l'ancien Empirisme avait jeté les bases de la méthode qui est pour les sciences la plus solide barrière à opposer aux fantaisies des faux savants. — Ses exagérations l'ont malheureusement déconsidéré. En poussant son principe à l'extrême, il a fini par ne se recruter de partisans que dans la foule des ignorants qui, prenant la parole en son nom, ont abrité leurs inepties sous le couvert de ce grand mot d'expérience.

L'Empirisme moderne, moins exclusif que son aîné, a cru mieux faire en s'alliant à l'induction dans sa recherche du progrès scientifique, mais alors, comme je l'ai déjà dit, l'Empirisme qui raisonne n'est plus l'empirisme et devient une forme du rationalisme. — Jamais, jamais les rationalistes n'ont banni l'expérience et l'observation de leurs moyens d'étude. Il n'y a que les esprits faux qui se passent d'observer attentivement les phénomènes dont ils raisonnent, et il y a autant à craindre des faux esprits qui expérimentent que de ceux qui dogmatisent.

Quoi qu'il en soit, l'Empirisme, dans la stricte acception du mot, avec tout le dédain qu'il semble appeler sur lui, a rendu de grands services à la science médicale. Il peut lutter avec avantage contre toutes les autres doctrines, car il se présente à l'observation impartiale avec trois des plus grandes choses de la médecine : la *nosogra-*

phie ou pathologie descriptive; le *pronostic* et *la plus grande partie de la thérapeutique active ou expectante.*

C'est par l'empirisme, c'est-à-dire par une observation exacte, attentive, scrupuleuse mille fois répétée des symptômes fournis par les malades, que s'est formé, sans secours de la raison et de l'induction, ce groupement naturel des mêmes symptômes caractérisant le type morbide auquel on donne le nom de maladie. Les premiers empiriques appelaient cela le *concours* des symptômes. — Un concours particulier de symptômes formait une maladie, nous avons changé le mot, soit, mais nous avons gardé la chose, et cette chose, c'est la *nosographie.*

Sans avoir besoin de raisonner, quand une mère voit l'aîné d'une nombreuse famille d'enfants, avoir la fièvre, éternuer, larmoyer ou tousser, et qu'il vient ensuite une éruption de taches rouges sur la peau qui s'éteignent en trois jours en formant une desquamation épidermique furfuracée et que le médecin lui a dit : *Rougeole !* si le second, le troisième et les autres de ses enfants tombent malades avec les mêmes symptômes, elle dit aussi : Tiens, c'est la rougeole. Voilà un commencement d'empirisme que ne feront que fortifier d'autres faits semblables. J'ajouterai même que de cette observation reproduite dans quatre ou cinq familles sortira une autre idée, celle de la contagion de la rougeole, puis celle d'un poison inconnu qui vole dans l'air et se transmet d'un enfant à un autre. — Il n'est pas besoin d'être savant ni raisonneur pour reconnaître la contagion d'une peste quelconque, il y a là un fait empirique d'observation qui frappe, et l'ignorant en sait bien vite à cet égard autant que le médecin.

Qu'était la description de la pneumonie au temps d'Hippocrate et que doit-elle être au nôtre? Une simple observation empirique des symptômes. Rien de plus. Quand un homme est subitement pris de fièvre avec frisson et de point de côté, avec de la toux et des crachats visqueux, collants, couleur de rouille, il a une pneumonie. Depuis deux mille ans c'est comme cela.

Le raisonnement et l'induction n'ont rien à faire dans la constatation des troubles fonctionnels éprouvés par le malade. Ils ne peuvent servir que dans l'explication des phénomènes et non dans leur constatation. — L'habileté du narrateur rendra la description d'un médecin plus claire que celle d'un autre, mais le fond du récit est essentiellement empirique, c'est-à-dire d'observation. — La difficulté de reconnaître les symptômes chez un sujet qui ne se plaint pas, ou qui ne souffre que d'une manière générale, n'est point une objection. Cela prouve qu'il faut mettre du soin dans l'observation, chercher partout dans l'organisation troublée, et que tout le monde n'est pas également attentif dans l'exploration des malades. — Mais, en réalité, pour qu'on admette une pneumonie, il faut que tous les observateurs aient été empiriquement d'accord sur le concours des symptômes que présente cet état morbide. — Est-ce que la rage, la variole, la rougeole ont jamais changé de forme depuis le jour où l'observation a permis à un homme attentif d'en indiquer les symptômes? assurément non.

Il en est ainsi de toutes les maladies connues.

La nosographie est donc fille de l'Empirisme et, à ce titre, la méthode n'a pas à rougir des fautes que l'ignorance a commises en son nom.

Le *pronostic* est encore bien plus un résultat de l'Empirisme que la nosographie, car s'il suffit d'avoir observé quelquefois seulement un certain concours de symptômes pour reconnaître une maladie, il n'en est plus de même lorsqu'il faut prononcer sur son issue favorable ou funeste. — C'est ici que les observations multipliées, et surtout que les bonnes observations de l'homme toujours attentif à ce qu'il voit, sont nécessaires (*vita brevis, ars longa*). On peut vite acquérir le talent du diagnostic mais, quant au pronostic, la vie du médecin n'est pas assez longue pour y suffire. — Celui qui observe beaucoup, bien et longtemps l'emportera toujours sur les autres, et c'est là le triomphe de l'expérience.

Toute la *thérapeutique* enfin naît de l'Expérience, et si le raisonnement ou la théorie inspirent souvent le médecin dans l'invention et dans l'emploi des agents curatifs que l'expérience est appelée à juger, beaucoup plus souvent au contraire c'est le hasard et les récits du vulgaire qui lui suggèrent l'emploi de ses plus belles ressources. — L'opium, le quinquina, le mercure, l'iode, la vaccine, etc., en sont les preuves et servent de base à *la doctrine de la spécificité*. Qui pourra jamais expliquer pourquoi l'opium fait dormir et comment le quinquina coupe les fièvres? Le sût-on, un jour, en serait-il moins avéré qu'avant de le découvrir l'un était, de par l'Empirisme, le spécifique de la douleur et l'autre celui de la fièvre intermittente. Le nombre des spécifiques n'est pas très-considérable cela est vrai, mais, si restreints qu'ils soient, les médicaments qui peuvent être considérés comme tels sont des conquêtes de l'Empirisme.

J'en dirai autant de l'expectation dont j'ai parlé à propos du Naturisme. Qui nous a appris que la nature guérissait bien des maladies sinon l'expérience? Eh bien, on aura beau répéter avec Asclépiade que le dogme de la nature médicatrice n'est qu'une méditation sur la mort, il n'en est pas moins vrai, expérimentalement parlant, que sans faire de l'expectation ou des efforts salutaires de la nature un système de thérapeutique, là où il n'y a pas de spécifique à employer, ni de palliatifs à mettre en usage, les médications violentes, perturbatrices et *hasardeuses* sont plus nuisibles que l'expectation. Mieux vaut mille fois se confier à la nature qu'aux chances incertaines des systèmes thérapeutiques. C'est un si bon médecin que la nature! et n'eût-il d'autre mérite que celui de ne jamais dire de mal de ses confrères, l'empirisme devrait lui en savoir gré.

Ce que je viens de dire en si peu de mots, fera comprendre au lecteur pourquoi je ne me suis pas borné à un simple exposé philosophique de l'Empirisme médical. — J'ai dû l'apprécier en médecin, moins pour le réhabiliter, comme doctrine exclusive, que pour le placer au rang qui lui convient. Si par sa méthode, l'Empirisme qui a été et qui peut être encore une arme de guerre utile contre les empiétements de la raison dans les sciences naturelles, a été méconnu et outragé par ses adversaires, il importe qu'on sache par l'indication de quelques faits précis, quels sont les services qu'il a rendus à la science. C'est là le rôle de l'histoire.

Ne pouvant remonter aux époques anté-historiques, sur lesquelles il n'y a pas de renseignements utiles à publier, je me suis contenté de dire que l'Empirisme avait créé la nosographie, le pronostic et une bonne partie de la thérapeutique tels qu'on les connaissait au temps d'Hippocrate.

Jusqu'aux XIVe et XVe siècles, les médecins ont trouvé décrites dans Galien et dans Avicenne toutes les maladies médicales et chirurgicales qui se présentaient à eux. Sauf des modifications de détail, dues à l'ouverture des cadavres, c'était la même pathologie et presque le même traitement. Mais, dans l'évolution de la science et par ses pérégrinations en Orient chez les Arabes et en Occident, la thérapeutique et la nosographie s'enrichirent bientôt : l'une de remèdes empiriques nouveaux et l'autre de maladies jusque-là inconnues dont l'observation devait révéler les symptômes.

La rougeole, le rachitisme, la variole, la syphilis, la suette, le scorbut, la coqueluche au XVIe siècle, le purpura au XVIIIe, la plique au XVIIe, sont les maladies nouvelles que l'empirisme a fait entrer dans la science.

Quant aux médicaments, ils sont innombrables, mais je ne signalerai que l'emploi des plus récents, tels que le camphre, l'aconit, l'étain, le mercure, l'antimoine, l'iode, la digitale, la fougère, le Ricin, l'ambre, le musc, le polygala, le simarouba, le gaïac, le sassafras, le quinquina, l'ipécacuanha, l'arnica, la cascarille, le Baume du Pérou, etc. Quelques-uns d'entre eux sont mentionnés par Dioscoride, mais la découverte de leurs propriétés est beaucoup plus moderne.

1° EMPIRISME NOSOGRAPHIQUE

PREMIÈRE DESCRIPTION DE LA VARIOLE ET DE LA ROUGEOLE

Au VIe siècle, entre Oribase et Aétius, en 541, il y eut une épidémie très-grave qui ravagea l'Egypte, la Palestine, l'Italie et la Turquie et dont les historiens Procope et Evagre nous ont laissé une description assez embarrassée. De la fièvre, du délire ou de la léthargie, des taches noires de la peau et des bubons de l'aine, des aisselles et de l'oreille rapidement suivis de la mort en étaient les principaux symptômes. Chez d'autres, à Antioche, ces symptômes étaient tout différents : c'étaient la rougeur des yeux, la bouffissure du visage, une angine et les bubons — comme complication on y remarquait des exanthèmes particuliers que l'on appelait *Variolas* ou *Millinas, corales pustula*. N'était-ce là qu'une seule épidémie ou n'y en avait il pas plusieurs au même moment? cela se voit encore aujourd'hui. Cette supposition me paraît infiniment plus probable, et il est à croire que c'était là une épidémie de peste pendant laquelle il y eut aussi des cas de variole avec ses pustules, de scarlatine grave avec angine et bubons et enfin de rougeole.

Quoi qu'il en soit, d'après Sprengel, la *variole* exista en France en 555 (tom. IV, Tableau chronologique, etc.), en 572, il y eut en Arabie une peste accompagnée de petite vérole et de rougeole (tom. II, p. 199); c'est de là que datent les renseignements premiers que nous avons sur ces deux maladies. Le même auteur rapporte que c'est dans un livre perdu, les *Pandectes* de Ahrum, que se trouve la première description de la petite vérole d'après laquelle Rhazès a fait la sienne (p. 267), puis dans Mesue (p. 272).

Le livre de Rhazès qui est plus connu est celui qui renferme aussi la première description de la rougeole. Comme j'ai reproduit textuellement ces descriptions dans mon analyse de Rhazès (tom. I, p. 248), je n'y reviendrai pas ici.

Qu'il me suffise de constater que la variole et la rougeole n'étaient pas connues de l'ancienne médecine de la Grèce, qu'elles semblent originaires d'Arabie et que c'est de là qu'elles sont venues en Occident, ainsi que la découverte de l'inoculation, dont il est pour la première fois fait mention par l'École de Salerne.

BACON, WELSCH, KAYE ET LA SUETTE ANGLAISE AU XVe ET AU XVIe SIÈCLE

Au mois de septembre 1486, sous le règne de Henri VII, parut en Angleterre une maladie épidémique singulière, très-grave, caractérisée par des sueurs abondantes. — Elle faisait périr presque tous ceux qu'elle frappait et la mort avait lieu en moins de 24 heures. Ce sont des historiens étrangers à la médecine qui en ont fait la mention : *Polydor*, *Vergil*, *Anglic* (Histor., lib. XXVI, p. 56, 1534), *Bacon Verulam* (Hist. Henric., VII), — *Rapin's geschichte*, etc., c'est-à dire Histoire d Angleterre (tom. IV, pag. 151).

Elle reparut en 1514 et en 1528, puis elle gagna la Hollande, l'Allemagne, la Pologne et la France. — Ce n'est qu'après avoir ainsi ravagé presque toute l'Europe, et longtemps après ces mentions empruntées à divers historiens, qu'elle a été décrite d'une façon positive par Welsch de Leipsig en 1652. (*Historia medica novum puerperarum morbum continens*. Leipsig, 1652.) Quant à la *suette anglaise*, sa première description est de Kaye et elle date de 1721. — En France, c'est Bellot qui, en 1733, l'a décrite le premier (An febri putridæ picardis suette dictæ sudorifera, in-4°, Paris, 1733.)

Cette maladie très-courte, promptement mortelle, commençait par une prostration excessive avec syncopes, quelques frissons, une grande soif, une chaleur dévorante et des sueurs tellement considérables qu'elles traversaient le lit. — De là une faiblesse excessive, le coma et la mort en quelques heures. Si le malade résistait, une éruption miliaire se montrait sur la peau.

Telle était la suette anglaise au xve siècle, telle on la retrouve encore aujourd'hui quand elle se présente çà et là en France à l'état épidémique. — Elle est un peu atténuée dans ses symptômes, un peu moins grave, mais c'est tout. Aujourd'hui comme alors on la guérit avec des rafraîchissants, des toniques et surtout en ne couvrant pas les malades.

MÉZERAI ET LA COQUELUCHE AU XVe SIÈCLE

Au xve siècle apparut pour la première fois en Europe une maladie tout à fait inconnue, et dont la mention nous a été laissée par des personnes étrangères à la science. Dans sa détermination le vulgaire en savait autant que les médecins, il suffisait d'entendre tousser quelqu'un pour faire le diagnostic de la maladie. Il s'agit de la *Coqueluche*.

D'après Mézerai (*Abrégé d'histoire de France*, tom. II, p. 215, Paris, 1690), cette maladie parut en France en 1414 sous forme épidémique, et elle fit périr un grand nombre d'enfants. Elle revint en 1510, 1514, 1557 et depuis lors elle n'a plus cessé d'exister soit à l'état de maladie épidémique, soit comme maladie isolée.

On a dit qu'un passage du livre VI des Épidémies d'Hippocrate s'appliquait à la Coqueluche, mais il faut toute la bonne volonté des commentateurs ignorants pour arriver à cette conclusion. Avicenne parle d'une toux violente des enfants qui faisait cracher le sang et rendait le visage bleu (*Liber canon*, tom. X, lib. III, tract. III, Basil., 1556). Cela ressemble assez à la Coqueluche, mais je n'en repondrais pas autrement. Il en est de même des affirmations de Rosen qui croit que la Coqueluche a passé de l'Afrique et des Indes Orientales en Europe, des suppositions d'Ozanam sur les épidémies de toux catarrhale qui régnèrent en Italie et dont parle Buono Segni dans son Histoire de Florence, des affections catarrhales signalée en Toscane et à Montpellier, en 1387 et 1400, par Valesco de Tarente. Tout cela n'est pas la Coqueluche.

Si la maladie a existé antérieurement au XVe siècle, elle n'a pas été décrite et en raison même de la netteté de ses symptômes, il est bien difficile de croire qu'elle ait pu échapper aux recherches médicales. — La preuve de sa nouveauté, comme importation en Europe et en France, c'est la première mention qui en est faite par les chroniques et les historiens, c'est-à-dire par les Empiriques.

Ce n'est qu'à partir du XVIe siècle qu'elle fut décrite médicalement avec tous ses caractères, par Baillou, liv. *des Épidémies*, 1578, par François Valleriola, 1604, et par tous ceux qui s'occupaient des choses de la médecine.

Dès qu'on voyait un enfant tousser avec des quintes convulsives, entrecoupées d'inspirations sonores, sifflantes, avec cyanose, suffocation et rejet par la bouche de mucosités puriformes on pensait qu'il y avait de la Coqueluche. Cela est encore vrai aujourd'hui. — Le mal a été plus complétement étudié peut-être, mais sa forme n'a point encore changé.

Signalée par le vulgaire tout surpris de cette forme de toux convulsive, baptisée par lui, l'observation et l'empirisme de la foule en ont d'abord fait connaître les symptômes. Puis les médecins ont fait le reste et ils nous ont donné les descriptions si complètes que nous possédons aujourd'hui.

JOINVILLE, JEAN ECHTIUS ET LE SCORBUT, AU XIIIe ET AU XVIe SIÈCLE

Sprengel ne croit pas que le Scorbut ait été connu des anciens. Ni les accidents produits par la grosse rate signalés par Hippocrate (*Des Maladies,* sect. V), ni la Stomacace de l'armée de Germanicus sur le Rhin. près de la mer, dont parle Pline (*Histoire naturelle*, lib. XXV, cap. 3) ne sont des caractères suffisants pour spécifier cette maladie.

La première description date de 1250 et elle est de Joinville dans le Voyage de saint Louis en Palestine (p. 57). « Nous vint une grant persécution et maladie en l'ost : qui estait telle que la chair des jambes nous desséchait jusques à l'os et le cuir nous devenait tanné de noir et de terre, à ressemblance d'une vieille houze, qui a esté longtemps mucée derrière les coffres En oultre, à nous autres, qui avions cette maladie nous venait une autre persécution de maladie en la bouche de ce que nous avions mengée de ces poissons et nous pourrissait la chaire d'entre les gencives dont chacun estoit orriblement puant de la bouche. Et en la fin, guères n'en eschappoient de cette maladie que tous ne mourussent. Et le signe de mort que on y congnoissoit continuellement, estoit quand on se prenoit à saigner du neys; et tantoust on estoit bien asseuré d'estre mort de brief. »

Il y a aussi en 1467 celle de Vasco de Gama dans sa relation de voyage aux Indes Orientales par le Cap de Bonne-Espérance; cent hommes sur cent soixante de l'équipage moururent de cette maladie.

Différentes chroniques parlent aussi du scorbut, mais tous ces récits d'un empirisme étranger à la médecine n'ont d'autre importance que la constatation du fait de la maladie nouvelle.

C'est en 1541 seulement que parut la première description spéciale de Echtius sur ce mal qui jetait l'épouvante dans les populations, et qui devait se généraliser pendant plusieurs siècles, jusqu'au moment où les progrès de l'hygiène devaient le faire disparaître. Tous les symptômes y sont racontés avec une grande exactitude et sa cause même qui est attribuée à une nourriture malsaine et grossière amenant l'altération du sang est bien celle que nous admettons aujourd'hui (Joann Echtii. *De scorbuto vel scorbuticæ passione Epitome*, 1541).

Après Echtius, Wier en 1557; Rousseous en 1564; Eugalenus en 1588, Daniel Sennert, Langius, Alberti, etc., ont reproduit cette description augmentée de leurs propres recherches, et c'est ainsi que la science faite sur ce point s'est transmise jusqu'à nous par d'innombrables redites inutiles à mentionner ici.

Ce qu'il faut dire seulement c'est que le Scorbut, maladie endémique et épidémique des populations de terre et de mer, ne sera bientôt plus qu'un souvenir historique. — Après avoir exercé les plus grands ravages pendant trois siècles, sous l'influence de la mauvaise nourriture, du froid, de l'humidité et de la fatigue, l'hygiène a prescrit une alimentation plus saine qui l'a fait presque entièrement disparaître. — Les marins des pays civilisés n'ont plus rien à craindre de ce fléau redoutable ; sur la terre ferme, il n'existe plus qu'à l'état sporadique, et nul doute qu'en améliorant le bien-être des populations on ne puisse en empêcher le retour.

APPARITION DE LA SYPHILIS AU XVe SIÈCLE

Dans les maladies nouvelles du xve siècle, l'une des plus importantes que signale l'observation des chroniqueurs, des historiens et des médecins est le mal vénérien ou *syphilis*, nom qui lui a été donné par Fracastor. Elle éclata presque simultanément dans les différentes contrées de l'Europe, en France, en Italie, en Espagne, en Allemagne et dans le nord. — Son apparition date de l'été de 1494, et comme elle suivait de près la découverte de l'Amérique, on la considéra, sur la foi des historiens de l'époque, Ferdinand Colomb, fils de Christophe; Roman Pane; Ramusco et Ferdinand Oviedo de Valdez; un peu plus tard Herrera; Lopez de Gomara, etc., comme un résultat d'importation américaine. — Dans leur empirisme de voyageurs, étrangers à la science, ces historiens, surtout Oviedo, ont affirmé que les Espagnols avaient reçu le mal des Indiens et qu'ils l'ont rapporté dans la mère-patrie en avril 1493. — Trois mois après elle était en Auvergne, en Allemagne, en Lombardie, ainsi que dans le reste de l'Italie, et bien qu'Oviedo attribue son apparition à Naples et à Messine à l'arrivée de l'escadre de Gonzalve de Cordoue en 1495, il est certain que la maladie existait déjà dans le pays depuis deux ans. On l'attribuait même à l'invasion française de Charles VIII, d'où le nom de *mal français* qui lui était donné, alors que, par réciprocité, la France l'envisageait comme un *mal napolitain*.

Comme, pendant quelques années, il n'y a eu sur l'apparition de la syphilis que des renseignements fournis par des contemporains étrangers à la science, dont l'expérience laisse beaucoup à désirer, et que les descriptions médicales ne vinrent que plus tard, il sera toujours difficile de rien dire de précis sur la véritable origine de cette maladie par importation ou par génération spontanée.

En lisant même ce qui a été écrit depuis lors à ce sujet par des médecins et historiens qui n'ont rien vu par eux-mêmes et qui n'ont aucun document sérieux à fournir, on est surpris des affirmations qui se produisent contre l'origine américaine de la syphilis. — Que Sprengel dise que les preuves de ce fait sont insuffisantes (tome 2, p. 500), rien de mieux et ce sera, je crois, l'opinion de tous ceux qui savent comprendre les documents de l'histoire. Mais, qu'à l'exemple de Prescott et Irving, historiens américains (*Histoire de Christophe Colomb*, et *Journal de médecine de New-York*, 1844), M. Daremberg dise avec eux qu'il est prouvé « jusqu'à l'évi« dence que les compagnons de Christophe Colomb n'ont pas « exporté la syphilis d'Amérique, mais que les Européens l'y ont au « contraire importée » (tome 1, p. 354), cela sera difficile à faire admettre par les gens sérieux.

On croirait entendre ces coquins que la foule poursuit pour vol crier aussi au voleur, afin de faire prendre le change à la police. — De quel droit, et à quel titre, Prescott et Irving, tout à fait incompétents, viennent-ils au bout de quatre siècles affirmer que des individus à l'état sauvage, découverts dans le Nouveau-Monde, n'avaient pas la syphilis, et, refaisant l histoire à leur fantaisie, affirmer que la maladie a été importée d'Europe? D'abord, ces historiens ne savent pas assez ce que c'est que la syphilis pour démêler la vérité des livres anciens et ensuite, comme il n'y a et qu'il ne saurait y avoir de témoignages écrits des indiens de cette époque, toutes leurs assertions ne sont que des hypothèses.

Au reste, quand on réfléchit un peu sur ce qui a été dit, on voit que cette origine américaine de la syphilis résulte de deux ordres d'idées. Dans l'une, qui est celle des historiens voyageurs espagnols, on était heureux d'attribuer aux indiens l'origine du mal qui ravageait l'Europe, afin de justifier les mauvais traitements que Gonzalve de Cordoue leur avait infligés. Dans l'autre ordre d'idées on disait que la nature ayant toujours placé le remède à côté du mal, par cela même que le gaïac indigène d'Amérique guérissait la syphillis, il fallait bien que cette maladie fût endémique dans le Nouveau Monde. Ce fut l'opinion de Léonard Schmauss, médecin de Strasbourg en 1518 (*Aloys Luisini aphrodisiacus seu de lue venerea. Lugd.-Bat.*, 1728, p. 383) et de l'historien Guichardin.

Contre l'origine américaine de la syphilis il faut ranger la plupart des médecins depuis Fracastor, *Poème sur la syphilis*, 1530; depuis Sanchez, 1752; Guy Patin, 1687; Alliot Mussay, *An morbus an-*

tiquus syphilis, 1717; Beckelt-William, 1718; De Heusler (*Imprimé à Altona* en 1783); — Jourdan, Desruelles, Cazenave, Sprengel dans son Histoire de la médecine, etc., qui avec raison ne trouvent pas de preuves suffisantes en faveur de cette manière de voir les choses. Cette opinion fut partagée par Astruc (*Traité des mal. vénériennes*, 1777), par Girtanner (idem, 1788), par Freind (*Histoire de la médecine*, 1728), par Fallope (*De morbo gallico*, etc., 1560), par Sanchez (*Origine de la maladie vénérienne*, 1752).

Il faut cependant convenir que si la syphilis n'a pas été importée d'Amérique elle s'est développée spontanément en Europe assez subitement pour frapper d'épouvante les peuples et leurs médecins. — Son apparition a été une surprise. C'est une date dans l'histoire de la science et de l'humanité. Avant l'année 1493, il y avait des maladies vénériennes, et la blennorrhagie, longuement signalée dans le *Lévitique* (*versets* 2 à 13) était bien connue; il y avait des lèpres écailleuses et pustuleuses, que l'on a dit s'être transformées en syphilis (Leonicenus; Sydenham, etc.), mais il n'y avait pas ce que nous appelons la syphilis vraie.

Donc la maladie était bien nouvelle. — Bruner l'attribue à l'expulsion des Maures ou *Maranes* ou *juifs clandestins* après la conquête de Grenade, car ils en étaient la proie par suite de leurs vices et ils la disséminèrent partout (*Morbi Gallici origines Maranicæ*. Iena, 1793). (Voir Sprengel, tome II, p. 107.) D'autres crurent qu'elle résultait des influences astrologiques, soit de la conjonction de Saturne avec Mars dans les signes de la Vierge ou des Gémeaux, soit de la conjonction de Jupiter et de Saturne dans le Scorpion, etc. (Voyez Fracastor, *Poème de la syphilis*, liv. I, p. 12.)

Quoi qu'il en soit de tous ces témoignages opposés, de ces affirmations suspectes et de ces théories étranges nées d'un Empirisme aussi superstitieux que peu éclairé, le fait qui se dégage de toutes ces recherches est l'observation presque simultanée dans toute l'Europe de la maladie qui a reçu les noms de *mal français* et de *syphilis*. — Les descriptions en ont d'abord été très-incomplètes et se sont ressenties de l'incompétence des premiers narrateurs, mais plus tard sont venues les véritables descriptions médicales avec toutes leurs hypothèses sur la nature du mal et leurs erreurs de diagnostic. — Je citerai par ordre celle de Marcel Cumanus, chirurgien des troupes vénitiennes, 1495; — de S. Brant, professeur d'humanité, à Bâle, 1496; — de Nicolas Leonicenus, de Vicence, professeur à Padoue, 1497 (*de Morbo gallico*); — de Gaspard Torrella de Valence, médecin du pape Jules II, en 1497; — de Barthélemi Montagnana de Padoue; — d'Antoine Benivieni de Florence, 1502; — de Jacques Catanée, médecin génois, 1505; — de Bérenger de Carpi en Modène, 1512; — de Jean de Vigo, médecin de Jules II (*Pratique de chirurgie*), 1514; — de Nicolas Poll, médecin de Charles-Quint, 1517; — de Ulrick de Hutten, gentilhomme importateur du gaïac (*de Morbi gallici per administrationem ligui gaïaci*), 1519; — de Bethincourt de Rouen, qui le premier employa le nom de *maladie vénérienne; — Carême de pénitence pour le mal vénérien*, 1527; — de Jérôme Fracastor, né en 1483, mort en 1553, et auquel on doit un poëme très-remarquable en vers latins *sur la syphilis*, 1530; et un opuscule sur *le mal français* dans le *de Contagionibus*, 1546; — de Matthiole, en 1535; — de Paracelse, en 1536; — de Cheiradin Barberousse, fameux corsaire qui inventa des pilules anti-syphilitiques portant son nom, 1538; — de Vesale, de Cardan, de Fallope, en 1555; — de Fernel, en 1556, etc., car il serait un peu long d'indiquer le nom de tous ceux qui se sont d'abord occupés de la maladie syphilitique à son apparition. Ce sont des renseignements que l'on trouvera très au complet dans le remarquable ouvrage d'Astruc sur *les maladies vénériennes*.

Parmi tous ces vieux auteurs il en est un dont la réputation méritée est venue jusqu'à nous. — C'est Fracastor, qui, dans un poëme en trois chants et dans un opuscule spécial, nous a laissé le tableau de la syphilis du XVIe siècle. L'opuscule est surtout destiné aux médecins. Le poëme s'adresse à tous, et comme on pourra en juger par cet extrait, il n'est pas indigne de la science sérieuse.

« Dans le corps humain c'est le sang qu'il attaque tout d'abord, et ne s'alimentant que d'humeurs grasses et visqueuses, c'est aux parties épaisses et corrompues de ce fluide qu'il s'attache de préférence. »

. . . .

« C'est aux organes de la génération que se porte le virus, tout d'abord, pour s'irradier de là sur les parties voisines et sur les régions de l'aine. »

« Bientôt après se manifestent des symptômes plus tranchés. Lorsque s'éteint la lumière du jour pour faire place aux ombres de la nuit, à l'heure où la chaleur innée des corps vivants abandonne les parties périphériques pour se concentrer sur les viscères, soudain d'atroces douleurs éclatent dans les membres, chargés d'humeurs viciées et torturent les articulations, les bras, les épaules, les mollets. C'est qu'à ce moment, en effet, la nature vigilante, ennemie de toute impureté, travaille à réagir contre les ferments putrides que le mal a introduits dans les veines, et dont il a pénétré toutes les humeurs, tous les sucs nourriciers de l'organisme. Elle s'efforce de les chasser; elle lutte énergiquement contre eux. Mais ceux-ci résistent, épais, visqueux, ne se déplaçant qu'avec lenteur; ils se fixent aux chairs, ils s'attachent à la trame exsangue des tissus et provoquent partout où ils adhèrent d'effroyables souffrances.

« Les plus subtiles de ces humeurs morbides, celles qui se laissent le plus facilement évacuer se réfugient soit vers la peau, soit aux extrémités des membres. Elles produisent alors sur ces points de hideux exanthèmes qui se répandent bientôt sur tout le corps et couvrent le visage d'un masque repoussant.

« Inconnus jusqu'à nos jours, ces exanthèmes consistent en des boutons pustuleux et coniques qui, gorgés de liquides corrompus, ne tardent pas à s'ouvrir pour donner issue à une sanie muqueuse et virulente. Quelquefois même, des boutons semblables se développent dans la profondeur des organes et corrodent sourdement les tissus. On voit ainsi d'horribles ulcères dépouiller les membres, dénuder les os, ronger lès lèvres, et pénétrer jusque dans la gorge, d'où ne s'échappe plus qu'une voix sourde et plaintive. »

« D'autres fois encore, il s'exhale de la peau des humeurs épaisses qui se concrètent en croûtes immondes à la surface des téguments. Tels on voit les sucs visqueux qui suintent du cerisier ou de l'amandier se condenser en calus gommeux sur l'écorce de ces arbres (1). »

Sauf les questions relatives à la doctrine générale de la maladie, pour savoir si elle est d'abord locale, puis générale; si elle est toujours une affection locale; sur la description minutieuse des accidents locaux des téguments, sur son mode de contagion, il est certain qu'il y a dans les lignes que je viens de rapporter un tableau où le médecin reconnaîtra toujours la syphilis. Or comme ce portrait date des premières années du XVIe siècle, qu'il est écrit en vers latins, qu'il a un réel mérite, il mérite d'être remarqué.

J'ajouterai que dès cette époque le mercure signalé par Dioscoride et employé par les arabes se donnait avec avantage. Déjà en 1497 on l'employait à l'extérieur, malgré les objections des médecins qui considéraient ce remède comme une invention du charlatanisme. Telle fut du moins l'opinion de Fernel et de Paulmier, son disciple. On s'en servait en fumigations avec le cinabre, en frictions d'onguent mercuriel et sous forme d'emplâtre. (Jean de Vigo; Vidus Vidius; Bérenger de Carpi; Nicolas Massa, etc.) Son emploi dans la syphilis est un résultat de l'Empirisme et semble résulter des avantages que l'on en tirait alors contre la lèpre, ma-

(1) Poème sur la Syphilis, traduction de Fournier, Paris, 1870, p. 27.

ladie réputée voisine, souvent même considérée comme étant par transformation l'origine de l'autre.

C'est au célèbre botaniste André Matthiole que revient l'honneur d'avoir donné le premier du mercure à l'intérieur. Malgré les hésitations, son usage devint assez général. — A l'état métallique, il faisait partie des pilules du pirate Barberousse, qui en donna la formule à François Ier (Sprengel). Mais c'est depuis les travaux de Paracelse sur le précipité rouge, sur le nitrate de mercure, sur le mercure doux et sur le sublimé, ainsi que sur les précautions à prendre dans l'emploi de ce médicament, que la thérapeutique a su s'en servir avec plus de méthode et moins de dangers.

Pendant plusieurs années, comme on le voit dans Fracastor, le régime fortifiant, quelquefois la saignée et l'emploi d'une foule de plantes odorantes, furent conjointement avec le mercure les moyens employés contre la syphilis.

C'est seulement en 1517 que vint l'emploi du gaïac, très-recommandé par Ulric de Hutten; un peu plus tard la salsepareille, vantée par Fallope; la squine, importée par Gilius de Tristan et employée par Vésale; le sassafras, introduit par Nicolas Monard (Sprengel, tom. III, p. 76), enfin le mélange d'or et du sublimé, *aurum vitæ*, que préconisait Paracelse et qui fut adopté. Gonthier d'Andernac; Sassonia; Grégoire Horst, etc.

Tout d'abord les moyens les plus importants que préconise encore la thérapeutique actuelle ont été employés contre la syphilis dont l'empirisme populaire et l'observation raisonnée des médecins avaient fait rapidement connaître la fâcheuse gravité. Avec le temps, on avait mieux apprécié ses procédés locaux de propagation et on a pu reconnaître qu'elle n'a rien d'épidémique; on a perfectionné son diagnostic souvent très-difficile, ce qui explique les erreurs commises à son égard par ceux de nos historiens qui ne savent pas la médecine. On a déterminé les périodes d'une manière plus précise, mais sauf l'intensité du mal qui est moindre de notre temps, le fond des choses dans la vraie syphilis n'a pas sensiblement varié.

En fait de maladies vénériennes, il y a pour les observateurs de notre époque : 1° la blennorrhagie spontanée, contagieuse ou épidémique; 2° la pseudo-syphilis avec chancre volant ne produisant pas d'accidents ultérieurs à la peau ou dans les organes, ce qu'ont fait connaître de nos jours Ricord, Bassereau, Clerc, Diday; enfin 3° la syphilis vraie avec chancre *induré* de Hunter et de Ricord, produisant la diathèse syphilitique avec tout son cortège d'accidents secondaires et tertiaires, sur la peau, dans les os et dans les viscères. Cette dernière est mieux connue et plus nettement précisée qu'il y a trois siècles, mais comme je l'ai dit plus haut, ses caractères anatomiques et diathésiques n'ont pas changé.

BARTHOLOMÉE REUSNER ET LE RACHITISME

Bien qu'on puisse raisonnablement croire que le rachitisme soit une maladie ancienne, on n'a aucune preuve de son existence avant le travail de Reusner sur le *tabes infantum* en 1582. La maladie fut d'abord observée en Hollande et dans la Suisse. On l'observa plus tard en Irlande où elle fut décrite en 1648 sous le nom de *tabes pictava*. Elle portait aussi le nom de *maladie anglaise* lorsque François Glisson en fit en 1682 une description qui est restée dans la science. C'est lui qui l'a baptisée du nom de rachitisme (1). Il l'attribuait à une mauvaise alimentation produisant la faiblesse des solides et la lenteur des esprits vitaux émanés de la moelle épinière et des nerfs. Ces opinions furent acceptées pendant un assez grand nombre d'années et elles ne se modifièrent qu'en 1745, sous l'influence des travaux de Buchner qui signalaient dans cette maladie l'existence constante d'un ramollissement des os, ce qui est très-vrai.

Ce qui l'est moins, c'est la théorie chimique qui se produisit alors dans ces temps de chimiâtrie. Zeviani attribuait la maladie à un excès d'acidité du lait, qui dissolvait la matière calcaire des os et qui exigeait comme traitement l'usage des alcalis et des savons. (*Du traitement des enfants atteints de rachitisme*, Vérone, 1762.) Ces idées eurent un certain succès, et il en résulta d'une manière générale l'introduction du traitement excitant et fortifiant, en même temps que des essais de redressage mécanique des os au moyen d'appareils spéciaux. (*De la feutrie ; du rakitis ou l'art de redresser les enfants contrefaits*. Paris, 1772.)

Ces idées sont à peu de chose les nôtres. En effet, comme au temps de Glisson nous admettons que le mauvais régime est la cause principale du rachitisme et, sauf l'huile de morue qui est d'invention moderne contre cette maladie, le traitement consiste dans l'emploi des fortifiants et des moyens orthopédiques.

HERCULE DE SAXONIA ET LA PLIQUE POLONAISE AU XVIIe SIÈCLE

Si l'on en croit Pauli dans son histoire de Pologne (Halle, 1763, in-4°, p. 289), la plique aurait été importée d'Orient par les Tar-

(1) *De rachitide seu morbo puerili qui vulgo the rickets dicitur.* 1682.

tares, à leur troisième irruption, en 1287. De la Pologne, où elle resta endémique, elle s'est répandue en Bohème au XVe siècle, et là, elle fit de grands ravages. C'était au temps de Casimir IV. Mille suppositions empiriques plus ridicules les unes que les autres eurent cours à son égard, et c'est alors que parut la première description médicale détaillée de la maladie.

On la doit à Hercule de Saxonia (*De Plica quam Poloni gwozdziec Roxelani Kottunum vocant*. Patav., 1600). — Elle fut le point de départ d'un grand nombre d'autres publications où le vrai se mêle à la fantaisie et à la superstition dans les proportions les plus considérables.

On en attribuait l'origine à l'empoisonnement des cours d'eau dans lesquels les Mongoles avaient jeté têtes et cœurs des Polonais massacrés (*Description du royaume de Pologne*, in-8, Leipzig, 1700, tom. II, p. 792), à un virus spécial, au genre de vie qui donnait aux cheveux une trop grande force nutritive, etc. C'est Davidshon qui le premier, en 1602, a indiqué la vraie cause du mal en disant que la plique n'était qu'un feutrage accidentel ou provoqué des cheveux, produit par la malpropreté et le défaut de soins (*Plicomastix seu plicæ e numero morborum apospasma*).

Bien que cette opinion ait été combattue par Plemp, Gehema, Binninger, Water, Vicat, Hoffmann, Delafontaine, Brera, et la plupart des écrivains du XVIIe et du XVIIIe siècle, elle est la plus certaine et me paraît à l'abri de toute contestation.

En effet, la plique est une agglomération des cheveux collés en masse inextricable imprégnée d'une humeur grasse infecte, et il suffit pour la guérir de tondre les cheveux, sans avoir recours à tous les remèdes internes employés par les partisans du virus coltonique. Davidshon a ainsi guéri plus de 10,000 individus atteints de cette malpropreté.

DU POURPRE HÉMORRHAGIQUE OU PURPURA, OU MALADIE DE WERLOFF AU XVIIIe SIÈCLE

Le purpura est une maladie voisine et distincte du scorbut, caractérisée par des hémorrhagies de la peau, plus grandes que les pétéchies ordinaires mais moins vastes que celles du scorbut, et non accompagnées du ramollissement gangréneux des gencives.

Elle est peut-être plus ancienne que le XVIIIe siècle, mais elle était confondue avec le scorbut et avec les éruptions pétéchiales. On en doit l'introduction dans la nosologie à Werlhoff (1), né en 1729

(1) *De morbo maculoso hemorrhagico singulari*. 1745.

et mort en 1767, après avoir publié un grand nombre de recherches médicales.

Les recherches de Werlhoff ont été confirmées par l'expérience et l'observation de tous les médecins qui en font quelquefois une espèce de scorbut de terre causé par une altération de la fibrine du sang semblable à celle du scorbut de mer. Cependant chez bien des malades cette altération du sang serait fort difficile à démontrer. E. G. Graff, en 1775; Behrens; Adaïr, 1780; Pierquin, 1821; Brachet; Willan; Bateman; Alibert; Cazenave, etc., tous les pathologistes décrivent à part cette maladie qui a des caractères bien déterminés. Elle est sporadique et se développe souvent chez des sujets placés, comme habitation et comme nourriture, dans des conditions qui ne laissent rien à désirer. Elle apparaît chez des sujets faibles, anémiques, et elle augmente encore leur anémie. On la reconnaît aux nombreuses hémorrhagies sans fièvre qui se font dans l'épaisseur de la peau, dans le tissu cellulaire et quelquefois, si la maladie est grave, dans les viscères.

Les toniques, les acides végétaux, les ferrugineux et la bonne nourriture sont comme dans le scorbut ses moyens les plus habituels de guérison.

2° EMPIRISME THÉRAPEUTIQUE MODERNE

S'il est des médications, des drogues et des préparations dont l'usage résulte d'une pensée scientifique précise, d'une induction ou d'une analogie confirmées par l'expérience, il en est d'autres dont l'origine populaire est essentiellement empirique. Ce ne sont pas les moins importantes car, parmi elles, sans les citer toutes, nous trouverons parmi les applications thérapeutiques des derniers siècles, le camphre, l'aconit, l'étain, le mercure, l'antimoine, le quinquina, l'inoculation du virus variolique, la digitale, la fougère mâle, le ricin, l'ambre, le musc, le polygala, le gaïac, le sassafras, l'ipicacuanha, la cascarille, l'arnica, le vaccin, l'éthérisation, etc.

SIMÉON SETH ET LE CAMPHRE

Le camphre est un produit de l'Empirisme Arabe, d'abord importé à Constantinople. En effet, Siméon Seth, qui vivait en 1034 sous Antiochus et qui fut chassé de la ville par Michel IV de Paphlagonie, consacra son exil à la rédaction d'un extrait de l'ouvrage de Plessus sur les aliments et le dédia à l'empereur Michel VII Ducas, élevé au trône en 1074. (Siméon Seth. *De Cibarior. Facult.* In-8, *Basil.*, 1538,

p. 35.) C'est là qu'on trouve la première description du camphre, résine extraite d'un arbre indien, douée de propriétés froides et sèches au troisième degré (style de Galien), qu'on employait avec avantage dans les maladies aiguës et surtout dans les inflammations. Il a été très vanté par Rhazès, dans certains cas de petite vérole et de fièvres pestilentielles, pour empêcher la putréfaction du sang, absolument comme de nos jours. On l'employait aussi pour l'usage externe dans les douleurs, sur les tumeurs et pour améliorer les plaies gangréneuses.

SIMÉON SETH ET LE MUSC

Le musc est un produit de l'Empirisme Arabe. On le trouve signalé dans le livre de Seth comme un antispasmodique puissant tel qu'il est resté dans la thérapeutique moderne. Le meilleur, qui était jaune, venait de Tupata près de Khorasan et l'autre inférieur, noir, provenait des Indes.

SIMÉON SETH ET L'AMBRE

C'est aussi des Arabes que la thérapeutique a reçu la connaissance des propriétés de l'ambre jaune et gris, le premier venant des Indes, à Silacha, et l'autre retiré des poissons.

PARACELSE ET L'ANTIMOINE

Comment l'antimoine est-il entré dans la thérapeutique? Il est bien difficile de le dire. Dioscoride en a parlé sous le nom de *Stimmi* et Pline sous celui de *Stibium*, mais aucun de ces deux auteurs n'en a indiqué la véritable action ni l'emploi. Ils en parlent comme d'un poison.

L'antimoine passe pour avoir été découvert par Bazile Valentin (*Cursus triumphalis antimonii*), au XIIIe siècle, mais, ce n'est qu'au XVIe qu'il est entré dans la thérapeutique, à l'occasion de la peste de 1562 qui ravagea tout le centre de la Bohême et de l'Allemagne. Paracelse le conseilla comme antidote et Haudset guérit plusieurs malades en les faisant vomir avec quelques grains de ce métal mêlés à du sucre. (*Matthiol. Comment. in Dioscoride.* Liv. V, c. 59, p. 838.)

Mais comme après l'emploi de ce médicament et de ses différentes préparations, dont on ne connaît pas suffisamment l'action physiologique, il y eut des accidents de mort que Paulmier (*Paulm., de mort.*

Contagios., p. 411) fit connaître, les médecins en furent épouvantés et quelques-uns, Settala en particulier, écrivirent contre son usage.

C'est alors qu'après une enquête faite par la faculté, dans l'autorité de son ignorance, le parlement rendit cet arrêt de 1566 qui interdisait l'emploi de l'antimoine considéré comme étant un poison. Est-ce que tous les médicaments ne sont pas des poisons selon la dose à laquelle on les emploie? Est-ce que des magistrats ont qualité pour proscrire un médicament? mais c'était le temps de l'autorité, et on le vit bientôt, car en 1606, dit Sprengel, Besnier fut chassé du sein de la faculté pour avoir employé le remède proscrit. Que la justice condamne ceux qui tuent leurs malades avec un médicament mal administré, rien de mieux, mais qu'elle s'avise de proscrire le médicament, cela est au-dessus de sa compétence.

Malgré les décrets de la faculté et du Parlement quelques médecins continuèrent à employer en secret l'antimoine et on le mit au *Codex* de 1637. La dispute se ranima de nouveau. Grâce à la mauvaise foi de Guy Patin qui poursuivait le médicament de ses épigrammes et de ses calomnies, tout le monde s'en occupait, même en dehors de la science, et après un siècle, en 1666, la faculté leva l'interdiction mise sur l'antimoine de façon qu'un nouvel arrêt du parlement puisse en permettre l'usage.

Il a fallu un siècle pour qu'un médicament aussi généralement accepté aujourd'hui comme utile, et même indispensable, pût être employé sans exposer ceux qui s'en servaient à la persécution de la médecine officielle et de la justice. C'est à n'y pas croire, et cependant rien n'est plus vrai; si l'on avait encore besoin de preuves pour établir qu'en matière scientifique l'autorité des corps savants est toujours nuisible aux progrès de la science, ce que je viens de raconter suffirait pour convaincre les incrédules.

Malgré ces entraves et ces persécutions, l'antimoine et ses préparations sont devenus des médicaments usuels, dont les propriétés vomitives, purgatives et contro-stimulantes sont chaque jour utilisées chez les malades.

Sans doute le médicament a ses dangers, mais quel est celui qui n'a pas les siens, et, ici comme partout, le succès dépend de la prudence, de l'habileté et de l'expérience du médecin. *Non crimen artis quod professoris est* (Celse).

DE L'ÉTAIN INTRODUIT PAR PARACELSE

Jusqu'au XVIe siècle la médecine n'avait pas eu recours à l'étain. C'est Paracelse qui, le premier, l'a fait entrer dans la thérapeutique où il est resté. Il a préconisé ce remède dans les maladies vermineuses et il le donnait en poudre, brûlé avec du sel marin et de l'asphalte, pour le mêler ensuite à du sang-dragon et à de la coloquinte (1). Sprengel dit aussi qu'il le donnait dans l'hydropisie et dans la jaunisse.

MERCURIALIS ET LES VÉSICATOIRES

Archigènes, Aetius et Aretée ont parlé de l'emploi des cantharides à l'extérieur comme agents de vésication, mais leur usage n'était pas resté dans la thérapeutique. C'est seulement au XVIe et au XVIIe siècles que la *Vésication Cantharidienne* a été remise en honneur surtout par *Mercurialis*, qui s'en est servi dans plusieurs cas de fièvre putride. Malheureusement, le succès n'ayant pas répondu à son attente, il s'éleva contre lui un sentiment de reprobation qui le força de renoncer à ce moyen. Ce n'est qu'un peu plus tard à la fin du XVIIe siècle, sous l'influence des travaux de Rivière et d'Ettmuller, confirmés par Lind, que les vésicatoires cantharidiens furent de nouveaux employés et, à partir de cet instant, l'Empirisme ayant assez généralement consacré leurs avantages, ils sont devenus d'un usage habituel en médecine.

Baglivi est un de ceux qui ont le plus insisté sur les indications qui exigeaient l'emploi de ce moyen. Dans un traité spécial sur l'usage et l'abus des vésicatoires, il a essayé de montrer (lib. I, p. 102) qu'il ne fallait pas s'en servir dans les fièvres inflammatoires lorsque la langue était noire et sèche, et dans les fièvres avec tendance à la putridité ou à la gangrène. Il n'approuvait leur emploi qu'à la fin des inflammations, lorsque la diathèse inflammatoire avait presque disparu et qu'il n'y avait pas de septicité. C'est encore là ce que l'habitude des malades démontre tous les jours au médecin.

LADY MONTAGUE ET L'INOCULATION DE LA PETITE VÉROLE

Il serait difficile de dire à qui on doit rapporter l'honneur de la découverte de l'inoculation de la petite vérole. Est-ce aux Arabes, peuple chez lequel la petite vérole a, dit-on, pris naissance? Est-ce à la Chine (2), où sa pratique remonte à des temps si reculés qu'on ne

(1) *De preparat.*, lib. 1, p. 876.

(2) Le capitaine Dabry (*Médecine chez les Chinois*, p. 119) raconte qu'au Xe siècle on crut que l'inoculation de la petite vérole, qu'on venait d'imaginer pour le fils du prince *Tchin-Sianes*, allait fermer pour jamais la marche de cette maladie qui existait là depuis des siècles. — Ce fut un enthousiasme général et la

saurait en préciser la date? Est-ce aux Indes ou à la Grèce? Personne ne pourrait le dire. Mais ce qui paraît démontré c'est que l'inoculation était une pratique de l'Empirisme dédaignée des médecins, et dont l'exercice était abandonné au vulgaire et à des femmes, comme en Arabie, en Georgie, et en Circassie (Aubry de la Motteraye, *Voyages en Europe, en Asie et en Afrique*, la Haye, 1727, tome II, p. 98); en Céphalonie où elle se pratiquait en 1537 d'après Carburi; en Danemark; en Allemagne; à Constantinople, etc. Cependant il en est question dans les *Principes de l'École de Salerne* publiés en 1100. Dans les Indes, elle était pratiquée par les Brames, et dans quelques pays de l'Orient, à Mosul par exemple, la coutume était de faire annoncer par le crieur public qu'il y avait du virus variolique à vendre (*Transactions philosophiques*, tome LVI, p. 140).

L'inoculation était une coutume populaire au commencement du XVIIIe siècle chez les Grecs de Constantinople. Pratiquée par de vieilles femmes âgées qui, en même temps, se livraient à des démonstrations superstitieuses de toute espèce, Timoni, médecin à Constantinople; Pylacini, consul Vénitien, à Smyrne; Skraggenstierna, médecin du roi de Suède, racontent que là elle était surtout pratiquée par une vieille Thessalienne qui en avait reçu la révélation de la Vierge (*Extrait des transactions philosophiques*, tome I, p. 327) et qui se vantait de l'avoir pratiquée quarante mille fois.

Ce n'est qu'en 1717, alors que lady Worthly Montague était ambassadrice à Constantinople, que l'inoculation variolique semble sortir des mains de l'Empirisme pour entrer dans les domaines de la science. Cette dame, frappée des bons résultats de la méthode, voulut faire inoculer son fils par la vieille Thessalienne, mais celle-ci se servit si douloureusement de son aiguille rouillée que Maitland, chirurgien de l'ambassadeur qui assistait à l'opération, fut obligé de la terminer. Le résultat fut favorable, et alors lady Montague s'empressa de le faire connaître à Londres. En 1721, elle fit inoculer sa fille, d'autres imitèrent son exemple et la famille royale autorisa quelques expériences sur six prisonniers de Newgate, afin de voir si on ne pourrait pas à l'aide de ce moyen se garantir de la petite vérole. Maitland fit l'opération avec succès; il inocula ensuite six orphelins, puis les princesses, et, dit-on, plus de deux cents autres personnes.

L'exemple ainsi donné de haut ne tarda pas à porter ses fruits. Bien que le clergé considérât l'opération comme immorale et anti-

pratique se répandit dans tous les villages de l'Empire. — Mais comme la petite vérole continuait, le capitaine Aubry ajoute que le moyen fut peu à peu abandonné.

religieuse parce qu'elle empiétait sur les droits de la Providence, l'inoculation continua le cours de ses succès.

Les Chinois la pratiquaient en mettant, après une préparation de trois jours chez les enfants, une croûte humide de variole dans le nez.

Les Brames frottaient le bras des individus avec du coton trempé dans le pus variolique et tenu en place par une bande.

Les femmes Arabes se servaient d'une aiguille ordinaire avec laquelle elles piquaient la peau.

En Georgie, on employait égalcment l'aiguille qui servait à piquer l'ombilic, la paume de la main droite, la cheville du pied gauche assez fortement pour amener du sang, on frottait avec du pus de variolique et on couvrait le tout de feuilles d'angélique et de peau d'agneau.

A Constantinople, les Grecs employaient l'inoculation par piqûre d'aiguille et c'est ainsi que lady Montague préconisa l'opération dans son pays.

Quelques revers, entre autres la mort du fils du comte de Sunderland, effrayèrent le public. On n'eût voulu que des succès. La pratique se ralentit mais n'en continua pas moins. En 1723, 1724, 1725, 1726 sur 811 enfants inoculés à Londres il n'en périt que 16; — de 1726 à 1738, d'après Browne Langrish, sur deux mille inoculés il n'y eut que deux morts. — Malgré ces chiffres encourageants, l'inoculation fut très-vivement combattue d'abord par quelques médecins sous ce motif que l'on vit la variole naturelle se produire chez des inoculés, absolument comme après la vaccination au XIXe siècle, enfin par les prêtres au nom de la Providence, et malgré les réfutations du camp contraire, les préventions nées de la discussion empêchèrent le moyen de se généraliser.

En 1723, de la Coste importa les idées de l'Angleterre en France (*Montucla*, *Recueil de pièces sur l'inoculation*, p. 140). Elles furent acceptées par Astruc, Dodart, Chirac et Helvétius, mais, comme on peut le prévoir, elles furent combattues par le plus grand nombre. La Sorbonne elle-même intervint et condamna cette pratique.

En Allemagne, en Suisse, et dans presque toute l'Europe, des essais se firent avec des succès divers et, pendant 20 ans, ce fut une lutte constante à laquelle prirent part tous les médecins renommés de l'Epoque. La dispute fut très-vive, et des troubles eurent lieu à Paris après la mort de quelques personnes inoculées, ce qui provoqua une triple condamnation de la Sorbonne, du Parlement et de la faculté. Ainsi en 1750 la Sorbonne condamna et défendit la pratique de l'*inoculation variolique* comme illicite, contraire à la loi de Dieu. « D'ailleurs, il faut s'en abstenir, parce que c'est un crime de tenter Dieu. Que les citoyens se gardent donc bien d'imiter les sectateurs de l'inoculation. Si, que Dieu les en garde ! ils sont atteints de la variole, qu'ils se réfugient dans les bras de Dieu, et le prient ardemment. Alors, poussés par la nécessité, ils iront consulter les médecins et leur demanderont des médicaments que le Très-Haut a créés de la terre, et que les hommes prudents ne doivent pas dédaigner. » (*Eccles.*, C. 38, V. 4.)

Cette pièce est ainsi signée :

« De Marcilly, Debacq. Deliberatum in Sorbonâ, 16 mensis julii, anno 1650. »

Survint ensuite un arrêt du Parlement en 1763 dans lequel on défendait provisoirement l'inoculation jusqu'à décision de la faculté ; comme toujours, celle-ci se mit en travers du progrès et défendit également l'inoculation.

Malgré ces défenses, l'inoculation se répandit dans toute l'Europe, en provoquant toujours de vifs débats contradictoires; elle triomphait presque partout et se serait généralisée, si une autre pratique également empirique, celle de la vaccine découverte par Jenner, ne fût venue prendre sa place dans la science.

Pour la médecine moderne l'introduction de l'inoculation variolique, à titre de préservatif de la variole, est un fait empirique dans la plus pure acception de ce mot. Si une femme intelligente ne l'avait pas appris dans ses voyages, et n'eût pas compris ce qu'il y avait d'important dans cette pratique populaire de l'Orient, la science pourrait encore en ignorer les avantages. Mais, ici comme pour la découverte et l'importation du quinquina, c'est à une personne étrangère à la science que nous devons la connaissance d'une des plus belles idées de la thérapeutique moderne, savoir : que l'économie étant saturée d'un virus devient impropre à recevoir de nouveau les effets de ce même virus, et que les inoculations préservatives de la variole, du claveau, et de la péripneumonie contagieuse des bêtes à corne sont des moyens utiles à employer. L'Empirisme a relevé le fait d'où est sorti, par le travail de l'esprit, la loi que je viens d'exprimer et qui est considérée comme vraie par tous les bons cliniciens.

ANTOINE DE STOERK ET L'ACONIT

Au XVIIIe siècle en 1762, dans un ouvrage qui s'occupait des propriétés déjà connues du datura et de la jusquiame, Stoerk fit connaître d'après des expériences sur lui-même les propriétés de l'aconit en poudre et en extrait. Bien que cette plante soit décrite par Dioscoride, c'est la première fois qu'elle était employée en médecine. Stoerk la considérait comme sudorifique et la prescrivit dans la goutte, dans les fièvres intermittentes, dans les gonflements glandulaires, dans le rhumatisme, dans la gangrène et dans les exostoses vénériennes.

Ce médicament est resté dans la thérapeutique et on en a retiré un principe actif, l'*aconitine*. Il y a beaucoup à réduire sur ce que l'on a dit des propriétés curatives de l'aconit et de ses préparations, mais, si l'on ne cherche qu'un sédatif de la douleur et de la surexcitation nerveuse, on peut l'employer.

PARKINSON ET LA DIGITALE

On savait empiriquement que la digitale était un poison, mais au XVIIe siècle elle n'était pas encore employée en médecine. — C'est en 1640 que parut le Theatrum Botanicum de Parkinson où il est question de l'emploi qui venait d'être fait de la digitale à l'intérieur dans l'épilepsie, et de ses applications extérieures dans le goître.

A partir de ce moment, elle fait partie intégrante de la thérapeutique et l'expérience révèle peu à peu son action physiologique et ses propriétés curatives.

En 1721, Withering découvre son action diurétique et signale ses avantages contre les hydropisies. Cela fut confirmé en 1780 par Charles Darwin, fils du célèbre physiologiste Erasme Darwin, auquel on doit la *zoonomie ;* — par Jean Warren, 1785, qui en fit *teinture ;* — par Cullen qui, dans sa *matière médicale*, indiqua le premier l'action de la substance sur le ralentissement du pouls en même temps qu'il attribuait aux vomissements produits une action sur le grand sympathique capable de déterminer l'effet diurétique; — par Baker; — par Thilenius; — par Brera, qui proposa la *digitale épiglotte* comme étant moins active que la digitale pourprée. Elle a été enfin utilisée par tous les médecins qui se sont succédé depuis cette époque.

Elle a été principalement employée contre les hydropisies au début (Withering); contre l'épilepsie (Parkinson); contre la scrofule (Ray) à l'extérieur contre les engorgements squirrheux des mamelles (Richter); contre le goître; depuis lors contre les palpitations et les maladies du cœur; contre la phthisie et l'apoplexie pulmonaire (Joues; Beddoes; Ferrior); contre la fièvre typhoïde et dans tous les cas où il y a lieu de diminuer la tension artérielle ou l'hypéresthénie du cœur.

Homolle et Quevenne ont tiré de la digitale, en 1836, un principe actif, non défini chimiquement, mais fort utile en thérapeutique parce qu'il représente toutes les propriétés de la plante. C'est la *digitaline*, poudre blanche que l'on donne à la dose de 1 à 3 milligrammes, mais, en 1872, Nativelle a pu faire cristalliser ce produit, ce qui est infiniment préférable pour les médecins.

JENNER ET LA VACCINE

Jenner, né à Berkeley en 1749, est mort en 1823 après avoir réussi à propager dans l'humanité la connaissance d'un remède prophylactique de la variole, une des plus redoutables et des plus graves maladies de l'espèce humaine. — Il a été le vulgarisateur de la vaccine, cette admirable découverte thérapeutique de la fin du XVIIIe siècle et, s'il n'a pas imaginé l'opération qui était déjà pratiquée en Perse, et aux Indes, connue, mais non employée dans le midi de la France, où elle fut communiquée par M. Rabaut au Dr Pew, ami de Jenner, il a du moins l'immense mérite et la gloire de l'avoir fait entrer dans la pratique à l'aide d'expériences aussi persévérantes que multipliées. — En effet, bien qu'elle fût pratiquée en Asie comme nous la pratiquons aujourd'hui chez nous, la vaccine était inconnue en Europe. On savait dans le midi de la France que les filles occupées à traire les vaches et qui avaient gagné la *picotte* étaient préservées de la petite vérole, et c'était là *une induction* faite par le vulgaire d'après une expérience de plusieurs siècles. Recueillir ce dit-on populaire, l'examiner en le soumettant à des expériences précises, et après avoir constaté le fait, le transporter dans la science en le rendant vulgaire, voilà les titres de Jenner à la reconnaissance de l'histoire (1).

Comme on le voit, il n'y a dans la découverte de la vaccine, aucune des circonstances légendaires de hasard qu'on trouve au fond des plus anciennes conquêtes de la thérapeutique. — Le génie n'y est pour rien. — C'est l'Empirisme et l'induction de tout le petit monde des fermières recueillis par un homme qui n'a même pas eu le mérite de conclure d'un fait particulier à un principe général, et qui s'est borné à reproduire avec persévérance ce qu'un de nos compatriotes lui avait fait savoir par un de ses amis. — On peut le dire sans crainte d'être démenti par personne, ce moyen curatif est un des plus beaux titres de l'Empirisme moderne à la considération des savants.

(1) La vaccine se pratique en inoculant au bras ou à la cuisse par deux piqûres superficielles faites de chaque côté, au moyen d'une fine lancette à peine introduite sous l'épiderme, la sérosité des pustules du trayon de la vache atteinte de cow-pox au 5 ou 6e jour. — Quelques jours après il se développe sur le sujet de l'inoculation des pustules semblables à celles de la vache, qui sèchent au bout de 10 jours, et il est préservé de la petite vérole.

NOUFFER ET LA FOUGÈRE MALE

La fougère mâle a été décrite par Dioscoride et par Galien. — Cela est vrai, mais il est certain également que dans la description de Dioscoride il n'est pas question de ses propriétés vermifuges.

Cette révélation serait due, dit-on, à l'empirique Nouffer qui vendit très-cher son secret à Louis XV, et depuis lors l'action de cette plante contre le ténia ayant été bien constatée, elle est restée dans la thérapeutique.

ODIER ET L'HUILE DE RICIN

L'huile de ricin, connue de Dioscoride, n'était employée qu'à l'extérieur, et il en a été très-longtemps ainsi. — Ce n'est qu'en 1778 qu'Odier, d'après des renseignements venus de la Jamaïque où cette huile était connue sous le nom d'huile *de Castor*, la fit prendre à l'intérieur comme purgatif. On la préconisa d'abord contre la colique de plomb. Depuis lors, elle est entrée dans la thérapeutique comme un des laxatifs les plus utiles, et elle y est restée. — Les progrès réalisés dans sa préparation, par simple *expression à froid*, ont rendu son usage très-facile.

DEGNER ET LA RACINE DE SIMAROUBA

La racine de Simarouba décrite pour la première fois par Degner nous a été importée de la Guyane au XVIe siècle. C'était, disait-on, un faible astringent empiriquement utile dans la dysenterie chronique, et l'expérience de notre vieux monde a confirmé celle qui nous était venue du monde nouveau.

LA SERPENTAIRE ET LE POLYGALA DE VIRGINIE

Au XVIe siècle nous vinrent encore deux médicaments, que l'empirisme du nouveau monde révélait à l'Europe. C'est la serpentaire et le polygala de Virginie que l'on considérait comme des substances diurétiques et diaphorétiques.

TABERNÆMONTANUS ET L'ARNICA

C'est au XVIe que l'on introduisit empiriquement l'arnica dans la thérapeutique ; on le doit à Tabernæmontanus, botaniste distingué et médecin de l'électeur Palatin.

Le vulgaire employait, sans savoir où il l'avait appris, la décoction de cette plante contre les contusions, mais c'est le médecin dont je viens de parler qui en parle le premier dans son traité de botanique ; il l'avait donné en infusion dans la colique hémorrhoïdale et, à son exemple, on en fit un assez fréquent usage. — Michel Fehr l'employa beaucoup dans les chutes, dans les fièvres intermittentes, dans la pleurésie rhumatismale, dans l'hémoptysie, dans l'aménorrhée, dans certaines affections spasmodiques, dans le catarrhe pulmonaire chronique, dans les anciennes diarrhées rebelles, etc.

C'est un médicament qui est resté dans la thérapeutique et dont l'Empirisme a consacré les vertus.

GUILLAUME PISON, ADRIEN HELVÉTIUS ET L'IPÉCACUANHA

Guillaume Pison est le premier qui ait fait connaître l'ipécacuanha en Europe, comme étant utile contre la diarrhée et la dysenterie. C'était en 1648, mais cette première communication n'eut pas de retentissement. Il fallut que le charlatanisme s'en mêlât pour que la science y fît attention, et cherchât à extraire de ce moyen empirique, dont la nature était inconnue de ceux qui le vantaient, ce qu'il pouvait avoir de bon et d'utile.

Il paraît, dit Éloy (tome II, article HELVÉTIUS), qu'un étudiant en médecine, Adrien Helvétius, et son maître Afforty donnaient des soins à un pharmacien nommé Garnier qu'ils guérirent. — Celui-ci par reconnaissance leur offrit un paquet de plusieurs livres de racines du nouveau remède contre la dysenterie. Afforty dédaigna le cadeau et l'abandonna à son élève qui le fit prendre à quelques personnes atteintes de dysenterie. L'essai ayant bien réussi, le remède fut aussitôt affiché sur les murs de Paris, mais Helvétius n'en donnait pas la composition. Sur ces entrefaites le Dauphin, fils de Louis XIV, eut la dysenterie. On voulait essayer le nouveau médicament, mais on n'osait guère. D'Aquin, médecin du roi, ne consentit à s'en servir qu'après l'avoir employé avec succès à l'Hôtel-Dieu. Trouvant le remède utile, il proposa d'en acheter le secret au prix de 1000 louis d'or, ce qui fut fait sans retard, et Helvétius fut en outre nommé écuyer, conseiller du roi, inspecteur des établissements de Médecine de la Flandre française, ayant ainsi tous les honneurs que les habiles intrigants savent obtenir de l'autorité, au détriment des hommes de science, honnêtes et laborieux.

Une fois l'ipécacuanha entré dans la science par la protection de la cour, il n'en est plus sorti. Importé par l'Empirisme ignorant, employé par des médecins qui n'en connaissaient pas les propriétés et qui s'en servaient d'une façon empirique, on s'est d'abord préoccupé des doses fortes que conseillait Helvétius, et on a l'employé à dose moindre. On l'étudia ensuite dans ses différentes espèces, puis on chercha à établir quelles étaient ses propriétés physiologiques, et c'est ainsi que l'on est arrivé peu à peu à sortir des premières voies empiriques où l'on était engagé.

Aujourd'hui l'ipécacuanha est une des plus utiles substances de la thérapeutique que l'on emploie comme vomitive, comme purgative et, selon la dose, comme expectorante.

Elle fait partie d'une poudre célèbre inventée en 1762 par Dower, qui vivait en Angleterre, et qui l'employa comme antispasmodique et sudorifique. C'était un mélange de poudre d'ipécacuanha et d'opium.

WALTER RALEIGH ET LA POMME DE TERRE, OU SOLANUM TUBEROSUM

Une des plus belles importations de l'Empirisme moderne est sans contredit celle de la *Pomme de terre*, qui est à la fois un aliment et un remède, et d'où l'on retire l'amidon. — Pierre Cieca est le premier qui nous ait appris les propriétés alimentaires de ce tubercule que mangeaient les habitants de Quito (*Chronica de Piru.* Seville, 1553). Lopez de Gomara (*Histoire générale des Indes*, 1554), Cardan (*De rerum varietate*, 1557, lib. I, p. 16) en font également mention, mais c'est, à ce que dit Bauhin (*Hist. plantarum*), Sir Walter Raleigh qui l'apporta en Angleterre sous le règne d'Elisabeth, en 1586. On la cultiva aussitôt et son usage se répandit peu à peu en Irlande et sur le continent. Cependant l'on n'osait pas trop en manger crainte de la lèpre (Bauhin), et il fallut des circonstances exceptionnelles pour amener les cultivateurs français à se servir de ce tubercule. — Parmentier, qui avait pris à tâche de répandre en France la culture de ce précieux tubercule, n'y réussissait qu'avec peine, malgré tout l'appui qu'il recevait de Louis XVI, et tous les moyens, dit-on, même la ruse durent être employés. Là où poussaient les pommes de terre, il faisait afficher défense sous les peines les plus sévères de marauder dans sa culture, et comme ce qui est défendu est assez habituellement très-recherché, on venait la nuit voler ses tubercules pour en tirer par culture les mêmes avantages que lui. C'est tout ce que voulait Parmentier. Son stratagème lui réussit, d'accord avec sa persévérance et son opiniâtreté, et, à voir aujourd'hui l'effrayante consommation qui se fait de la pomme de terre qui est préférée aux autres farineux, on ne se douterait guère qu'il a fallu toute l'énergie morale d'un homme de bien, convaincu d'être utile à ses semblables, pour démontrer à une nation intelligente que la pomme de terre est un bon aliment qui ne renferme aucune qualité nuisible. C'est là un des plus beaux triomphes de l'Empirisme, et ce n'est certes pas le moins utile à l'humanité.

PIERRE CIECA ET LE MAÏS

C'est dans la *Chronica de Piru*, écrite par Pierre Cieca (Séville, 1553), que l'on trouve la première indication de l'usage alimentaire du maïs à Quito. On croit assez généralement que cette graminée est originaire de l'Amérique. Telle est l'opinion de Parmentier et de Humbolt. — D'autres au contraire, Linné, Lobel, Desplaces, etc., croient qu'elle vient de l'Inde, et Grégori affirme que le maïs a été apporté de l'Inde en Italie au XIIIe siècle par les croisés. Mérat et Delens disent qu'une figure de cette plante existe dans les anciens dessins de l'Encyclopédie chinoise de la Bibliothèque impériale, et de plus qu'on a trouvé des grains de cette céréale dans les hypogées d'Athènes.

D'après ces documents contradictoires, il est difficile d'affirmer que c'est à la découverte de l'Amérique que nous devons la connaissance empirique des propriétés alimentaires du maïs. — Mais en supposant que le maïs fût employé comme aliment aux Indes, en Chine et en Grèce à l'époque où les navigateurs l'ont trouvé en Amérique, cela prouverait que cette graminée est, comme le tabac, originaire de l'Asie et de l'Amérique tout à la fois.

Néanmoins il paraît que c'est depuis la notion empirique rapportée du Nouveau-Monde, au XVIe siècle, que la culture du maïs s'est propagée en Europe. C'est là un résultat important à noter, car, quoi qu'on ait dit, la farine de maïs est un très-bon aliment. Soutenir que cette alimentation cause la pellagre, comme on a prétendu que la pomme de terre donnait la lèpre, n'est qu'une erreur. Quand le maïs est bien cultivé, soigneusement recueilli et non altéré par des moisissures de *verdet*, il ne produit aucune maladie. S'il est malade, alors il résulte de son emploi comme aliment des accidents analogues à ceux que donnent le blé malade, atteint de verdet, ou que provoquent la pomme de terre si elle est altérée. — Toutes les céréales altérées sont dangereuses, mais quand elles sont de bonne qualité, aucune n'a d'inconvénient pour la santé de ceux qui s'en nourrissent.

DRAKE, HAWKINS ET LA PATATE, OU CONVOLVULUS BATATAS

Si la patate que l'on confond souvent avec la pomme de terre n'est pas aussi utile que cette dernière, ce n'en est pas moins une importation très-utile. Drake et Hawkins l'ont trouvée en usage dans les îles de la mer du Sud et dans les Canaries, d'où ils l'ont rapportée en Angleterre.

TULPIUS ET LE THÉ

Ce sont les Hollandais qui les premiers, vers le milieu du XVIIe siècle, ont dans leurs voyages appris de l'empirisme Chinois les propriétés alimentaires et thérapeutiques du thé. Mais Tulpius est le premier (*Observ.* 380) qui ait parlé de cette plante avec détails en 1641. Depuis lors l'usage s'en est répandu en Hollande, en Angleterre, en France et dans toute l'Europe.

Pour les Chinois, c'était une panacée préservant de toutes les maladies, et dont l'usage empirique se perd dans un passé très-lointain. En Europe l'infusion de thé est devenue un aliment dont on s'explique l'importance par les effets du principe azoté de *théine* qu'il renferme et par l'addition de lait et de pain beurré qu'on a coutume de faire. — C'est aussi un bon agent thérapeutique dans certains cas de dyspepsie, de diarrhée chronique, de choléra sporadique ou asiatique, de vertiges stomacaux, etc.

L'EMPEREUR SELIM, BAUWOLF ET LE CAFÉ

Le café ou *Coffea arabica*, empiriquement connu en Afrique, n'a été importé en Europe, à Constantinople, qu'en 1517 par le sultan Selim qui venait de conquérir l'Égypte où ses propriétés lui furent révélées. — Ce n'est qu'en 1583 qu'un voyageur du nom de Rauwolf le fit connaître avec détails dans la relation de son *Voyage au Levant*, p. 102, et en 1640 que Prosper Alpin en fit une description botanique.

Bientôt après, ses qualités alimentaires et thérapeutiques étant mieux connues, on s'en servit pour l'usage médical, et des établissements publics de consommation s'ouvrirent en 1645 en Italie, en 1650 à Londres, à Marseille en 1671 et à Paris en 1672.

On dit que Louis XIV est le premier qui en ait pris en France, en 1644. — Les médecins commencèrent d'abord par dire que c'était une substance nuisible à la santé, mais l'Empirisme vulgaire prit le dessus et, la gourmandise aidant, le café devint peu à peu d'un usage général. — On reconnut bien vite ses propriétés excitantes, astringentes et toniques. — D'après Prosper Alpin, les Égyptiens prenaient le café comme un emménagogue. — Lanzoni l'employait comme astringent dans les diarrhées opiniâtres, Musgrave et Pringle le donnaient comme stimulant dans l'asthme; on l'a donné dans la migraine, enfin il est devenu un aliment et un digestif qui mérite d'être employé en raison du principe azoté de *caféine* qu'il contient en assez grande proportion.

Le café, plus prompt et plus facile à préparer partout que le bouillon et la soupe, sert maintenant avec du pain à faire le premier repas des troupes en campagne, et il paraît que cela leur réussit très-bien.

LE CACAO ET LE CHOCOLAT

Qui nous a fait connaître les propriétés alimentaires de la pâte que l'on prépare avec le cacao? — Il est impossible de le dire. — Les navigateurs ne les ont apprises qu'à leur arrivée dans le nouveau monde, mais personne en particulier n'a le mérite de leur découverte. L'importation de ces graines en Europe est un des résultats de la découverte de l'Amérique. En abordant au Mexique, en 1520, on a vu que cette semence préparée d'une certaine façon, était empiriquement la nourriture habituelle des habitants du pays, et l'on s'est empressé, après avoir reconnu l'importance de cet aliment, d'acclimater l'arbre d'où il sort aux Antilles, à l'île de France, à l'île Bourbon, etc. — L'ouvrage de Gardenas *del chocolate*, publié en 1609, est le premier qu'on ait publié sur cet aliment devenu presque une nécessité. D'acosta est le premier qui l'ait cultivé à la Guadeloupe en 1664 et depuis lors chacun a profité de la découverte comme il lui convenait.

Les indigènes prenaient le fruit énorme contenant les semences du cacaotier et le plaçaient en terre pendant 40 jours pour faire tomber le péricarpe et mourir le germe. C'est ce qu'ils appelaient *terrer le cacao*. Cela fait, ils faisaient sécher les amandes et les triaient pour en former des qualités différentes.

Pour s'en servir on les mettait en poudre après les avoir fait griller légèrement et on les faisait bouillir avec du sucre pour avoir la boisson réparatrice que l'on connaît.

Plus tard, cette poudre, avec du sucre et des aromates, a servi à faire une pâte sèche facile à conserver qui est le chocolat.

NICOT ET LE TABAC

Bien que ce soit Nicot, ambassadeur de France en Portugal, qui ait le premier en 1558 fait connaître le tabac (*Nicotiana tabacum*), plante de la famille des solanées d'où l'on a retiré la *nicotine*, il paraît que ce végétal était connu en Orient. Ainsi Chardin, dans son *Voyage en Perse*, 1660, dit que le tabac y était connu depuis 400 ans, et Murray, Liebault ont confirmé cette assertion.

Quoi qu'il en soit, c'est Nicot qui a fait connaître le tabac en Europe, à la reine Catherine de Médicis, d'où les noms d'*herbe de l'ambassadeur*, et d'*herbe à la reine* qui lui ont été donnés. Il avait été importé du Mexique à Lisbonne par les Espagnols qui le découvrirent en 1520 à *Tabaco*, et qui nous apprirent ce fait d'empirisme populaire que les prêtres du Mexique en respiraient la fumée pour s'étourdir et se donner une sorte d'inspiration délirante avant de se livrer aux rites de leur religion. D'une autre part, comme les sauvages le fumaient dans un vase ou pipe appellée *petun*, on les a imités et peu à peu est venue l'habitude de fumer, souvent si funeste aux individus et si profitable aux gouvernements qui prélèvent chaque année sur cette passion plusieurs millions d'impôt.

L'usage du tabac en poudre à priser par les narines est tout européen et paraît être la conséquence de quelque prescription médicale destinée à combatre la migraine ou la tendance au sommeil. C'est encore là une pratique d'Empirisme sur laquelle on n'a que des données fort incertaines.

De l'Empirisme américain qui nous a fait connaître les propriétés narcotiques et stupéfiantes de la fumée de tabac est né l'Empirisme européen relatif aux effets de cette plante. Après l'avoir fumé, mâché et prisé par les narines à titre d'agrément et de passetemps, on l'a employé en médecine : localement contre les douleurs, contre la gale et la teigne, contre les bubons, et les engorgement glanduleux, contre la rétention d'urine, le retrécissement spasmodique de l'urètre, la colique de plomb, etc.; à l'intérieur par la bouche ou par l'anus contre les vers, certaines paralysies, la constipation, la hernie étranglée, etc. Mais, comme le tabac est un violent poison il est résulté de son emploi à l'intérieur, en lavement et sur la peau, des phénomènes d'empoisonnement si fâcheux qu'on ne doit s'en servir qu'avec prudence et à doses modérées. La mort en a été quelquefois la conséquence.

Aujourd'hui le tabac s'emploie surtout comme distraction. On le fume dans la pipe, en cigares et en cigarettes, mais si quelques personnes n'en éprouvent aucun dommage, il en est d'autres, surtout ceux qui en abusent, qui s'empoisonnent lentement, s'enlèvent l'appétit, se troublent le cerveau et s'abêtissent, se paralysent et perdent entièrement la raison. En somme, si le tabac rapporte aux gouvernement qui l'exploitent des sommes d'argent considérables, il est très souvent préjudiciable à l'humanité.

BAUMES DU PÉROU, DE COPAHU

Ces baumes furent importés du nouveau-monde, le premier en 1580 par Monard, et l'autre du Brésil en 1648, par Margraf et Pisan, qui indiquèrent l'usage empirique que l'on en faisait en raison de leurs propriétés anti-catarrhales, ce qui conduisit peu à peu les médecins à en faire un usage général dans les flux muqueux.

LA CASCARILLE

Cette écorce fut importée des îles de Bahama en 1754 et ce furent les médecins allemands qui l'employèrent les premiers ; on l'a mise en usage contre la dysenterie et les fièvres intermittentes.

JACKSON ET L'ANESTHÉSIE PAR L'ÉTHER, PAR LE CHLOROFORME ET LES AUTRES ANESTHÉSIQUES.

Les anciens n'avaient d'autre moyen de calmer la douleur que les narcotiques, à l'intérieur particulièrement le mandragore et les applications locales de *pierre de Memphis* ou *marbre du Caire* réduit en poudre appliquée en liniment avec du vinaigre sur les parties qu'on voulait couper ou cautériser. (Pline ; Dioscoride.) Quant à la mandragore, le même Pline dit qu'en prenant le suc épaissi des baies de cette plante on s'engourdit contre la douleur des opérations, et Dioscoride ainsi que son commentateur Matthiole en disent autant : « Il en est, dit Dioscoride, qui font cuire la racine de mandragore avec du vin jusqu'à réduction à un tiers. « Après avoir laissé clarifier la décoction, ils la conservent et en « administrent un verre pour faire dormir ou amortir une douleur « véhémente, ou bien avant de cautériser ou de couper un membre « afin d'éviter qu'on n'en sente la douleur. Il existe une autre « espèce de mandragore appelée *morion*. On dit qu'en mangeant un « drachme de cette racine, mélangée avec des aliments ou de toute « autre manière, l'homme perd la sensation et demeure endormi « pendant trois ou quatre heures; les médecins s'en servent quand « il s'agit de couper ou de cautériser un membre. »

D'autres narcotiques furent employés dans le même but pendant le moyen âge, mais il n'en est rien resté dans la pratique et c'est au XIXe siècle que reviendra l'honneur d'avoir découvert les moyens de supprimer la douleur.

Dans ses recherches à l'*institution pneumatique* du docteur Beddoes, où on essayait de traiter les maladies au moyen des inhalations gazeuses, H. Davy avait découvert par hasard les propriétés hilarantes, excitantes et anesthésiques du gaz protoxyde d'azote, et il le considéra comme pouvant être utilisé en chirurgie pour faire les opérations sans douleur. (*Recherches sur l'oxyde nitreux*, p. 556.) Mais, cette découverte passa inaperçue. Il en résulta seulement ce fait que les inhalations gazeuses pouvaient être utilisées en médecine, et c'est de cette façon qu'on a employé souvent l'éther comme antispasmodique. Tout le monde s'en est servi, on a fait des milliers d'expériences, mais, il est si difficile de savoir observer dans ce but que ceux-mêmes qui se réunissaient pour respirer de l'éther en compagnie, pour leur agrément, ne purent pas voir quels étaient les effets anesthésiques de cette substance. On tournait autour de la découverte et c'est encore le hasard qui se chargea de la réaliser par les mains privilégiées du docteur Jackson.

Ce médecin, qui avait passé quelques années à Paris et à Vienne où il avait étudié la chimie, connaissait les expériences de H. Davy sur le gaz hilariant, celles de Wels qui avait voulu tirer parti de ce gaz pour produire une anesthésie commode à employer dans les opérations, et enfin celles qu'on avait faites sur l'ivressse des vapeurs d'éther. Un jour qu'il était enrhumé et fort gêné par la toux, il voulut se soulager en respirant de l'éther, et, comme il prolongea un peu trop les inhalations, il ressentit quelques effets d'insensibilité. De ce hasard, est sortie la découverte de l'*Ethérisation*. En effet, instruit par ce fait, il recommença l'expérience dans des conditions convenables, bien installé dans une berceuse, et il s'aperçut que les propriétés stupéfiantes de l'éther étant bien réelles on pourrait les utiliser pour opérer un malade sans produire aucune douleur. C'était en 1842, mais soit indolence, soit insuffisance, Jackson garda pour lui le résultat de ses expériences pendant quatre ans, et c'est en 1846 qu'il conseilla l'inspiration d'éther à un de ses élèves qui voulait se faire arracher une dent. L'élève n'en fit rien, mais six mois après Jackson trouva un expérimentateur plus résolu dans un dentiste ignorant nommé Morton, qui ne connaissait pas même le nom de l'éther et à qui on en montra pour la première fois. Morton, après avoir essayé les inhalations sur lui-même, les employa le soir même sur un de ses clients et lui arracha une dent sans douleur, puis après avoir rendu compte du résultat à Jackson, il alla de sa part engager le docteur Warren, chirurgien de l'hôpital général de Boston, à employer l'éther pour faire une grande opération chirurgicale. Un rendez-vous fut pris par Morton en cachette de Jackson, qui fut ainsi seul à faire publiquement l'éthérisation pendant laquelle on fit sans douleur la première opération sérieuse. Le succès de ce merveilleux essai public se répandit rapidement, et de nombreuses expériences l'ayant confirmé, l'anesthésie produite par l'éther tomba aussitôt dans le domaine public, malgré la tentative des inventeurs de monopoliser à leur profit par un brevet ce droit d'appliquer l'éther ou d'autoriser les autres médecins à l'employer.

Quoi qu'il en soit, c'est au hasard qu'il faut attribuer la découverte de l'éthérisation, mais c'est au docteur Jackson qu'il faut rapporter l'honneur de sa divulgation et de sa vulgarisation par les essais qu'il en a fait faire sur autrui. Depuis lors, les expériences se sont multipliées et, guidés par l'analogie, les médecins n'ont pas tardé à découvrir d'autres vapeurs anesthésiques pouvant être substituées à l'éther avec avantage. Parmi ces vapeurs, il faut citer celles du chloroforme que M. Flourens a fait connaître par ses expériences sur les animaux, que M. Simpson a pour la première fois un peu plus tard employée chez l'homme et qui sont maintenant universellement employées par les chirurgiens. Ainsi va l'humanité ; une génération pousse l'autre, et la découverte du jour fait oublier celle de la veille. Quelques mois ont suffi pour anéantir le triomphe de l'éthérisation, puis est venu celui de l'anesthésie du chloroforme, et l'éther a disparu de la scène du monde chirurgical. Mais, si l'éthérisation est oubliée, le nom de Jackson ne le sera pas.

FIN DU TOME PREMIER

TABLE DES MATIÈRES

LIVRE II

Du naturisme médical.

LIVRE III (première partie)

Des Naturistes.

LIVRE III (seconde partie)

Du Vitalisme.

LIVRE IV

Du Dogmatisme.

LIVRE V

De l'Empirisme.

COULOMMIERS. — Typ. A. MOUSSIN

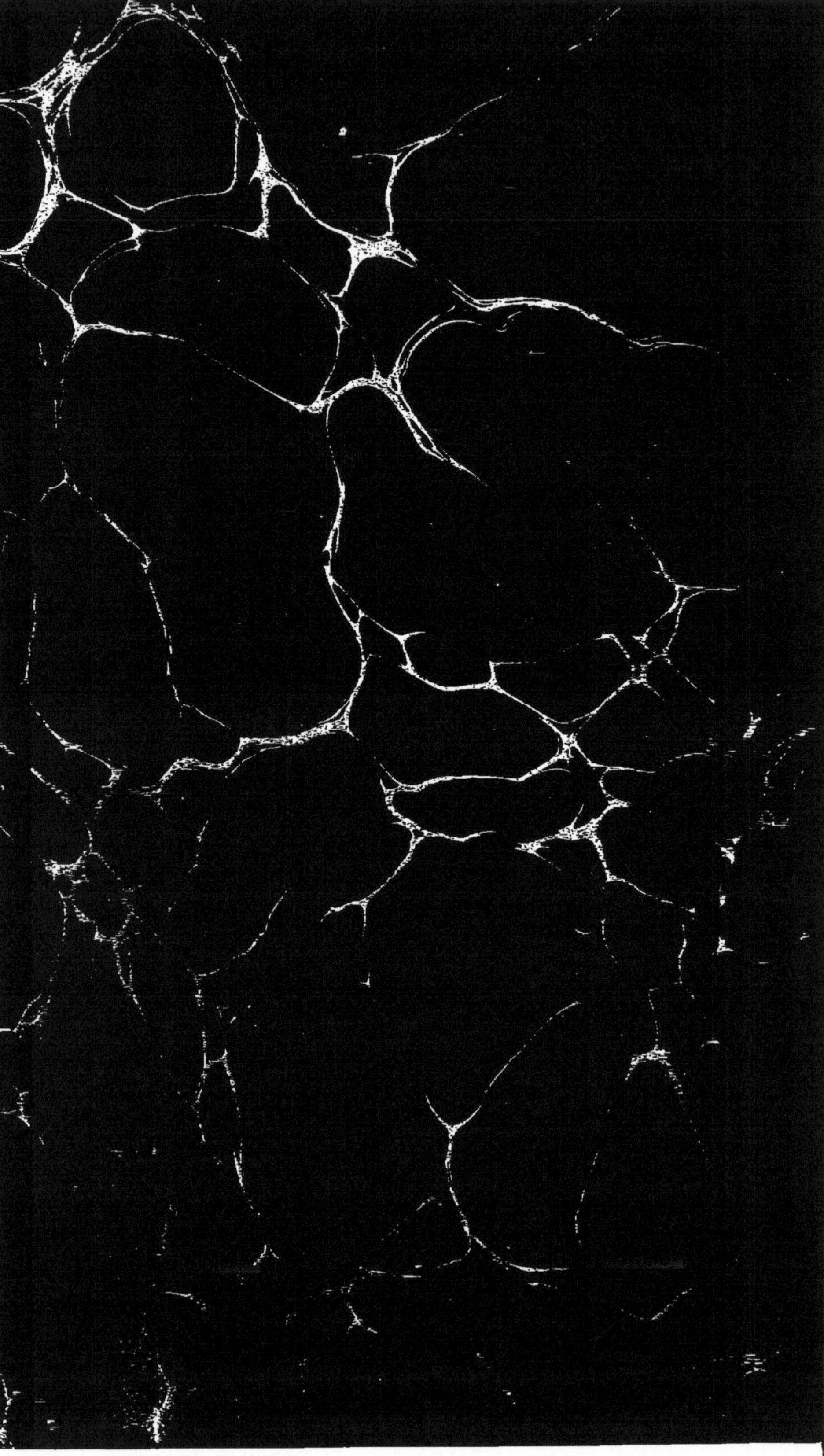

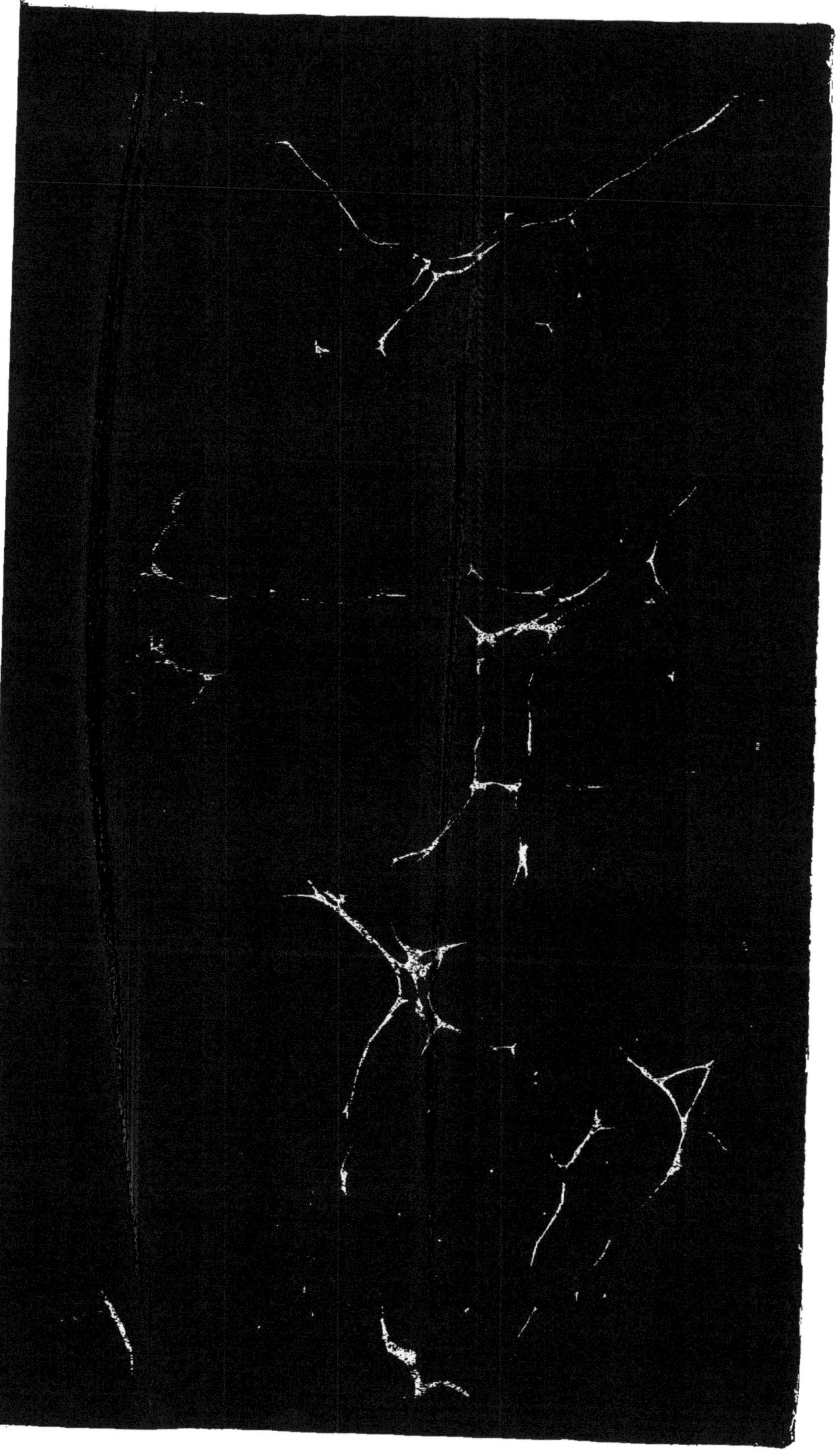

BIBLIOTHEQUE NATIONALE DE FRANCE
3 7531 01368978 2

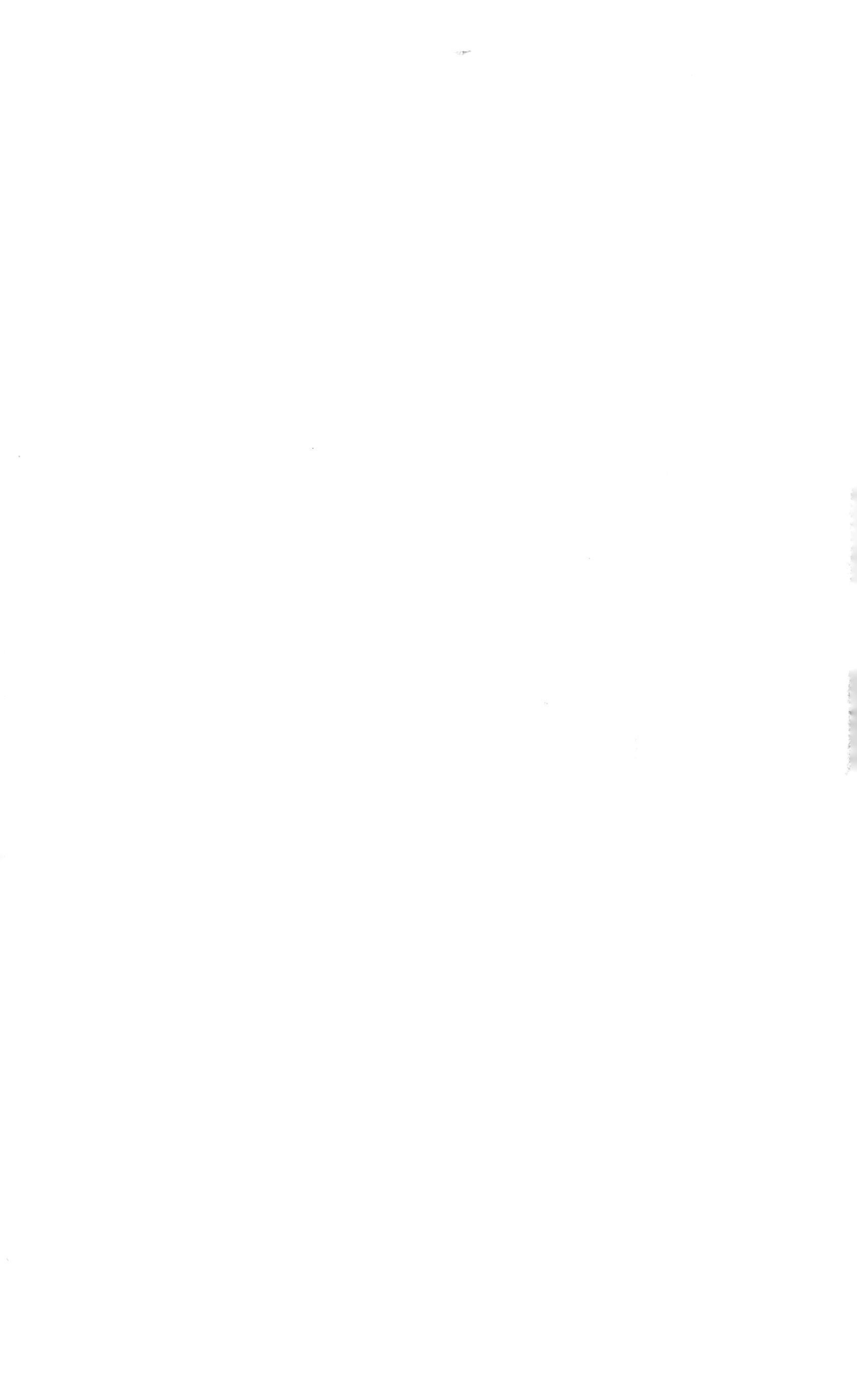

www.ingramcontent.com/pod-product-compliance
Ingram Content Group UK Ltd.
Pitfield, Milton Keynes, MK11 3LW, UK
UKHW020306200726
13857UKWH00001B/93